Dr BENI-BARDE — Dr MATERNE
MÉDECINS DE L'ÉTABLISSEMENT HYDROTHÉRAPIQUE
DE LA RUE DE MIROMESNIL (PARIS)

# L'HYDROTHÉRAPIE

DANS

## LES MALADIES CHRONIQUES

ET

## LES MALADIES NERVEUSES

PARIS
G. MASSON, ÉDITEUR
LIBRAIRE DE L'ACADÉMIE DE MÉDECINE
120, BOULEVARD SAINT-GERMAIN

1894

# L'HYDROTHÉRAPIE

DANS

## LES MALADIES CHRONIQUES

ET

## LES MALADIES NERVEUSES

Ouvrages de

M. LE DOCTEUR BENI-BARDE.

PUBLIÉS A LA MÊME LIBRAIRIE

---

**Traité théorique et pratique d'hydrothérapie,** comprenant les applications de la méthode hydrothérapique au traitement des maladies nerveuses et des maladies chroniques. 1 vol. in-8 avec figures dans le texte (Épuisé.)

**Manuel médical d'hydrothérapie,** 2e édition, revue et augmentée. 1 vol. in-18 diamant, cartonné toile, avec 22 figures.................................. **6** fr.

5302-93. — CORBEIL. Imprimerie ÉD. CRÉTÉ.

Dr BENI-BARDE — Dr MATERNE
MÉDECINS DE L'ÉTABLISSEMENT HYDROTHÉRAPIQUE
DE LA RUE DE MIROMESNIL (PARIS)



# L'HYDROTHÉRAPIE



DANS

LES MALADIES CHRONIQUES

ET

LES MALADIES NERVEUSES

PARIS
G. MASSON, ÉDITEUR
LIBRAIRE DE L'ACADÉMIE DE MÉDECINE
120, BOULEVARD SAINT-GERMAIN

1894

# INTRODUCTION

Le but de cette introduction est de présenter, dans son ensemble, la méthode hydrothérapique telle que nous la comprenons et telle que nous la pratiquons depuis bien longtemps. Nous formulerons succinctement les préceptes généraux qui doivent servir de règle dans l'application de cette méthode et nous insisterons sur les diverses modifications que notre expérience personnelle nous a permis d'introduire dans l'application de ses procédés.

L'hydrothérapie, avant de conquérir la place qu'elle occupe aujourd'hui dans le code thérapeutique, a traversé diverses phases durant lesquelles elle a révélé son importance par des succès incontestables qui ne devaient rien au hasard ou à la mode et qui lui ont créé, dans tous les pays, des adeptes fervents et même des admirateurs.

A l'époque où Priessnitz attirait à Græffenberg cette foule innombrable de malades qui venaient de tous les coins du globe chercher un soulagement à leurs maux, la méthode hydrothérapique reposait sur des applications combinées du calorique et du froid, parmi lesquelles les divers procédés de sudation avaient un rôle prépondérant ; on la désignait alors sous le nom d'*hydro-sudopathie*. Sous son influence, beaucoup de malades, surtout les rhumatisants, les goutteux et ceux dont l'organisme avait été troublé par une vie antihygiénique et un régime déréglé, quittaient l'établissement de Græffenberg améliorés ou guéris. Spectacle étrange assurément que celui de cette foule soumise aveuglément aux ordres de cet empirique qui avait la prétention de guérir toutes les maladies en débarrassant le sang de ses impuretés.

Ce spectacle étrange, on peut le voir encore aujourd'hui en

Bavière, dans cet établissement de Wœrishofen où l'abbé Kneipp traite tous ceux qui vont le trouver par l'eau, qu'il considère comme le remède à tous les maux et qu'il applique au moyen de pratiques qui n'ont rien de scientifique, parfois imprudentes, souvent bizarres et destinées surtout à frapper l'imagination.

Parmi les malades qui allèrent consulter Priessnitz dans les dernières années de sa vie, les anémiques étaient certainement plus nombreux qu'au moment de la création de son établissement et il fut constaté que beaucoup d'entre eux étaient rebelles à la cure des sudations forcées. Les médecins qui avaient suivi leurs clients dans ce pèlerinage thérapeutique demandèrent pour les patients une médication plus reconstituante en réclamant l'intervention exclusive des applications froides. Priessnitz ne voulut pas accepter ces doléances pourtant bien légitimes ; et les malades, dont l'état avait empiré, durent abandonner ce coin retiré de la Silésie autrichienne où ils avaient espéré retrouver la santé.

A cette époque parurent les premières publications de Fleury sur l'emploi de l'eau froide dans les maladies chroniques. Elles eurent un très grand retentissement et donnèrent à l'hydrothérapie cette forme nette et précise qui appartient à l'esprit scientifique français. Les malades, subjugués par les merveilleux résultats de ce traitement, accoururent à Bellevue où les succès furent aussi nombreux qu'à Græffenberg. Avec Fleury, le traitement hydrothérapique avait pour base essentielle la douche froide en pluie ou en jet, plus ou moins courte selon les cas et toujours administrée scientifiquement. Les applications de ce procédé rendirent aux anémiques et aux victimes de l'asthénie leurs forces perdues. Mais lorsque plus tard les rhumatisants, les arthritiques et les névropathes de toutes sortes, vinrent à leur tour se soumettre à ce mode de traitement, les guérisons devinrent plus rares ; quelques malades renoncèrent précipitamment à une cure qui mettait leur sensibilité à une trop dure épreuve ; d'autres, en assez grand nombre, constatèrent une aggravation de leurs maux. Dans ces conditions, un dilemme s'imposait à l'esprit de tout observateur impartial : ou priver ces malades de la douche froide, ou introduire dans le traitement des modifications capables de la faire tolérer et de lui conserver son action bienfaisante.

Il ne fallait pas songer à bannir la douche froide de la thérapeutique de l'arthritisme et des névropathies, car, en agissant ainsi, on eût commis une faute sérieuse ; il fallait modifier simplement son mode d'application et l'adapter aux personnalités morbides qui avaient paru réfractaires à son intervention. Tel est le but que nous avons toujours poursuivi avec persévérance.

Nous croyons sincèrement que l'hydrothérapie convient aux rhumatisants, aux arthritiques, à tous les névropathes ; mais nous devons déclarer que les applications exclusives d'eau froide, si merveilleuses dans l'anémie et dans les formes les plus importantes de l'asthénie, ne doivent être employées pour les rhumatisants et les névropathes, surtout au début du traitement, qu'associées à certaines applications du calorique. Comment doit se faire cette association ? Pour résoudre cette question si intéressante, nous n'avons ménagé ni notre temps ni notre peine ; et après avoir analysé, à la faveur d'une expérimentation soutenue, les effets que tous les agents du calorique, employés isolément ou combinés avec de l'eau froide, exercent sur l'organisme humain, nous avons trouvé, croyons-nous, la solution désirée.

Tout en appréciant l'utilité des douches de vapeur et des sudations dans certaines affections que nous étudierons plus loin, nous avons été amenés à reconnaître que, de tous les procédés consacrés à l'action du calorique, c'est l'eau chaude qui se prête le mieux à toutes les exigences et à toutes les combinaisons. Pour ces raisons, nous avons insisté pour que l'eau chaude fût installée définitivement dans les établissements d'hydrothérapie, à côté de l'eau froide. Grâce à cette organisation, on peut demander à la chaleur les meilleurs de ses effets thérapeutiques, donner des douches à des températures variables et trouver le procédé qui convient le mieux à chaque individualité morbide. On peut en outre préparer ou compléter l'action de la douche froide, et agrandir le champ d'indications de l'hydrothérapie, en la rendant indistinctement applicable à toutes les maladies chroniques qui ont pour origine ou pour point de départ un trouble de nutrition.

En dehors de ces indications générales, l'hydrothérapie peut, par ses effets antiphlogistiques, arrêter le développement des inflammations qui succèdent au traumatisme. Par ses effets hémostatiques et excito-moteurs spéciaux, elle est capable d'entraver, par action directe ou réflexe, certaines hémorrhagies. Par ses effets sédatifs, anesthésiques ou analgésiques, elle peut apaiser toute excitation anormale et calmer les nombreux désordres qui atteignent la sensibilité. Par son action excitante sur la peau, elle peut, dans certains cas, être un des facteurs les plus puissants de la méthode résolutive, en favorisant la résorption de quelques phlegmasies chroniques et de certains engorgements ou productions non hétéromorphes qui se manifestent dans la plupart de nos tissus. Par ses effets sudorifiques et spoliateurs, elle peut faciliter la sortie des éléments liquides du sang, et préparer, en favorisant les échanges organiques, une sorte de dépuration. Par ses effets révulsifs elle est susceptible de déterminer sur la peau une irritation capable de contre-balancer ou de modifier un état interne beaucoup plus redoutable. Enfin, par ses effets toniques, elle constitue la médication reconstituante la plus sûre et la plus efficace.

L'eau froide et l'eau chaude, employées seules ou combinées ensemble, sont les deux facteurs principaux qui doivent concourir à la médication hydrothérapique. Bien entendu, l'emploi de l'eau chaude n'exclut pas systématiquement les autres formes d'application du calorique qui ont leurs indications spéciales. Mais nous tenons à dire, avant d'aller plus loin, que, dans l'ensemble de cette médication, l'eau froide est l'agent principal et fondamental.

Les effets de l'eau froide sur l'organisme, qui commencent par une impression et finissent par une réparation organique, donnent lieu à des phénomènes extérieurs qui sont très manifestes à la suite de l'application la plus usuelle du traitement hydrothérapique, nous voulons parler de la douche mobile froide à jet brisé.

Après l'application de cette douche, après la sensation de froid qui en est la conséquence, il se produit, dans l'organisme, un retour à la chaleur auquel on donne communément le nom de *réaction*. Faire sa réaction constitue, pour le patient, la nécessité de faire tout ce qui peut l'aider à recouvrer la température qu'il avait avant la douche. Tel est le fait brutal. Au point de vue physiologique, la réaction est un phénomène assez complexe que nous allons exposer sommairement.

Le froid n'agit pas simplement en tant que température ayant pour effet de refroidir la surface cutanée. Il agit également et surtout par l'impression qu'il produit sur le système nerveux périphérique, et son action est d'autant plus vive que le système nerveux est plus excitable. Souvent même on ne demande à la douche que cette excitation périphérique dans le but de provoquer certaines actions réflexes précises dans les organes internes.

Sous l'impression du froid, et instantanément, les capillaires de la peau entrent en contraction spasmodique, et il se produit un refoulement du liquide sanguin de la périphérie vers le centre, d'où résulte une légère élévation de la température centrale. Cette élévation de température peut être également due à l'excitation produite sur les centres nerveux thermogènes. Mais comme l'action nerveuse, qui est la cause du spasme vasculaire, s'épuise vite, à ce spasme succède bientôt un relâchement des vaisseaux superficiels dans lesquels le sang se trouve rappelé violemment. Il en résulte une rougeur du tégument cutané qui peut apparaître même sous la douche.

La peau étant refroidie par l'eau froide, le liquide sanguin éprouve, en y revenant, un abaissement de température qui finit par gagner les parties centrales; et à la suite de ce nouveau mouvement celles-ci subissent une perte de chaleur.

L'organisme lutte alors pour recouvrer sa température primitive, et c'est cette lutte qui constitue la *réaction*.

La réaction se fait inégalement suivant l'état organique des sujets et leur degré de résistance. Elle est plus ou moins vive, plus ou moins rapide, suivant que le refroidissement a été plus considérable. Chez un individu en puissance de tous ses moyens physiologiques, elle se fait presque instantanément. Quelquefois la sensation de froid persiste un certain temps après la douche. Si le refroidissement a été trop considérable et surtout hors de proportion avec les ressources réactionnelles de l'individu, il y a production de *frisson*. Le frisson est donc l'expression, dans ce cas, d'un trop grand refroidissement. C'est un critérium et une indication précise pour le médecin. Il signifie que la douche a été trop longue.

En tous cas, que la réaction se fasse difficilement ou sans peine, elle n'est entièrement produite que lorsque la température du corps est revenue à son état primordial.

Comme la réaction est le but que l'on cherche généralement en faisant des applications froides, il est indispensable de favoriser son apparition. Disons tout de suite que, pour qu'elle se manifeste facilement, il est utile que le corps soit préalablement échauffé par l'exercice, ou, à son défaut, par une source de calorique artificielle, comme l'étuve, l'eau chaude ou des frictions vigoureuses. Il faut en outre que la douche ait une forte percussion, qu'elle soit courte, que l'eau soit froide et, autant que possible, assez divisée.

Après l'application de la douche froide, il est préférable que la réaction se fasse spontanément, doucement et sans effort. Mais, comme l'organisme peut quelquefois rester en détresse ou éprouver des défaillances, on conseille souvent au patient de se faire frictionner vivement ou de se livrer à un exercice musculaire proportionné à ses forces.

Il ne faut pas croire que, pour que la réaction soit efficace, le corps doive être en sueur ou avoir une chaleur excessive. Il suffit, comme nous l'avons dit plus haut, qu'il ait recouvré la température constatée avant la douche. Ceux qui veulent dépasser ce but tombent dans une exagération inutile qui quelquefois peut être nuisible.

Il est nécessaire que le médecin surveille attentivement la manière dont se fait la réaction; il trouvera dans cet examen des indications particulières qui lui permettront de l'apaiser si elle est trop vive ou de la hâter si elle est trop lente à venir. Nous insistons sur ces observations parce que, suivant les circonstances et les indications, la réaction doit être lente ou rapide, légère ou énergique; il est même des cas où elle doit être à peu près annihilée ou évitée. Ce qui prouve, soit dit en passant, que la réaction n'est pas le seul but à viser dans l'application de l'hydrothérapie.

Ainsi, dans la ménorrhagie, par exemple, on ne doit rechercher, comme on le verra autre part, dans l'application de la douche froide que la production d'un spasme réflexe dans les vaisseaux utérins. Dans ce cas, la réaction est inutile; elle l'est également chez les malades atteints de névralgie traitée par la douche écossaise.

Dans une installation hydrothérapique complète, à côté de l'eau froide, dont nous venons d'esquisser les effets, il faut placer d'autres agents. Dans ce nombre doivent figurer les douches de vapeur, quelques procédés de sudation et surtout l'eau chaude qui nous permet de donner la douche écossaise, la douche alternative, la douche tempérée et qui nous fournit toutes ces applications variées, au milieu desquelles nous trouverons les agents sédatifs les plus salutaires.

L'hydrothérapie, envisagée d'une façon générale, agit sur l'organisme en provoquant des effets *excitants* ou *sédatifs* sur toutes les fonctions du corps humain par l'intermédiaire du système nerveux.

L'intervention essentiellement perturbatrice de l'eau froide donne lieu à une série d'actions directes ou réflexes éparpillées dans l'axe cérébro-spinal et dans le nerf grand sympathique. C'est cette série d'actions qui constitue la part active du médecin dans l'application du traitement hydrothérapique. A côté de cette intervention, et venant après elle, il en est une autre ayant pour base la réaction ; c'est la part qui appartient au malade.

Cette réaction, ainsi que nous l'avons dit, n'est pas seulement caractérisée par un retour lent ou rapide de la chaleur et de la circulation à l'activité constatée avant l'opération; elle est surtout caractérisée par une lutte dans laquelle les forces de l'économie se défendent contre la perturbation produite par l'agent thérapeutique. Dans cette lutte, toutes les fonctions ne sont pas à l'unisson pour répondre à l'attaque, et quelques-unes sont parfois en détresse. C'est à la faveur d'un entraînement régulier que l'organisme, soutenu par le système nerveux, finit par réagir convenablement, et retrouver l'équilibre de son fonctionnement. C'est ainsi que se produit la guérison.

En parlant de l'action de l'eau froide sur l'organisme ; nous avons déclaré qu'elle jouait un rôle prépondérant dans la médication hydrothérapique; mais nous avons dit en même temps qu'il fallait lui associer certains agents du calorique et notamment l'eau chaude qui, en permettant de donner des douches à toutes les températures, peut compléter l'action de la douche froide et même la remplacer quand son intervention est inefficace.

L'application de ces divers modificateurs hydrothérapiques est soumise à des règles générales bien précises, qu'il est indispensable de connaître si l'on veut retirer de la méthode tous les avantages qu'il y a lieu d'en attendre. Nous allons les résumer le plus succinctement possible, en les dégageant de toutes les complications incidentes.

L'hydrothérapie comporte des applications froides, des applications chaudes, des applications tempérées et des applications basées sur la combinaison du chaud et du froid.

D'une façon générale, les applications froides sont excitantes, surtout si elles sont de courte durée. En les prolongeant, on peut néanmoins obtenir un effet sédatif; mais il faut, pour cela, que l'application soit relativement assez longue.

Parmi les applications froides, celles qui sont animées de percussion, comme la douche, sont plus excitantes que celles dans lesquelles la percussion est nulle comme la piscine ou l'affusion. En outre, plus le jet d'eau est divisé, plus l'effet produit est excitant.

Les applications chaudes, c'est-à-dire à une température au-dessus de 37°, ont un effet excitant sur l'organisme. L'excitation est d'autant plus prononcée que l'on élève la température. Au-dessus de 40°, on arrive, en congestionnant l'enveloppe cutanée, à produire des effets révulsifs et analgésiques très intenses que l'on peut utiliser en particulier contre l'élément douleur, dans les névralgies, par exemple.

On a quelquefois l'occasion de rechercher l'action excitante de l'eau chaude; mais, en général, ce sont les effets révulsifs qu'on lui demande. On l'utilise également pour communiquer à l'organisme un certain degré de chaleur, comme dans les affections rhumatismales en particulier, ou quand on veut l'acclimater à l'effet de certaines applications froides, ou bien encore pour venir en aide aux malades qui réagissent difficilement.

Les applications d'eau tiède, c'est-à-dire celles dont la température se maintient de 27° à 37° ont toutes une action sédative. Quelle que soit la forme qu'on leur donne, douche, bain ou piscine, l'effet produit est toujours sédatif. Il n'y a de différence que dans le degré de sédation. Ce dernier, en revanche, varie considérablement selon le mode d'application employé et suivant la durée de cette application. En général, plus celle-ci est longue, plus l'effet sédatif est prononcé. A température et à durée égales, le bain et la piscine, c'est-à-dire les applications dans lesquelles il n'y a pas de percussion, produisent une action plus sédative que la douche; mais leurs effets sont toujours difficiles à régler, et ils ont le grand inconvénient de fatiguer quelquefois les malades. Notons en passant que, pour obtenir la sédation, il est indispensable de ne pas provoquer la fatigue, car celle-ci à son tour peut ramener l'excitation. A ce point de vue, la douche a, sur l'emploi des bains et des immersions, l'avantage d'être beaucoup mieux tolérée par le malade, et d'être d'une application plus simple, plus expéditive et plus facile à régler. En quatre ou cinq minutes, on produit avec la douche tiède le même effet sédatif qu'avec un bain d'une demi-heure. Il est inutile du reste d'en prolonger la durée. Si l'effet obtenu n'est pas suffisant, il vaut mieux renouveler l'application au bout d'un certain temps, après avoir laissé bénéficier le patient de l'effet de la première douche. Cette observation est le résultat d'une longue expérience et nous ne saurions approuver l'emploi, dans certaines affections nerveuses, de douches très prolongées qui fatiguent toujours le malade et le plus souvent l'énervent au lieu de le calmer. Il se produit, dans ce cas, pour la douche tiède, un phénomène analogue à celui qui se produit avec la douche froide, bien qu'il se manifeste d'une façon inverse. Une douche froide, courte, est excitante; si vous en prolongez l'application, vous détruisez l'excitation et vous amenez, au contraire, la sédation; c'est même là, ainsi que nous l'avons dit plus haut, un moyen de produire la sédation avec de l'eau froide. Avec l'eau tiède, c'est l'inverse qui se produit : une douche modérément longue calme les nerfs, trop prolongée elle fatigue et énerve.

A côté de ces effets sédatifs la douche tiède, par la percussion dont elle est animée et la légère excitation que cette percussion produit à la surface cutanée, surtout quand l'eau est très divisée comme lorsqu'elle traverse une pomme d'arrosoir, produit un certain effet tonique, dont l'action contre-balance l'effet parfois trop sédatif de l'eau tiède; c'est ce qui fait que la douche est relativement moins sédative que le bain.

Cet effet tonique est incontestable et il peut être utilisé chez les malades rebelles à l'action du froid, ainsi qu'il s'en rencontre tant chez les névropathes. Nous avons observé, et cela dans bien des cas, que chez ces malades réfractaires ou trop impressionables il était possible d'obtenir, avec de l'eau tiède, les mêmes effets qu'avec de l'eau froide. Pour eux la simple percussion de l'eau semble suffisante pour provoquer sur la peau une excitation capable de produire des effets toniques sur l'organisme. Il semble qu'il y ait pour ces malades qui ont besoin d'hydrothérapie, une sorte de grâce d'état qui leur permet de bénéficier de la médication avec des moyens en apparence insuffisants et cependant d'une efficacité incontestable. Ces cas, nous le répétons, sont très fréquents. Aussi est-ce une erreur de croire que, pour tonifier, il est absolument indispensable de donner des douches très froides ou d'entraîner les malades jusqu'à ce qu'ils puissent les supporter. Pendant longtemps, c'était là un but que le praticien croyait devoir toujours chercher à obtenir. Nous ne saurions trop protester contre cette manière de faire qui n'a, le plus souvent pour effet que d'exciter et d'énerver le malade sans profit pour sa santé.

Il est vrai qu'en pratique hydrothérapique c'est par des procédés excitants qu'on arrive à produire des effets toniques; mais encore faut-il que l'excitation produite soit proportionnée au but que l'on veut atteindre et que, par conséquent, le procédé employé soit en rapport avec le degré d'excitabilité nerveuse du sujet. En agissant autrement on risque de dépasser le but que l'on se propose, et, au lieu de tonifier le malade, on l'énerve outre mesure. A ce point de vue, la douche tiède est un procédé qui a de grands avantages; car, en dehors des divers effets que l'on doit à sa force de percussion, on peut, suivant que l'on abaisse plus ou moins la température de l'eau, graduer à volonté l'excitation que l'on recherche. Dans les maladies nerveuses, où l'on est en présence de sujets qui vibrent avec une facilité surprenante et qui, presque toujours, répondent à un procédé très doux par une surexcitation excessive, il est utile que le médecin puisse varier la forme et la nature de ses applications.

L'eau froide, certes, est l'agent tonique par excellence, mais à condition que le malade puisse la supporter sans contrainte et sans peine. En hydrothérapie, surtout lorsqu'il s'agit de l'appliquer aux maladies nerveuses, la question de température de l'eau est d'une importance capitale.

Beaucoup de névropathes, soit par nature, soit par maladie, soit par suite d'une sorte d'hyperesthésie cutanée, semblent au premier abord absolument rebelles à l'eau froide. La moindre aspersion provoque chez eux une exaspération extraordinaire. Dans ce cas, l'eau employée avec une pression légère, tiède d'abord, puis progressivement refroidie, permettra d'habituer peu à peu ces malades à la percussion de la douche et à l'abaissement de température de l'eau. Il n'est pas rare de voir des individus qui, au début du traitement, sont dans l'impossibilité de recevoir la moindre goutte d'eau froide sans manifester un sentiment d'exaspération extrême, supporter convenablement, après un certain temps, une douche absolument froide.

Il est bien entendu qu'il y a à cette règle des exceptions et que, dans certaines circonstances, il est nécessaire de recourir d'emblée à l'eau froide, même si elle est péniblement supportée. Il en est ainsi lorsqu'il s'agit, par exemple, de provoquer dans l'organisme nerveux une grande perturbation ou un effet moral puissant, comme l'exigent parfois les hystériques, les hypochondriaques et les choréiques ; mais cette intervention spéciale, si légitime dans quelques cas particuliers, ne doit pas être érigée en règle générale.

Nous n'entrerons pas ici dans des détails techniques sur les divers modes d'appliquer la chaleur et le froid. Nous les donnerons dans le chapitre de ce livre consacré à cette question (1). Ces modes, du reste, s'appliquent beaucoup plus aux individualités qu'aux maladies mêmes. Il y a chez les malades, et surtout chez les malades nerveux, des susceptibilités et des impressionnabilités particulières qui obligent souvent à modifier le procédé d'application. C'est ainsi que certains d'entre eux supportent mieux l'affusion que la douche, l'étuve que le bain chaud, etc. Mais les principes qui doivent présider à toutes les applications, quelle qu'en soit la forme, sont les mêmes et dérivent des règles générales que nous avons rapidement résumées et exposées.

Dans l'application de la douche il y a aussi à tenir compte de la

(1) Pour plus de détails, voy. Beni-Barde, *Traité* et *Manuel d'hydrothérapie*. Paris, G. Masson, éditeur.

manière dont elle est administrée. Cet observation s'adresse à l'opérateur qui doit, par son habileté et son attention, savoir varier l'application à l'infini et être toujours en mesure de répondre à la fois à la susceptibilité du malade et aux indications d'un traitement bien raisonné.

Lorsqu'on veut appliquer la méthode hydrothérapique à un malade, il faut tenir compte de trois facteurs importants qui sont :

La maladie ;

Le tempérament du malade ;

Son impressionnabilité personnelle.

Il existe des états pathologiques qui sont justiciables de l'hydrothérapie en général, et contre lesquels certaines pratiques échouent. Nous savons notamment que les applications froides conviennent merveilleusement aux malades atteints d'une affection chronique de nature asthénique. En conseillant leur intervention, on obéit à une indication précise ; mais, dans ce groupe morbide, on trouve parfois des malades qui, par tempérament ou en vertu d'une susceptibilité spéciale, ne peuvent pas supporter l'eau froide, du moins au début du traitement. Dans ces cas, plus nombreux qu'on ne le croit, il faut modifier le mode d'application généralement indiqué et l'adapter au tempérament ou à l'impressionnabilité des individus. Citons un exemple pour bien expliquer notre pensée.

Un malade est atteint d'anémie. Un traitement tonique est nécessaire pour combattre cette anémie. Le traitement par l'eau froide est tout indiqué ; c'est celui qui vient de suite à l'esprit. Mais ce malade est d'origine arthritique, il est lui-même sujet aux douleurs. Dès lors il faut modifier la manière de faire, car l'eau froide, du moins donnée dès le début, ne convient pas toujours aux rhumatisants chez lesquels elle pourrait parfois réveiller des symptômes douloureux. On commencera alors très doucement, avec de l'eau tiède, en ayant soin de la refroidir insensiblement au fur et à mesure qu'on avancera dans le traitement. Si l'on croit nécessaire de faire intervenir l'eau froide dans les premières séances, il ne faudra pas l'appliquer avant que le corps n'ait été préalablement échauffé par une douche chaude, un bain d'air chaud ou un moyen analogue.

Nous avons dit qu'il fallait tenir compte d'un troisième facteur qui est l'impressionnabilité, ou la susceptibilité particulière au malade vis-à-vis de la médication.

Supposons encore un malade atteint d'anémie compliquée d'accidents nerveux. Un traitement tonique et reconstituant est légitimement ordonné. Le malade n'est pas, comme celui de tout à l'heure, un rhumatisant. Il n'y a pas chez lui d'affection ni de prédisposition maladive qui s'oppose à l'application de l'eau froide. Comme la douche froide est l'agent le plus tonique que nous possédions, son emploi est donc tout indiqué. Mais surgit une singularité ; le malade est absolument rebelle à l'eau froide ; elle lui produit une impression des plus pénibles, et il ne peut la supporter qu'en faisant un effort de volonté considérable. Si l'on persiste quand même dans ce mode de médication, soit par entêtement théorique (cela se voit), soit dans l'espoir que le malade s'habituera à ce traitement, ce qui est fort douteux, qu'arrivera-t-il ? C'est qu'au lieu de calmer les phénomènes nerveux que l'on veut combattre, l'excitation produite ne fera que les augmenter. Dans ce cas, il faut abandonner dès le début l'idée des applications froides, sauf à y revenir plus tard si cela est possible, et commencer par des douches tièdes que l'on pourra refroidir en observant une progression réglée par le degré de tolérance du malade. Cette manière de procéder est absolument indispensable si l'on veut obtenir les résultats que l'on est en droit d'attendre du traitement hydrothérapique.

Nous sommes loin, comme on peut le voir, de la méthode préconisée par Fleury qui n'employait que l'eau froide dans le traitement hydrothérapique. A quoi cela tient-il? L'hydrothérapie s'applique-t-elle aujourd'hui à un plus grand nombre d'affections que du temps de Fleury, ou bien la constitution médicale de la majorité de la population s'est-elle modifiée sous l'influence des exigences sociales, du surmenage exagéré qui nous énerve ou des efforts surhumains exigés par les difficultés croissantes de notre existence actuelle? Cela est possible. Toujours est-il que celui qui, actuellement, voudrait n'employer en hydrothérapie que de l'eau froide, s'exposerait fatalement à un certain nombre d'insuccès et de déboires.

L'introduction de l'eau chaude dans la thérapeutique hydrothérapique, suivant les principes indiqués ailleurs, a permis de faire bénéficier de cette médication un grand nombre de malades qui lui semblaient réfractaires. Aujourd'hui l'hydrothérapie est une méthode thérapeutique qui, grâce aux ressources fournies par les combinaisons de température, et les diverses formes d'application, donne, dans la main de médecins attentifs, des résultats précieux. Mais il ne faut pas que le praticien abandonne au premier baigneur venu le soin de l'appliquer. Nous ne saurions trop l'engager, au début d'un traitement surtout, à surveiller lui-même l'application, afin de pouvoir en modifier instantanément la forme et la température selon les indications du moment. Il ne faut donc pas se contenter d'ordonner l'hydrothérapie, il faut voir de près comment et dans quelles conditions elle est appliquée, car autant le traitement peut être efficace s'il est bien fait, autant il peut être nuisible s'il est mal administré. Nous avons vu maintes fois des malades qui, mal traités au début, répugnaient à se soumettre dorénavant à un traitement dont ils avaient eu à se plaindre, et dont, cependant, ils auraient dû bénéficier dans une large mesure s'il avait été bien dirigé. Il suffit souvent, vis-à-vis des malades nerveux, d'une maladresse pour les éloigner à jamais de l'hydrothérapie et priver ainsi le médecin d'une ressource thérapeutique précieuse.

Nous avons parlé de l'influence qu'exercent le tempérament et la susceptibilité des malades sur le mode d'application de l'hydrothérapie. Il nous reste à parler de la technique hydrothérapique, c'est-à-dire de la façon dont on doit l'administrer, du choix du procédé à mettre en usage et de la durée de l'application.

Dans tout traitement, il faut viser à la fois les manifestations maladives et, autant que possible, les causes qui les ont amenées. Nous ne saurions ici passer en revue les causes si multiples des affections qui réclament l'intervention de l'hydrothérapie et indiquer d'ores et déjà tous les moyens qu'il convient d'employer pour chacune d'elles. Ceci nous entraînerait trop loin. Nous nous contenterons simplement d'attirer l'attention du praticien sur ce point important; en revanche nous insisterons pour démontrer qu'il faut autant que possible régler la forme et la nature de l'application hydrothérapique sur la manifestation dominante de la maladie. Pour bien faire comprendre notre pensée, supposons que nous ayons à traiter une personne atteinte de névrose. Voyons de quels éléments nous allons nous servir pour instituer le traitement.

Parmi les manifestations des névroses les unes sont le résultat d'une irritabilité excessive de la substance nerveuse, d'autres, au contraire, dénotent une certaine paresse dans l'influx nerveux. En d'autres termes, il peut se présenter des phénomènes d'excitation ou des phénomènes de dépression nerveuse. Dans le premier cas, il faut recourir, pour les combattre, à une médication sédative ; dans le second, au contraire, à une médication excitante.

Pour obtenir des effets excitants, les applications froides de courte durée, et surtout la douche froide, sont les plus efficaces lorsqu'on peut les employer, c'est-à-dire lorsqu'il n'y a pas, par suite des considérations que nous avons exposées plus haut, contre-indication à leur emploi.

Nous entendons par applications de courte durée, en ce qui concerne l'eau froide, quel que soit le mode que l'on préfère, des applications variant de deux à vingt secondes, à une température de 8° à 15° centigrades. Avec de l'eau dépassant cette température, il faudrait prolonger l'application de plusieurs secondes pour obtenir le même effet. Quant à l'eau au-dessous de 8°, elle est d'un usage peu pratique, parce que ses effets sont très violents et qu'il est très difficile d'en régler la portée. Si l'on n'avait pas d'autre eau à sa disposition, il faudrait réduire le plus possible la durée des applications.

Nous avons dit que l'on pouvait, avec de l'eau chaude, produire des effets excitants. Pour cela, il faut que l'eau ait au moins 38° à 40° au début de l'opération et il est nécessaire d'augmenter progressivement la température pendant la durée de l'application jusqu'à 45° et 50°. Lorsque l'on monte rapidement à ce degré, dans l'espace de deux à trois minutes, on produit, sur le système nerveux général, une assez forte excitation que l'on peut utiliser dans certains cas. Si, au contraire, on fait progresser très lentement la température, on provoque toujours une certaine excitation nerveuse, mais on produit surtout une révulsion sur le point frappé, révulsion que l'on utilise contre les névralgies et, en général, contre les phénomènes douloureux localisés.

Il existe encore un procédé qui est aussi également très excitant, c'est celui qui consiste à donner alternativement une douche chaude et une douche froide. Chacune des périodes doit être d'assez courte durée (15 à 20 secondes au maximum) et peut être répétée plusieurs fois de suite. On commence toujours par l'eau chaude et l'on finit par l'eau froide. La douche *alternative*, ainsi administrée, est un des procédés les plus excitants qui existent : on l'emploie dans certains cas particuliers, quand la douche chaude est insuffisante et la douche froide trop difficile à supporter.

Nous avons dit précédemment que, chez certains malades rebelles à l'action du froid, on pouvait produire les mêmes effets avec la douche tiède, en spéculant sur l'excitation produite à la peau par la percussion de cette douche. L'emploi de cette douche est surtout utile lorsqu'il faut compter avec la susceptibilité personnelle et anormale du malade. On ne saurait donc fixer à l'avance et établir de règle précise sur sa température et sa durée, lesquelles peuvent varier à l'infini. Ce que nous pouvons dire, c'est que plus la température de l'eau s'éloignera de celle du corps, plus l'eau sera fraîche par conséquent, plus la douche sera stimulante. Quant à la durée de l'application, elle devra être inversement proportionnelle à la température de l'eau, c'est-à-dire, courte si l'eau est très froide, longue si elle l'est modérément.

Tels sont les principaux moyens hydrothérapiques de produire de l'excitation et d'obtenir, en conséquence, des effets stimulants et toniques.

Pour obtenir des effets sédatifs, on peut avoir recours soit à l'eau froide, soit à l'eau tiède.

Pour les obtenir de l'eau froide, il faut choisir de préférence, parmi les modes d'administration, ceux dans lesquels la percussion est nulle ou très peu prononcée. La piscine froide est un excellent moyen. On y reste de trente secondes à quelques minutes, suivant que la température de l'eau est plus ou moins froide. A 8°, on ne peut guère y rester plus de trente secondes, tandis qu'à 15°, certains individus peuvent y séjourner plusieurs minutes.

L'affusion froide est encore un bon moyen d'obtenir de la sédation. Si l'on veut se servir de la douche, il faut que celle-ci ait le moins de percussion possible et que sa durée soit d'une minute et même davantage.

Ces procédés échouent souvent, ou sont inapplicables par suite de l'intolérance des malades pour le froid. On est alors obligé de recourir à d'autres moyens. Le maillot humide est quelquefois bien supporté, mais il demande bien du temps. Aussi n'hésitons-nous pas à conseiller, dans ces cas, d'avoir recours à l'eau tiède. Lorsqu'on a pratiqué quelque temps l'hydrothérapie, on est obligé de reconnaître que c'est le principal moyen de sédation, le plus commode à manier et le plus efficace.

Les bains, les piscines tièdes dans lesquelles on peut nager, les affusions sont d'excellents moyens de sédation, mais le plus pratique est certainement la douche. Elle ne doit pas être animée d'une trop forte percussion et l'eau doit être divisée en passant à travers les trous d'une pomme d'arrosoir.

La température de l'eau doit être à peu près égale à celle du corps, afin d'éviter toute sensation de chaud ou de froid capable de donner au malade une impression désagréable. C'est une condition essentielle. La durée de la douche doit être un peu prolongée ; mais c'est une erreur de croire que, pour obtenir un effet sédatif utile, la douche doive être très longue. Une pratique déjà ancienne et une expérience basée sur un nombre considérable d'observations, nous ont démontré qu'une douche de trois à cinq minutes suffit pour produire tous les effets sédatifs qui sont nécessaires. Dans la grande majorité des cas il est inutile de la prolonger davantage. Au delà de cette limite, la douche peut fatiguer les malades nerveux au lieu de les calmer. Il ne faut donc pas prolonger outre mesure la durée de la douche tiède, si l'on ne veut pas produire l'effet inverse de celui qu'on doit obtenir. Pour augmenter la sédation, il est préférable de renouveler la douche plusieurs fois par jour que d'en administrer une ayant une durée démesurée.

En résumé, quand on doit traiter par l'hydrothérapie un malade atteint d'affection nerveuse, il faut examiner quels sont chez lui les symptômes prédominants pour décider si la médication à lui appliquer doit être sédative ou excitante.

Comme procédé sédatif, nous donnons la préférence, dès le début, à la douche d'eau tiède ; il est rare que ce procédé échoue s'il est bien appliqué. S'il ne réussit pas, il faut alors avoir recours aux piscines et aux bains tièdes, ou encore, pourvu qu'il n'y ait pas de contre-indication, aux procédés d'application de l'eau froide qui appartiennent à la médication sédative.

Les effets toniques et excitants doivent, à moins d'impossibilité, être demandés à l'eau froide que l'on emploie principalement sous forme de douche.

Enfin lorsqu'il faut produire, à la fois, des effets sédatifs et des effets toniques, comme, par exemple, chez les nerveux anémiques, on peut combiner les deux procédés, c'est-à-dire donner d'abord une douche tiède sédative, et la faire suivre d'une douche froide tonique. Nous ajouterons que ce procédé, qu'il ne faut pas confondre avec la douche écossaise proprement dite, est celui qui convient dans le plus grand nombre des cas, parce que beaucoup de maladies nerveuses s'accompagnent d'anémie et réclament, par conséquent, une médication tonique. La durée de chacune des périodes de la douche sera proportionnée au degré de sédation et de tonicité que l'on veut obtenir. C'est ainsi que, si les symptômes d'excitation nerveuse prédominent, on insistera sur la douche tiède, tandis que si les symptômes d'anémie ne sont pas accompagnés d'une trop grande excitation, on pourra insister davantage sur la douche froide.

En tout cas, il faut toujours commencer par la douche tiède et finir par la douche froide. En outre, d'une façon générale, à moins d'indications particulières bien précises, il ne faut pas demander trop à l'organisme dans chaque séance; il vaut mieux faire des applications répétées, peu fatigantes pour le malade, que de recourir à des moyens trop énergiques qui risquent de jeter dans l'économie une grande perturbation difficile à réprimer.

Ce que nous venons de dire pour le traitement des maladies nerveuses peut s'appliquer à toutes les maladies chroniques justiciables de la médication hydrothérapique dans lesquelles les perturbations du système nerveux jouent un rôle important.

Avant de terminer cette introduction, nous devons formuler quelques règles qui concernent le début et la durée du traitement hydrothérapique et indiquer les conditions qui favorisent son action curative.

Est-il préférable de débuter par l'eau froide, ou vaut-il mieux commencer par des applications moins énergiques destinées à tâter la susceptibilité des malades, leur force de réaction ou leur degré de résistance au froid? Ainsi posée la question ne comporte pas une réponse catégorique car, selon nous, le choix du procédé dépend de la nature de la maladie, de son intensité et de la susceptibilité du malade. Expliquons-nous.

Si l'on se trouve en présence d'un cas d'hystérie ou de chorée dans lequel une prompte et vive perturbation semble nécessaire, il ne faut pas hésiter à recourir aux applications froides dès le premier jour. Ces mêmes applications conviennent aussi au début du traitement quand on est en présence d'une chlorotique qui ne présente aucune complication et qui a besoin d'être franchement excitée. On peut, du reste, après cette première séance, apprécier la valeur réactionnelle du sujet et régler les applications ultérieures sur son degré de résistance. S'il faut combattre une de ces ménorrhagies interminables qui provoquent parfois une faiblesse extrême, il est aussi nécessaire de débuter par l'eau froide.

D'autre part, quand on est en présence d'un cas de névralgie ou de myalgie, il faut, dès le premier jour, appliquer le procédé qu'on croit être le plus capable de produire, *loco dolenti*, une action révulsive efficace. Pour produire ce résultat promptement, nous employons de préférence la douche écossaise très chaude, localisée sur la région douloureuse, en ayant soin de produire la transition entre le chaud et le froid, brusquement ou progressivement, suivant la susceptibilité du patient.

Les exemples que nous venons de citer nous prouvent qu'il est des cas qui doivent être traités dès le début par des procédés parfaitement déterminés d'avance; et, dans cette voie, nous avons signalé les circonstances qui autorisent le médecin à commencer le traitement par l'eau froide. Cependant, même dans ces cas, si le patient est très impressionnable, il est préférable de procéder avec plus de ménagement, même quand l'eau froide est parfaitement indiquée. Dans tous les cas il faut savoir que, si l'eau est trop froide les perturbations consécutives peuvent être trop grandes, et si elle ne l'est pas assez, l'application peut être insuffisante. De ce dilemme découlent la nécessité de fixer avec exactitude le degré de température qui convient le mieux aux malades de ce genre et l'obligation d'avoir à sa disposition une eau dont on puisse à volonté varier la température. Il sera toujours possible, en procédant avec méthode, de trouver dans ce clavier, qui contient tant d'applications variées, celles qui répondent le mieux à chaque individualité morbide.

Pour terminer ces considérations relatives au choix des applications initiales de tout traitement hydrothérapique, nous devons signaler les circonstances où le malade, atteint d'excitation générale, a besoin d'être calmé. Dans ce cas il faut recourir dès le début aux effets sédatifs ; on pourra les produire à l'aide des procédés spéciaux que nous avons déjà signalés et dont nous reparlerons plus tard.

Enfin, supposons, pour finir l'énumération de nos exemples, que nous soyons en présence d'un malade affaibli, ayant un système nerveux profondément troublé, et appartenant à la race des arthritiques. Dans ce cas la douche froide est parfaitement indiquée ; mais il est à craindre, en l'administrant dès le premier jour, de produire une perturbation trop énergique, de fatiguer inutilement le malade, de produire chez lui de l'aversion pour le traitement et de le déterminer à se soustraire précipitamment à une médication qui, sagement commencée, aurait été très salutaire. Il faut dans ce cas qui, nous le répétons, se présente très fréquemment, avoir présent à l'esprit que ces malades sont en général très impressionnables ; il sera donc nécessaire et prudent de régler tout d'abord la température de la douche, en combinant l'eau chaude à l'eau froide dans des proportions qui permettent de ménager leur susceptibilité. Puis, graduellement, on développera leur tolérance pour l'eau froide, et, après quelques tâtonnements faits avec la plus grande réserve, on pourra être complètement fixé sur la température, la puissance et la durée de la douche qui devra être définitivement appliquée.

Nous avons, croyons-nous, suffisamment insisté sur les difficultés que présente le début du traitement hydrothérapique.

Nous pensons que, pour qu'elles soient convenablement résolues, il est nécessaire que les malades soient toujours dirigés et guidés par un médecin. On peut certainement faire de l'hydrothérapie à domicile ; mais il est préférable que les malades commencent dans un établissement exclusivement consacré à cette médication. En procédant ainsi, ils seront édifiés, au bout d'un certain temps, sur les pratiques qui leur conviennent, et ils pourront souvent alors, et dans de bonnes conditions, continuer chez eux une cure commencée sous une direction compétente. Cependant nous devons dire qu'aucun traitement à domicile ne peut être aussi efficace qu'un traitement fait dans un établissement spécial, ou tout au moins placé sous la surveillance immédiate et quotidienne d'un médecin. Il est en effet bien des cas où il est nécessaire de faire subir au traitement des modifications qui, pour être efficaces, doivent être instantanées. A côté de ces raisons techniques qui sont suffisantes pour expliquer la supériorité de ces établissements, il en est d'autres qui, bien que secondaires, sont utiles à signaler. Nous voulons parler de l'influence morale que peut exercer le médecin sur les malades. Certains d'entre eux, les névropathes notamment, ne trouvent pas toujours dans leur entourage un appui sérieux ou des conseils salutaires; ils ont besoin, pour suivre un traitement efficace, d'avoir auprès d'eux un homme compétent qui les rassure, relève leur moral presque toujours troublé et leur donne confiance.

Les malades qui fréquentent les établissements d'hydrothérapie sont presque tous atteints d'affections chroniques dont l'évolution et l'allure sont très variables. Il est important d'établir non seulement la forme mais encore le nombre des applications journalières qui leur conviennent.

Dans quelques établissements, les pratiques hydrothérapiques quotidiennes sont très multipliées. C'est un tort. Nous pensons qu'il ne faut pas imposer à ces malades plus de deux applications par jour. Ce nombre nous paraît convenir à la plupart d'entre eux; cependant on est souvent obligé de se contenter d'une seule séance par jour. Quelquefois les malades ne peuvent consacrer à leur traitement que trois ou quatre jours par semaine. Cette réduction est regrettable, car, dans la plupart des affections chroniques, il faut, pour les traiter par l'hydrothérapie, soumettre les malades à un certain entraînement; et, pour le rendre plus complet, il est nécessaire de rapprocher les séances qui, en se reliant entre elles d'une façon méthodique, finissent par provoquer une action thérapeutique continue.

Après avoir indiqué où il est préférable de suivre la cure hydrothérapique, examinons s'il est possible de préciser l'époque à laquelle il vaut mieux la commencer. Quand ce traitement est fait dans un établissement bien organisé, et que les salles sont convenablement chauffées et ventilées, on n'a pas besoin de se préoccuper de la saison qui convient le mieux à la cure hydrothérapique. Elle peut être faite à toutes les époques de l'année Néanmoins il existe des cas exceptionnels qui obligent le médecin à faire un choix. Les personnes qui sont très impressionnées par les influences atmosphériques, celles qui ont les voies respiratoires très susceptibles, doivent généralement préférer l'été à l'hiver, à moins qu'elles ne soient très acclimatées à l'action de l'eau froide. En général un temps froid et sec est préférable à un temps chaud et humide. Nous devons ajouter que l'hydrothérapie est plus efficace pendant l'hiver ou le printemps, quand on veut provoquer un entraînement sérieux et reconstituer un organisme profondément affaibli. Sous la double influence du froid extérieur et des applications excitantes de l'hydrothérapie, la circulation du sang devient plus active, les mouvements d'assimilation et de désassimilation sont plus accentués, et la réparation cellulaire s'accomplit avec plus de facilité. La douche est certainement plus agréable en été, mais elle est bien moins efficace que pendant la saison froide.

Les névroses et la plupart des manifestations de l'arthritisme font volontiers leur première apparition ou présentent des exacerbations très marquées soit en automne, soit au printemps. Dans ces cas, il est préférable de commencer la cure avant le début de ces saisons intermédiaires, si l'on veut être en mesure de déjouer les combinaisons pathologiques de la maladie.

Après avoir indiqué où, quand et comment il convient de faire le traitement hydrothérapique, il nous reste à dire quelques mots sur sa durée et à formuler les principales règles qui doivent accompagner son application.

La médication hydrothérapique ne peut être réellement efficace que si elle est suivie avec une grande régularité et une grande persistance.

Sans doute elle peut, dans certains cas, produire des effets curatifs immédiats ou rapides extrêmement remarquables ; mais comme, le plus souvent, elle est mise à contribution pour combattre des états pathologiques anciens, à marche lente et chronique, son action curative ne peut réellement se manifester qu'à longue échéance. Il n'est vraiment pas possible de guérir en quelques semaines des affections passées, pour ainsi dire, à l'état d'habitude et qui, presque toutes, sont liées à des perturbations profondes qui datent quelquefois de plusieurs années. La durée du traitement dépend non seulement de la nature de la maladie, mais encore de l'énergie morale du malade. Si l'affection est récente ou peu enracinée et si, en même temps, le patient est vigoureux et disposé à suivre son traitement avec régularité et confiance, la cure sera relativement courte ; si, au contraire, la maladie est ancienne ou compliquée et que le malade manque d'énergie ou de volonté, la cure pourra être de longue durée.

Dans le cours du traitement, surtout après les premières séances, quelques malades éprouvent de la fatigue, de l'excitation, une exaspération de certains symptômes, sur lesquels viennent parfois se greffer des phénomènes nouveaux. Ces perturbations passagères peuvent inquiéter le malade, mais elles ne doivent, en aucune façon, préoccuper le médecin ; elles durent peu et sont remplacées assez vite par une amélioration qui, après quelques légères rechutes, aboutit à la guérison. Il faut donc, surtout dans les premiers temps de la cure, soutenir le moral du malade et l'encourager. Par contre, et cela se voit chez quelques nerveux traités exclusivement par les applications froides, s'il existe des symptômes réels de surmenage thérapeutique, on peut proposer une suspension de traitement ; elle a pour effet de permettre au malade de reprendre haleine et de se préparer à une nouvelle cure. Il est à remarquer que, pendant cette période d'arrêt, l'amélioration de la maladie se manifeste souvent d'une façon éclatante. L'observation de ce fait nous a engagés, dans certains cas, à fractionner le traitement, c'est-à-dire à suspendre à certains moments la cure et à intercaler dans sa durée quelques intervalles de repos.

Ce traitement fractionné ne saurait être recommandé aux malades qui ont besoin de modifier leur état constitutionnel par un entraînement soutenu ; mais il peut être utile aux personnes dont le système nerveux est très excitable et qui ont besoin, pour arriver sans encombre à la guérison, de se reposer un instant pour recommencer la cure dans de bonnes conditions.

Les effets de l'hydrothérapie se manifestent le plus souvent dans le cours du traitement; quelquefois ils n'apparaissent qu'à la fin ou même après sa cessation. Parmi les faits remarquables que révèle la pratique hydrothérapique, un des plus curieux assurément est la continuation et l'accroissement des heureux effets obtenus quand, après avoir produit une certaine amélioration, la cure est suspendue. Nos observations nous autorisent à croire que ces effets curatifs de la dernière heure, ou consécutifs au traitement, constituent une des données thérapeutiques les moins contestables et les plus fertiles en déductions pratiques.

Dans tous les cas, lorsque le traitement hydrothérapique est bien indiqué et surtout bien conduit, il est peu de malades qui n'en retirent de réels avantages. Les moins heureux ressentent même une amélioration passagère et une augmentation d'énergie qui permettent à la nature de résister contre les attaques du mal. Nous en avons vu beaucoup, atteints de maladies à pronostic grave, retrouver l'appétit, le sommeil, la régularité des principales fonctions et comme une provision de forces nouvelles.

En outre, nous avons maintes fois observé que certains malades, incapables de tolérer une médication spécifique et nécessaire à leur maladie, pouvaient, sous l'influence de l'hydrothérapie, arriver à supporter cette médication et bénéficier de la sorte d'un traitement qui n'avait produit aucun résultat avant son intervention. Nous avons notamment constaté plusieurs cas bien incontestables où le mercure, l'iodure de potassium, le fer, les alcalins, l'arsenic, etc., n'ont pu produire d'effets réels et même être tolérés qu'avec l'adjonction d'un traitement hydrothérapique.

Cette médication est pour les malades atteints d'affections chroniques une source d'action curative incomparable, et pour les personnes qui sont fatiguées ou éprouvées par les occupations ou les agitations de la vie, un agent hygiénique de premier ordre.

# CONSIDÉRATIONS GÉNÉRALES

## TECHNIQUE

## CHAPITRE PREMIER

AGENTS PRINCIPAUX DE L'HYDROTHÉRAPIE. — DU CALORIQUE ET DU FROID. ÉTUDE DE LEUR ACTION PHYSIOLOGIQUE SUR L'ORGANISATION HUMAINE.

Nous définissons l'hydrothérapie une médication par l'eau, employée sous toutes ses formes et à des températures variables. Nous devons ajouter que cette médication compte, parmi ses moyens accessoires, les divers procédés de sudation, la vapeur et l'usage interne de l'eau qui, lorsqu'elle est fraîche et pure, peut être considérée comme la boisson la plus hygiénique et la plus salutaire.

L'eau froide est certainement l'agent fondamental, mais ce n'est pas l'agent exclusif de cette méthode thérapeutique. Employée seule, elle est très efficace dans un grand nombre de maladies et souvent n'a pas besoin du concours d'un adjuvant pour les guérir. Mais il faut reconnaître que, dans certains cas, et notamment dans certaines formes du rhumatisme, dans la plupart des manifestations de l'arthritisme et dans beaucoup d'affections du système nerveux, ses effets sont incertains et peuvent parfois être nuisibles. Nous avons dû, pour conserver au traitement hydrothérapique son véritable rang dans la thérapeutique des affections chroniques, modifier ses anciens procédés, de façon à les adapter aux diverses manifestations des maladies que nous venons d'indiquer. C'est dans ce but que nous avons voulu associer à l'eau froide les applications du calorique, choisissant, parmi ces dernières, celles qui répondaient le mieux aux nécessités de l'heure présente. Nous avons mis en œuvre les procédés capables de produire tous les effets du calorique sur l'organisme, et, par de nombreux essais, nous les avons contraints de nous fournir leurs preuves. Notre préférence est restée acquise à l'eau chaude qui, dans la plupart des circonstances, répond à toutes les indications thérapeutiques. Si l'on excepte les cas, peu nombreux du reste, qui exigent l'emploi de la vapeur ou une forte sudation, on peut affirmer que l'eau chaude joue un rôle considérable dans le traitement de l'arthritisme et des névropathies. On peut la considérer tout d'abord comme un agent précieux de calorification, susceptible de surélever la chaleur animale, et, par ce fait, très capable de préparer convenablement l'organisme aux applications froides dont elle peut, selon les cas, atténuer ou augmenter l'action. Il est également facile d'apprécier l'utilité de son intervention quand on veut acclimater progressivement à l'impression du froid les personnes qui paraissent rebelles aux douches administrées avec de l'eau à une basse température. Sans elle, il faut renoncer aux douches écossaises, aux douches alternatives, aux douches chaudes révulsives, aux douches tempérées si utiles contre l'excitation du système nerveux, et, enfin à ces douches mixtes qui permettent de modifier la température de l'eau dans le cours même de l'opération et qui donnent au médecin la facilité de trouver presque instantanément le modificateur qui s'adapte le mieux à la susceptibilité du malade et à son état pathologique.

Toutes ces raisons nous paraissent suffisantes pour légitimer l'association de l'eau chaude à l'eau froide que nous avons proposée ; et elles nous autorisent à définir l'hydrothérapie : une médication par l'eau, employée sous toutes ses formes et à des températures variables.

Dans la méthode hydrothérapique, l'eau ne doit donc pas être selon nous, à température constante et toujours froide ainsi que le voudraient certains auteurs ; elle doit varier entre 8° et 50° qui est le degré maximum que le corps humain puisse supporter. On peut, en outre, l'utiliser avantageusement sous forme de glace ou de vapeur ; et, quand elle est très pure et suffisamment fraîche, on conseille souvent son usage interne.

Si, à ces applications spéciales dans lesquelles on a recours à l'eau sous toutes ses formes, on ajoute les moyens à l'aide desquels on peut produire la surélévation factice de la chaleur animale, la transpiration graduelle ou la sudation forcée, on a l'ensemble des facteurs qui constituent les agents principaux de la méthode hydrothérapique telle que nous la comprenons.

Avant d'aller plus loin, il est nécessaire de bien connaître ces agents, d'indiquer leurs divers modes d'applications et d'étudier avec soin les effets physiologiques et thérapeutiques qu'ils produisent sur l'organisme humain. Après avoir exposé cette question technique avec les détails qu'elle exige, nous signalerons les modifications qu'il faut introduire dans l'application de l'hydrothérapie pour adapter les procédés à chaque individualité morbide; nous parcourrons ensuite le vaste champ de ses applications thérapeutiques, en signalant les contre-indications qui excluent son intervention; et, nous terminerons cette étude en formulant les préceptes et les règles qui doivent servir de guide dans l'application de cette méthode de traitement.

Les agents généraux employés en hydrothérapie sont au nombre de deux : la *chaleur* et le *froid*. Rigoureusement parlant, ces deux agents n'en constituent qu'un seul, car le froid n'existe pas en physique, puisqu'il n'est que l'absence de calorique ou même une manière d'être de cet agent; mais son action physiologique sur l'organisme est tellement importante, qu'il faut lui consacrer une étude spéciale.

Les effets de la chaleur et du froid sur l'organisme sont très marqués, souvent très différents, et doivent être étudiés d'une façon spéciale; mais il est nécessaire, si l'on veut apprécier l'importance de ces agents, que l'hydrothérapie emprunte au monde extérieur, au milieu ambiant, de dire, d'ores et déjà, que la qualification de chaud et de froid est subordonnée à la sensation que ces modificateurs généraux impriment à l'organisme, sensation qui, elle-même, dépend, du moins dans les cas normaux, du degré de la température du corps, ou, en d'autres termes, de l'état de la chaleur animale.

En conséquence, il faut indiquer les sources de cette chaleur et rechercher les causes qui peuvent l'entretenir à l'état normal ou la modifier. L'ensemble de ces considérations, que nous présenterons aussi brièvement que possible, constitue l'une des bases les plus importantes de la médication hydrothérapique.

La chaleur animale prend sa source au niveau des vaisseaux capillaires, à la suite des réactions chimiques ou des combustions qui se produisent dans nos tissus. Cette chaleur produite est transportée ensuite par le sang qui la répartit régulièrement dans toutes les parties du corps. Il est, en effet, bien démontré que la chaleur d'un organe est directement proportionnelle à sa vascularisation et que le sang veineux, au moment où il s'échappe de cet organe, présente toujours un excès de calorique.

Cette fonction de la calorification, qui prend naissance dans les dernières ramifications de nos tissus, a certainement pour facteur principal le liquide sanguin. Mais, si l'on examine attentivement ce qui se passe dans nos organes au moment où s'accomplissent les processus d'oxydation ou d'échange, on est forcé de reconnaître que la chaleur animale, à l'heure où elle se produit, et même dans la manière dont elle est répartie dans nos organes par le mouvement circulatoire, obéit à une influence mystérieuse qui ne peut être attribuée qu'au système nerveux.

Cette influence provient-elle de l'action des centres thermogènes, ainsi que le pensent certains physiologistes? Doit-on l'accorder au système cérébro-spinal tout entier? ou bien faut-il, comme quelques auteurs le croient, la laisser sans partage au nerf grand sympathique?

Nous n'essaierons pas de résoudre ce problème physiologique qui exigerait, pour être étudié avec profit, des développements que ne peut contenir cet ouvrage. Contentons-nous de dire que, des recherches faites sur la production de la chaleur animale, sur sa répartition et sur le maintien de son équilibre chez l'homme, il résulte un fait bien avéré, incontestable, c'est la solidarité de la chaleur propre et du système nerveux, solidarité en vertu de laquelle il n'y a pas de modification du système nerveux qui ne soit accompagnée de modification de la température. Nous savons, en outre, que les modifications de la température ont une influence très marquée sur le système nerveux. L'influence est donc réciproque, et l'on peut croire qu'en agissant sur l'un, on agira sur l'autre, ce qui est d'une importance capitale au point de vue du traitement hydrothérapique. Il y a donc à tenir compte, dans l'emploi des agents de l'hydrothérapie, de l'action physique qui est, du reste, assez restreinte, puisqu'elle ne va pas au delà de la propriété commune à tous les corps de se mettre en équilibre de température avec les corps voisins et de l'action physiologique presque entièrement dévolue au système nerveux.

D'après ce que nous venons de dire sur la solidarité qui unit la chaleur propre et le système nerveux, on comprend les principaux modes d'action de l'hydrothérapie, soit qu'en agissant directement sur le réseau capillaire périphérique, elle se propose de propager, par voie de continuité, l'action du modificateur employé jusqu'aux parties profondes les plus éloignées, en apparence, de son action directe ; soit qu'en agissant sur la totalité ou sur certaines parties des nerfs de la périphérie, elle ait pour but de provoquer des actions réflexes déterminées et dont la manifestation peut, comme lorsqu'il s'agit du système vasculaire, s'inscrire, pour ainsi dire à livre ouvert, sur l'extérieur du sujet.

Les considérations dans lesquelles nous venons d'entrer sur la corrélation qui existe entre les fonctions de la calorification et les diverses fonctions de l'organisme étaient nécessaires, avant d'étudier les effets que produisent sur toutes ces fonctions les agents physiques que l'hydrothérapie utilise pour influer sur le corps humain. Ces agents sont, comme nous l'avons dit, le calorique et le froid, employés l'un et l'autre sous les diverses formes qu'ils peuvent prendre.

Avant d'étudier les effets physiologiques et thérapeutiques des modificateurs spéciaux mis en usage dans l'application de la méthode hydrothérapique, nous dirons quelques mots de l'action générale du chaud et du froid sur l'organisme humain.

Cl. Bernard, au moment où la mort le surprit, entreprenait une série de travaux ayant pour objet l'étude des influences nerveuses sur la *production* de la chaleur animale, en les séparant avec soin de celles qui s'exercent sur la *répartition* de cette même chaleur. Cette distinction entre la *production* et la *répartition* du calorique, a fait surgir de nouvelles questions et notamment celle de la calorimétrie, étudiée avec soin par MM. d'Arsonval et Ch. Richet. D'après ces ingénieux physiologistes, la calorimétrie doit être séparée de la thermométrie. Les recherches de ces savants professeurs portent en elles des conséquences importantes et nouvelles ; elles attestent toutes le rôle prépondérant du système nerveux.

Dans cette voie, M. Debove a fait, il y a quelques temps, des expériences intéressantes qui attestent que, chez les hystériques, on peut, à l'aide des pratiques de la suggestion, produire presque instantanément une élévation de température de 5 dixièmes de degré à 1 degré 5 dixièmes. Nous avons assisté à quelques-unes de ces expériences que l'éminent professeur a bien voulu faire devant nous à l'hôpital Andral et nous avons pu constater cette élévation de température, chez des hommes et chez des femmes hypnotisés par lui. Ce fait peut être expliqué par la perturbation nerveuse que produit l'hypnotisme et autorise certains auteurs à croire que les centres thermogènes se trouvent dans le système nerveux cérébro-spinal. Ce sont des résultats qu'il faut signaler.

Pour d'autres auteurs le système nerveux du grand sympathique exerce une influence capitale sur toutes les fonctions de l'organisme, et son rôle leur paraît si important, en ce qui concerne les fonctions de calorification, qu'ils considèrent les ganglions dont il est formé comme des centres thermogènes. Qu'il nous soit permis de donner quelques développements à cette opinion qui a sa place, même avec ses théories peut-être un peu hasardées, dans un travail sur l'hydrothérapie.

Robert de Latour, dans son dernier livre (1), considère l'intervention de l'appareil nerveux ganglionnaire, dans l'acte de la combustion vitale, comme une action purement dynamique. Pour établir ce fait, il affirme qu'il ne s'opère dans le poumon aucune combinaison qui de près où de loin ressemble à une oxydation, c'est-à-dire à une combustion. Pour lui, ce n'est pas dans le poumon que se forme l'acide carbonique exhalé à chaque respiration ; cet acide carbonique sature le sang veineux et sa présence dans ce liquide exprime évidemment que, bien avant que celui-ci soit parvenu à l'organe de l'hématose, déjà la combustion est faite. Pour qu'une nouvelle combustion pût s'accomplir au sein du poumon, il faudrait qu'elle eût lieu au moment même où le sang vient d'absorber l'oxygène en échange de l'acide carbonique dont il est chargé. Mais alors, le sang serait de nouveau carbonisé et il se montrerait dans le cœur gauche tout aussi noir que dans le cœur droit, ce serait même dans cet état qu'il parcourrait toutes les voies circulatoires. Ce qui s'opère en réalité dans le poumon, c'est un acte préparatoire qui a pour objet d'exonérer le sang de l'acide carbonique et de l'eau dont l'a chargé la combustion même et, en même temps, de rendre de l'oxygène à ce fluide, afin de balancer la dépense que fait sans cesse de ce gaz la combustion. Telle est l'*hématose*.

L'oxygène dont il s'est ainsi enrichi, le sang le tient en dissolution, comme il tient en dissolution le carbone et l'hydrogène que lui ont livrés les produits de la digestion. C'est un simple mélange, ce n'est pas une combinaison chimique. Où se fait cette combinaison? C'est dans le système capillaire général, là où se rencontre la *sollicitation dynamique*. Là seulement, et sous la con-

(1) *De la chaleur animale*, par le Dr Robert de Latour.

dition de cette action dynamique, sont brûlés le carbone et l'hydrogène au contact de l'oxygène ; là seulement se dégage le calorique animal. Et de même que, dans l'acte préparatoire ou hématose qui s'opère au pôle veineux de la circulation, le sang, en s'exonérant d'acide carbonique et d'eau, change sa couleur noire en rouge pour entrer dans le département artériel; de même ce fluide, parvenu au pôle artériel où il se charge de nouveau d'acide carbonique et d'eau, fruit de la combustion, change sa coloration de rouge en noir pour entrer dans le département veineux.

Le rôle de l'appareil nerveux ganglionnaire est de *solliciter*, par son pouvoir dynamique, la combinaison chimique de l'oxygène avec les matériaux combustibles mis en présence dans le sang et déterminer ainsi une véritable combustion d'où résulte la chaleur animale. C'est donc dans la circulation capillaire qu'a lieu la manifestation primordiale de l'organisation animale dont la conséquence immédiate est la production de chaleur.

Pour Robert de Latour, c'est cette chaleur elle-même qui stimule la circulation capillaire par suite de l'action produite par elle sur l'*élasticité* des petits vaisseaux. L'auteur, en effet, proteste contre l'influence de la contraction et de la dilatation vasculaire et par conséquent contre l'action des nerfs vaso-moteurs, telle qu'on l'explique aujourd'hui, pour exposer le mécanisme de la progression du sang dans les vaisseaux capillaires. Il est, en effet, assez généralement admis que la circulation capillaire est indépendante de la circulation artérielle. Celle-ci est soumise à l'impulsion du cœur, tandis que l'autre est produite par une sorte de contraction propre des vaisseaux qui fait progresser le sang dans l'ensemble des petits tubes circulatoires. Telle est l'opinion de la plupart des physiologistes. Quelques-uns, tout en refusant au cœur d'être l'agent de la circulation capillaire, admettent que cet organe intervient, au moins comme auxiliaire, dans l'accomplissement du phénomène. L'impulsion communiquée au sang dans les artères ne s'éteint pas tout à coup à la limite de ces tubes ; elle vient en aide à la véritable force à laquelle obéit le sang dans ce département de la circulation, et qui, ainsi que nous venons de le dire, n'est autre chose que la *chaleur*.

Le système capillaire ne comporte nullement une circulation de liquide dans l'exception générale du mot; c'est un double courant d'endosmose et d'exosmose, double courant sollicité par les affinités chimiques et absolument subordonné à la chaleur.

Ainsi, chez les animaux supérieurs, l'appareil circulatoire comprend trois départements dont le fonctionnement est réglé par trois forces distinctes : département artériel où le sang obéit à l'impulsion du cœur ; département capillaire où ce liquide s'achemine sous l'action de la chaleur ; département veineux où le trajet s'achève au contact et peut être même sous l'influence de la pression atmosphérique.

Il résulte de cette théorie défendue par Robert de Latour, conforme du reste aux doctrines de Lavoisier, que, chez les animaux supérieurs, la production du calorique est le résultat d'une fonction spéciale toujours en exercice. Cette fonction a pour lieu d'élection le réseau capillaire où l'oxygène, en mélange dans le sang avec le carbone et l'hydrogène, se combine chimiquement avec ces deux éléments combustibles, à la sollicitation des filets nerveux ganglionnaires, pour former de l'eau et de l'acide carbonique, opération toujours accompagnée d'un dégagement de chaleur. Telle est l'opération fonctionnelle d'où résulte la température propre et qu'on nomme *calorification.*

Le système du grand sympathique semble être préposé à cette fonction ; néanmoins il faut reconnaître que le système cérébro-spinal exerce aussi une influence importante sur cette fonction mystérieuse, soit qu'il agisse par lui-même, soit qu'il manifeste son action par l'intermédiaire des nerfs ganglionnaires qu'il tient sous sa dépendance.

Avant d'aller plus avant dans cette étude de la chaleur, il importe de dire un mot des fonctions de la peau ; celles-ci sont les premières influencées par les applications extérieures du calorique et du froid, qui sont les éléments essentiels de l'hydrothérapie. Il faut donc les bien connaître, puisque c'est en agissant sur elles que cette méthode de traitement commence son intervention dans l'organisme.

La peau peut être considérée sous trois aspects différents : comme lieu d'élection de certains échanges chimiques et organe de sécrétion ; comme une expansion du système circulatoire pouvant se prêter, au besoin, à des accumulations sanguines détournant le liquide des organes internes ; enfin comme un organe tactile, un lieu de terminaison des nerfs sensitifs sur lesquels viennent agir les agents extérieurs.

La peau absorbe de l'oxygène ; c'est un fait acquis depuis les expériences de Spallanzani et de W. Edwards ; elle exhale de l'acide carbonique, de la vapeur d'eau et plusieurs autres produits. L'exhalation de la vapeur d'eau, qu'il nous importe de bien connaître, se fait de deux façons : par la perspiration insensible et par la transpiration.

La perspiration insensible est une fonction permanente qui, en aucun temps, en aucune condition de la vie, n'est complètement suspendue; elle joue un rôle considérable dans les opérations d'échange, d'assimilation et de désassimilation qui s'accomplissent dans l'économie. Cette perspiration, en participant d'une façon évidente à l'accomplissement de la plupart des actes de la vie, est soumise à diverses influences; elle est surtout dominée par le système nerveux qui, en vertu de son action spéciale sur l'œuvre éliminatrice de la peau, remplit le rôle d'un des plus importants régulateurs de la chaleur et de l'humidité.

Toutes les excitations du système nerveux, que celles-ci soient centrales ou périphériques, primaires ou secondaires, qu'elles soient d'origine psychique ou d'origine matérielle, sont suivies d'une augmentation de perspiration. Tous les états dépressifs du système nerveux produisent le contraire. Ce n'est que lorsque le système nerveux est convenablement équilibré que la perspiration se fait à l'état normal.

Des principales éliminations aqueuses de l'organisme, c'est l'exhalation cutanée qui est soumise aux fluctuations les plus nombreuses; ces fluctuations sont même continuelles; et, pour ce motif, elles offrent les plus utiles renseignements sur les différentes modifications de l'économie, et notamment sur les oscillations incessantes de la disposition nerveuse.

La sueur et l'exhalation cutanée sont de nature identique; mais elles diffèrent beaucoup par le degré et par la forme. La sueur représente, sous la forme liquide, le plus haut degré de l'évaporation cutanée. Les glandes sudoripares, comme aussi toutes les glandes et tous les appareils folliculaires situés dans la peau, prennent part à cette élimination qui n'a lieu que temporairement et sous des influences particulières. Cet épanchement à la surface a lieu par augmentation de transsudation à travers les parois des capillaires.

Quand l'exhalation cutanée de la vapeur d'eau n'est pas de suite évaporée et qu'elle se dépose à la surface de la peau sous la forme de gouttelettes, elle prend le nom de sueur. Il n'y a pas, en effet, d'appareils distincts pour la production des liquides évaporés par la perspiration insensible et par la transpiration. Pour certains auteurs, l'exhalation cutanée de la vapeur d'eau se fait par les glandes sudoripares; pour d'autres, au contraire, l'exhalation cutanée se ferait au moyen d'une transsudation interstitielle à travers les tissus de la peau, les glandes n'intervenant que pour ajouter leurs produits à celui des glandes sébacées, lesquels produits se mélangeraient à la vapeur d'eau exhalée à la surface de la peau, comme le mucus se mélange aux produits liquides de l'exhalation pulmonaire.

Depuis les découvertes anatomiques de M. Sappey sur les glandes sudoripares et leurs conduits, on a publié de nombreux travaux sur le rôle de ces glandes dans les sécrétions cutanées. Les expériences probantes de M. Aubert (de Lyon), confirmées d'ailleurs par un grand nombre de physiologistes, ont démontré que la transpiration insensible se fait par l'intermédiaire des glandes sudorales; elles ont prouvé, en outre, qu'en dehors de ces glandes, il n'existe aucun organe capable d'amener une exhalation spéciale à la surface de l'épiderme. Les auteurs les plus récents ne signalent aucune différence essentielle entre la transpiration et la perspiration insensible, qu'ils considèrent comme deux manifestations d'une même fonction.

M. François Frank, dans son remarquable article sur la sueur, publié dans le *Dictionnaire encyclopédique des sciences médicales*, en dehors de ces deux manifestations fonctionnelles, en admet une troisième qui est plus accentuée que la perspiration insensible, mais qui est moins intense que la sueur proprement dite; et divise l'activité sudorale en trois degrés :

1° Peau souple, fraîche, sans exhalation liquide appréciable à la main; c'est l'*état de perspiration cutanée insensible* des anciens.

2° Peau humide, sans liquide visible à la surface, souple, onctueuse; c'est l'*état de moiteur*.

3° Peau mouillée à des degrés variés, depuis la simple buée jusqu'à la manifestation d'une véritable et abondante sécrétion; c'est l'*état de sueur accusée*.

Il n'y a donc que des différences de degré entre ces trois états, le fonctionnement des glandes sudoripares suffisant à chacun d'eux, et la peau pouvant passer, en un temps très court, de l'état de sécheresse relative à l'état de moiteur et à l'état de sueur.

Ajoutons, pour compléter cette petite description anatomique, que la transpiration sert de régulateur à la chaleur animale; c'est elle qui maintient, en partie du moins, l'équilibre de la température dans le corps humain.

Nous pouvons déjà entrevoir que l'action extérieure de la chaleur et du froid, localisée sur la surface cutanée, produira des effets certains sur la chaleur propre, effets dus à la fois au simple contact et à la modification apportée dans l'évaporation cutanée, des effets sur le système capillaire extrêmement développé dans la peau et des effets sur le système nerveux qui se ramifie dans toute l'étendue de celle-ci.

En raison du nombre des filets nerveux qu'elle renferme, la peau est très impressionnable au froid et à la chaleur. Elle l'est beaucoup plus que les autres organes, et notamment plus que les muqueuses qui supportent avec assez de facilité des températures que la peau ne pourrait pas tolérer. Aussi le chaud et le froid agissent-ils beaucoup plus violemment sur l'organisme lorsqu'ils sont appliqués sur la surface cutanée.

Étudions maintenant leur action.

**Influence de la chaleur sur l'organisme.** — Cette influence varie, selon qu'elle provient du contact de l'air, des vapeurs, d'un corps solide ou de l'eau.

La chaleur la plus élevée que l'homme puisse supporter varie avec le milieu où il se trouve placé. C'est dans l'air sec qu'il peut s'exposer à la plus haute température.

Dans une étuve sèche, la plus haute température qui ait été supportée était de 115° pendant sept minutes. La moyenne est de 70° ; c'est celle de la plupart des bains turcs.

Le pouvoir échauffant de la vapeur d'eau est plus grand et nous connaissons peu de personnes capables de supporter 50° ou 55° dans un bain de vapeur. Il n'est pas prudent de dépasser 45°.

Le pouvoir échauffant de l'eau est aussi très considérable. On ne peut pas supporter une douche au-dessus de 50°.

Le calorique extérieur, quand on l'applique sur l'organisme, et que la température est supérieure à celle du corps, tend à élever cette dernière ; mais il ne faut jamais s'attendre, en ce qui concerne la chaleur animale, à de grands écarts.

D'après nos expériences, faites à l'aide des étuves, et notamment de l'étuve à la lampe dont nous nous servons souvent, où la température vascille environ de 38° à 45°, nous avons rarement vu la température du malade, mis dans cette étuve, augmenter de plus de 1°,50.

Edwards a démontré que si l'on expose à une basse température des individus préalablement chauffés, leur chaleur propre baissera d'autant moins vite qu'ils auront été exposés plus longtemps à la chaleur. Nous avons constaté, en outre, que l'échauffement artificiel répété accroît chez les individus la faculté de développer de la chaleur et augmente ainsi leur résistance contre le froid. Ces observations ont une importance capitale dans l'application de certains procédés hydrothérapiques.

En résumé, nous voyons que le calorique extérieur a une influence, mais une influence limitée, sur la chaleur propre du corps qui tend toujours, par ses ressources physiologiques, à se maintenir à sa température normale. Il n'en est pas de même pour les autres fonctions qui ont avec la peau d'importantes corrélations.

**Influence du calorique sur les sécrétions cutanées.** — Tout agent calorifique appliqué sur la peau a pour effet de suractiver les combustions organiques, d'augmenter par conséquent la chaleur, de précipiter le cours du sang dans le réseau capillaire, d'injecter ce réseau, de congestionner les glandes sudorales et de déterminer une sécrétion plus ou moins abondante à la surface cutanée. Nous avons fait connaître l'action dynamique du nerf grand sympathique sur les échanges chimiques qui produisent la chaleur et sur la progression du sang dans le réseau capillaire. Le calorique, appliqué sur la peau, excite le système nerveux ganglionnaire et provoque ainsi tous les phénomènes qui sont dus à cette excitation. Ce fait laisse entrevoir les rapports qui existent entre les variations de la circulation périphérique et la transpiration ; les vaisseaux, se trouvant dilatés par la chaleur, apportent des matériaux liquides en plus grande abondance aux glandes sudoripares qui déversent à la surface de la peau une quantité de sueur variable, selon le mode d'application du calorique et la disposition du sujet.

Ce phénomène de la transpiration, si simple en apparence, si clair dans ses résultats, est très difficile à expliquer dans son mécanisme.

Pour Robert de Latour, la progression du sang dans les vaisseaux capillaires n'obéit pas plus aux contractions du cœur qu'aux contractions vasculaires, il obéit à la puissance du calorique dégagé au sein même de nos tissus. Dans cette hypothèse, il attribue aux nerfs ganglionnaires, qui accompagnent les petites artères, la mission de porter aux limites du système artériel le courant dynamique sous l'action duquel se réalise la combustion vitale. Ce courant dynamique prend ses éléments, par la surface du corps, dans le fluide oxygéné de l'atmosphère, comme dans un bain galvanique. Dès lors, l'application du calorique sur la peau, en exagérant cette action dynamique, provoque une augmentation de chaleur accompagnée d'une turgescence des capillaires et amène finalement la transpiration.

Pour Hanfield Jones, la sudation résulte de la dépression de la tonicité vasculaire qui, après avoir été surexcitée, tombe dans une sorte d'épuisement relatif, à la faveur duquel le sang peut arriver en grande quantité dans les glandes sudorales et faciliter par conséquent leurs sécrétions.

Pour Gold, Luchsinger, Fredericq, Heidenham, Vulpian, Straus, Franck, etc., le calorique, appliqué sur la peau, agit en provoquant sur les nerfs sensitifs cutanés une excitation qui est transmise à des centres spéciaux et qui produit, à l'aide du système nerveux excito-sudoral, une sécrétion abondante des glandes cutanées.

Pour d'autres auteurs, et ils sont nombreux, c'est le système vaso-moteur qui joue le principal rôle dans la production de la sueur. C'est lui qui, sous l'influence de l'excitation que fait naître l'application du calorique à la surface de la peau, modifie, par ses nerfs dilatateurs et constricteurs, la circulation capillaire, rend les glandes plus turgescentes et provoque par suite la transpiration.

Nous ne pouvons ici examiner sous toutes ses faces cette immense question physiologique, qui nous entraînerait au delà des limites que comporte notre œuvre spéciale, disons seulement que la chaleur est, de toutes les causes qui agissent sur la production de la transpiration, la plus active; soit qu'elle exerce son influence sur le nerf grand sympathique en provoquant des combustions organiques plus grandes, en surélevant la température des glandes qui se trouvent ainsi gorgées d'une plus grande quantité de sang; soit que cette chaleur agisse sur certains centres nerveux, en leur apportant un sang dont la température est momentanément surélevée, et les détermine à exciter les glandes sudorales; soit qu'elle produise, par une excitation réflexe, une action vaso-dilatatrice ayant pour résultat d'amener, dans les organes glandulaires, une abondance de liquide sanguin capable de solliciter la transpiration.

Quelle que soit la théorie admise, nous devons reconnaître que la production de la chaleur et de la sueur, que fait naître l'application du calorique sur la peau, est le résultat d'une action physique et d'une action dynamique. Elle concorde avec une suractivité fonctionnelle qui vient joindre son contingent de chaleur à celui que fournit l'irrigation artérielle dont le réseau capillaire est le siège.

**Influence de la chaleur sur la sensibilité tactile.** — L'eau chaude comme, du reste, l'eau froide exaspère, au premier contact, la sensibilité de la peau, qui ne retrouve quelquefois son état normal que lorsque les effets primitifs ont depuis longtemps disparu. Mais nous avons assez souvent constaté, à l'aide de l'æsthésiomètre, qu'après une douche chaude, la sensibilité tactile reste plus longtemps engourdie qu'après une douche froide. La vive réaction, produite à la suite de cette dernière, ramène vite la sensibilité à l'état normal et quelquefois même l'exagère.

On apprécie mieux l'influence du calorique sur la sensibilité tactile quand on agit avec l'eau de préférence aux autres procédés qui permettent d'employer le calorique.

Toutes choses égales d'ailleurs, l'eau paraît chaude lorsque sa température est au-dessus de celle de la région cutanée qui est touchée; et la chaleur éprouvée est en proportion directe de la chaleur de l'eau et de l'étendue de la surface impressionnée.

Lorsqu'on applique l'eau sur la peau, si on élève graduellement la température de l'eau, on peut arriver à faire supporter à la peau une chaleur excessive. Si, au contraire, la chaleur devient rapidement élevée, l'impression subie est insupportable. Ainsi, et c'est ce qu'il nous importe de constater, on peut arriver, en observant une progression lente et insensible, à faire supporter, sans provoquer de malaise, une douche de 50°, qui ne pourrait pas être tolérée si l'eau, au début de l'application, atteignait ce degré.

Dans l'échelle des températures, on donne le nom de *zone neutre* à celle où il n'est perçu par l'individu aucune sensation particulière, en tant que température. Cette zone peut, suivant les sujets, varier entre 34° et 36°. Une application d'eau chaude dépassant peu cette température augmente la sensibilité tactile; mais si la température oscille entre 45° et 50°, limite extrême de tolérance, et que l'*application de l'eau soit prolongée*, la sensibilité se trouve émoussée. C'est là une propriété que nous rappellerons quand il sera question de la douche écossaise.

Puisque nous parlons de l'influence que la chaleur exerce sur la sensibilité tactile, il est nécessaire, pour ne pas commettre d'erreur, de tenir compte des aberrations de sensibilité qui, dans quelques circonstances, font apprécier faussement la température. Dans certains cas, le froid paraît chaud, et réciproquement; dans d'autres cas, au contraire, la sensation du froid et celle du chaud semblent perverties, et, quelle que soit la température de l'agent employé, la sensation éprouvée est toujours celle d'une application tiède.

**Influence de la chaleur sur la respiration.** — Dans un milieu d'air chaud et sec, les mouvements respiratoires sont plus rares que dans l'air froid. Une chaleur humide, au contraire, accélère ces mouvements, surtout lorsque la chaleur est assez élevée. La chaleur humide agit non seulement sur la vitesse des mouvements respiratoires, mais encore sur l'ampleur et la profondeur de ces mouvements. Cet effet est moins manifeste lorsque la tête est en dehors du milieu humide. Dans un bain chaud la respiration est accélérée et parfois gênée; il en est de même au début d'une douche chaude, surtout quand le jet est dirigé dans la partie supérieure du corps; toutefois ces perturbations sont, le plus souvent, de très courte durée.

Il faut ajouter, pour compléter cette esquisse des effets de la chaleur sur la respiration, que l'activité des combustions et des phénomènes chimiques de la respiration ne correspond pas à l'accélération des mouvements respiratoires. Il est, en effet, bien reconnu que la production de l'acide carbonique, résultant des combustions, s'abaisse avec l'augmentation de la température, ce qui permet au corps de lutter contre l'élévation de sa chaleur propre.

**Influence de la chaleur sur la circulation.** — La chaleur, sous quelque forme qu'elle agisse sur l'organisme humain, accélère les battements du cœur. Certainement ce phénomène peut être la conséquence de l'action du sang échauffé sur les parois de cet organe et des vaisseaux; mais il faut admettre aussi que le calorique excite le cœur par une action spéciale, directe ou réflexe, attendu que l'accélération de ses battements a lieu avant que la modification de température du sang ait eu le temps de se produire.

L'accélération des mouvements du cœur augmente naturellement la vitesse du pouls. Dans des étuves à 45°, 50°, 60°, on a vu le pouls monter de 70 pulsations. C'est un phénomène qui s'observe également dans l'air sec, l'air humide ou le bain chaud. Lorsqu'il ne se produit pas, c'est que la force du cœur est dominée par l'effort que fait l'organisme pour maintenir l'équilibre de température. En général, la fréquence du pouls diminue au moment où la transpiration s'établit; elle diminue aussi lorsqu'il y a tendance à l'évanouissement ou à la syncope.

Quelquefois, exceptionnellement il est vrai, la chaleur diminue les battements du cœur. Est-ce en provoquant sur le fonctionnement de cet organe une action inhibitoire ou suspensive, dans le genre de celle qu'on attribue aux nerfs d'arrêt? Nous l'ignorons. Nous ne possédons pas, en effet, tous les éléments nécessaires pour démontrer si la diminution des battements du cœur est due à l'action prépondérante des nerfs d'arrêt ou à l'épuisement des autres nerfs.

Sur les capillaires de la peau, la chaleur et surtout l'eau chaude, lorsqu'elle est projetée brusquement et que sa température est élevée, produisent tout d'abord une contraction qui est bientôt suivie d'une dilatation se manifestant par une stagnation bien apparente du liquide sanguin dans ces vaisseaux. Cette contraction initiale paraît être le résultat d'une action réflexe transmise par les centres nerveux impressionnés, et le phénomène de stagnation qui lui succède est dû à l'action prolongée de la chaleur sur les vaisseaux dont elle épuise, en quelque sorte, la contractilité. Il y a là, à la fois, une action physique due au calorique et une action dynamique nerveuse bien caractérisée. Cette double influence est encore beaucoup plus apparente quand on projette de l'eau froide sur les régions préalablement soumises à l'action de l'eau chaude. Ajoutons immédiatement que cette application successive de l'eau chaude et de l'eau froide détermine sur la surface cutanée une révulsion des plus intenses, révulsion utilisée pour combattre les douleurs ou pour décongestionner les organes internes.

**Influence de la chaleur sur le système musculaire.** — En général, une chaleur modérée augmente la contractilité musculaire. Au contraire, une chaleur très élevée la diminue, amoindrit la force des muscles et détermine dans tout le système un affaiblissement marqué. Il est aisé de constater ce résultat à l'aide du dynamomètre.

La propriété contractile des muscles n'est augmentée qu'autant que la chaleur ne dépasse pas une température voisine de 45°, au delà de laquelle ceux-ci se relâchent et perdent leur contractilité. Quand on agit sur le système musculaire avec l'eau chaude, on favorise sa contraction et on développe sa puissance, si l'application est très courte; on l'affaiblit, au contraire, si on dépasse certaines limites. Cette action est plus manifeste si on fait suivre l'application courte d'eau chaude, d'une aspersion d'eau froide encore plus courte. C'est sur ce principe que repose la *douche alternative*, qui consiste en une série d'applications chaudes et froides de courte durée, localisées avec méthode sur les régions du corps qu'on veut soumettre à une excitation excessive. C'est un des agents les plus puissants de la médication résolutive, mis en usage quand l'eau chaude seule est insuffisante ou quand l'eau froide ne peut pas être facilement tolérée.

Beaucoup de médecins pensent que l'usage prolongé des bains chauds affaiblit la force musculaire. Cela est vrai dans un certain nombre de cas; néanmoins il est nécessaire d'ajouter que, lorsque le système musculaire est dominé par une excitabilité nerveuse excessive, le bain chaud, en calmant cette excitabilité, au lieu de l'affaiblir, lui rend très facilement la force qu'il a perdue. C'est, du reste, ce que produit dans ces cas, plus nombreux qu'on le pense, la douche tiède convenablement administrée.

**Action de la chaleur sur le système nerveux.** — Lorsque le calorique, mis en contact avec le corps humain, atteint un degré assez élevé, il excite toutes les parties du système nerveux; il les calme lorsqu'il est employé à des degrés voisins de la chaleur animale. Si on dépasse certaines limites de l'échelle ascendante, on peut déterminer du côté du cerveau et de la moelle épinière des accidents redoutables que quelques médecins attribuent à une forte congestion de ces organes. Il y a certainement quelquefois un afflux de sang exagéré dans le cerveau à la suite d'une application démesurée du chaud; mais nous croyons que, le plus souvent, les phénomènes qu'on attribue à une hyperhémie cérébrale, sont plutôt le résultat d'une anémie accompagnée de tous les symptômes qui caractérisent l'épuisement nerveux. Quoi qu'il en soit, ces accidents sont dus à une anomalie dans la circulation du sang : ou celui-ci est trop chaud, ou l'attraction capillaire est trop forte, ou l'échange chimique entre le sang et le cerveau est trop grand, ou le sang est devenu plus épais, ou il n'est pas oxygéné, ou bien, par suite des échanges chimiques, il est chargé de matières excrémentitielles, telles qu'acide carbonique, acide urique, etc., et, dès lors, il n'est pas extraordinaire que les centres nerveux soient fortement impressionnés.

Nous croyons que les troubles organiques qui surviennent à la suite des modificateurs amenant une surélévation de la chaleur animale, dépendent, à la fois, d'une altération du sang et d'une perturbation des centres nerveux due à une irritation cutanée analogue à celle que produit le vernissage de la peau. Cette perturbation de l'axe cérébro-médullaire peut être la conséquence d'une paralysie réflexe vaso-motrice ou d'une action spéciale dans laquelle certains auteurs attribuent un rôle important aux phénomènes *inhibitoires* et aux phénomènes *dynamogéniques*. Il faut signaler ces faits pour bien établir que le calorique ne doit pas être employé sans que le médecin se préoccupe du degré auquel doit être l'agent dont il veut user.

Lorsque la chaleur est employée à des degrés voisins de la chaleur normale du corps, elle calme le système nerveux d'une façon bien appréciable, qu'elle soit utilisée sous forme de bain ou sous forme de douche. Elle l'excite quand la température est un peu plus élevée; mais si, dans ce dernier cas, l'application est courte, il n'est pas rare de voir succéder à une excitation qui est, du reste, fort légère, un apaisement et un calme qui sont souvent de longue durée. Ces remarques doivent être faites à cette place; mais le lecteur comprendra que nous réservions tous nos développements pour le chapitre qui sera consacré à l'étude des applications hydrothérapiques dans les maladies du système nerveux.

Au surplus ajoutons, pour terminer ces considérations, que nous avons déjà mentionné les relations réciproques qui existent entre la chaleur animale et le système nerveux, et qu'en outre il nous faudra reprendre quelques-unes de ces questions quand nous étudierons les influences du froid sur l'organisme. Pour ces raisons nous pouvons clore cet examen du rôle de la chaleur sur l'économie animale.

**Influence du froid sur l'organisme.** — Le froid est généralement bien supporté quand il est sec. Le froid humide l'est moins facilement; cela tient à ce que, à volume égal, la capacité de l'eau pour la chaleur est quatre fois plus grande environ que celle de l'air; ce qui explique pourquoi elle doit enlever, par contact, une bien plus grande quantité de calorique.

A un degré voisin de la congélation, l'eau peut être bien supportée pendant un temps très court, mais à la condition qu'elle soit sous un petit volume. Il y a cependant des exemples, consignés dans les annales de la science, d'hommes qui, les uns par habitude, les autres par fanfaronnade, se sont baignés dans de l'eau à la température de la glace, ce qui prouve que l'organisme peut s'acclimater au froid le plus excessif. La tolérance dépend, avant tout, du temps pendant lequel dure l'impression du froid, et surtout de l'étendue de la surface cutanée soumise au refroidissement.

Quant à la glace, elle ne peut être supportée que lorsqu'elle est appliquée sur une région limitée du corps.

Ceci dit, examinons rapidement l'influence du froid sur l'organisme.

**Action du froid sur la sensibilité tactile.** — Le froid produit, sur la sensibilité tactile, un effet très sensible, surtout quand son application est renouvelée avec rapidité; chaque mouvement réveille la sensation du froid, en renouvelant le rayonnement et le contact.

Le froid vif produit, tout d'abord, une impression pénible qui peut augmenter d'intensité et arriver, après une suite de sensations variées, jusqu'à produire une anesthésie dans toute la région intéressée. Cette insensibilité, qui persiste parfois pendant un certain temps, explique pourquoi certains malades peuvent supporter, après l'application du froid, des frictions extrêmement énergiques sans éprouver la moindre sensation douloureuse. A l'aide de l'æsthésiomètre, nous avons constaté qu'après une courte application froide, la sensibilité, un instant diminuée, redevient normale et est quelquefois augmentée au bout de 30 minutes. Il faut beaucoup plus de temps lorsque l'application est prolongée.

Lorsque l'eau est projetée sur le corps, la sensation qu'elle fait naître est très variable. Elle est très vive si le liquide est très divisé et sa force de projection peu considérable; elle est moins prononcée si l'eau n'est pas divisée et si elle détermine un choc assez violent. L'immersion dans l'eau froide est moins désagréable si l'on entre dans l'eau rapidement que si l'on y entre lentement et progressivement; cela tient à ce que, dans le premier cas, la sensation est plus généralisée, et par conséquent moins distinctement perçue.

L'organisme acquiert bientôt une sorte de tolérance pour le froid, qui s'établit progressivement après la première impression; elle trouve son explication dans la diminution de la conductibilité des impressions par suite de l'abaissement de la température des nerfs, fait mis en relief par les belles expériences de Helmholtz qui a reconnu que la rapidité de transmission, à la température de 36° à 38°, est de 72 mètres par seconde, tandis qu'à 0° elle est dix fois moindre.

Lorsque la sensibilité tactile est intacte, il est relativement facile d'apprécier le degré de la température de l'eau, et le sujet peut aisément renseigner l'opérateur. Mais parfois, et sous l'influence de diverses causes, cette sensibilité est troublée, et ne peut fournir aucun renseignement au médecin sur la nature des sensations reçues. Pour ce motif, il est utile d'adopter une échelle thermométrique, analogue à celle que les météorologiens ont adoptée pour les climats qu'ils ont classés en climats chauds, froids ou tempérés.

Nous désignerons donc :

| | | | | | |
|---|---|---|---|---|---|
| L'eau | de 8° à 12° | sous | le nom | de | très froide. |
| — | de 12° à 16° | — | — | — | froide. |
| — | de 16° à 20° | — | — | — | fraîche. |
| — | de 20° à 26° | — | — | — | dégourdie. |
| — | de 26° à 34° | — | — | — | tempérée ou tiède. |
| — | de 34° à 40° | — | — | — | chaude. |
| — | de 40° à 50° | — | — | — | très chaude. |

**Influence du froid sur la chaleur propre.** — Le froid appliqué sur tout le corps, soit sous forme d'immersion ou de douche, soit de toute autre manière, exerce sur toute la chaleur propre une influence considérable. Cette influence est salutaire quand elle est bien dirigée; mais elle peut être nuisible si l'organisme reste longtemps soumis à l'action de cet agent. D'après les expériences de J. Currie, l'abaissement de la température du corps ne peut, sans danger, dépasser certaines limites. Cet observateur fit placer un homme sain et robuste dans un bain d'eau salée à une température de 4°,5. La température de cet homme était de 36°,4 avant l'opération. Au moment même de l'immersion, le thermomètre descendit et ne s'arrêta que lorsqu'il eut atteint 28°,4. A partir de ce moment, il monta d'une façon irrégulière, et, au bout de treize minutes, il était à 33°,3. Il resta à peu près à ce degré pendant dix-neuf minutes; après ce temps, il descendit rapidement et, en trois minutes, il était à 29°,44. Le patient était depuis trente-cinq minutes dans l'eau, et, Currie ne jugea pas prudent de l'y laisser plus longtemps. Il fut placé dans un bain chaud à 35°,5 où il frissonna beaucoup. La température du bain fut chauffée graduellement jusqu'à 42°,7, et, au bout de vingt-huit minutes, il avait retrouvé sa température initiale. Placé dans un lit chaud il transpira abondamment.

Nous avons cité cette expérience pour mettre en relief l'influence que peut exercer une application froide très prolongée, la température minimum que l'homme ne doit pas dépasser sans être exposé à un grand danger et enfin la faculté qu'a l'organisme humain de résister aux influences qu'exerce sur lui l'abaissement temporaire de sa chaleur propre.

Lorsque l'on applique le froid à une région limitée du corps humain, il est aisé de constater que cette région, lorsqu'elle est soumise à des températures très froides, peut supporter un degré bien inférieur à celui qui vient d'être indiqué comme étant la limite pour la chaleur propre. Les expériences d'Herpin, de Fleury, de Brown-Séquard et les nôtres viennent à l'appui de cette affirmation et attestent de plus qu'il faut un temps très long, pouvant varier entre cinquante minutes et trois heures, pour que la partie influencée retrouve sa température normale. Ajoutons que, suivant les circonstances; cette partie peut, en quelques minutes, quand l'eau est très froide ou glacée, perdre 6, 8, 10 et même 11 degrés.

L'eau froide, administrée en boisson, agit sur la chaleur animale comme une application locale du froid. Son influence sur la température propre du corps est certaine, comme nous l'avons démontré après Litchtenfeld, Frœhlich et Winternitz : elle est d'autant plus marquée que l'eau ingérée est froide et abondante. Quand elle est à 4° et qu'on en absorbe cinq ou six verres à des intervalles de dix minutes, comme l'a fait Winternitz, on peut abaisser la température d'environ un degré. Néanmoins cet abaissement n'atteint le plus souvent que quelques dixièmes de degré.

En résumé, les applications locales du froid, employé sous toutes ses formes, abaissent la température des parties du corps humain sur lesquelles elles sont dirigées; elles agissent aussi dans le même sens sur les régions environnantes; mais on peut dire qu'elles n'exercent pas une influence très marquée sur la température générale de l'organisme. Mais quelques-unes d'entre elles produisent, sur les organes qui ont des relations nerveuses avec les régions où le froid est appliqué, des phénomènes spéciaux dont nous apprécierons l'importance quand il nous faudra expliquer le mode d'action de certains procédés hydrothérapiques.

Indiquons maintenant les effets des applications générales du froid. Lorsque cet agent, employé sous une forme quelconque, est appliqué sur toute la surface du corps, il détermine immédiatement un abaissement de température dans toute la région intéressée, diminue la pression intra-vasculaire et ralentit le cours du sang qu'il refoule dans les organes profonds.

MM. Béhier, Jaccoud et Peter, dans leurs leçons cliniques ; MM. Dumontpallier, Féréol, Besnier, Dieulafoy, Dujardin-Beaumetz, Hutinel, Juhel-Renoy, Delmas, dans des communications faites à l'Académie des sciences, à l'Académie de médecine, à la Société des hôpitaux, à la Société d'hydrologie ; à l'étranger Lœrschs, Pleniger, Winternitz, Senator, Liebermeister, Rosenthal, Fredericq, dans des monographies intéressantes, ont étudié avec beaucoup de soin l'action que les applications générales d'eau froide exercent sur la chaleur animale. Qu'il nous soit permis d'ajouter à ces travaux ceux que nous avons publiés sur cette question et qui ont été communiqués à l'Académie de médecine et à la Société d'hydrologie. Les résultats de ces nombreuses recherches, faites par les divers expérimentateurs dont nous venons de parler, ne sont pas toujours identiques. Malgré cette divergence, que nous essayerons d'expliquer plus tard, les travaux mentionnés plus haut permettent d'étudier l'action que l'eau froide, appliquée sur la peau, produit sur l'organisme et notamment sur la chaleur animale.

Cette application produit, entre autres phénomènes, dont nous parlerons plus loin, un abaissement de température dans les régions superficielles, en même temps qu'une grande production de calorique dans la profondeur de nos tissus. Cet abaissement de température est le phénomène le plus facile à constater et même à expliquer.

Après la première impression produite sur la peau par l'eau froide, le sang quitte la surface refroidie et pénètre dans les régions profondes ; ces régions, sous l'influence d'une action nerveuse spéciale, acquièrent une plus grande suractivité amenant le plus souvent un accroissement de chaleur. Lorsque le sang, après avoir été chassé de la peau par l'impression de l'eau froide et refoulé dans les régions profondes, revient à son point de départ, il apporte avec lui la chaleur qu'il a puisée au sein de l'organisme et contribue à réchauffer les régions primitivement refroidies. Ce double phénomène est le premier temps de l'action. Si, au moment où le sang retourne vers le réseau cutané, l'application de l'eau froide continue, un second refoulement du liquide sanguin nouvellement refroidi se produit, et les phénomènes d'aller et de retour que nous venons de signaler se manifestent de nouveau, accusant toujours un abaissement de température à l'extérieur et un accroissement à l'intérieur. Si l'influence de l'eau froide est encore maintenue, il arrive un moment où l'organisme épuisé ne peut plus supporter impunément l'impression reçue. Cet instant est caractérisé par l'apparition du *frisson*. Dès lors, les fonctions vitales, un instant surexcitées, s'affaiblissent, la chaleur animale s'abaisse et la perte de calorique ne peut plus être compensée. C'est un fait démontré par les expériences des auteurs que nous avons cités et surtout par les travaux récents de MM. d'Arsonval et Charles Richet sur la *calorimétrie*.

D'autre part, si l'application de l'eau froide sur la peau n'est pas trop prolongée, et si la durée de cette application est facilement supportée par le sujet soumis à l'expérience, les fonctions vitales, un instant engourdies, sont ravivées, et il se produit alors un mouvement de *réaction*, en vertu duquel la température des organes refroidis retrouve et, parfois, dépasse, après une série d'oscillations dont il est difficile de mesurer l'étendue, le degré qu'elle avait au début de l'opération. Les variations thermiques que l'on constate dans le mouvement réactionnel de l'organisme contre le froid dépendent du mode d'application de l'agent, des conditions spéciales où se trouve le sujet avant et après l'expérience, de son aptitude à supporter la perte du calorique et à défendre sa chaleur propre, de son pouvoir de calorification et enfin de l'état dans lequel se trouvent son système circulatoire et son système nerveux au moment de l'opération.

Nous n'avons parlé, dans cette étude, que de l'eau froide en général; que l'eau soit tempérée, fraîche, froide ou glacée, les phénomènes produits parcourent la même évolution. Néanmoins l'action indiquée est d'autant plus manifeste que l'eau employée se rapproche de la température de 0°. Toutefois, il y a des limites inférieures qu'il ne faut pas dépasser dans les applications longues, si on ne veut pas exposer les sujets à des refroidissements trop intenses, capables d'entraver la circulation, de produire conséquemment des accidents sérieux. Avec l'eau fraîche et même l'eau tempérée l'abaissement de la température est, il est vrai, peu prononcé; mais il est plus durable. Nous verrons plus tard quel service peut nous rendre la connaissance de ces effets physiologiques.

L'eau, à des températures allant du degré de la glace à celui de la zone neutre, lorsqu'elle est appliquée sur le tégument externe, abaisse donc la chaleur animale.

Nous devons ajouter que cette réfrigération n'est pas exclusivement due à une action physique; elle dépend aussi, comme nous allons le démontrer tout à l'heure, d'une action dynamique qui exerce une influence sur le système sanguin et sur le système nerveux, influence bien mise en relief par Liebermeister et par Lorrain, et à l'aide de laquelle ils ont démontré que, chez un homme sain, placé dans un bain froid ayant une durée proportionnelle à la résistance du sujet, la quantité de chaleur produite à l'intérieur augmente souvent en raison de la déperdition produite à la surface. Ce phénomène n'est pas constant et sa manifestation est sous la dépendance de diverses causes ; mais il doit être signalé.

Rosenthal attribue aux contractions et aux dilatations vasculaires le pouvoir de régulariser la chaleur animale et relègue au second plan l'action physique du froid sur cette importante fonction. C'est ce fait et les découvertes de Claude Bernard, de Brown-Séquard et de Vulpian, sur les nerfs vaso-moteurs, qui ont servi de base pour édifier ce que, trop pompeusement, du reste, on a appelé la doctrine nerveuse de l'hydrothérapie.

Robert de Latour repousse cette théorie qui repose sur le jeu des nerfs vaso-moteurs. Il reconnaît l'étroit rapport qui existe entre ce système de nerfs et la production de la chaleur animale; mais, au lieu d'attribuer cette production de calorique à la dilatation des vaisseaux et le refroidissement à leur contraction, il pense que le froid agit sur le système nerveux ganglionnaire d'une façon spéciale. D'après cet auteur, ainsi que nous l'avons dit, le système du nerf grand sympathique est chargé de *solliciter*, par son pouvoir dynamique, la combinaison chimique de l'oxygène, avec les matériaux combustibles qui se trouvent *mélangés* et non *combinés* avec lui dans le sang. Par le fait des influences extérieures ou cutanées qu'il reçoit, le nerf grand sympathique *sollicite*, par un mécanisme spécial, la *combinaison* de ces gaz mélangés dans le sang, et il en résulte une combustion qui est la véritable source de la chaleur animale.

Sous l'influence des applications froides, cette action dynamique est annihilée, le courant solliciteur qui va de dehors en dedans est presque suspendu et la production de la chaleur animale se trouve amoindrie. Elle n'apparaît de nouveau que lorsque les mouvements réactionnels de l'organisme, en luttant contre le froid, ont complètement paralysé l'action de cet agent.

Fredericq pense, de son côté, que le bain froid agit sur un *centre nerveux spécial*, chargé de produire et de régulariser la chaleur animale. Ce centre n'est autre que le centre nerveux thermogène de quelques auteurs ; il est mis en action par le froid qui exerce sur lui, pour abaisser la température du corps, une influence analogue à celle de l'électricité, de certains excitants cutanés, ou bien de certains agents de la matière médicale comme par exemple la quinine, l'antipyrine, etc.

Nous ne perdrons pas de temps à examiner chacune de ces théories qui reposent toutes sur des hypothèses plus ou moins ingénieuses ; nous croyons ce travail absolument inutile et nous aimons mieux, en terminant cette étude, présenter un résumé qui fasse connaître, en quelques lignes, ce qu'il faut savoir de l'influence du froid sur la chaleur animale pour faire une bonne application de l'hydrothérapie.

L'action des applications froides mises en usage dans le traitement hydrothérapique se manifeste tout d'abord par un abaissement de la chaleur animale dans les régions superficielles et par une augmentation de production calorique dans les régions profondes. Cette production accidentelle de calorique compense la perte de chaleur éprouvée par les régions superficielles et ramène un équilibre de température dans toutes les parties du corps, en faisant naître dans l'organisme une suractivité fonctionnelle, capable de lutter contre le froid, suractivité qu'on désigne sous le nom de *réaction* et dont nous avons expliqué le mécanisme.

Toutes choses égales d'ailleurs, cette réaction sera d'autant plus vive que l'eau sera plus froide, la durée de l'application plus courte et le modificateur employé plus énergique.

Si l'application froide est de longue durée, les mêmes phénomènes se reproduisent en suivant la même marche et la même évolution ; mais, au bout d'un certain temps, et après une série d'oscillations nombreuses, la déperdition du calorique s'accentue de plus en plus et la chaleur animale reste pendant un certain temps au-dessous de l'état normal. Ce refroidissement provoqué est recherché, par exemple, dans certaines pyrexies quand on veut, par des applications froides, abaisser la température du corps. On cherche, en agissant ainsi, à éviter toute réaction de l'organisme ou à en atténuer les effets.

On peut obtenir ce résultat par des applications d'eau fraîche ou même tempérée. Nous avons vu que, lorsqu'elles sont appliquées pendant une certaine durée, elles finissent par abaisser la chaleur animale, qui ne retrouve son équilibre qu'à la longue, à la faveur d'un mouvement ascensionnel insensible mais progressif, ce qui prouve que la réaction est lente à venir, de même qu'après les applications froides prolongées. Toutefois, elles ont sur ces dernières cet avantage de ne pas exposer l'organisme à des perturbations violentes que souvent il ne peut pas supporter.

Tels sont les effets généraux des applications froides, sur la chaleur animale.

**Influence du froid sur la respiration.** — Sous l'influence du froid, l'activité des combustions respiratoires augmente, et cela d'autant plus que la température à laquelle le corps se trouve soumis est plus basse. Mais il ne faut pas croire que cette suractivité des combustions pulmonaires concorde toujours avec une accélération des mouvements respiratoires. Ainsi, dans le bain froid, après la première impression produite, la respiration se ralentit et acquiert une plus grande amplitude. Quand l'eau froide est employée sous forme d'ablution, d'affusion ou de douche, on constate au contraire, le plus souvent, une accélération des mouvements respiratoires. L'action sur les mouvements respiratoires varie donc suivant le mode d'administration de l'eau froide, mais en tout cas l'activité des combustions augmente.

**Influence du froid sur la circulation.** — En étudiant l'action du froid sur la chaleur animale, nous avons indiqué les corrélations intimes qui existent entre la circulation et la température propre de l'organisme humain. Quand nous analyserons les effets produits sur le système nerveux par l'action directe du froid et par la réaction consécutive qu'elle développe, nous établirons aussi les relations intimes qui existent entre les phénomènes qui apparaissent dans le système nerveux et ceux qui se manifestent dans la circulation. Pour le moment, étudions les effets produits sur cette dernière, en négligeant les influences qu'on peut et qu'on doit attribuer à la chaleur animale et au système nerveux.

L'application du froid sur toute la surface de la peau ralentit, d'une façon générale, la circulation. Le cœur subit, il est vrai, au début de l'application, une accélération bien marquée; mais, après un certain temps qui est ordinairement très court, l'excitation produite par la première impression disparaît et les battements deviennent plus rares et moins accentués. Le pouls diminue de fréquence, les vaisseaux cutanés se contractent, la tension artérielle augmente et le liquide sanguin, chassé de la périphérie, pénètre dans les réseaux capillaires situés profondément. En contact avec les organes internes il acquiert de la chaleur ; et, en vertu d'un mouvement réactionnel il revient à la surface cutanée, détruit le spasme primitif produit par le froid dans les vaisseaux et provoque au contraire une dilatation qui a pour effet de diminuer la tension artérielle et d'activer la circulation. Si l'application froide est continuée, un nouveau spasme se reproduit, provoquant, comme le premier et jusqu'à épuisement, l'évolution des mêmes phénomènes que nous venons de décrire. Si l'application froide est suspendue à temps, la circulation, un instant ralentie, retrouve, en vertu des mouvements réactionnels que nous avons indiqués, et dont il est difficile de mesurer la durée et l étendue, sa vitesse primitive qui peut, parfois même, se trouver dépassée. Ces phénomènes ne sont surtout bien appréciables lorsque l'application de l'eau froide a été faite sur un sujet dont la température a été préalablement surélevée d'une façon artificielle et que cette application a été très courte. Il est évident que si l'organisme reste longtemps sous l'influence du froid, les mouvements réactionnels disparaissent, la circulation reste engourdie, et le sujet se trouve dans un état de sidération qu'on peut, dans certains cas, utiliser avec profit, mais qu'il faut surveiller avec soin, si l'on veut éviter des accidents sérieux.

Ces effets de l'eau froide sur la circulation peuvent être produits tout aussi bien avec de l'eau glacée qu'avec de l'eau fraîche et même tempérée ; seulement plus l'eau est froide plus ils sont violents. Les effets de l'eau glacée sont connus, admis et utilisés dans certains cas. Les effets de l'eau fraîche et même tempérée ont aussi leurs indications ; comme ils se traduisent par une accélération primitive du cœur très légère et par une concentration peu marquée mais plus persistante du liquide sanguin dans la profondeur de nos tissus, il est aisé de comprendre les services qu'ils peuvent rendre quand on tient à ne pas produire de perturbation violente dans l'organisme. Il nous semble inutile d'insister sur les conséquences pratiques qui découlent de ces considérations.

En résumé, les applications froides ou tempérées, de longue durée, ralentissent la circulation, qui ne peut reprendre son activité normale qu'un certain temps, quelquefois assez long, après le début de l'opération. Les applications froides ou tempérées courtes ralentissent aussi la circulation ; mais au bout d'un temps, variable dans sa durée mais relativement rapide, selon le mode d'application ou l'impressionnabilité du sujet, un mouvement réactionnel se manifeste, rendant à la circulation son activité primitive qui peut même, dans certains cas, être légèrement dépassée.

Les applications locales de l'eau froide produisent, dans les régions impressionnées par elles, une action physique et une action dynamique. L'action physique se manifeste d'abord par une pâleur de la peau qui atteste une contraction des vaisseaux et un ralentissement du mouvement circulatoire. Cette pâleur est bientôt remplacée par une rougeur résultant d'une stagnation du sang qui éprouve une grande difficulté à traverser les capillaires dans lesquels il se trouve emprisonné par la contraction simultanée des artères et des veines : cette stase sanguine dure jusqu'au moment où l'obstacle disparaît sous l'influence des contractions cardiaques.

Bence Jones et Dickinson déclarent que les applications locales du froid n'ont aucune influence sur la circulation générale. Cette affirmation est trop exclusive. Les expériences de Winternitz, entreprises dans le but de connaître l'influence des applications froides sur les artères des membres, celles de Brown-Séquard sur les maniluves d'eau froide, et les nôtres sur l'influence complexe des bains de pieds froids à eau courante, prouvent toutes que les applications locales du froid peuvent s'étendre au delà des régions mouillées, et même dans certains cas, très rares il est vrai, influencer la circulation générale. A l'appui de cette opinion, nous pouvons dire que, chez quelques malades atteints de la cachexie de Basedow, des applications locales ont ralenti, d'une façon très appréciable, les battements du cœur et la vitesse du pouls.

A côté de l'action physique des applications froides, il y a une action dynamique d'une importance capitale. Mais comme, dans le développement de cette action, le système nerveux joue un rôle prépondérant, nous ne l'étudierons qu'après avoir examiné les effets que l'eau froide exerce sur ce système.

Nous devrions citer ici les expériences nombreuses qui ont été faites dans le but d'expliquer l'action que le froid exerce sur la circulation du sang. Ce travail serait trop considérable et pourrait peut-être occasionner au lecteur de nombreuses déceptions. Il ne serait pas très avancé en apprenant que, sous l'influence d'une application froide, le pouls de tel sujet a diminué de huit pulsations tandis que celui d'un autre en a perdu douze ; que, chez le même malade, douché pendant huit jours de la même façon, le sphygmographe n'a jamais pu fournir un tracé absolument identique. Nous serions obligé de lui avouer que, sur près de cinq cents expériences, il nous a été difficile d'en grouper une dizaine présentant une similitude parfaite.

M. Marey est, de tous les auteurs contemporains, celui qui a le mieux étudié l'action du froid sur la circulation. Il a établi, à l'aide d'expériences ingénieuses, que, sous l'influence de cet agent, les vaisseaux superficiels se contractent, la température du sang s'abaisse, la tension artérielle augmente et la circulation se ralentit. Mais l'éminent professeur s'est cantonné sur le terrain scientifique et comme la douche physiologique qu'il a analysée jusqu'à ses dernières conséquences ne ressemble pas toujours à la douche thérapeutique qui ne doit pas dépasser certaines limites, il a fallu faire d'autres expériences capables de servir de guide au praticien.

Nos expériences personnelles ont été faites en prenant pour limites extrêmes celles que fournissent les données de la clinique. Nous aurons l'occasion de les citer dans les parties de ce livre où leur place est marquée d'avance. Pour le moment, nous désirons seulement dire un mot de celles de deux expérimentateurs qui méritent une mention spéciale, de Fleury et de M. Delmas.

Ils ont constaté l'un et l'autre, après une application générale d'eau froide (immersion, douche, etc.), la diminution des battements du pouls et l'augmentation de la tension artérielle. Mais tandis que Fleury affirme qu'après une douche ou une immersion, la circulation, un instant ralentie, reprend son allure normale et dépasse même, en vertu du mouvement de réaction, sa vitesse primitive, M. Delmas soutient que la sédation du pouls, dans la plupart des cas, persiste fort longtemps, alors même que le sujet s'est livré à un exercice prolongé et soutenu.

Ces deux éminents praticiens ont évidemment constaté les résultats qu'ils annoncent; mais comme leurs expériences n'ont pas été faites dans les mêmes conditions, il n'est pas extraordinaire que les conclusions qu'ils ont formulées soient contradictoires. Après une douche froide très courte la circulation est ralentie, mais, au bout d'un certain temps, elle tend à retrouver son activité initiale; et, si le mouvement réactionnel est très énergique, elle peut devenir plus accentuée qu'au début de l'opération. C'est le résultat signalé par Fleury. Si, au contraire, la durée de la douche est un peu longue, comme c'est le cas dans la plupart des expériences de M. Delmas, la perturbation produite est plus grande, l'abaissement de la température propre est plus considérable ; et, dès lors, l'organisme éprouve, dans sa lutte réactionnelle, de grandes difficultés pour rétablir l'équilibre perdu ; par ce fait, la circulation reste longtemps ralentie et ne retrouve qu'à la longue son activité primitive. Nous ajouterons que la marche prolongée ne favorise pas toujours le mouvement de retour ; car nous savons que, lorsque la contraction musculaire a produit un travail mécanique utile, comme celui qui accompagne la marche, cette contraction, après avoir déterminé un accroissement de chaleur, provoque une perte de calorique considérable. Cette perte de calorique peut être utile, mais elle a pour effet immédiat d'amener un ralentissement dans certaines fonctions de l'organisme, et notamment dans la circulation.

Nous pourrions relever encore d'autres divergences dans les résultats obtenus par les expérimentateurs qui ont étudié l'action de l'eau froide sur l'organisme. Si l'on veut bien se rappeler les nombreuses influences qui agissent sur le cours du sang, soit pour en accélérer la marche, soit pour la ralentir ; si, en outre, on veut bien tenir compte du rôle que jouent le système nerveux et la chaleur animale dans la progression ou l'arrêt du liquide sanguin, on comprendra la divergence apparente qui existe dans les résultats des expériences entreprises.

En résumé, si nous nous basons sur ces expériences et si nous les joignons à celles que nous faisons depuis longtemps, nous devons reconnaître que l'eau froide, à une température allant de 0° à 32° environ, produit sur la circulation des effets dont l'évolution varie selon l'intensité des impressions reçues et selon la force réactionnelle du sujet. Ces effets sont, nous le répétons, caractérisés au début par une accélération momentanée du cœur et du pouls, immédiatement suivie d'un ralentissement dans l'activité circulatoire avec augmentation de tension dans les artères et dans les veines. Si l'action de l'eau froide est prolongée, le ralentissement dure longtemps. Si, au contraire, la durée de l'application est très courte ; et si surtout elle a été précédée d'une douche chaude, d'une sudation ou d'un exercice favorable, le sang, après avoir été ralenti dans sa progression, reprend peu à peu sa marche normale sous l'influence de ce mouvement de réaction en vertu duquel les fonctions de l'organisme unissent leur énergie pour rétablir l'harmonie un instant troublée par l'intervention du froid.

Disons, en terminant cette étude, que l'eau froide en boisson, c'est-à-dire, mise en contact avec les muqueuses et principalement avec les muqueuses de l'appareil digestif, agit aussi sur la circulation et diminue incontestablement le nombre des pulsations artérielles. Nous verrons plus tard qu'elle produit, en outre, sur l'organisme, et notamment sur le sang, des effets extrêmement salutaires.

**Influence du froid sur le système musculaire.** — Lorsque l'on applique de l'eau froide sur la peau et que la durée de l'application est courte, les muscles impressionnés sont excités et se contractent. Cette contraction se manifeste également dans les fibres musculaires lisses du derme, où elle produit le phénomène qu'on désigne sous le nom de *chair de poule* ; elle atteint aussi les vaisseaux cutanés qui, en se resserrant, déterminent la pâleur des tissus, et étend même son action jusque dans les viscères qui, par son influence, deviennent le siège d'une véritable excitation.

Si l'impression produite par l'eau froide est trop forte, et si l'application est trop prolongée, la contractilité musculaire diminue, s'épuise et disparaît parfois complètement pendant un certain temps. Nous verrons tout le parti qu'on peut tirer de cette double action quand nous aurons à indiquer le traitement hydrothérapique qui convient à certaines maladies de l'appareil locomoteur.

L'irritabilité propre du muscle et l'excitabilité nerveuse sont dans un état de connexion tel qu'il est difficile, quand il n'existe pas de lésion matérielle appréciable, de préciser ce qui appartient à l'une et ce qui appartient à l'autre. On ne peut pas, notamment, affirmer avec certitude si l'amoindrissement de la contractilité musculaire produit par le froid tient à l'action de cet agent sur le nerf ou sur le muscle, s'il tient à l'amoindrissement de la conductibilité du nerf ou à l'affaiblissement de la contractilité propre de la fibre musculaire, ou même, comme on l'a dit, à la coagulation par le froid des matières graisseuses interstitielles qui séparent les fibres.

L'influence du froid sur les mouvements musculaires est due, en partie du moins, à une action immédiate sur les muscles; mais elle est surtout sous la dépendance d'une série d'actions réflexes qui ont leur origine dans l'impression produite par le froid sur la peau. C'est dans le système musculaire que se manifestent, tout d'abord, ces actions réflexes sous la forme de contraction pouvant aboutir au tremblement, à la contracture ou à la paralysie si l'application froide est violente ou prolongée. Cette excitation gagne ensuite les vaisseaux dont elle rétrécit le calibre, provoque par suite une disette de sang et, par conséquent, un épuisement rapide des matériaux nécessaires à la nutrition et au fonctionnement du muscle.

**Influence du froid sur la digestion, les sécrétions et la nutrition.** — L'eau froide appliquée sur la peau, sous forme d'immersion, de douches, etc., exerce une influence salutaire sur la digestion, les sécrétions et la nutrition. Des effets du même ordre sont produits par l'eau prise en boisson et en lavements.

L'expérimentation physiologique et l'observation clinique démontrent que l'eau froide *intus et extra* donne aux fonctions digestives une activité très marquée. Elle développe l'appétit, facilite la progression des aliments en provoquant des contractions régulières dans toute l'étendue du tube gastro-intestinal, active l'absorption, la combustion et l'échange des matières en augmentant la pression intra-vasculaire dans les profondeurs des tissus; elle favorise aussi les sécrétions, ainsi que le prouve l'analyse des matières excrémentitielles qui s'échappent des cavités naturelles, stimule le fonctionnement des appareils glandulaires et contribue finalement à dégager le sang de certains éléments nuisibles à l'économie. En définitive, elle exerce une influence heureuse sur le mouvement d'assimilation et de désassimilation nécessaire à la vie cellulaire de tous nos tissus.

Quelquefois l'eau froide exerce une excitation trop grande et exagère les pertes de l'organisme, par la présence, notamment, constatée dans l'urine d'une trop grande quantité d'urée, de phosphates, etc.; il peut même apparaître des traces d'albumine ou de sucre. Mais il est juste de dire que cette perturbation transitoire amenée dans l'urine ne se produit pas lorsque l'application d'eau froide est extrêmement courte, ou si elle est précédée d'une application chaude appropriée, ou même simplement si l'on se contente d'élever la température de l'eau. En revanche, l'hydrothérapie, par des procédés particuliers, pouvant régulariser les sécrétions, il est souvent possible de rendre à l'urine sa composition normale, lorsque l'analyse fait découvrir une des altérations que nous venons de signaler; mais il faut qu'elle soit appliquée dans les conditions spéciales que nous indiquerons plus tard.

Dans les expériences que nous avons entreprises pour essayer d'étudier l'influence de l'eau froide sur le mouvement d'assimilation et de désassimilation, nous avons obtenu des résultats si variés et parfois si contradictoires qu'il nous est très difficile d'être précis dans nos conclusions. On ne peut pas, en effet, isoler facilement les influences dues à l'eau froide des influences qui ont leur origine dans l'alimentation du sujet, dans sa manière de vivre, dans le milieu atmosphérique, etc. Mais si, abandonnant l'expérimentation physiologique pure, tout en retenant les enseignements qu'elle donne, nous avons recours à l'observation clinique, nous pouvons constater la salutaire influence de l'eau froide; celle-ci, lorsqu'elle est appliquée à la dose et sous la forme voulue, peut tour à tour modifier la nutrition quand elle est trop active ou trop affaiblie, arrêter ou modérer les dépenses de l'organisme, ou bien favoriser ses réserves, et finalement rétablir l'équilibre dans ses fonctions.

Nous verrons du reste, en étudiant les maladies qui dépendent d'une accélération ou d'un ralentissement de nutrition, et en parlant du traitement qu'elles réclament, la part qui doit être faite à l'hydrothérapie.

**Influence du froid sur le système nerveux.** — Le froid agit sur le système nerveux de deux façons : 1° en produisant une soustraction de calorique qui peut engourdir et même suspendre temporairement les fonctions d'innervation; 2° en déterminant, sur les nerfs sensitifs périphériques, une impression qui, gagnant les centres nerveux qu'elle excite d'une façon spéciale, se traduit définitivement par des phénomènes réflexes dans la sphère des nerfs moteurs correspondants.

L'action physique du froid peut expliquer, dans une certaine mesure, la perturbation produite par cet agent sur le système nerveux. En étudiant la chaleur animale, nous avons parlé de la théorie de Robert de Latour, qui attribue au système du nerf grand sympathique le pouvoir de déterminer, à l'aide d'une *action dynamique spéciale*, la combinaison de l'oxygène avec les matières qui se trouvent en sa présence dans le sang, combinaison qui provoque une série de combustions qu'on peut considérer comme les sources de la chaleur animale. Quand la peau est soumise aux applications froides, l'action dynamique du grand sympathique peut être affaiblie ou suspendue; dès lors les fonctions de calorification sont influencées et l'innervation, qui est en corrélation intime avec ces fonctions, révèle à son tour un trouble bien marqué. Pour Robert de Latour, l'action du froid semble être purement physique, suspendant le pouvoir dynamique du grand sympathique et provoquant sur le système nerveux en général une action inhibitoire proportionnelle à la durée de l'application.

Cette opinion, aussi judicieuse que contestée, qui n'accorde au froid qu'une influence physique, soulève précisément cette question des effets dynamogènes et inhibitoires depuis si longtemps étudiés par M. Brown-Séquard, niés par les uns, acceptés par les autres et se présentant, en définitive, sous une forme énigmatique qui pourrait bien être la vérité.

Quoi qu'il en soit, il est impossible d'admettre que le froid n'exerce qu'une action physique sur les nerfs ; nous croyons aussi à une action dynamique intéressant toutes les sections du système nerveux et se manifestant par des actions réflexes correspondantes.

Pour démontrer l'existence de ces actions réflexes, il est nécessaire de commencer par étudier celles qui se manifestent après les applications locales du froid. Nous étudierons ensuite avec plus de facilité celles que font naître les applications générales qui sont plus complexes dans leur manifestation et, par conséquent, plus difficiles à analyser.

Dans une expérience bien connue, Edwards a démontré que si on plonge une main dans l'eau froide, la température diminue non seulement dans la main immergée, mais aussi dans la main qui est restée à l'air libre, et cela sans modification sensible dans la température générale du corps. Edwards croyait que la main non immergée se refroidissait parce que le sang avait perdu une partie de sa chaleur. Cette explication serait juste, si on pouvait observer dans d'autres régions et notamment sur le bras et l'avant-bras que le liquide sanguin est refroidi ; or ce fait n'a jamais été constaté.

MM. Brown-Séquard et Tholosan, en refaisant l'expérience d'Edwards, obtinrent le même résultat que lui ; mais ils l'interprétèrent autrement. D'après Brown-Séquard, quand on plonge une main dans de l'eau très froide, on fait naître, sur les épanouissements des nerfs sensitifs de cette main, une impression qui gagne les centres nerveux correspondants, se manifeste ensuite par une excitation spinale dans les nerfs moteurs qui émergent de ces centres, pour se distribuer finalement dans toute l'étendue des membres supérieurs du sujet soumis à l'expérience. Dans cette hypothèse, très vraisemblable du reste, le refroidissement de la main non immergée doit être attribué à la contraction des vaisseaux. En effet, cette main, ne changeant pas de milieu, ne peut éprouver d'abaissement de température que de deux manières : ou parce que le sang est moins chaud, ce qu'Edwards avait admis à tort; ou parce que le sang arrive dans cette main en moins grande quantité. Or il ne peut arriver moins de sang, dans l'espèce, que de trois manières : 1° par diminution dans la quantité de sang ; 2° par un ralentissement dans la vitesse de la circulation ; 3° par un resserrement du calibre des vaisseaux sanguins.

Dans l'expérience dont nous parlons, la diminution de la masse du sang est inadmissible ; il en est de même du ralentissement de la progression du sang dans les artères, parce que l'on constate parfois une accélération du mouvement circulatoire dans une partie des régions intéressées. Par voie d'élimination, on est forcé d'attribuer la diminution du liquide sanguin à la contraction des vaisseaux. Or comment se produit cette contraction qui, du reste, est d'autant plus marquée que la sensation primitive du froid est plus intense, si ce n'est par le mécanisme à l'aide duquel se produisent les actions réflexes?

Les expériences que MM. Brown-Séquard et Tholosan ont faites sur la main, nous les avons faites sur le pied, avec l'arrière-pensée, qui du reste s'est parfaitement réalisée, que notre démonstration serait plus concluante que celle de nos prédécesseurs.

Nous avons fait construire un bain de pieds spécial présentant dans le fond deux plaques de cuivre en forme de semelle percées de nombreux trous par lesquels arrivent des jets d'eau froide ayant une certaine force de projection. Le sujet place la plante des pieds devant cette eau courante froide, qui n'atteint, bien entendu, que la face plantaire. Une impression froide naît aussitôt au point de contact de l'eau ; après un certain temps qui varie entre 5 et 10 secondes, suivant la température de l'eau, on constate un abaissement de chaleur dans quelques parties non mouillées des membres inférieurs. Cet abaissement correspond presque toujours avec la sensation d'une contraction que le sujet éprouve au point même où l'on constate le refroidissement. Dans certains cas, la contraction se manifeste jusque dans la région abdominale, pouvant même intéresser les organes qui se trouvent dans cette cavité. Nous avons même, pour ce fait, été amenés à employer et avec succès ce mode de bain de pieds pour des malades atteintes de ménorrhagie. Sous l'influence de ce bain de pieds spécial, l'apparition de ces phénomènes est, selon nous, une démonstration évidente de l'existence d'actions réflexes qui puisent leur origine dans l'impression que fait naître l'eau froide sur une région déterminée de la surface cutanée. Ces actions réflexes se révèlent d'abord par une contraction des vaisseaux; celle-ci, après un certain temps, est remplacée par une dilatation qu'on peut attribuer à l'épuisement des fibres musculaires intéressées, à l'inhibition de certains nerfs, ou bien encore à l'action physique et toute locale du froid.

Winternitz, en faisant une application froide sur le trajet d'une artère, a toujours constaté une diminution de la quantité du sang dans les ramifications de l'artère influencée; et il admet, comme nous, que cette diminution est le résultat d'un rétrécissement vasculaire produit par une action réflexe ayant son point de départ à la surface cutanée impressionnée par le froid, et son terminus dans les nerfs vaso-moteurs qui entourent les branches terminales du vaisseau intéressé.

Il existe, en outre, un grand nombre d'expériences qui viennent donner leur appui à la thèse que nous défendons. Nous nous contenterons d'en donner un résumé dont on peut vérifier l'exactitude en projetant, à diverses reprises, de l'eau à 10° sur une personne entièrement déshabillée et placée dans une atmosphère de 20° à 22°. Voici ce qu'on observe.

Quand l'eau est projetée sur le côté droit de la poitrine, des aspérités, dues à la contraction des bulbes pileux, se manifestent aussitôt du côté mouillé; après un certain temps qui varie entre cinq et quinze secondes, le même phénomène se montre du côté gauche, que l'eau n'a point touché. Quelquefois, mais très rarement, les parties de la peau qui séparent les deux côtés ne présentent pas ce phénomène de contraction ou le présentent très affaibli. Cette contraction, connue sous le nom de *chair de poule*, est très apparente à la partie postérieure du corps, quand l'eau est projetée sur la partie antérieure.

Quand l'eau est projetée sur les pieds, le phénomène apparaît instantanément dans la région inférieure et se généralise avec beaucoup de rapidité.

Quand on entre dans un bain ou une piscine, en ayant soin de préserver la partie supérieure du corps du contact de l'eau, on éprouve souvent un frisson dans cette région, accompagné quelquefois d'un claquement de dents assez prononcé.

Si l'on fait des applications froides sur la région supérieure du corps, à l'aide de la pluie verticale par exemple, on agit plus spécialement sur le pneumogastrique; on provoque des étouffements et une accélération des battements du cœur, suivie bientôt d'un ralentissement bien marqué.

Lorsqu'on localise l'action du froid sur la nuque ou sur la région des vertèbres cervicales, on détermine des vertiges qui attestent une modification de la circulation cérébrale.

Dans les organes innervés par le nerf grand sympathique, il est facile aussi de constater le développement de ces actions réflexes provoquées par des applications froides sur la peau. La douche épigastrique, la douche hypogastrique, la douche spléno-hépatique ont, sur les organes de la digestion et leurs annexes, une influence caractéristique qui se manifeste surtout chez les malades atteints d'atonie ou de contraction spasmodique de ces organes. Personne n'ignore que le froid dans le dos apaise les vomissements, que l'eau froide projetée sur les pieds détermine des selles et agit presque aussi vivement que lorsqu'on introduit l'eau froide dans l'intestin sous forme de lavements. L'émission de l'urine est favorisée par la douche lombaire et par les bains de pieds froids. La fonction cataméniale peut être influencée à l'aide d'applications froides faites loin de l'organe dont on veut modifier le fonctionnement. La douche localisée sur la partie inférieure du sternum exerce une action manifeste sur la fonction du rein.

Les considérations dans lesquelles nous venons d'entrer nous autorisent à admettre que les applications locales du froid ont, en dehors de l'action physique de cet agent sur les régions avec lesquelles il est en contact, une action dynamique qui se manifeste à l'aide du système nerveux, soit directement, soit par réflexion sur chacun des organes qui se trouvent en relation avec la région impressionnée par le froid.

Et maintenant, après les démonstrations que nous venons de faire, il est aisé de comprendre que les applications froides générales exercent une influence du même ordre que les applications locales, avec cette différence que leurs effets sont plus étendus. Pour ce motif, ainsi que nous le dirons tout à l'heure, en nous plaçant au point de vue de la méthode hydrothérapique, on ne peut pas toujours leur donner la même intensité qu'aux applications locales; dans quelques circonstances, cette intensité pourrait être plus nuisible qu'utile. C'est même pour conjurer les inconvénients que peut avoir quelquefois la douche froide générale au point de vue de son retentissement sur l'organisme, que nous avons dû chercher à les atténuer. Nous y sommes arrivés en modifiant le procédé mis en usage et surtout en ayant recours à l'élévation de température de l'eau. Les effets produits par l'eau glacée et par l'eau qui s'approche de la température de la zone neutre du corps humain sont de même nature et ont la même évolution. Seulement ils sont d'autant plus accentués que l'eau est voisine de 0° et d'autant plus faibles qu'elle s'approche de 30° ; mais, comme ils se manifestent toujours et qu'il n'y a de différence que dans leur intensité, suivant le degré de l'eau employée on comprend aisément toutes les ressources que présente au praticien attentif un clavier si richement organisé.

Avant de terminer cette étude des effets physiologiques du froid sur l'organisme, nous devons indiquer rapidement les effets produits par l'eau froide telle qu'elle est employée couramment dans la pratique hydrothérapique.

Choisissons de l'eau entre 8° et 12° et prenons pour sujet un homme en bonne santé, à l'abri de toute influence capable de troubler l'évolution des phénomènes produits.

Que l'application du froid ait lieu sous la forme de bain ou de douche, la surprise produite par la première impression sur les nerfs sensitifs de la peau est assez vive ; elle détermine immédiatement la chair de poule, qu'accompagne souvent un frisson suivi parfois de claquement des dents et de tremblement. Le sujet éprouve une perturbation générale plus ou moins grande; son cœur bat plus violemment et plus vite ; la tension artérielle *paraît* plus accentuée ; le pouls est plus fréquent et la respiration plus haletante; la peau se décolore rapidement et se refroidit. Les muscles se contractent, et quelques-uns d'entre eux favorisent, par leur contraction, l'évacuation des cavités naturelles.

Les premiers effets ne durent pas très longtemps. Le sang, après avoir été refoulé dans les organes intérieurs où il a rencontré une chaleur qui est presque toujours plus élevée qu'au début de l'opération, revient prendre sa place dans les vaisseaux de la peau, qu'il rougit et réchauffe. Le cœur et le pouls ont perdu l'accélération primitive ; les battements artériels sont plus lents et plus amples et la respiration a retrouvé son rythme normal. Le sujet, même avant que l'application de l'eau froide soit terminée, éprouve une sensation agréable de chaleur, et ressent comme un surcroît d'énergie dans tout son corps, qui lui paraît plus souple et plus léger.

Ce mouvement de retour, en vertu duquel la circulation reconquiert son activité première, et la chaleur son degré initial, mouvement qui aide l'organisme à lutter contre les effets du froid et à retrouver l'équilibre perdu, est désigné sous le nom de *réaction*.

Physiologiquement, ce phénomène est plus complexe que nous venons de le dire. Nous avons eu déjà, à plusieurs reprises, l'occasion de nous expliquer à ce sujet. Qu'il nous suffise de dire ici que le mot de *réaction* s'applique au retour de l'organisme à l'état où il se trouvait avant l'application du froid. C'est le résultat final de la lutte de cet organisme contre l'agent qui l'a provoqué.

Pour que la réaction soit complète, il faut que toutes les fonctions organiques qui ont subi l'influence du froid retrouvent leur équilibre et acquièrent, au moins passagèrement, une activité plus grande. Dans cette lutte, toutes les fonctions ne sont pas également favorisées ; tandis que certaines d'entre elles dépassent le but, d'autres ne l'atteignent pas. Parfois la chaleur reste languissante et ne retrouve que lentement son degré normal ; dans d'autres circonstances, la circulation ne reprend qu'avec lenteur son activité primitive ; mais, en définitive, quand le système nerveux, un instant troublé, a retrouvé son fonctionnement régulier, la calorification et la circulation rentrent dans l'ordre après avoir parcouru des mouvements oscillatoires faciles à enregistrer.

En règle générale, on peut dire que la réaction se fait d'autant mieux que l'eau est plus froide et plus animée de mouvement, que la température du milieu ambiant est plus haute, que la chaleur propre du corps est plus élevée et que le sujet est plus vigoureux. Ajoutons, pour compléter ces conditions, que l'exercice est un excellent moyen de préparer une bonne réaction, mais il ne faut pas qu'il soit poussé à l'extrême (marche forcée) ou qu'il soit trop violent (escrime, etc.). En un mot, si l'exercice préalable est salutaire, c'est à condition qu'il ne soit pas poussé jusqu'à la fatigue ; autrement l'organisme épuisé ne se trouverait plus dans de bonnes conditions pour réagir, et il en pourrait résulter de sérieux inconvénients.

D'après ce que nous venons de dire, il est évident qu'il faut tenir compte, dans les effets de l'eau froide, considérée comme agent de la méthode hydrothérapique, de l'*action directe* de l'eau sur l'organisme et de la *réaction* qu'elle provoque. Ce sont deux facteurs qui jouent l'un et l'autre un rôle important. L'étude de l'action directe sera faite à son heure. Contentons nous ici de dire un mot sur la réaction, en nous plaçant immédiatement sur le terrain de la pratique de l'hydrothérapie.

Pour quelques médecins, dans toute application hydrothérapique, la réaction est le but qu'il faut atteindre. Par elle, l'organisme s'entraîne à une sorte de lutte qui, étant souvent renouvelée, développe, chez le malade, une force de résistance qui grandit sans cesse, et lui donne la force de combattre avec succès les influences nocives qui l'entourent.

Cette opinion est trop exclusive; formulée ainsi, elle n'est pas absolument exacte. Le résultat que l'on recherche, en soumettant un malade au traitement hydrothérapique, consiste à déterminer, chez ce malade, des effets excitants ou sédatifs, selon les besoins qu'il a d'être tonifié ou calmé. Seulement il importe, pour qu'ils soient vraiment salutaires, que ces effets ne dépassent pas certaines limites. Eh bien, ces limites lui sont indiquées par les mouvements réactionnels qui se manifestent surtout dans les fonctions de calorification et de circulation.

Si la réaction est incomplète, ce qui arrive plus souvent qu'on ne le croit, l'application hydrothérapique n'amène pas ce bien-être qui l'accompagne toujours quand elle se fait dans de bonnes conditions; il peut même se produire quelques frissons et une certaine lassitude. Si, au contraire, la réaction est trop violente, elle amène des phénomènes d'excitation qui laissent, après leur disparition, de la courbature ou de l'épuisement. Il est donc nécessaire, pour obtenir de bons effets, de bien choisir le procédé qui paraît le plus approprié à l'individu. Il est aisé de comprendre le rôle important qui revient au procédé mis en usage, lequel peut, selon le gré du médecin, donner ainsi à la réaction les allures qui lui conviennent.

La réaction n'est pas toujours l'effet recherché par l'application de la méthode hydrothérapique; il ne faudrait pas croire qu'elle constitue un but nécessaire à obtenir dans tous les cas. Nous citerons, à l'appui de notre opinion, ces cas pathologiques dans lesquels on est obligé, dans un but thérapeutique bien entendu, de recourir à tous les agents de la médication sédative pour empêcher la réaction de se manifester. Nous mentionnerons aussi, comme exemple, les névralgies traitées par la douche écossaise, les hémorrhagies qui sont guéries par des applications spéciales, les arthropathies soumises à l'action de la douche alternative, et bien d'autres affections qui guérissent sans le secours des mouvements de réaction que fait naître l'intervention de l'eau froide.

En résumé, dans un grand nombre d'applications hydrothérapiques, le rôle de la réaction est fort important; mais, dans quelques cas, il est subordonné à celui de l'application directe.

Tel est l'ensemble des effets physiologiques du calorique et du froid sur l'organisme. Nous pourrions d'ores et déjà, résumant les notions acquises, exposer ce qu'on a trop pompeusement appelé la doctrine hydrothérapique; mais dans ce chapitre, exclusivement consacré à la science expérimentale, nous ne trouverions pas tous les éléments nécessaires à l'examen de cette question. Il faut, pour cela, connaître, dans tous leurs détails, les effets thérapeutiques que les applications hydrothérapiques produisent sur l'homme malade. Nous verrons, en les étudiant, qu'ils ne concordent pas toujours avec ceux que nous a révélés l'expérimentation, et que l'action d'une douche physiologique donnée à un être sain et vigoureux diffère de celle que produit une douche thérapeutique sur un être malade. Ce n'est qu'une fois édifié sur les ressources que la physiologie et la clinique offrent à l'application de l'hydrothérapie, que l'on peut dégager les principes sur lesquels repose cette méthode de traitement (1). Mais avant il importe de faire connaître les appareils dont elle dispose et ses procédés ou ses divers modes d'application.

(1) Consultez à ce sujet : le *Traité d'hydrothérapie* du Dr Beni-Barde et le *Manuel d'hydrothérapie* du même auteur. M. G. Masson, libraire, boulevard Saint-Germain, Paris.

# CHAPITRE II

## APPAREILS ET PROCÉDÉS HYDROTHÉRAPIQUES.

Nous allons maintenant étudier les principaux procédés mis en usage, dans le traitement hydrothérapique, pour l'application du calorique et du froid sur l'organisme.

Les divers moyens, à l'aide desquels le calorique est utilisé, ont pour but de venir en aide à la chaleur propre, de provoquer l'apparition de la sueur et de déterminer, sur la peau, une excitation qui a pour résultat tantôt une révulsion cutanée, tantôt une espèce d'anesthésie relative qui rend l'épiderme moins sensible aux effets de l'eau froide.

Ces résultats peuvent être obtenus par les procédés que nous allons décrire.

**Maillot sec.** — Le maillot sec est un agent puissant de calorification et de sudation ; la durée de son application est généralement longue; elle varie selon les effets que l'on recherche, entre une heure et cinq heures. C'est ordinairement le matin qu'on en fait usage. On enveloppe le malade, tout nu, dans une ou plusieurs couvertures superposées, en ayant soin de laisser sa tête libre ; il est allongé sur son lit. Bientôt la chaleur du corps s'accumule sur la surface cutanée ; sa température s'élève de 1° à 2° et une transpiration plus ou moins abondante s'établit. Après avoir laissé le malade dans le maillot pendant un temps suffisamment long, on le dépouille de ses couvertures et on termine l'opération par une immersion, une ablution ou une douche plus ou moins froide selon les cas.

Ce maillot sec est utile aux paralytiques peu excitables, chez lesquels on veut produire une augmentation de chaleur, de la révulsion ou de la transpiration. Son application quotidienne amène une fatigue considérable et provoque une certaine irritabilité chez le patient ; il ne faut pas, par conséquent, en abuser.

**Maillot humide.** — Pour appliquer ce maillot, on se sert du lit où le malade a passé la nuit ou d'un lit de sangle recouvert d'un matelas. On déploie sur ce matelas une, deux ou trois couvertures de laine et on étend dessus un drap trempé préalablement dans l'eau froide et plus ou moins tordu. On fait allonger le malade sur ce drap, avec lequel on l'enveloppe complètement, en ayant soin, bien entendu, de laisser la tête à l'air libre, relevée par un coussin de crin, et l'on recouvre le drap à l'aide des couvertures qu'on replie de façon à empêcher l'air d'arriver jusqu'à la surface du corps.

Au premier moment, le patient éprouve un froid très vif suivi de frissons et même de tremblements ; la circulation, un instant précipitée, ralentit sa marche et la température s'abaisse. Bientôt le malade éprouve une sensation de fraîcheur et de calme à laquelle succèdent les phénomènes qui caractérisent la réaction. Après un certain temps, pendant lequel le patient est en proie à une excitation plus ou moins accentuée, la transpiration s'établit et le calme renaît avec elle. Comme après le maillot sec, quand on juge le moment opportun de suspendre l'application, on dépouille le malade de son maillot et on termine l'opération par une ablution, une immersion ou une douche. On peut, à l'aide de ce procédé, obtenir des effets sédatifs ou des effets excitants. Pour faire apparaître les premiers on ne fait durer l'application que jusqu'au moment précis où apparaît la sensation de fraîcheur et de calme dont nous avons parlé. Pour obtenir les effets excitants on attend que la réaction se manifeste, escortée des symptômes qui l'accompagnent. Dans le premier cas on favorise la sédation en ayant soin de mouiller le drap assez abondamment; dans le second cas on le tord fortement pour qu'il ne renferme pas beaucoup de liquide.

Ajoutons, pour compléter cette description, que, s'il est nécessaire de produire une grande sédation, on peut faire une série d'applications dans la même journée, en ayant soin, chaque fois, de suspendre l'opération avant l'apparition des phénomènes qui caractérisent la réaction.

Ce procédé est efficace dans un certain nombre de cas pathologiques; il peut être nuisible aux personnes disposées aux congestions cérébrales.

**Demi-maillot. — Ceinture humide.** — Le demi-maillot est appliqué de la même façon que les maillots que nous venons de décrire, seulement il est limité à une partie du corps, le tronc, et laisse libres les quatre membres. Son action est sans doute moins énergique que celle du maillot entier; mais elle est fort salutaire et ne présente aucun inconvénient. Son intervention est très utile pour combattre une série d'accidents nerveux liés aux troubles de l'estomac, et, notamment l'insomnie qui cède souvent à son application, surtout lorsque le malade consent à garder cet enveloppement partiel pendant la nuit.

La *ceinture humide* est une réduction du demi-maillot, localisée dans son application à la région épigastrique ou hypogastrique. C'est tout simplement un bandage de corps en toile, ayant 2 ou 3 mètres de longueur sur 30 centimètres de largeur, à l'aide duquel on entoure le corps dans la région de l'estomac ou du ventre. Avant l'application on trempe une des extrémités dans l'eau froide, on l'égoutte et on la place en contact avec la peau; on recouvre la partie mouillée en faisant deux ou trois tours avec le reste du bandage qui n'a pas été trempé dans l'eau. Quelquefois on met par-dessus du caoutchouc, de la baudruche ou de la flanelle, pour empêcher la pénétration de l'air et favoriser la concentration de la chaleur. On emploie fort souvent cette ceinture avec succès dans certaines affections de l'appareil digestif, et nous connaissons un assez grand nombre de névropathes et de rhumatisants qui portent cette ceinture pendant plusieurs heures de la journée et de la nuit.

Dans quelques établissements, on enveloppe les malades dans des chemises mouillées sans les emmailloter sévèrement. Ce procédé est bien supporté par quelques malades; mais le plus souvent il occasionne des accidents. Nous nous contentons ici de le signaler sans le conseiller.

**Des étuves.** — Les étuves sont des salles plus ou moins spacieuses dans lesquelles on accumule, suivant des procédés variés, de l'air chaud ou de la vapeur. On les désigne sous le nom d'étuves sèches si elles sont alimentées d'air chaud et sec, et sous le nom d'étuves humides si elles sont remplies par la vapeur d'eau, imprégnée ou non de principes médicamenteux.

**Étuve humide.** — Elle est constituée par une salle dans laquelle on fait pénétrer des courants de vapeur dont la température peut varier entre 38° et 70° et qui le plus souvent reste dans les environs de 45°. Le malade est introduit dans cette salle où il éprouve tout d'abord une sensation de chaleur difficile à supporter; mais ce malaise disparaît peu à peu; la tête, un instant congestionnée, se dégage, puis, après un certain temps toujours variable, la sueur commence à perler sur la poitrine, apparaît ensuite aux membres et finit par ruisseler sur le corps tout entier. Le patient séjourne pendant quinze, trente ou cinquante minutes dans cette étuve, d'où il sort pour être essuyé et frictionné ou pour recevoir une application froide appropriée.

**Bain russe.** — Le bain russe n'est autre chose qu'une étuve humide, dans laquelle se trouvent des gradins recouverts de lits sur lesquels on peut s'étendre pour y être soumis aux pratiques de massage. La vapeur est d'autant plus chaude et d'autant plus abondante, qu'elle se rapproche des gradins les plus élevés, condition variable de température qu'on utilise parfois avec avantage. A côté de l'étuve se trouvent deux salles, dans l'une le patient peut recevoir une douche ou se plonger dans une piscine, l'autre sert de lieu de repos, où l'on séjourne pendant un certain temps avant de sortir.

Les étuves, ou, pour nous servir d'un mot plus usité, les bains de vapeur, ont une action énergique, et qui peut être salutaire, sur l'organisme. Mais, pour être réellement efficaces et inoffensifs, il ne faut pas en renouveler souvent l'application, et il est nécessaire, pour éviter des accidents possibles, de surveiller les malades avec soin. C'est pour répondre à ce desideratum que beaucoup de médecins préfèrent ce qu'on appelle les étuves limitées.

**Étuves limitées. Bain de vapeur par encaissement.** — Tandis que, dans l'étuve générale, le corps tout entier est plongé dans le même milieu et que, par conséquent, la vapeur est introduite dans les poumons, dans l'étuve limitée, dite par encaissement, le torse et les membres seuls sont soumis à l'action du calorique; la tête reste libre de tout contact avec la chaleur et le malade peut respirer de l'air frais. Les étuves par encaissement de tout le corps, tandis que la tête reste à l'air libre, bien que supérieures aux étuves générales, ne sont pas toujours sans inconvénients Pour produire certains effets locaux, on se sert de caisses spéciales où l'on peut emprisonner les divers membres. Malgré ce progrès accompli dans l'outillage des bains de vapeur et tout en reconnaissant leur importance thérapeutique, nous n'hésitons pas à donner la préférence à la douche chaude ou de vapeur et à l'étuve à la lampe, dont nous allons nous occuper dans un instant.

**Douche de vapeur.** — Cette douche est administrée à l'aide d'un tuyau flexible de caoutchouc qui part d'un réservoir où l'eau est en ébullition et qui se termine à son extrémité libre par une ouverture où s'échappe la vapeur qu'on peut diriger à volonté, à l'aide d'une poignée spéciale, sur les diverses parties du corps. La durée de cette douche varie, suivant la nature de la maladie et la susceptibilité du sujet, entre deux et dix minutes ; on la fait suivre souvent d'une douche chaude, froide ou tempérée. Elle est utile pour combattre les névralgies, les engorgements articulaires, les diverses myopathies et la plupart des manifestations de la goutte et du rhumatisme. Elle répond à la plupart des indications thérapeutiques que réclame l'emploi de la douche chaude, surtout lorsque le malade supporte difficilement la percussion produite par l'eau.

**Étuve sèche générale et partielle.** — L'étuve sèche générale est une salle plus ou moins spacieuse, hermétiquement fermée, dont les cloisons reçoivent des conduits, dans lesquels on fait circuler de l'eau, de la vapeur ou de l'air surchauffé. La température de cette salle peut varier entre 60° et 90° ; le malade y séjourne plus ou moins longtemps, selon qu'on veut produire une simple élévation de chaleur ou une abondante transpiration. Ce genre d'étuve est bien moins usité que l'étuve partielle à air chaud, que l'on organise à l'aide d'une boîte ou d'une caisse semblable à celle qu'on emploie pour faire une étuve humide partielle. Nous préférons à cette étuve par encaissement, l'*étuve à la lampe*, qui peut être dirigée, réglée et surveillée plus facilement, et à l'aide de laquelle les effets thérapeutiques se manifestent avec plus de promptitude et de sécurité.

**Étuve sèche à la lampe.** — L'appareil généralement usité aujourd'hui, pour organiser cette sorte d'étuve, consiste en une grande chaise de bois, entourée de cerceaux jusqu'à la hauteur des épaules et percée, sur la partie horizontale où doit reposer le siège, de quinze à vingt trous d'un centimètre de diamètre. Entre les pieds antérieurs de la chaise, se trouve une planche verticale bien ajustée, également percée de trous et reliée par son bord inférieur à un escabeau élevé à quelques centimètres au-dessus du sol et destiné à recevoir les pieds du malade. Une lampe à alcool ou un appareil à gaz est placé sur le sol, au milieu de l'espace circonscrit par les quatre pieds de la chaise.

Le malade, entièrement nu, s'assied sur le siège de ce fauteuil improvisé qu'on recouvre parfois, afin d'éviter une trop vive chaleur, d'une serviette pliée en double et légèrement mouillée. On entoure le fauteuil, en procédant d'arrière en avant, d'une large couverture de laine, que les cerceaux tiennent écartés du corps et que l'on fixe, par son bord supérieur, autour du cou du patient; on ramène les coins inférieurs par devant, en ayant soin de les rapprocher suffisamment pour empêcher la chaleur du foyer de s'échapper au dehors et pour soustraire le malade au contact de l'air extérieur sur la peau. On dispose de la même manière, mais en procédant en sens inverse une seconde couverture, sur laquelle on étend un manteau imperméable.

Ainsi enveloppé, le malade se trouve enfermé dans un milieu clos, dont on peut à volonté, en élevant ou abaissant les becs de gaz ou les mèches qui forment le foyer, régler la température, en raison de l'effet thérapeutique que l'on recherche.

Quand on veut obtenir un effet excitant et produire une révulsion, la température de l'étuve sèche doit être rapidement portée à 50° et même 55°; dans ce cas, la durée de l'opération ne doit pas aller au delà de trente minutes. Après ce temps, le malade se lève pour se plonger immédiatement dans une piscine, ou pour recevoir une douche froide. Cette application froide éteint la sensation de chaleur, qui parfois est désagréable et accentue la révulsion commencée par l'étuve.

Lorsqu'on ne veut que relever la chaleur animale pour aider le malade à supporter, sans fatigue et sans excitation, la douche froide et la réaction qui en est la conséquence, la température de l'étuve ne doit pas dépasser 40° et la durée de l'application n'a pas besoin de dépasser quinze à vingt minutes.

Si l'on recherche simplement l'effet sudorifique, on commence par donner à l'étuve une température de 40° et l'on augmente graduellement jusqu'à ce qu'elle atteigne 45° ou 48° sans jamais dépasser 50°. Après quinze ou vingt-cinq minutes de séjour dans l'étuve, la sueur apparaît. Pour la rendre plus abondante, on prolonge la durée de l'opération, et l'on éteint quelques becs de gaz afin de rendre la chaleur moins forte, on renouvelle l'air de la pièce où se trouve le malade, on met une compresse froide sur son front et on lui fait boire de l'eau froide à plusieurs reprises et par quart de verre chaque fois. Quand on juge que la transpiration est suffisante, on administre au malade une douche froide très courte ou une douche d'eau tempérée. Après cette étuve, qu'on peut appeler une *étuve aérée*, le patient éprouve un très grand bien-être, qui augmente presque toujours après qu'il a reçu la douche froide.

**Bains turc; maure. — Hammam.** — Le bain turc, très usité en Orient, consiste en une série graduée d'étuves sèches à côté desquelles ou dans lesquelles se trouvent tous les appareils qui permettent de faire des applications variées d'eau froide ou tempérée. Les étuves sont généralement au nombre de trois. La première ou *Tepidarium*, est une salle où la température est d'environ 50° ou 55°. Le baigneur est introduit dans cette étuve, dans laquelle il séjourne jusqu'au moment où la sueur commence à paraître. A ce moment, il quitte le tepidarium pour pénétrer dans une seconde salle, appelée *Calidarium*, où la température oscille entre 70° et 75° et, dans laquelle il reste jusqu'à ce que la transpiration soit établie. Pour généraliser cette transpiration et pour bien accentuer l'excitation cutanée, on fait entrer le malade dans une troisième salle, chauffée à 80° ou 90°. Après un très court séjour dans cette nouvelle étuve, le malade est placé dans une pièce spéciale, le *Lavatorium* où il est en même temps frictionné, massé et lavé. A la suite de ces diverses opérations, il se plonge dans une piscine ou reçoit une douche très courte.

La multiplicité des procédés, dont l'ensemble constitue le bain turc proprement dit, rend son usage difficile, et son intervention, comme agent thérapeutique, ne peut pas être soumise à des règles bien précises. Néanmoins, il peut rendre des services aux personnes dont la peau fonctionne mal, à quelques rhumatisants et à quelques goutteux, dont le cerveau et le cœur ne sont pas disposés aux congestions ; il est aussi utile aux malades qui sont atteints de lombago, de névralgies ou qui se trouvent à la période de début d'une irritation bronchique.

En somme, le bain turco-romain joue un rôle important dans la médication thermo-balnéaire. Mais il faut reconnaître que son application est compliquée, difficile à bien diriger et peut, dans certains cas, déterminer des accidents sérieux. Pour ces motifs, nous lui préférons l'étuve à la lampe, que nous avons décrite, et l'emploi de l'eau chaude, dont nous allons nous occuper. Ces deux moyens sont essentiellement pratiques et produisent, sans provoquer d'accidents, cette triade d'effets thérapeutiques qui sont, après tout, les seuls que l'on demande au calorique : l'*échauffement*, la *sueur* et la *révulsion cutanée*.

**Eau chaude. — Ses divers modes d'application.** — Quand la sudation est nécessaire, on emploie l'étuve, qui répond à toutes les indications de la méthode spoliatrice, telle qu'on la comprend aujourd'hui. Toutefois, nous devons ajouter qu'après un bain chaud ou une douche chaude, on constate, chez certains malades, une transpiration qui, sans être abondante, produit toujours des effets appréciables. Quand on veut, au contraire, augmenter la calorification du malade, modifier les fonctions de la peau sans déterminer une sueur abondante qui pourrait l'affaiblir, provoquer une révulsion locale ou générale et déterminer sur la surface cutanée les nombreux effets thérapeutiques que nous examinerons dans un instant, il vaut mieux recourir à l'eau chaude.

Au surplus, quand on veut, par l'échauffement préalable, préparer la réaction ou atténuer les impressions produites par l'eau froide, ou bien encore acclimater certains malades qui ne peuvent supporter aucune application froide, au début de leur traitement, on doit employer l'eau chaude, qui répond à toutes ces indications. Nous n'ignorons pas que, dans ce but, les exercices corporels peuvent être utiles ; mais il existe des malades que ces exercices fatiguent et mettent, par suite, en mauvais état pour bénéficier des effets de la douche froide ; il en est d'autres, comme les paralytiques par exemple, pour lesquels l'exercice est impossible ; dans ce cas, l'intervention de l'eau chaude avant l'application de l'eau froide est tout indiquée.

L'eau chaude est employée sous forme de bain ou sous forme de douche. Nous donnons la préférence à la douche mobile, administrée avec une pomme d'arrosoir de 12 à 15 centimètres de diamètre ; elle peut ainsi servir, tout à la fois, à faire une application générale et une application locale. Elle doit être installée de telle sorte qu'il soit possible au médecin qui la dirige d'avoir à volonté, instantanément ou graduellement, l'eau à toutes les températures, depuis la plus froide jusqu'à la plus chaude. Nous tenons essentiellement à cette organisation qui, seule, permet à l'opérateur de modifier à volonté et instantanément la température de l'eau suivant les indications du moment, et de proportionner la force de percussion aux nécessités de l'application.

Dans quelques circonstances, l'application de l'eau chaude se fait seule, sans intervention consécutive d'eau froide. La douche chaude, courte, produit une certaine excitation analogue, quoique moins intense, à celle qui est déterminée par l'eau froide et sans provoquer, bien entendu, la moindre réaction ; quand elle est longue, elle augmente la calorification et détermine, en outre, certains effets dont nous parlerons plus tard. L'eau tiède, ainsi que l'eau tempérée, s'emploient seules également quand on veut développer une action sédative ou légèrement excitante. Le plus souvent, cependant, les opérations dans lesquelles on utilise l'eau chaude comprennent deux parties :

1° L'application de l'eau chaude;

2° L'application de l'eau froide.

Il est entendu que l'eau chaude doit être appliquée la première, excepté dans quelques cas spéciaux où, après l'application froide, on ramène l'eau chaude sur les pieds. Le passage de l'eau chaude à l'eau froide doit être instantané, à moins qu'on ne l'emploie simplement pour acclimater le malade à tolérer convenablement l'eau froide; il est préférable, dans ce cas, de faire arriver celle-ci en observant une progression attentivement réglée.

La température que doit avoir l'eau chaude varie, selon la susceptibilité des malades et le but thérapeutique qu'on recherche, entre 35° et 50°. Ce dernier degré ne doit pas être dépassé, et, il n'est prudent de l'atteindre qu'en élevant la température de l'eau par des transitions insensibles.

La durée des applications chaudes comporte aussi des différences individuelles qu'on n'est à même d'apprécier que par la pratique et l'expérience; on peut toutefois lui assigner une moyenne de trois à six minutes, qui répond à toutes les nécessités thérapeutiques imposées par la plupart des cas. Quant à l'application froide qui termine l'opération, elle doit toujours être très courte; dans quelques circonstances, il ne faut pas qu'elle dépasse trois, quatre ou cinq secondes.

Les effets immédiats de cette double application, en dehors de ceux qui intéressent les diverses fonctions de l'organisme, sont très manifestes sur la surface cutanée qui reçoit cette douche chaude et froide. Sous l'influence de l'eau chaude, la peau commence à prendre une teinte rosée qui devient peu à peu plus foncée à mesure que la température de l'eau s'élève et qui se transforme presque instantanément en rouge intense quand l'eau froide succède à l'eau chaude. Cette rubéfaction, qui est un acte révulsif des plus énergiques et des plus rapides, est le résultat de la double action de l'eau chaude et de l'eau froide, animées l'une et l'autre d'une certaine percussion. La rubéfaction ne s'obtient pas toujours du premier coup et l'on est obligé quelquefois de répéter l'opération. Ni l'une ni l'autre, en particulier, si ce n'est dans des conditions de température extrême, n'est apte à la produire avec la même intensité. On se représente, en général, ce passage subit d'une température élevée à une température très basse comme pénible et difficile à supporter. Quelques personnes accusent un tel effet, plutôt, selon nous, par opinion préconçue que par sensation réelle; mais la grande majorité déclare que la sensation de froid, à ce moment, est, au contraire, considérablement atténuée. Il est très positif que les effets réflexes sont, à ce moment, considérablement affaiblis, ce qui démontre une modification dans l'impressionnabilité de la périphérie nerveuse. Nous verrons plus tard le service qu'on peut attendre de ces effets dans le traitement de certaines perturbations du système nerveux.

Quand l'application d'eau froide est terminée, il se produit promptement une calorification très marquée et des plus agréables, qui n'est pas précédée de cette sensation profonde et intense de froid qui, chez un certain nombre de personnes, se produit avant la réaction provoquée par une application exclusivement froide. Le retour de la chaleur est un phénomène constant qui n'a besoin ni d'être préparé avant la douche, ni d'être provoqué ensuite par l'exercice; il se produit chez les malades les moins susceptibles de réaction spontanée, comme les impotents ou les paralytiques.

L'application de l'eau chaude a presque tous les avantages des étuves sans en avoir les inconvénients; elle n'affaiblit pas les malades, et ne nécessite pas, dans son intervention, les pratiques longues, pénibles et quelquefois déprimantes de la méthode spoliatrice. En outre, la chaleur produite par la réaction se maintient beaucoup plus longtemps que celle que provoque la douche exclusivement froide. Cette double application exerce donc une influence considérable sur l'élévation de la chaleur animale et sur la circulation cutanée. La surélévation de la chaleur et la rubéfaction de la peau sont proportionnelles : 1° au contraste qui existe entre l'eau chaude et l'eau froide; 2° à la durée de l'application de l'eau chaude et de l'eau froide; 3° à leur force de percussion.

Toute proportion gardée, les effets seront d'autant plus marqués que le contraste entre les deux températures sera plus considérable, que la durée de l'application chaude sera longue et celle de l'application froide courte, et enfin, que la percussion de l'eau sera forte.

**Eau tiède ou tempérée.** — Il faut bien se rappeler que c'est à l'eau chaude et non à l'eau tiède qu'il faut recourir quand on veut obtenir les effets dont nons venons de parler. L'application de l'eau tiède ou tempérée, quand elle est de longue durée, est presque toujours suivie d'un refroidissement; cet abaissement momentané de température est utilisé dans les affections aiguës ou chroniques qui entraînent avec elles une élévation anormale de la chaleur propre. Les applications d'eau tiède provoquent, en outre, une sédation très prononcée. Si l'eau est administrée avec une certaine percussion, le refroidissement est très peu accentué et l'apaisement est considérable. C'est l'effet qu'on produit à l'aide de la douche mobile à douce pression et sous forme de pomme d'arrosoir. Nous devons ajouter que cette douche est plus sédative et plus efficace que le bain tiède prolongé quand il s'agit de calmer l'excitation du système nerveux; elle convient spécialement dans les cas d'hyperesthésie, de démangeaison et de prurit cutané.

Lorsque la douche tempérée est courte, elle provoque, grâce à sa percussion, une légère excitation, la seule que puissent supporter certains malades au début du traitement. Administrée avant la douche froide, elle peut atténuer l'action de cette dernière, ce qui est nécessaire dans quelques cas. Quand on commence l'application de la douche en dirigeant l'eau tempérée dans la partie supérieure du corps et qu'on la termine en projetant de l'eau froide dans la partie inférieure, les phénomènes de réaction sont à peu près nuls dans le haut du corps et très accentués dans la région des jambes. Nous aurons du reste, dans un instant, l'occasion de parler des services que peut rendre la douche tempérée.

A cette place contentons-nous de dire que l'eau tempérée, employée isolément, a une action spéciale, sédative; associée à l'eau froide elle offre des ressources très utiles pour l'application de la méthode. Il faut donc lui donner un rang dans le traitement hydrothérapique à côté de l'eau chaude et de l'eau froide.

Les procédés les plus généralement employés, dans la méthode hydrothérapique, pour appliquer l'eau chaude et l'eau tempérée sont : l'*ablution*, la *friction mouillée*, l'*immersion* et la *douche*.

**Ablution.** — L'ablution est une sorte de lotion que l'on fait avec une grosse éponge trempée dans de l'eau chaude ou de l'eau tempérée que l'on promène rapidement et à plusieurs reprises sur toutes les parties du corps. Quand l'eau est chaude, la chaleur animale s'élève et le patient est convenablement disposé pour recevoir une ablution froide. La première partie de l'opération doit être plus longue que la dernière. Ce procédé est d'un emploi facile au domicile du malade, quand on n'a pas à sa disposition un appareil qui permette d'appliquer l'eau chaude et l'eau froide selon les règles que nous avons indiquées. L'ablution tempérée, produit une légère excitation bientôt suivie d'une détente générale, qui produit un très grand calme. Cette dernière ablution n'est presque jamais accompagnée d'une ablution froide.

L'*affusion* n'est autre chose que l'ablution dans laquelle on a remplacé l'éponge par un arrosoir à l'aide duquel on fait couler l'eau chaude ou l'eau tiède sur toute l'étendue du corps.

La *friction mouillée* est pratiquée à l'aide d'une compresse que l'on trempe dans l'eau chaude et qu'on promène avec plus ou moins d'énergie sur la surface cutanée.

**Immersion chaude ou tempérée.** — Il existe deux moyens de pratiquer l'immersion : le bain, dans lequel le malade reste immobile, et la piscine dans laquelle il peut se remuer et se livrer, quand elle est grande, à des exercices réguliers tels que la natation, et qui la rendent, dans certains cas, préférable au bain.

**Bain.** — Le bain est tempéré quand l'eau a une température qui se rapproche de la zone neutre (33° à 36°) ; il est chaud quand il dépasse la température du corps.

Dans le premier cas, il peut arriver que tel bain paraisse chaud à une personne et donne à une autre une sensation de froid. Il faut tenir compte de ces divergences sensitives si on veut avoir des effets thérapeutiques réguliers. Dans le second cas, c'est-à-dire quand l'eau est réellement chaude, il faut savoir qu'il existe peu de personnes qui puissent supporter impunément un bain à une température supérieure à 41° ; au-dessus de ce degré, il se produit à la peau une sensation de brûlure insupportable. Nous ajouterons qu'il n'est jamais prudent de débuter avec de l'eau dont la température dépasse 38°.

Le bain tempéré est presque sans effet sur la chaleur propre ; il assouplit la peau dont il ouvre les pores, il apaise le système nerveux et détermine, quand il est assez court, un bien-être que ne donne pas toujours un bain prolongé ; ce dernier ne détermine l'apaisement qu'en occasionnant une fatigue assez prononcée.

Le bain chaud produit, sur les fonctions de l'organisme, à peu près les mêmes modifications que nous avons indiquées à propos de la chaleur en général ; il élève la chaleur propre, excite les nerfs du sentiment et du mouvement, et provoque finalement, du côté de la peau, une accélération des mouvements circulatoires, ce qui contribue, en congestionnant la périphérie aux dépens des organes internes, à provoquer une révulsion et une dérivation que l'on utilise.

Ces bains sont quelquefois partiels; et, dans cette catégorie, il faut signaler les demi-bains, les bains de siège, les bains de pieds, les bains de main, etc. Ces bains, limités à ces régions, produisent localement les effets que le bain général produit sur toute l'étendue de la peau, excitation forte et dérivation quand l'eau est chaude, excitation très légère et même apaisement quand l'eau est tempérée.

**Piscines chaudes et tempérées.** — Ces piscines sont très usitées dans les établissements thermo-minéraux qui en possèdent de plusieurs espèces : à eau dormante ou à eau courante, simple ou minéralisée. Dans quelques stations spéciales, la durée des immersions dans ces bassins artificiellement créés est quelquefois très longue; et, quelques malades doivent à cette durée extraordinaire la guérison de leurs maux. Néanmoins, il faut reconnaître que ces immersions prolongées fatiguent ou surmènent un grand nombre de personnes sans entraver l'évolution de leur maladie et déterminent chez elles des accidents sérieux que des piscines courtes n'auraient pas produits.

Les immersions prolongées dans les baignoires méritent le même reproche. Nous avons vu, dans certains cas, des bains prolongés produire des résultats extrêmement heureux; mais, à côté de ces succès manifestes, nous avons pu constater, chez beaucoup de baigneurs, que les désordres qu'ils éprouvaient au début de la cure étaient remplacés par des accidents plus sérieux et plus difficiles à guérir. En patronnant ces procédés, quelques-uns de nos confrères des stations thermales semblent obéir à des idées préconçues qui sont loin d'être acceptées par tout le monde. Ils admettent notamment que l'absorption dans le bain est un fait incontestable; ce qui n'est pas exact. D'autres acceptent avec trop de complaisance l'intervention de l'électricité qui se dégage de l'eau pour être accumulée sur toute la surface cutanée. Dans cet ordre d'idées dont la réalité est loin d'être démontrée, il faut que le contact de l'eau soit de très longue durée, ce qui exige une immersion très prolongée.

Ces conceptions de l'esprit, malgré les séductions qui les entourent, ne valent pas, pour le médecin qui veut faire de la thérapeutique rationnelle, les saines données de la clinique. La remarque qui va suivre vient à l'appui de notre opinion et renferme des indications précises pour le médecin qui est chargé de surveiller les effets des bains chauds.

Nous avons observé que les malades qui se trouvent bien à la suite d'un bain court à 36°, n'éprouvent aucun soulagement et quelquefois même voient augmenter leurs malaisés ou leur souffrance après un bain à 34°, la durée étant la même. Réciproquement certaines personnes voient leur mal amélioré par des bains à 34° et augmenté par des bains à 36°. La question de température a donc une grande importance. En outre, la durée du bain a une influence capitale; et nous pensons, en nous basant sur de nombreuses observations, que les bains courts sont préférables aux bains longs, si l'on veut bien excepter les cas, assez rares du reste, où il faut avant tout sidérer le système nerveux et modifier profondément la circulation.

Dans les établissements hydrothérapiques, on emploie les piscines chaudes et tempérées, les bains, les demi-bains, les bains de siège, les pédiluves chauds; mais l'intervention de la plupart de ces procédés est relativement restreinte; nous leur préférons la douche, qui est généralement mieux supportée, plus facilement applicable et surtout beaucoup plus efficace.

**Douche chaude.** — On administre la douche chaude à l'aide d'un conduit mobile, branché sur les tuyaux d'alimentation qui viennent des réservoirs d'eau chaude et d'eau froide; ce conduit est muni d'un système de robinets et d'un mélangeur spécial permettant d'obtenir l'eau à la température que l'on désire. Le tout se termine par un embout à une seule ouverture ou par une pomme d'arrosoir. Nous préférons cette pomme d'arrosoir au jet proprement dit, parce qu'elle rend l'application de la douche plus facile, plus égale et plus régulière, tout en permettant à l'opérateur de changer ou de fixer la température de l'eau avec une précision remarquable.

Autrefois on donnait des douches fort longues; mais les accidents survenus à la suite de ces applications démesurées ont engagé les médecins à étudier avec plus d'attention ce procédé balnéaire important qui, lorsqu'il est employé avec mesure, peut rendre de très grands services.

Quand on veut obtenir une simple excitation ou une révulsion ordinaire, on emploie une douche courte, pouvant durer une ou deux minutes et on donne à l'eau une température de 38° à 40°. Si l'excitation doit être plus forte et la révulsion plus accentuée, on élève légèrement la température de l'eau et l'on prolonge un peu la durée de la douche.

Si on veut obtenir des effets plus violents; si l'on veut agir à la fois sur la calorification, sur la circulation et sur l'innervation, on peut encore prolonger la durée de la douche, en élever progressivement la température, et l'on on obtient alors des effets thérapeutiques très variés sur la chaleur animale qui s'accroît, sur le mouvement circulatoire qui s'active à la surface cutanée, aux dépens des organes internes, et sur le système nerveux qui, après avoir été surexcité, éprouve un apaisement très marqué.

Douche tempérée. — L'application de cette douche se fait avec l'appareil que nous venons de décrire. L'eau dont on se sert a une température qui varie, suivant la susceptibilité du malade, entre 32° et 36°. Lorsqu'on veut produire une effet excitant, sans provoquer le refoulement du liquide sanguin dans les profondeurs de l'organisme, ce qui survient toujours après une douche froide, on emploie la douche à température légèrement fraîche. Si elle est courte, elle déterminera une excitation très légère. On a souvent besoin de procéder ainsi dans les premières séances du traitement hydrothérapique, quand l'impressionnabilité du malade est très grande et qu'on veut lui éviter les secousses d'une grande perturbation. Si la douche est longue, on détermine sur la surface de la peau un certain abaissement de température qui dure assez longtemps, et dont l'influence est très heureuse chez les personnes qui ont la peau trop sensible ou trop chaude.

Quand on emploie de l'eau dont la température concorde avec celle de la surface cutanée, les effets excitants sont à peu près nuls et les effets sédatifs très manifestes, surtout si la douche est longue et peu percutante. Dans cet ordre d'idées, nous signalerons celle que notre éminent confrère, M. Vidal, a appellé la *douche baveuse*, qui est le type de la douche tempérée sans percussion. Quand on la dirige sur les côtés de la colonne vertébrale, pendant un temps qui peut varier entre trois et huit minutes, on exerce une sédation surprenante sur l'excitabilité réflexe du système nerveux cérébro-spinal. Quand on la dirige indistinctement, et dans les mêmes conditions, sur toute l'étendue de la surface cutanée, on amène, dans toute la périphérie nerveuse de la peau, un apaisement extraordinaire de la sensibilité tactile et de l'action vaso-motrice. Nous verrons tout le parti qu'on peut tirer de cette action spéciale quand nous nous occuperons du traitement hydrothérapique dans les névroses vaso-motrices et dans les maladies cutanées, principalement celles qui s'accompagnent de démangeaison et de prurit.

**Douche écossaise.** — Nous avons dit déjà que lorsqu'une douche chaude est immédiatement suivie d'une douche froide, les effets produits, sur la peau, par l'eau chaude sont beaucoup plus accentués. La douche écossaise est basée sur ce principe; elle n'est autre chose qu'une douche chaude de longue durée, suivie d'une couche froide très courte. Cette douche joue un rôle important dans le traitement hydrothérapique, et, comme son application présente certaines difficultés, il est utile de connaître les principales règles qui doivent guider son application.

La douche écossaise, d'une façon générale, consiste dans l'application d'une douche chaude ayant une durée de trois à six minutes, immédiatement suivie d'une douche froide de trois à dix secondes. Elle peut être générale ou locale; dans les deux cas elle est susceptible de déterminer à la peau des effets révulsifs ou dérivatifs très accentués.

Certains malades ne peuvent pas toujours, sans inconvénient, supporter la brusque transition du chaud au froid. Dans ces cas on modifie le mode de procéder. Ainsi chez les malades dont la sensibilité nerveuse est grande, il faut débuter avec de l'eau à 35° ou 36°, une minute après on atteint 37° et on arrive, avec une sage progression, jusqu'au degré maximum pour redescendre ensuite sans secousse, jusqu'au degré qui représente la zone froide qu'on ne veut pas dépasser.

Par ce procédé, on détermine les mêmes effets qu'avec la première manière d'opérer; seulement, par le fait de cette transition progressive, ils sont moins intenses et le malade est moins excité; aussi convient-il parfaitement quand il faut combattre les douleurs qui siègent dans les muscles ou dans les nerfs.

Entre ces deux modes extrêmes, l'un représentant le passage instantané du chaud au froid et l'autre le changement progressif qui permet d'arriver sans secousses d'une température très élevée à une température très basse, il y a une série de modulations qui transforment la douche écossaise en une gamme thérapeutique fort utile.

Si, à ces modifications de température, on joint celles qu'on peut apporter dans sa durée et dans sa percussion; on comprendra que la douche écossaise offre de grandes ressources au médecin et au malade.

**Douche alternative.** — C'est une sorte de douche écossaise, dans laquelle l'application chaude et l'application froide ont à peu près la même durée, qui doit être d'ailleurs, en général, assez courte. Seulement, on renouvelle plusieurs fois alternativement l'application de l'eau chaude et de l'eau froide; de là son nom de douche alternative. Elle produit les effets excitants de la douche écossaise et de la douche froide; et elle peut les remplacer avantageusement toutes les deux, notamment quand il faut obtenir la résolution de certains engorgements appréciables à la vue. On l'administre avec l'appareil que nous avons décrit en traitant de la douche chaude, appareil qui doit être disposé de façon à pouvoir à volonté et rapidement modifier la température de l'eau et ramener, s'il le faut, avec promptitude l'eau chaude quand on reconnaît que l'eau froide impressionne trop vivement les malades. Généralement on termine cette série d'opérations par l'eau froide; néanmoins quelques arthritiques obligent parfois à violer cette règle, en terminant l'opération par l'eau chaude. Cette douche exerce une action très excitante et peut même être avantageusement substituée à la douche froide dans certaines circonstances.

Il résulte de ce que nous venons de dire que les douches chaudes et tempérées, administrées isolément ou combinées avec la douche froide, déterminent des effets physiologiques et thérapeutiques que l'eau froide seule ne pourrait produire. Leur utilité est donc incontestable et l'action heureuse qu'elles exercent sur l'organisme explique pourquoi nous avons légitimement défini l'hydrothérapie : « une méthode de traitement par l'eau employée sous toutes ses formes et à des températures variables ». Cette définition, à l'époque où nous l'avons formulée pour la première fois, n'a pas été accueillie favorablement par les défenseurs intransigeants de l'hydrothérapie orthodoxe ; elle a fait son chemin, malgré cette opposition, et aujourd'hui elle est acceptée par la grande majorité des médecins. Néanmoins il existe encore quelques réfractaires, et, tout dernièrement, M. Durand-Fardel a été en quelque sorte, leur porte-voix, en faisant à la Société d'hydrologie une communication dans laquelle il a essayé de démontrer l'inutilité de l'eau chaude dans l'application du traitement hydrothérapique proprement dit. Par une étrange coïncidence, dans cette même séance, quelques hydrologues, fort peu nombreux du reste, protestèrent contre l'abus des applications froides dans les établissements thermaux. L'un de nous, présent à la séance, put répondre immédiatement à ces deux attaques, démontrer les inconvénients de cette double proscription, et expliquer, en définitive, pourquoi il est nécessaire de conserver l'eau chaude dans les établissements hydrothérapiques proprement dits, et, l'eau froide dans les établissements thermaux. Nous avons cru utile de mettre sous les yeux du lecteur, son allocution telle qu'elle a été publiée en 1891 dans les *Annales de la Société d'hydrologie* (1).

« Je suis heureux d'assister à la séance d'aujourd'hui, puisque ma présence me donne la possibilité de répondre immédiatement aux divers reproches qui ont été adressés à la méthode hydrothérapique. Ces reproches ne s'adressent pas, il est vrai, à son action thérapeutique, qui est incontestable et incontestée; ils visent plutôt l'inopportunité de quelques-unes de ses applications. Je m'explique. Plusieurs de mes collègues s'élèvent contre la tendance qu'ont certains médecins de nos stations thermo-minérales à joindre l'action des applications froides de l'hydrothérapie à l'action des modificateurs spéciaux que leur offre ces mêmes stations. Ils pensent que cette double intervention contrarie les bienfaits de la cure minérale, et peut compromettre la santé des malades. Ce reproche ne s'adresse, bien entendu, qu'à la douche froide.

» Je suis d'avis, en effet, que les malades auxquels on conseille de prendre quotidiennement des bains plus ou moins prolongés, des piscines dont la durée varie selon le but qu'on se propose d'atteindre, des douches chaudes ou écossaises, des pulvérisations, des gargarismes ou de l'eau en boisson, ne doivent pas, dans la même journée, prendre une douche froide. Cette douche intempestive, en provoquant dans l'organisme la lutte réactionnelle qui accompagne toujours l'action de l'eau froide, peut affaiblir le malade au lieu de le fortifier; elle exige de lui des efforts qui, joints à ceux de la cure thermo-minérale, le condamnent à subir une épreuve que souvent il ne peut supporter. Dans ce cas, il faut s'abstenir. . . . . . . . . . . . . . . . . . .

» Mais si vous avez besoin de soutenir un organisme affaibli ou troublé, vous pouvez joindre, sans hésiter, la douche froide à quelques-uns des agents que fournissent les stations thermo-miné-

(1) Beni-Barde, *Ann. de la Société d'hydrologie*, 1891.

rales; et si la combinaison de ces divers agents est judicieusement faite, et que les applications des modificateurs mis en usage soient bien dirigées, vous obtiendrez des succès éclatants. Dans ces cas, tout se réduit à une question de perspicacité, de mesure et d'opportunité. Que vous importe que l'eau employée soit pure ou minéralisée! Vous avez guéri les malades et vous avez atteint ainsi le résultat que l'on attend de vous.

» Ne proscrivez donc pas la douche froide, lorsqu'elle peut vous rendre de si grands services; ne la cantonnez pas dans les établissements spéciaux d'hydrothérapie; elle vous appartient, et n'hésitez pas à avoir recours à elle, quand son intervention vous semblera nécessaire.

» C'est, du reste, ce qui arrive dans quelques stations thermo-minérales; et je sais que les médecins qui en font usage lui doivent de très grands succès.

» Ainsi s'évanouit le premier reproche adressé à l'intervention de la douche froide dans la cure thermo-minérale. Ce reproche, je le répète, ne vise pas son action thérapeutique, qui est considérable; elle vise surtout l'inopportunité de son intervention.

» Quant au second reproche, il a été formulé par un homme dont j'apprécie la grande valeur, par M. Durand-Fardel, qui, dans la lecture que vous venez d'entendre, a protesté, d'une façon très courtoise du reste, contre l'introduction de l'eau chaude dans les établissements spéciaux d'hydrothérapie. Il voudrait qu'on n'eût recours qu'à l'eau froide, et qu'on se débarrassât au plus vite de l'eau chaude, des sudations, des douches de vapeur, qu'il trouve mieux placées dans les stations thermales que dans nos établissements hydrothérapiques.

» Ce reproche me touche, car je suis un de ceux qui ont le plus contribué à réunir dans ces établissements spéciaux les procédés dans lesquels on emploie l'eau sous toutes les formes et à toutes les températures. M. Durand-Fardel a, pour ainsi dire, fait vibrer en moi la fibre paternelle; qu'il ne soit pas étonné si je lui réponds avec une certaine ardeur.

» Et d'abord, qu'entend-on par eau chaude? A cette question qui est pour moi une question préjudicielle, dans l'argumentation que je me propose d'adresser à M. Durand-Tardel, la réponse n'est pas facile. Quelle température doit avoir l'eau employée? Le choix est embarrassant. Tel malade trouve que l'eau à 10° n'est pas suffisamment froide, et tel autre affirme que l'eau à 30° est presque glacée. Que faut-il faire si vous m'empêchez de recourir à l'eau chaude pour ce dernier? Contesterez-vous que j'aie le droit de réchauffer l'eau qui, ainsi préparée, produira le même effet chez ce malade, que l'eau à 10° sur celui qui est plus résistant? Vous devez reconnaître que, dans ce cas, l'intervention de l'eau chaude, ou du moins de l'eau à température variable, est nécessaire.

» Au surplus, M. Durand-Fardel accepte l'intervention de l'eau chaude pour préparer, d'une manière convenable, le malade à supporter l'action de l'eau froide.

» Je m'empare de cet aveu et je m'en sers pour légitimer l'intervention de l'eau chaude, en soulignant la citation que mon éminent collègue a bien voulu emprunter à la communication que j'ai eu l'honneur de faire à la Société, il y a déjà quelque temps. Je disais dans mon mémoire: Pour guérir certains malades, il faut produire, dès le début du traitement, une grande perturbation de l'organisme; dans ce cas, employez l'eau froide dès la première séance. D'autres malades doivent être traités avec plus de réserve, et leur organisme exige l'intervention préalable de l'eau chaude, qui, maniée avec soin, vous servira à préparer le malade à l'action bienfaisante de l'eau froide. Pour moi, les applications qui sont faites au début du traitement hydrothérapique ont une grande importance. Si elles sont mal faites, elles peuvent compromettre la cure; si elles sont bien faites, elles peuvent fournir au médecin un critérium précieux, qui lui permettra de conduire avec certitude le malade vers la guérison. L'intervention de l'eau chaude ne produirait-elle que ce résultat, que je réclamerais hautement son emploi dans nos établissements. Mais je n'insiste pas, puisque, sur ce point, l'opinion de M. Durand-Fardel est conforme à la mienne.

» Pour porter la conviction dans l'esprit de mon éminent confrère, il faut que je lui prouve que l'eau chaude joue un rôle actif — je ne dis pas prépondérant — dans le traitement hydrothérapique. Pour atteindre ce but, je vous demande la permission de faire un court résumé historique des divers procédés hydriatiques, qui ont été employés depuis environ soixante ans. Cette petite digression me permettra de vous expliquer pourquoi j'ai été amené à introduire l'emploi de l'eau chaude dans le traitement hydrothérapique. Je serai bref.

» A l'époque de Priessnitz, ce traitement était désigné sous le nom d'*hydrosudopathie*, ce qui prouve que ceux qui l'appliquaient avaient recours à la fois au calorique et au froid. La douche froide était installée loin de l'établissement principal, où l'on employait les maillots secs et humides, les étuves, les bains, les demi-bains, l'eau en boisson, etc. ; et les malades n'étaient soumis à l'action de cette douche, qu'après avoir payé leur tribut aux agents de la calorification et de la sudation. Je dois dire que la sudation était alors fort en usage; et cela se comprend aisément, puisque les malades traités dans ces établissements étaient pour la plupart des rhumatisants, des goutteux et des arthritiques. On faisait suer parce que l'on croyait, en agissant ainsi, débarrasser l'organisme des *humeurs peccantes* qui obstruaient les tissus. On demandait ensuite à l'eau froide son action reconstituante pour réparer l'épuisement produit par cette dépuration forcée.

» Je passe à côté de la question de doctrine que peut soulever cette intervention thérapeutique; et je me contente de déclarer simplement que les succès obtenus dans l'établissement de Priessnitz à Greffenberg furent nombreux et retentissants. Attirés par la renommée de ces succès, les malades accoururent en foule dans ce coin retiré de la Silésie autrichienne, pour demander au célèbre empirique la guérison de leurs maux. Dans ce pèlerinage d'une nature toute spéciale, quelques médecins accompagnèrent leurs clients, afin d'étudier les effets d'une méthode toute nouvelle. Après avoir reconnu ses bienfaits sur un grand nombre de malades et, notamment sur les arthritiques, ils constatèrent qu'elle était infidèle dans certains cas; par une observation attentive et soutenue, ils finirent notamment par découvrir qu'elle était nuisible à la plupart des anémiques, qui, eux, parurent se trouver tous beaucoup mieux de l'emploi exclusif des applications froides.

» Plus tard, Fleury créa son établissement de Bellevue, où vinrent se faire traiter de nombreux malades issus de cette génération que l'illustre Broussais avait tant affaiblie par sa méthode des saignées répétées. C'étaient tous des épuisés; il leur rendit leur force et la santé en les soumettant à l'usage des douches froides habilement appliquées. Les succès furent considérables; et, dès ce jour, la douche froide devint, à juste titre, l'un des agents les plus puissants de la méthode reconstituante.

» Lorsque je remplaçai Fleury à Bellevue, je continuai les errements de ce praticien éminent. Quelque temps après mes débuts, je remarquai que les malades soumis à mon observation n'étaient plus les mêmes. Je vis venir vers moi, avec les anémiques des premiers jours, les arthritiques, et, au milieu d'eux, cette légion de névropathes qui prirent bientôt dans ma clinique une place considérable.

» Je m'aperçus assez vite que la douche froide, qui tout d'abord m'avait donné de très heureux résultats, devenait insuffisante et même nuisible à certains malades. Je résolus alors de recourir à l'emploi du calorique ; je mis en pratique les divers procédés usités avant moi, en les contraignant, pour ainsi dire, à me donner les preuves de leur action thérapeutique. Mes tentatives ne furent pas toujours satisfaisantes; et tout en reconnaissant la valeur de quelques-uns de ces modificateurs dans certains cas déterminés, je me décidai à leur substituer l'eau chaude, dont l'application me parut plus efficace et plus facile chez des malades qui demandaient à être traités sûrement et surtout promptement.

» Aux anciens procédés de calorification, à l'aide desquels on préparait les malades à l'action bienfaisante de la douche froide, je substituai l'emploi de l'eau chaude et je fus très agréablement surpris de voir que ce procédé de calorification rendait de grands services aux malades qui, pour des motifs divers, ne pouvaient se préparer par un exercice quelconque à l'action de la douche.

» Ce résultat, dont personne ne peut nier l'importance, parce qu'il permet d'appliquer la douche aux impotents, aux paralytiques et aux personnes qui ont une calorification peu développée, autorise et explique l'intervention de l'eau chaude en hydrothérapie.

» Poussant plus loin mes investigations, je résolus de combattre les névralgies et les douleurs de toutes sortes en substituant, dans beaucoup de cas, aux sudations suivies d'applications froides, les douches écossaises, voire même les douches de vapeur. J'étudiai avec soin ce procédé emprunté à la médication thermale ; je m'efforçai d'en réglementer le mode d'application et d'en vulgariser l'emploi. Introduit de cette façon dans des établissements hydrothérapiques, ce procédé nous a permis de combattre avec succès les névralgies les plus tenaces et les rhumatismes les plus invétérés. Et vous voulez qu'en présence de ces résultats si heureux je proscrive l'eau chaude de nos salles d'hydrothérapie ? Vous voulez que je prive de la douche écossaise tous les arthritiques qui souffrent et les personnes chez lesquelles le froid ou toute autre cause, détermine une douleur intense, parce que, selon vous, l'eau chaude ne doit être utilisée que dans les établissements thermaux? Je ne puis, malgré la condescendance que je dois avoir pour la situation que vous occupez dans la science hydrologique et, malgré mon estime pour votre talent, je ne puis, dis-je, accéder à votre désir.

» Au surplus, pour compléter mes renseignements, je puis ajouter que l'eau chaude administrée avec une certaine vigueur, pendant une courte durée et à une température très élevée, peut quelquefois, rarement il est vrai, remplacer l'action excitante de l'eau froide, sans exposer les malades à la fatigue que l'eau à basse température amène parfois après son application. Ce que je dis vise en même temps les douches dirigées sur la surface cutanée ou dans certaines cavités.

» Je mentionnerai aussi en passant, dans la gamme de l'excitation, l'heureux effet des douches alternatives sur quelques engorgements spéciaux.

» Voilà bien des raisons, il me semble, pour motiver l'emploi de l'eau chaude dans nos établissements hydrothérapiques.

» Je pourrais m'en tenir aux considérations dans lesquelles je viens d'entrer pour combattre la thèse de M. Durand-Fardel. Néanmoins, je demande la permission de dire encore quelques mots pour compléter ma démonstration. Je veux parler de l'application de l'eau tempérée qu'on ne peut réellement obtenir que lorsqu'on a de l'eau chaude à sa disposition. Cette application peut parfois être légèrement exitante, quand elle est courte ; mais lorsqu'elle est de longue durée, elle peut amener une action sédative *directe*, que l'eau froide ne peut pas produire. Les piscines froides ne ne calment qu'après avoir excité ; les piscines tempérées apaisent, mais amènent parfois une certaine fatigue ; les douches tempérées calment et ne fatiguent presque jamais ; elles constituent donc un agent précieux dans l'application de la méthode sédative de l'hydrothérapie.

» Ainsi donc, grâce à l'eau chaude, nous pouvons exercer sur l'organisme une action excitante ou calmante, révulsive ou résolutive et créer en quelque sorte un clavier qui permette de donner à l'application des divers procédés employés toutes les variétés et toutes les nuances. Pour ces motifs, je persiste à trouver que l'eau chaude doit être employée, comme je trouve fort naturelle l'installation d'appareils à hydrothérapie froide dans les établissements thermo-médicaux. Ces établissements sont du même ordre, et, qu'on ait recours à l'eau froide, à l'eau chaude et même à l'eau tempérée, on fait toujours de l'hydrothérapie.

» Je reconnais, en leur rendant un éclatant hommage, la vertu et la spécificité de certaines eaux minéralisées, administrées comme boisson, sans oublier que l'eau pure a des qualités fort précieuses.

» J'apprécie, pour les avoir ressentis moi-même, les bienfaits de l'air vivifiant qu'on respire dans ces stations privilégiées, où la vie s'écoule calme et tranquille, à l'abri de toute préoccupation et de tout souci. Mais accordez-moi que partout, l'hydrothérapie joue un rôle de la plus grande importance et qu'elle doit être définie, comme je l'ai fait, il y a déjà longtemps : « Une méthode de traite-» ment dans laquelle on emploie l'eau sous toutes ses formes et à » des températures variables. »

**Divers modes d'application de l'eau froide.** — Les applications froides constituent la base fondamentale du traitement hydrothérapique. Nous avons déjà indiqué leurs effets physiologiques ; il nous reste maintenant à étudier leurs effets thérapeutiques. Avant toutes choses il est nécessaire, pour bien apprécier leur action curative, d'énumérer les divers procédés à l'aide desquels on peut les produire et les réglementer.

Et d'abord, disons que les deux types principaux des applications froides sont : l'*immersion* et la *douche*. Dans le premier type, l'eau est mise en contact avec la peau, sans déterminer la moindre percussion ; dans le second, elle est projetée avec plus ou moins de force sur la surface cutanée.

Avant de commencer la description des procédés, reconnaissons tout de suite qu'ils ont sur l'organisme des effets qui ne sont pas identiques ; cette différence dépend de la force de projection de l'eau et de la durée de l'application. Ils ont, il est vrai, des effets analogues quand la température de l'eau est la même, en ce sens que la douche et l'immersion déterminent toutes deux une réaction ; mais la manifestation et l'intensité de celle-ci varient suivant qu'on donne à l'eau une force de projection plus ou moins grande, ou qu'on prolonge plus ou moins la durée de l'opération.

Une douche très froide, très courte et à percussion énergique, donne lieu à une réaction très prompte et très vive.

Une immersion courte, dans de l'eau très froide, provoque aisément la réaction : elle apparaît avec moins de rapidité, elle est moins vive qu'après la douche dont nous venons de parler, mais elle est plus étendue et plus égale.

Une douche modérément froide, courte et énergique, produit une réaction moins franche et moins vive qu'une douche très froide.

Une douche froide, longue et à percussion légère, détermine toujours des phénomènes réactionnels, mais ils se produisent très lentement.

Une immersion froide, de longue durée, provoque à peu près les mêmes effets; mais comme, dans ce cas, le refoulement du sang vers l'intérieur est plus grand, et que le refroidissement est plus considérable, il faut à l'organisme beaucoup plus de temps pour retrouver l'équilibre troublé par l'application.

Si l'on renouvelle ces applications en les rapprochant de plus en plus les unes des autres, on peut arriver, par épuisement de l'organisme, à éteindre tout mouvement réactionnel. On produit alors une véritable sidération, que l'on recherche dans certains cas exceptionnels, mais qu'il faut surveiller avec la plus grande attention.

Ces quelques axiomes ne concernent du reste que les applications générales; les applications locales sont soumises à d'autres principes, que nous étudierons bientôt.

Pour le moment, indiquons les divers procédés mis en usage dans la méthode hydrothérapique.

**Immersion. — Piscines.** — Le bain de rivière et le bain de mer représentent les véritables types de l'immersion. Ils peuvent rendre de très grands services quand les malades veulent bien se laisser guider par un médecin.

Les piscines installées dans les établissements spéciaux répondent beaucoup mieux aux usages thérapeutiques. Ce sont des bassins à dimensions plus ou moins grandes, habituellement construits en maçonnerie, revêtus de faïence ou de marbre, ayant à la partie supérieure une ouverture plus ou moins grande, destinée à l'arrivée de l'eau et à la partie inférieure une seconde ouverture pour favoriser l'écoulement du liquide. A l'aide d'un système de vannes et de robinets, on peut avoir une piscine à eau courante ou à eau dormante.

Les effets produits par la piscine varient suivant que la durée de l'immersion est courte ou prolongée, que le malade s'agite ou reste immobile et que l'eau est courante ou dormante. L'eau de ces bassins artificiels est généralement d'une température de 8° à 15° centigrades et les malades y restent plongés pendant un temps qui varie de dix secondes à une, deux et même trois minutes, suivant leur susceptibilité respective et la nature des effets thérapeutiques que l'on veut provoquer.

Si l'on recherche un effet excitant, il faut, pour que la réaction ne soit pas entravée, que le séjour dans l'eau ne dépasse pas une vingtaine de secondes. Comme l'immersion provoque un plus fort refoulement du sang vers l'intérieur et un refroidissement plus accentué que la douche, l'immersion doit être très courte. Si l'on veut compléter ou faciliter ces effets, on recommande au malade de faire des mouvements dans l'eau, et on ouvre les tuyaux d'arrivée et de sortie, pour rendre l'eau courante dans l'intérieur de la piscine. Quand l'immersion est prolongée, l'engourdissement produit par le froid dure plus longtemps et la réaction est plus lente à se manifester ; cette manifestation tardive est souvent recherchée. L'immersion étant prolongée, l'action excitante de l'eau froide se trouve amoindrie, et finit, à la longue, par être remplacée par une action sédative, pouvant aller du simple apaisement à la sidération complète.

L'immersion est le procédé balnéaire qui détermine avec le plus de régularité les effets physiologiques généraux de l'eau froide sur l'organisme, tels que nous les avons décrits. Au point de vue thérapeutique, elle a une importance capitale, puisqu'on peut, en suivant les règles que nous venons d'indiquer, tonifier l'organisme, régler à volonté les mouvements réactionnels qui intéressent la calorification, la circulation et l'innervation, et, par conséquent, produire les effets excitants et les effets sédatifs les plus marqués et les plus variés.

Le malade doit se précipiter dans l'eau résolument, sans hésitation, et exécuter des mouvements réguliers autant que possible. Quelquefois on lui évite la première impression, qui est pénible, en lui donnant au préalable une douche générale, très courte. Si, quand le malade est plongé dans l'eau, on trouve nécessaire de provoquer plus vivement la sensation de froid, on ouvre les robinets qui facilitent le renouvellement de l'eau.

Le malade doit avoir chaud avant de pénétrer dans la piscine ; il est même des cas où il est bon de le soumettre à une sudation préalable. Il séjourne, en moyenne, pendant trente secondes dans l'eau ; en sortant, il est essuyé ou frictionné et il termine cette opération par un exercice en plein air, si la chose est possible.

La piscine est très utilisée dans le traitement hydrothérapique et convient dans un grand nombre de maladies, ainsi que nous le démontrerons dans la partie clinique de ce livre. Par contre, disons tout de suite qu'elle est inutile et peut être nuisible aux personnes atteintes d'affections organiques ou fonctionnelles qui ont à redouter des mouvements circulatoires trop violents ou des congestions intérieures trop vives ou trop prolongées.

Bains généraux. — Bains partiels. — Le bain froid, pris dans une baignoire, constitue une piscine réduite à eau dormante dans laquelle le malade ne peut faire que peu de mouvements. On peut, à la rigueur, par ce procédé, obtenir à peu près tous les effets que l'on peut demander à l'eau froide. Dans les établissements hydrothérapiques on lui préfère la piscine ; par contre, au domicile des malades, il est très employé, surtout dans le traitement des maladies aiguës, telles que la fièvre typhoïde, les fièvres éruptives, etc., quand on veut abaisser la chaleur animale, modérer l'activité circulatoire, apaiser le système nerveux et tonifier l'organisme. L'action thérapeutique du bain froid dépend de son mode d'application; il est soumis aux mêmes règles que celui de l'immersion en général.

Bains partiels. — Ce sont des immersions qui n'intéressent qu'une région du corps et dont l'action est limitée généralement à la partie mouillée. Cependant elle peut s'étendre aux régions non immergées qui ont avec cette dernière des relations par l'intermédiaire du système nerveux et du système sanguin.

Supposons, pour bien exposer cette double action, que l'immersion intéresse la moitié inférieure du corps. On constatera, dans cette région, une déperdition de la chaleur animale, une contraction spasmodique et une diminution de la sensibilité; dans la région non immergée on trouvera, au contraire, une augmentation de chaleur, une activité circulatoire plus grande et quelques phénomènes d'excitation ou de congestion. Si l'immersion cesse en temps opportun, ces effets immédiats disparaissent graduellement et sont remplacés par des effets inverses; le sang abandonne la partie supérieure et reflue vers les extrémités inférieures qui deviennent le siège d'une véritable réaction. Si l'immersion est prolongée, la région non mouillée reste plus ou moins congestionnée pendant que la région qui est en contact avec l'eau s'engourdit et présente tous les phénomènes de la sidération.

Les principaux bains partiels usités dans la méthode hydrothérapique sont : le demi-bain, les bains de siège, les bains de jambes ou de bras, les manilures et les pédiluves. Ces immersions peuvent être à eau courante ou à eau dormante; les premières, dont l'action est très complexe, seront étudiées avec soin dans le chapitre consacré aux douches locales; nous ne nous occuperons ici que des dernières.

**Demi-bain.** — On prend ce bain dans une baignoire ordinaire ou dans un grand baquet que l'on remplit plus ou moins avec de l'eau froide ayant le degré de température voulue. On l'utilise principalement pour déterminer sur la région mouillée des phénomènes d'excitation ou de sédation. Le malade se place dans la baignoire, assis ou debout, suivant le besoin, en ayant soin que l'eau ne soit en contact qu'avec la moitié inférieure de son corps. Si l'on tient à ne produire que des effets excitants, il faut que la durée du demi-bain soit courte; et, pour faciliter l'apparition de ces phénomènes, on pratique des frictions énergiques sur la région immergée. Si on craint que la région non mouillée devienne le siège de congestions, il est nécessaire de la lotionner légèrement avec de l'eau froide, pour que l'action thérapeutique que l'on recherche ne soit pas troublée. Dans ces conditions, on peut constater, sur les membres inférieurs, l'apparition des phénomènes réactionnels qui amènent avec eux l'excitation qu'on voulait obtenir; à l'aide de cette excitation superficielle, on peut faire dériver la circulation vers la région inférieure du corps, lorsqu'elle est embarrassée dans la région supérieure.

Quand, au lieu de cette excitation thérapeutique, on veut, au contraire, provoquer dans les régions immergées l'apaisement et la sédation, il suffit de prolonger l'immersion, en prenant, bien entendu, les précautions nécessaires pour que cette action se manifeste sans accidents.

Les *bains de jambes et de bras* sont des réductions du demi-bain; ils produisent, comme lui, selon qu'ils sont courts ou prolongés, de l'excitation ou de la sédation; au surplus, ils ont cet avantage de pouvoir, sans amener le moindre accident, être de longue durée, ce qui est précieux quand on veut, par exemple, joindre à l'effet sédatif une action antiphlogistique.

Les *bains de pieds* et les *bains de mains*, qu'on administre dans des baquets spéciaux, ont les mêmes effets que les précédents, excitants ou sédatifs, selon qu'ils ont une courte ou longue durée; ils peuvent agir, en outre, sur les régions éloignées, par l'intermédiaire du système nerveux et provoquer en leur faveur une dérivation salutaire, si on facilite les mouvements réactionnels dans les parties mouillées par des frictions très énergiques. Les bains de pieds qu'on prend en se promenant au bord des rivières ou de la mer, ou même dans la rosée ont les mêmes effets.

Les *bains de siège à eau dormante* sont des bains partiels dans lesquels on plonge la région fessière, abdominale et lombaire. Leurs effets sont tout d'abord localisés aux parties baignées ; mais ils peuvent s'étendre et produire des effets excitants, dérivatifs ou sédatifs, dans la plupart des organes contenus dans la cavité abdominale. C'est même le plus souvent pour obtenir ces effets spéciaux qu'on a recours à leur intervention. Ils sont analogues, dans leur manifestation, à ceux que détermine l'immersion générale. A une application courte correspond une excitation des organes influencés; à une application longue correspond une sédation dans ces mêmes organes. Les malades supportent assez facilement ces bains ; la sensation du froid disparaît assez vite et l'eau s'échauffe peu à peu au contact du corps. Dans ces conditions, on peut prolonger assez longtemps cette immersion partielle, et, par ce fait, déterminer des effets sédatifs qu'on utilise surtout pour calmer l'excitation qui siège parfois dans les organes génito-urinaires.

Ces bains sont administrés dans des baignoires semi-circulaires en zinc ou en cuivre, munies d'un dossier servant d'appui au malade, ou dans de simples baquets en bois de même forme, renfermant une quantité d'eau suffisante pour que le niveau s'élève à peu près jusqu'au-dessus de l'ombilic.

Avant d'étudier l'application de la douche, nous devons mentionner quelques procédés qui ont une certaine importance, surtout pour les malades qui ne peuvent pas quitter leur domicile.

**Frictions avec le drap mouillé.** — Pour pratiquer ces frictions on se sert d'un drap très dur et suffisamment long que l'on trempe dans l'eau froide et qu'on tord fortement pour exprimer le liquide contenu dans les mailles de son tissu. Quand le drap est ainsi préparé, on le déploie et on le jette rapidement sur les épaules et le dos du malade, en ayant soin de ramener les bouts en avant afin de couvrir la poitrine, l'abdomen et les membres. On pratique alors des frictions régulières sur toute l'étendue du corps. Le malade éprouve tout d'abord une sensation de froid assez pénible ; mais la chaleur revient assez promptement à la surface cutanée et réchauffe même le drap, d'où parfois on voit s'échapper une certaine quantité de vapeur d'eau. A ce moment on enlève le drap que l'on remplace par un peignoir à l'aide duquel on essuie le patient, qui est de nouveau frictionné méthodiquement. Si le malade ne peut pas marcher, on lui fait exécuter des mouvements passifs, on le masse et on le remet dans son lit où la réaction se manifeste avec toutes ses conséquences. S'il peut le faire, on lui recommande une promenade en plein air.

Cette friction spéciale produit toujours une certaine excitation. Si l'on veut diminuer cette excitation et provoquer même une action sédative bien marquée, on fait quelques modifications dans la manœuvre opératoire. Et d'abord le drap ne doit pas être tordu, pour qu'il contienne dans ses mailles une assez grande quantité d'eau; puis les frictions, au lieu d'être énergiques, doivent être légères. L'opération étant terminée, on place le malade dans son lit; il éprouve pendant un certain temps une sensation de fraîcheur très agréable qui est remplacée à la longue par des phénomènes réactionnels peu prononcés suivis d'un grand calme. On peut renouveler cette application une ou plusieurs fois dans la même journée, notamment lorsque les malades sont atteints d'affection fébrile avec élévation de la chaleur et qu'il faut, tout en les tonifiant, abaisser la température du corps et calmer l'excitabilité du système nerveux.

Les frictions avec le drap mouillé peuvent, dans certaines maladies à forme aiguë ou chronique, remplacer avantageusement le bain froid, qui a parfois l'inconvénient de provoquer un refoulement trop profond du liquide sanguin dans les organes internes et qui peut présenter des difficultés dans son application.

**Compresses sédatives ou antiphlogistiques.** — Ce sont des serviettes ou des mouchoirs pliés qu'on mouille abondamment et qu'on applique sur la région malade. Quand on veut produire une action sédative, rafraîchissante ou antiphlogistique, on renouvelle ces compresses toutes les cinq minutes environ, jusqu'à ce que le phénomène morbide, qui est généralement déterminé par une blessure, une contusion, une congestion superficielle ou profonde, soit amendé ou guéri. Ce renouvellement a pour conséquence d'éteindre toute tentative de réaction dans la région malade en opérant sur elle une soustraction constante de calorique, et en modifiant sa circulation et son innervation. Ce renouvellement se fait en remplaçant la compresse qui s'est réchauffée par une autre compresse qu'on trempe dans l'eau froide, ou en faisant arriver constamment sur la première compresse une série non interrompue de gouttes d'eau qui maintient dans la partie intéressée une température toujours fraîche. Ce système d'arrosage constitue ce que l'on désigne sous le nom d'irrigation continue.

**Irrigation continue.** — Ce procédé est toujours mis en usage pour produire un effet sédatif ou antiphlogistique. Il est surtout employé en chirurgie pour calmer la douleur, abaisser la température de la peau et pour faire disparaître la rougeur, la tuméfaction et l'inflammation qui se manifestent après un effort, un coup ou une blessure. On a inventé une foule d'appareils plus ou moins compliqués pour faire cette irrigation. Le plus simple consiste en un seau ou un réservoir quelconque que l'on place à une certaine hauteur; on pratique, au fond de ce réservoir, une ouverture par laquelle on fait passer une petite bande assez étroite qui descend sur la partie malade. L'eau contenue dans le seau s'infiltre peu à peu dans le tissu de la bande et s'écoule goutte à goutte par l'extrémité qui repose sur la région qu'il faut mouiller.

Quelques chirurgiens préfèrent, dans certains cas et notamment dans les plaies par écrasement et dans les fractures compliquées, les irrigations intermittentes aux irrigations continues, parce qu'ils redoutent les effets d'un refroidissement trop prolongé.

**Compresses excitantes.** — Ce sont des compresses mouillées, fortement tordues, que l'on place sur la région intéressée, et qu'on recouvre très exactement de flanelle ou de molleton pour empêcher la pénétration de l'air; on peut les laisser en place très longtemps, quelquefois des heures entières. C'est, comme on le voit, un maillot réduit qui produit des effets analogues à ceux de la *ceinture humide* que nous avons déjà décrite. Quand l'enveloppement est bien exactement fait, l'évaporation cutanée de la partie mouillée est supprimée et le calorique accumulé détermine une excitation assez vive, active la circulation et produit des effets révulsifs et résolutifs très marqués, parfois accompagnés d'éruptions de toute sorte. Ces compresses, appliquées autour du cou, ont une influence salutaire sur les maux de gorge; elles sont employées avec succès contre les douleurs, les engorgements et d'autres états morbides dont nous parlerons dans la partie clinique de ce livre.

**Ablutions. — Lotions.** — L'ablution est un procédé assez employé par les personnes qui font de l'hydrothérapie à domicile. Elle détermine une légère excitation de la peau, calme les spasmes, dissipe la fatigue et exerce une action tonique appréciable. On a recours à elle pour fortifier les enfants affaiblis; elle est très souvent employée chez les mélancoliques anxieux et déprimés; on l'utilise avec avantage pour compléter à domicile un traitement commencé dans un établissement spécial; enfin c'est un des moyens les plus usités et les plus commodes pour faire de l'hydrothérapie hygiénique.

Pour recevoir l'ablution, le patient se place debout sur un *tub*, sorte de bassin grand et peu profond, destiné à recevoir l'eau; l'opérateur prend une grosse éponge préalablement trempée dans l'eau froide, et, à l'aide de cette éponge, il pratique un lavage rapide de tout le corps; cette lotion, presque toujours de courte durée, est suivie de frictions plus ou moins énergiques, après lesquelles le patient va faire une promenade.

**Affusion.** — L'affusion est un procédé mixte, qui tient à la fois de l'immersion et de la douche. Pour pratiquer une affusion on verse, à l'aide d'un vase à large orifice, un seau ou un arrosoir, une grande quantité d'eau sur le dos et la poitrine des malades placés tout nus dans une baignoire vide ou sur un large récipient.

L'affusion peut avoir une action excitante, une action sédative et une action à la fois excitante et sédative. Pour déterminer la première, l'eau employée doit être froide et l'application courte; pour obtenir la seconde, on élève la température de l'eau; pour produire la troisième on emploie de l'eau modérément froide et on prolonge l'application; quelquefois, au lieu de prolonger l'application on la renouvelle plusieurs fois dans la même journée.

La première impression qu'éprouve le malade, au début de l'affusion, se traduit par une légère suffocation suivie d'un refroidissement assez marqué qui dure peu de temps. Le calme se rétablit bien vite; la chaleur revient graduellement; le pouls, un instant ralenti, retrouve son accélération normale, et le système nerveux reçoit une si heureuse influence que le malade éprouve cette sensation d'énergie et de souplesse qui concorde avec un bien-être absolu.

En raison de ces effets si variés, l'affusion est utilisée dans un grand nombre de cas, surtout au domicile des malades. Dans les pays chauds elle est très employée pour maintenir l'équilibre dans les fonctions cutanées, presque toujours surexcitées, et pour combattre la plupart des fièvres intermittentes ou continues, si fréquentes dans ces climats.

Elle est très usitée dans la plupart des maladies aiguës; elle apaise les accidents nerveux si fréquents dans ces états morbides, abaisse la température du corps, abat momentanément la fièvre et facilite parfois des éruptions cutanées qui ne sont pas toujours sans influence sur l'évolution du mal.

L'affusion rend de très grands services chez les aliénés atteints de mélancolie avec forte dépression. Elle est même pour eux plus efficace et d'une application plus pratique que la douche. On l'utilise aussi dans la plupart des névroses et même dans quelques affections organiques des centres nerveux quand les phénomènes congestifs n'ont pas un caractère dominant.

L'affusion est, nous le répétons, surtout employée au domicile des malades; dans les établissements on la remplace généralement par ce qu'on appelle le *col de cygne*.

**Col de cygne.** — Cet appareil est formé par un tube de très gros calibre dont le nom rappelle la forme, communiquant avec les tuyaux d'alimentation et dont l'extrémité libre se termine par une très large ouverture pouvant donner passage à une grande quantité d'eau. Le malade tourne le dos à l'appareil et reçoit l'eau sur toute la région vertébrale; le liquide arrive en grande abondance; mais sa force de projection est très minime. L'opération peut durer de une à deux minutes, et la masse d'eau qui s'échappe de l'ouverture peut être dirigée sur toute l'étendue ou sur une partie limitée de la colonne vertébrale.

Cette application d'eau froide produit un grand refroidissement de la région intéressée, et détermine une série d'actions réflexes ou inhibitoires dans les régions qui ont, avec la première, des relations nerveuses ou sanguines.

Elle exerce, à peu de choses près, la même influence sur les viscères que le sac à glace de Chapman dont nous parlerons plus loin.

On l'emploie avec utilité pour calmer l'excitabilité médullaire et pour modérer l'irritation spinale. Localisée sur la partie supérieure de la colonne vertébrale, cette application agit en favorisant la circulation dans l'encéphale; elle produit le même résultat sur les viscères de la région gastrique et abdominale quand elle est dirigée sur la région dorsale et sur la région lombaire.

On emploie également le col de cygne dans certains cas de fièvre intermittente qui présentent des troubles nerveux à forme spasmodique.

Le col de cygne rend de grands services en hydrothérapie; mais nous devons ajouter qu'il peut être avantageusement remplacé par la douche quand cette dernière est convenablement installés.

## DES DOUCHES.

De tous les modificateurs hydrothérapiques, le plus utile, le plus puissant et le plus universellement employé est la douche. Elle a ce grand privilège de pouvoir produire, à volonté, tous les effets qu'on peut demander à l'eau froide, depuis le plus léger jusqu'au plus énergique; elle permet, au médecin qui l'applique, de modifier instantanément ces effets en augmentant ou en diminuant à volonté leur intensité ou leur durée. L'opérateur peut, en outre, en régler et en limiter les effets à la région qu'il désire.

Les douches sont *générales* ou *locales*. Les premières, que nous allons tout d'abord passer en revue, comprennent les douches à jets mobiles et les douches à jets fixes.

**Douche mobile.** — Parmi tous les procédés que la méthode hydrothérapique met à la disposition des médecins, la douche mobile mérite certainement la première place; elle peut être maniée facilement et réglée avec une grande précision, prendre dans l'application les formes les plus variées, et répondre à la plupart des exigences de la thérapeutique.

Pour installer la douche mobile, on adapte au grand tuyau d'alimentation un robinet coudé dont le levier est à la portée de l'opérateur. A l'extrémité libre de ce robinet est attaché, à l'aide d'un raccord spécial, un tube en caoutchouc vulcanisé dont les parois sont tapissées d'une toile épaisse destinée à soutenir la résistance contre la pression de l'eau. Ce tube doit être d'une grande flexibilité, avoir une longueur d'un mètre environ et un diamètre de trois à quatre centimètres; son extrémité libre est armée d'un robinet qui permet, suivant son degré d'ouverture, de modifier la force de projection du liquide; il se termine par un embout qu'on peut changer à volonté, et, dont l'agencement permet de donner à la douche mobile les formes de lance, de colonne, d'éventail, d'arrosoir, etc. La forme la plus usitée est la douche mobile en jet horizontal, dont l'embout terminal présente une ouverture de 15 à 20 millimètres. Avec cet appareil, du reste, on peut donner à l'eau qui s'échappe toutes les formes désirées; il suffit pour cela de faire obstacle à l'écoulement du liquide avec le doigt ou une plaque de métal placée à l'ouverture sur laquelle le jet d'eau vient se diviser. Cependant il est utile, ainsi que nous le verrons plus tard, d'avoir à sa disposition un embout en pomme d'arrosoir comme nous l'avons indiqué en décrivant l'appareil destiné à donner des douches à toutes les températures. Du reste, dans un établissement hydrothérapique, l'appareil de la douche froide et celui de la douche chaude doivent être placés l'un à côté de l'autre. Pour compléter les détails d'installation de la douche froide, nous devons ajouter que le réservoir d'où s'échappent les tuyaux d'alimentation doit être modérément grand, pour faciliter le renouvellement de l'eau qui pourrait s'échauffer en y séjournant; il doit être situé à huit ou dix mètres environ au-dessus du sol de la salle de douche, et, placé, autant que possible à l'abri des influences atmosphériques et de l'action solaire.

Quand on a recours aux eaux municipales, on n'a pas besoin de réservoirs : mais alors, malgré les précautions les plus ingénieuses, l'eau est trop froide en hiver et trop chaude en été. Au surplus, la pression est tellement forte dans certaines villes qu'il faut armer tous les tuyaux de robinets d'arrêt dont la manipulation n'est pas toujours facile. Il faut donc, autant que possible, renoncer à l'usage de ces eaux qui ne peuvent que compromettre les effets de l'hydrothérapie. A la campagne et surtout dans les montagnes, on doit utiliser l'eau de source prise à son point d'émergence. A la ville et notamment à Paris on doit recourir, au moyen de puits, aux nappes souterraines en choisissant de préférence celles qui sont profondément situées. Dans ces conditions, on peut avoir de l'eau froide entre 10° et 11°, c'est-à-dire, dans les conditions les plus favorables à la réussite du traitement hydrothérapique.

Enfin la salle de douches doit être assez grande, très claire, bien chauffée et munie, dans la partie où doit se placer le patient, d'un plancher en bois percé de trous et légèrement en contre-bas de la salle pour que l'eau s'écoule rapidement sans jamais y séjourner. Près de ce plancher est installée une tribune dans laquelle monte l'opérateur qui peut ainsi diriger le jet sur le patient de haut en bas et frapper avec plus d'énergie les membres inférieurs qui, dans presque tous les cas, doivent supporter un choc plus fort que la partie supérieure du corps.

Ces conditions d'installation étant connues, nous allons décrire le mode d'application de la douche mobile ordinaire que l'on désigne le plus souvent sous le nom de douche à jet brisé.

Avant de prendre la douche, il faut que le malade, par un exercice modéré, surélève sa chaleur propre et active la circulation du sang; il doit avoir chaud. Mais, pour obtenir ce résultat, il ne faut pas, comme cela a lieu dans certains gymnases et dans les salles d'escrime, faire des mouvements violents et déterminer une transpiration très abondante. Cet acte préparatoire, ainsi accompli, est la plupart du temps inoffensif pour une personne bien portante ; mais il peut être préjudiciable pour un malade qui, par ce fait, se trouverait fatigué et réagirait difficilement contre les impressions que la douche va déterminer sur lui; s'il est nécessaire d'avoir chaud, il faut néanmoins ne pas être surmené; si, pour le malade, l'exercice est impossible et s'il n'a pas chaud, on pratiquera un massage général, ou l'on provoquera chez lui une légère sudation ou encore, ce qui vaut mieux, on lui administrera une douche chaude.

Ainsi préparé, le malade se place sur le plancher en bois dont nous avons parlé, à deux mètres environ de la tribune, où se trouve l'opérateur et lui tournant le dos.

On mouille très rapidement la partie postérieure du thorax en ayant soin de briser le jet avec le doigt pour amortir la percussion. Cette région est choisie de préférence, parce que c'est ordinairement la plus impressionnable à l'eau froide ; aussi, quand la première sensation est passée, le malade est en quelque sorte aguerri contre les nouvelles impressions que développe la douche en frappant les autres parties du corps. Le thorax une fois mouillé, on promène le jet avec une grande régularité sur les côtés de l'épine dorsale, mouillant la tête en passant et évitant de provoquer le moindre choc du côté de la nuque ; on continue l'opération en dirigeant la colonne d'eau sur les membres supérieurs et sur les membres inférieurs. La région postérieure étant convenablement et régulièrement douchée, on fait retourner le malade et l'on arrose toute la région antérieure, en ayant soin de briser fortement le jet, quand on mouille la face, le thorax et l'abdomen; on atteint ensuite les membres supérieurs, puis les membres inférieurs, en imprimant à la colonne d'eau une percussion plus forte, et on termine l'opération en dirigeant la colonne d'eau, sans la briser, sur les pieds. La durée de l'opération varie, suivant la nature de la maladie et l'impressionnabilité du malade, de cinq secondes à une minute.

Après la douche, le malade est essuyé, frictionné ou massé; dans un certain nombre de cas, il est simplement essuyé ; il s'habille promptement et va faire une promenade en plein air. Quand l'application a été courte, le malade étant bien préparé, les phénomènes de réaction apparaissent promptement et l'activité fonctionnelle provoquée par l'opération se maintient fort longtemps.

La douche, quand elle est courte, froide et assez forte, est le procédé hydrothérapique qui provoque le mieux la réaction et qui, au point de vue thérapeutique, produit les effets excitants les plus prononcés. Elle joint à l'action de toutes les applications froides de courte durée, une action spéciale qu'elle doit à la percussion qu'elle détermine. A cet égard, nous devons ajouter que la douche en arrosoir rend la sensation du froid plus grande que la douche en jet; mais elle produit, par contre, une percussion moins grande. Il est nécessaire de signaler cette différence, qui peut être utilisée dans certains cas.

En revanche quand la douche est longue, modérément froide et peu énergique, l'excitation qu'elle produit est moins prononcée, le refroidissement est plus grand et les phénomènes réactionnels se développent très lentement.

L'action de ce modificateur est donc conforme, au point de vue physiologique, à celle qu'exerce le froid sur l'organisme, telle que nous l'avons déjà analysée et décrite ; mais, au point de vue thérapeutique, si l'on tient compte de ses divers modes d'application, on est forcé de reconnaître que, de tous les procédés hydrothérapiques, la douche est le plus complet et le plus puissant. Il serait trop long d'énumérer ici tous les services qu'elle peut rendre ; nous les ferons connaître dans la partie de ce livre consacrée à l'étude des maladies qui peuvent être traitées par l'hydrothérapie.

Au moment même où l'application commence, le malade éprouve une sensation de froid assez violente à laquelle s'ajoute un ébranlement qui provoque de la suffocation, des palpitations de cœur et des contractions dans tout le système musculaire. Cette perturbation n'est pas de longue durée ; la chaleur revient à la périphérie et l'agitation provoquée est bientôt remplacée par un sentiment d'apaisement, de souplesse et de bien-être qui dure assez longtemps. Tous les malades ne sont pas également bien partagés au moment où se développent les phénomènes de la réaction ; quelques-uns, en très petit nombre il est vrai, ressentent un certain malaise accompagné de fatigue, de douleurs occipitales, de frissons et même de troubles nerveux qu'ils n'avaient pas eus depuis longtemps. Cette perturbation, qui tient à leur susceptibilité personnelle et parfois même à la nature de leur affection, est passagère et disparaît assez facilement ; mais, comme elle est assez pénible, il faut éviter son apparition.

On le peut aisément, en élevant la température de l'eau, en modérant la pression ou en diminuant la durée de l'application. Quelques jours suffisent pour acclimater le malade et lui permettre de bénéficier de l'action salutaire de la douche.

**Douches fixes, verticales et horizontales. — Douche en pluie verticale.** — L'appareil qui sert à administrer la douche en pluie verticale se compose d'une pomme d'arrosoir située à 2 ou 3 mètres du sol et vissée à un tuyau d'alimentation venant du réservoir. La surface plane de la pomme est percée de nombreux trous d'un millimètre d'ouverture environ et au nombre de deux à trois cents. A sa partie supérieure se trouve un robinet, muni d'un levier spécial, manœuvré par un cordon ou une chaîne, qui doit être à la portée de l'opérateur.

Le malade, étant convenablement préparé pour recevoir la douche, se met sous la pomme d'arrosoir; à ce moment, on ouvre le robinet et l'eau arrive par les trous de la pomme, se répandant comme une forte pluie et enveloppant complètement le patient, dont la tête, à moins d'indication spéciale, est recouverte d'une toile cirée ou d'un bonnet de caoutchouc. En s'appuyant avec les mains sur un support disposé tout près de lui, le malade résiste plus facilement au choc de l'eau ; il peut ainsi très aisément faire avec sa tête des mouvements de latéralité qui lui permettent de soustraire le visage à la pluie et de respirer plus librement. Certains malades éprouvent le besoin de s'agiter et même de se frictionner ; ces manœuvres sont bonnes ; elles peuvent même faciliter le mouvement de réaction.

La douche en pluie ne doit pas durer plus de quinze à vingt secondes ; et il n'est jamais prudent de s'écarter de ces limites, à moins de circonstances toutes spéciales. Cette douche est certainement la plus excitante de toutes celles qui sont usitées dans la cure hydrothérapique, et, comme les phénomènes réactionnels qu'elle provoque sont toujours extrêmement accentués, surtout dans la partie supérieure du corps, il est bon d'administrer, en même temps qu'elle, une douche en jet très énergique, sur les membres inférieurs et sur les pieds. Malgré cette précaution, la douche en pluie provoque une perturbation considérable, elle peut occasionner de grandes suffocations, des palpitations cardiaques assez vives, des frissons dans diverses parties du corps et parfois quelques troubles nerveux localisés vers la tête. A cette perturbation générale succède bientôt une réaction qui, après avoir rétabli l'équilibre dans les fonctions de l'organisme, donne au malade une suractivité qui ressemble à de l'excitation.

La douche en pluie était autrefois très usitée ; aujourd'hui on a restreint avec raison son intervention, en la limitant aux états morbides qui réclament un traitement très excitant et une réaction énergique. Il n'est pas toujours prudent de débuter par la douche en pluie ; on la remplace, du reste, fort avantageusement, par la douche en arrosoir mobile, qui s'adapte mieux aux nécessités pratiques. Néanmoins, si l'on est obligé de recourir à l'action de la douche en pluie verticale, et qu'on ait besoin d'une action moins énergique que celle dont nous venons de parler, il faut s'arranger de façon à diminuer la quantité d'eau qui s'échappe de la pomme en atténuant en même temps sa force de projection. Pour obtenir ce résultat, on réduit les ouvertures de sortie; on réduit ou l'on modifie la forme de la pomme, et, au moyen de robinets spéciaux, on diminue la force de percussion de l'eau.

C'est pour obéir à ces indications que, dans les salles d'hydrothérapie, on installe, à côté de la douche en pluie proprement dite, la douche en pluie circulaire ou réduite, la douche à lames concentriques, la douche en cloche, la douche en nappe, à colonne, etc.

**La douche en pluie circulaire ou réduite** diffère de la douche en pluie verticale ordinaire par le nombre de trous qui se trouvent à la surface plane de la pomme ; tandis que, dans la première, les trous sont disséminés sur toute l'étendue de cette surface, dans la seconde, ils sont placés à la circonférence. De cette façon, l'eau ne s'échappe pas de la partie centrale qui n'a pas d'ouverture et ne mouille jamais le dessus de la tête, disposition fort utile pour répondre à certains cas spéciaux.

**La douche en lames concentriques** est une douche verticale dans laquelle la pomme d'arrosoir présente à la surface des fissures circulaires concentriques au lieu de trous.

**La douche en cloche** diffère de la dernière en ce qu'elle ne présente qu'une fissure circulaire située dans le circuit de la plus grande circonférence et ne laisse par conséquent échapper qu'une nappe d'eau isolée.

**La douche en nappe** ressemble au col de cygne, dont nous avons parlé; elle est pour ainsi dire constituée par une sorte de gouttière plate par laquelle l'eau peut arriver en grande quantité.

Ces sortes de douches, ainsi que la douche à colonne, que nous n'avons pas besoin de décrire, sont fort peu usitées.

**Douche en cercles.** — C'est une douche générale fixe, dans laquelle l'eau, très divisée, vient percuter le patient en suivant une direction horizontale.

Elle est constituée par un tube vertical en cuivre communiquant avec le grand tuyau d'alimentation et muni, de chaque côté, de tubes circulaires horizontaux percés, du côté intérieur, de trous qui laissent échapper l'eau destinée à impressionner le patient.

A la partie supérieure et recourbée du tube vertical se trouve une pomme d'arrosoir percée de trous très fins, ajustée à un robinet qu'on peut ouvrir ou fermer à volonté, qui est tout à fait indépendant des tubes circulaires.

Les cercles qui composent cet appareil sont ordinairement au nombre de huit ou dix, placés sur des plans horizontaux parallèles et assez rapprochés les uns des autres pour ne laisser aucune partie de la surface cutanée à l'abri de l'eau ; il est indispensable que le diamètre de ces cercles diminue progressivement à mesure qu'ils se rapprochent du sol où repose le patient, afin que les parties inférieures du corps soient plus vivement percutées que les régions supérieures et deviennent, par le fait de cette disposition, le siège d'une réaction plus accusée. La face interne des cercles est légèrement plane et percée, dans toute son étendue, de trous, mesurant environ un millimètre de diamètre. Chaque cerceau est muni d'un robinet placé au point de communication avec le tube vertical par où l'eau doit arriver. Cette disposition rend tous les cercles indépendants de l'appareil en général et leur permet de fonctionner isolément, ce qui est parfois utile pour localiser la douche sur certains points. Quelques appareils présentent, à la partie interne du tube vertical, des fissures longitudinales étroites pouvant laisser échapper l'eau sous forme de lames, dont la percussion est réglée par des robinets spéciaux et qui sont généralement dirigées sur la colonne vertébrale. Les cerceaux ne décrivent pas une circonférence complète : ils sont ouverts à la partie antérieure pour permettre au malade de pénétrer dans l'espace vide qu'ils forment par leur disposition et leur superposition. Cependant, dans quelques appareils, les cercles sont complets ; la partie antérieure est mobile et se lie à la partie fixe par une articulation spéciale, qui permet d'ouvrir chaque cercle. Cette disposition, très incommode, faite pour que le corps soit mouillé complètement, n'est pas absolument nécessaire, puisqu'il est facile d'obtenir ce résultat en recommandant au malade de tourner doucement sur lui-même pendant l'application de la douche.

Certains bains de cercles présentent, sur leur côté interne, de courts tubes de cuivre auxquels sont adaptées des pommes d'arrosoir destinées à donner des douches locales et notamment des douches hépatiques et spléniques. Mais cette modification n'est utile que dans les appareils construits pour faire de l'hydrothérapie à domicile ; car, dans les établissements spéciaux, la douche mobile remplace avec avantage ces douches fixes, qui ne peuvent pas toujours être bien dirigées.

La douche en cercles est généralement entourée d'une cloison en bois ou en verre, fermée par une porte vitrée qui permet au médecin d'observer le malade ; elle repose sur des planches à claire-voie, destinées à faciliter l'écoulement rapide des eaux.

Quand on veut administrer cette douche, on fait placer le malade dans l'intérieur de l'appareil ; on ferme la porte vitrée et l'on ouvre un nombre de robinets correspondant à la taille du sujet. En même temps, on laisser couler, à moins de contre-indication, sur la tête du malade, à l'aide de la pomme d'arrosoir supérieure, une pluie très légère et l'on recommande au patient de tourner doucement sur lui-même, afin que toutes les parties du corps soient également mouillées.

La douche en cercles ne doit jamais être de longue durée ; elle produit presque toujours une impression assez pénible, que les malades très susceptibles ne peuvent pas supporter facilement. La perturbation qu'elle occasionne est considérable et le refroidissement est parfois si accentué que le malade, pour retrouver sa chaleur perdue, est obligé de lutter avec une grande énergie. Sans doute cette lutte, surtout quand elle se renouvelle tous les jours tend à aguerrir et fortifier celui qui la soutient ; mais certains malades ne peuvent pas supporter cette attaque et n'ont pas la force nécessaire pour réagir efficacement. Dans ce cas, il faut remplacer la douche en cercles après laquelle, nous le répétons, la réaction est lente et parfois difficile par la douche mobile qui, par ses divers modes d'application, peut, en toute sûreté, répondre à toutes les indications.

Telles sont les douches générales qui sont le plus ordinairement usitées dans les établissements hydrothérapiques ; il nous reste maintenant à étudier les douches locales. Cette étude se trouve dans un mémoire présenté au Congrès d'hydrologie, réuni à Paris en 1889 (1). Nous ne saurions mieux faire que de le reproduire ici.

**Des douches locales.** — Une douche locale est une douche dont on limite l'application à une région déterminée et restreinte du corps ; elle a son lieu d'élection sur la peau et sur les membranes muqueuses.

La douche locale exerce ordinairement son action sur la région qu'elle touche ; mais, parfois, ses effets dépassent le point d'application et se manifestent dans des organes plus ou moins éloignés, par l'intermédiaire d'actions nerveuses dont il est facile d'apprécier la nature.

La douche locale exerce donc une double action thérapeutique :

1° Une action directe, limitée au point d'application, action qui est due à la température de l'eau, à sa force de projection et à sa durée. C'est celle qu'on recherche quand on administre, par exemple, une douche vaginale, une douche oculaire, etc.

2° Une action indirecte, se joignant à la première et provoquant des actions réflexes dans des organes qui se trouvent en rapport avec le point frappé, comme cela arrive, par exemple, quand on donne une douche plantaire dans le but d'exciter les organes qui se trouvent dans le bassin.

Les douches locales, comme les douches générales, produisent donc des effets thérapeutiques variés, que nous énumérerons tout à l'heure, et qui dépendent de la température de l'eau employée, de la force de projection du jet d'eau, de sa durée d'application et enfin du lieu d'élection choisi pour localiser la douche.

Les douches locales peuvent être données avec de l'eau froide, de l'eau tiède, de l'eau chaude, de la vapeur chaude, de l'eau pulvérisée. On peut, en combinant l'eau chaude et l'eau froide, donner une douche écossaise et alternative.

D'une façon générale, on peut dire que la douche froide locale est excitante ; lorsqu'elle est de courte durée, en dehors des phénomènes superficiels qui apparaissent au lieu d'élection, tels que la soustraction du calorique, le spasme des vaisseaux et le relâchement réactionnel qui le suit, elle provoque des actions réflexes dans toutes les parties de l'organisme qui se trouvent en relations nerveuses avec la région impressionnée. Dans ce but, on l'emploie quand on veut réveiller la motilité et la sensibilité d'un

(1) Beni-Barde. Rapport sur *les douches locales en balnéothérapie*, Congrès d'hydrologie, 1889.

organe ou d'un système, mettre en jeu ses fonctions vitales ou thermogènes, y appeler de la chaleur ou lui en soustraire, faire naître dans les capillaires superficiels une congestion passagère aux dépens des capillaires viscéraux, faciliter la disparition de certains engorgements, provoquer enfin des effets excito-moteurs des plus manifestes.

Lorsque la douche locale est prolongée, comme cela a lieu, par exemple, dans la méthode de l'irrigation continue, elle produit des effets sédatifs et antiphlogistiques que tout le monde connaît et sur lesquels il est inutile d'insister.

La douche locale tiède, outre les effets détersifs qu'elle produit sur la peau ou sur les muqueuses, exerce une influence sédative très manifeste, surtout lorsque l'application est prolongée et que la percussion est légère. Elle amène presque toujours une détente nerveuse réelle et un apaisement très grand. Lorsqu'elle est animée d'une certaine force de projection, on peut provoquer certains actes réflexes qui, pour être moins énergiques que ceux obtenus avec l'eau froide, n'en sont pas moins appréciables, et peuvent être mis à contribution dans certains cas.

La douche locale chaude produit une rubéfaction, et, par conséquent, un état congestif de la surface atteinte. Cette congestion, plus durable et plus énergique que celle produite par l'eau froide, peut être utilisée quand on veut exercer une action révulsive sur certains organes internes trop congestionnés ou réveiller une circulation sanguine trop languissante, ou bien encore, apaiser des douleurs névralgiques et musculaires dans les régions faciles à atteindre.

Lorsque la douche chaude est administrée avec de l'eau à une température très élevée, et que la durée de la douche est très courte, on provoque un spasme vasculaire qu'il est facile de constater quand l'application a lieu sur la peau. Cette action excitante a été utilisée avec succès dans les engorgements congestifs et dans certaines hémorrhagies de l'utérus.

La douche écossaise, qui se compose d'une douche chaude plus ou moins prolongée suivie d'une douche froide très courte, produit des effets analogues à ceux de la douche chaude; mais leur intensité est beaucoup plus grande. Elle est très utile quand on veut faire de la révulsion ou de l'analgésie. On l'emploie surtout dans les névralgies, les douleurs musculaires, articulaires et les diverses manifestations de la goutte et du rhumatisme.

La douche alternative doit être appliquée de la façon suivante :

On dirige sur la région intéressée et pendant quelques secondes, un jet d'eau chaude qu'on remplace par un jet d'eau froide de courte durée ; on ramène de nouveau l'eau chaude à laquelle on fait succéder l'eau froide, et l'on recommence cinq ou six fois cette double opération.

Cette douche est aussi excitante que la douche froide ; elle est mieux supportée que cette dernière par les rhumatisants et les goutteux, et son action résolutive est souvent plus accentuée. Aussi l'emploie-t-on de préférence contre certains états congestifs, quelques épanchements, des hypertrophies et des exsudats de nature spéciale.

La douche de vapeur n'a que fort peu de force de projection et ne provoque qu'une légère congestion de la surface cutanée. Elle est plus facilement supportée par les malades que la percussion de l'eau chaude irrite ; son action thérapeutique est très appréciable dans les névralgies et dans les manifestations de l'arthritisme. Cette douche peut être substituée à la douche chaude locale dans un certain nombre de cas.

La douche filiforme locale a une action excitante et résolutive extrêmement prononcée. On peut la substituer à la douche froide ou à la douche écossaise. A l'aide de cette douche on pratique ce que de Laurès a justement appelé de l'aquapuncture.

La douche en pulvérisation produit sur les organes qu'elle atteint une excitation spéciale dont il est facile d'apprécier les effets thérapeutiques chez les malades qui fréquentent certaines stations thermales. Elle s'administre au moyen d'appareils fixes ou mobiles laissant échapper l'eau par des orifices capillaires. Cette douche ne peut marcher qu'avec une pression mécanique de plusieurs atmosphères.

Nous terminerons la nomenclature des diverses applications de l'eau sous toutes ses formes et à toutes les températures, en signalant l'emploi des sacs à glace, et notamment des sacs à glace de Chapman. Ces sacs agissent en même temps sur le point d'application et sur les divers organes qui sont en communication nerveuse avec ce point d'application.

Le sac à glace est formé d'un récipient cylindrique en caoutchouc que l'on remplit de glace et qui se ferme hermétiquement par une disposition spéciale. Ce sac se met en contact avec la peau et reste en place un temps qui varie entre cinq à vingt minutes suivant les effets que l'on veut produire. C'est principalement aux applications le long de l'axe vertébral qu'il est destiné, mais rien n'empêche de l'appliquer sur d'autres points.

Tels sont les éléments qui constituent les douches locales. D'après ce qui vient d'être dit, il est permis de formuler la proposition suivante : Si l'on veut produire un effet excitant, provoquer une action réflexe, réveiller l'activité d'un organe, il faut que l'application locale soit de courte durée. Si, au contraire, on veut modérer le fonctionnement d'un organe, apaiser la susceptibilité nerveuse, produire en un mot un effet sédatif, il faut que l'application soit prolongée. Pour atteindre ce double résultat, nous avons indiqué le rôle que joue la température de l'eau, sa force de projection ; nous n'y reviendrons pas.

Après ces considérations sur les douches locales, il nous reste à les énumérer et à indiquer sommairement leur emploi.

En pratique, les douches locales se divisent en deux classes, classes purement fictives et définies par l'habitude de l'appellation :

1° Les douches locales proprement dites, que l'on administre avec des appareils spéciaux, telles que la douche vaginale, ascendante, hémorrhoïdale, etc. ;

2° Les douches localisées que l'on applique avec les appareils hydrothérapiques ordinaires servant aux douches générales, et dont on limite l'application à certaines régions déterminées du corps ; telles sont les douches lombaires, les douches hépatiques, etc.

Les douches locales proprement dites agissent directement sur l'organe malade, qu'on ne peut généralement atteindre qu'à l'aide d'un instrument spécial et approprié. Toutefois, elles permettent, dans quelques circonstances, d'agir, par voie de continuité ou par action réflexe, sur des organes situés à une certaine distance du lieu d'élection. Ces effets sont surtout appréciables quand on emploie la douche ascendante, la douche utérine et la douche hémorrhoïdale.

Les douches localisées sont employées quand on veut agir à la fois sur la région intéressée et sur des organes éloignés de cette région.

## DOUCHES LOCALES.

**Douche oculaire.** — Elle se donne généralement tiède, à faible pression pour faire un lavage et déterger le pus dans certaines affections chroniques de l'œil et de ses annexes : dans les ophthalmies purulentes, dans les conjonctivites chroniques, dans les ulcères asthéniques de la cornée, dans certains iritis. Elle est administrée à l'aide d'un appareil spécial.

**Douche auriculaire.** — Elle ne se donne guère que comme lavage du conduit auditif externe et dans certaines affections de la membrane du tympan, ainsi que pour désobstruer le conduit lorsqu'il y a amas de cérumen ou un corps étranger.

**Douche nasale.** — Elle s'emploie contre certaines affections de la muqueuse de la cavité nasale, les inflammations de toute nature, les ulcérations, les granulations. Elle se fait, en général, avec de l'eau tiède ou avec de l'eau froide, employées avec une pression modérée, ou bien avec de l'eau vaporisée, comme cela se pratique avec succès aux thermes de Bagnères-de-Bigorre.

**Douche pharyngienne.** — Comme la douche nasale, elle se donne pour combattre certaines affections inflammatoires de la région pharyngienne ; elle s'emploie en outre, surtout froide, pour combattre certaines parésies du voile du palais et des piliers, comme celles, par exemple, qui succèdent aux angines spécifiques. C'est la douche la plus usitée quand on veut faire du humage, de l'inhalation et de la pulvérisation.

**Douche utérine.** — Elle consiste dans la projection d'un jet d'eau sur le col utérin. Elle doit être maniée avec une grande prudence. Elle s'emploie contre certains engorgements utérins, contre la métrite, lorsqu'il n'y a pas toutefois de poussées congestives actives. Froide, elle est utilisée pour provoquer les contractions utérines, dans les cas, par exemple, de molimen hémorrhagique et de rétention de caillots sanguins, ou lorsque la matrice est frappée d'inertie. Chaude, elle est utile dans les congestions et les hémorrhagies utérines.

**Douche vaginale.** — Elle s'emploie soit dans les affections vaginales proprement dites, soit dans certaines affections utérines qui n'exigent pas une action directe sur l'organe. C'est ainsi qu'on l'utilise contre le catarrhe utérin, la leucorrhée, certains déplacements.

La douche vaginale agit directement sur la muqueuse du vagin qu'elle lave et qu'elle stimule ; indirectement elle agit par action réflexe sur l'utérus et même sur la vessie.

Sous forme alternativement chaude et froide, la douche vaginale s'emploie pour combattre certaines anesthésies de la vulve et du clitoris liées à un épuisement des centres nerveux, ainsi que pour combattre l'hystéralgie.

La douche très chaude est aussi employée pour combattre certaines hémorrhagies utérines. Contre ces mêmes accidents, on emploie également la glace qu'on emprisonne dans un sac spécial analogue à celui de Chapman, et dont nous nous servons avec succès.

**Douche périnéale.** — La douche périnéale est utilisée, à cause de ses effets excitants et résolutifs, dans un grand nombre d'affections des voies urinaires.

Froide, on l'emploie contre certaines uréthrites chroniques non douloureuses, dans la phlegmasie chronique et l'hypertrophie de la prostate, dans la spermatorrhée avec atonie, dans l'impuissance et la frigidité.

Tempérée, on l'utilise, quand il y a hyperexcitabilité des organes, pour combattre le spasme de la névralgie du col et du corps de la vessie.

Alternative, elle sert à résoudre certains engorgements de la prostate.

Écossaise, elle s'emploie quand il y a des phénomènes douloureux, de nature névralgique ou même inflammatoire dans les régions de l'urèthre et du col vésical.

**Douche hémorrhoïdale.** — Froide, on l'emploie pour combattre les hémorrhagies provenant des hémorrhoïdes. Elle doit, dans ce cas, avoir une percussion légère et être d'une assez longue durée.

Courte, on l'emploie contre le relâchement des sphincters, contre le prolapsus rectal ; on l'emploie également pour stimuler la contractilité intestinale, dans certains cas d'atonie, et pour lutter contre la constipation et le météorisme qui en sont la conséquence. Elle est aussi fort utile pour combattre les symptômes douloureux provoqués par les hémorrhoïdes, certaines névralgies de l'anus et aussi pour calmer les douleurs causées par les fissures et les excoriations de la muqueuse rectale ; dans ce dernier cas, il est indispensable que l'eau soit tiède. La douche chaude sert à ramener les flux hémorrhoïdaux ; elle réussit également bien pour calmer le prurit anal. A cet effet, elle doit être administrée aussi chaude que possible. La douche de vapeur est souvent substituée à cette dernière pour combattre les accidents dont je viens de parler.

**Douche ascendante.** — D'une façon générale, la douche ascendante est administrée pour combattre la constipation due à l'atonie ou à la parésie intestinales. Dans ce but, elle peut être donnée avec de l'eau froide ou de l'eau tempérée, ou même de l'eau chaude.

La douche froide, en dehors des effets stimulants qu'elle exerce sur le tube intestinal, provoque des actions réflexes importantes sur beaucoup d'organes, et notamment sur l'estomac, le foie, les reins, le cerveau ; calmant les uns et excitant les autres suivant le mode d'application employé. Il faut ajouter que, parfois, elle produit des effets inhibitoires pouvant aller jusqu'à la syncope. C'est pour éviter ces accidents, toujours possibles chez les névropathes, que nous conseillons de tâter le terrain et de commencer avec de l'eau tempérée avant de recourir à l'eau froide.

Pour administrer cette douche dans les conditions les plus favorables, il faut un réservoir d'eau froide et un réservoir d'eau chaude, armés chacun d'un conduit aboutissant à un mélangeur, destiné à régler la température et se terminant par la canule traditionnelle.

Avec cet appareil, on peut administrer la douche ascendante à toutes les températures. Nous avons dit dans quels cas on emploie la douche froide. Nous ajouterons seulement qu'on a recours à la douche chaude contre la colique de plomb et contre certaines affections douloureuses de l'intestin et des organes qui l'avoisinent ; on a recours à la douche tiède surtout quand on veut combattre la contracture intestinale fonctionnelle.

**Bain de siège.** — Le bain de siège à eau dormante rentre dans la catégorie des bains partiels ; nous nous contenterons de le mentionner. Mais le bain de siège à eau courante, donné avec les appareils usités dans tous les établissements balnéaires, est bien, en réalité, une douche locale destinée à frapper le bassin dans toute son étendue. Nous devons dire que c'est dans cet appareil qu'on installe le plus souvent la douche vaginale, la douche périnéale et la douche hémorrhoïdale.

L'appareil est constitué par un vase à double fond, en zinc ou en cuivre, percé sur son enveloppe interne d'une ou plusieurs rangées de trous dont les axes convergent vers le centre du bassin. L'eau s'échappe en autant de jets qui frappent le malade dès qu'on ouvre le robinet d'arrivée des eaux. Ce robinet doit être armé d'un mélangeur pour l'eau chaude et l'eau froide. Un orifice pratiqué au fond du bassin donne issue au liquide qui se renouvelle incessamment. Pour obtenir un bain à eau dormante, on n'a qu'à fermer cet orifice. Des ajutages spéciaux sont destinés aux douches vaginales, périnéales et hémorrhoïdales.

Le bain de siège à eau courante est employé dans un grand nombre d'affections des voies génito-urinaires.

Le bain froid est employé dans la parésie des nerfs du plexus hypogastrique, dans la parésie vésicale et le catarrhe qui en est la conséquence, dans l'incontinence d'urine par parésie du col, dans la rétention par paralysie du corps de la vessie; dans l'uréthrite chronique, dans certaines phlegmasies non douloureuses de la prostate, dans la spermatorrhée atonique ; dans les engorgements utérins, dans le catarrhe de l'utérus et la leucorrhée quand il n'y a pas de phénomènes douloureux ou congestifs aigus, dans les déplacements utérins, pour stimuler la contractilité des éléments relâchés; dans l'aménorrhée et la dysménorrhée congestive, à la condition qu'il soit de très courte durée; dans l'anesthésie de la vulve et du clitoris, dans la pléthore et la vénosité abdominales, qui sont souvent compliquées d'hémorrhoïdes fluentes. On l'a aussi donné avec succès dans l'hypochondrie et la mélancolie avec excitation. Il agit dans ce cas par action réflexe sur le système nerveux central, et c'est probablement en agissant de la même façon que le bain de siège est fort utile dans certaines névralgies faciales.

Le *bain de siège tempéré* s'emploie contre la gêne et la douleur provoquées par les hémorrhoïdes; dans ce cas, on y adjoint, en général, la douche hémorrhoïdale, qu'on administre simultanément. Il sert à combattre aussi le spasme du col de la vessie et celui des sphincters anaux produits par une excitation du système cérébro-spinal; la névralgie et le spasme de l'urèthre, la névralgie de la vessie, l'hyperesthésie de cet organe, l'incontinence d'urine par spasme du corps de la vessie, la spermatorrhée avec excitation génésique, le priapisme, la névralgie du cordon et des testicules, l'engorgement et l'induration de ces organes, le prurit anal, la métrite chronique, la névralgie de l'utérus et de l'ovaire, l'hyperesthésie vulvaire et le vaginisme. Dans ces derniers cas, il est nécessaire de modifier l'application si on veut obtenir des effets plus sûrs. Voici en quoi consiste cette modification. On place la malade dans un bain de siège à eau courante tiède pendant environ cinq minutes ; à l'aide de robinets spéciaux, on fait arriver progressivement l'eau froide, dont l'application dure quelques secondes, et on ramène immédiatement la température initiale, qui a pour effet d'éteindre toute réaction et d'amener, par conséquent, une sédation très marquée.

Le *bain de siège écossais* est employé pour combattre les phénomènes douloureux qui siègent dans toute la région inférieure de l'abdomen ; on le donne aussi pour ramener des hémorrhoïdes supprimées, pour résoudre certains engorgements prostatiques douloureux, pour combattre la dysménorrhée congestive chez les chlorotiques qui ont des règles insuffisantes, pour combattre l'aménorrhée. Contre ces derniers phénomènes, la douche chaude ou la douche de vapeur localisée sur la partie antérieure et supérieure des cuisses lui est préférable. On s'en sert aussi pour obtenir une dérivation puissante, au même titre que les bains de pieds, dans certaines formes d'hyperhémie du cerveau, de la poitrine et du foie.

Le *bain de siège alternatif* est employé quand on veut produire une excitation résolutive très intense. C'est en agissant ainsi qu'il améliore la pléthore abdominale, les diverses hypertrophies qui frappent les organes contenus dans le bassin, ainsi que les engorgements de la matrice et de ses annexes.

**Bains de pieds.** — Le bain de pieds, à eau courante, a une action beaucoup plus énergique que le bain à eau dormante. Le bain chaud, surtout quand il est suivi d'une application froide très courte, sert à combattre avantageusement les tendances congestives des organes situés dans la partie supérieure du corps. Il est utile aux personnes qui ont la circulation cérébrale et pulmonaire trop laborieuses, aux femmes atteintes d'aménorrhée ou de dysménorrhée, aux chlorotiques qui ont des règles insuffisantes. On l'emploie avec assez de succès pour activer la circulation dans les membres inférieurs chez les gens qui ont une insuffisance de calorification et qui ont toujours les pieds froids. Ce résultat peut, il est vrai, être obtenu par le bain de pieds froid, court et suivi de frictions énergiques. On s'en sert aussi pour combattre les douleurs qui accompagnent la névralgie plantaire. Dans ce cas, l'eau doit être tolérée aussi chaude que possible.

Le bain de pieds alternatif n'est guère utilisé que contre l'anesthésie plantaire, et pour combattre les engorgements locaux qui surviennent à la suite de contusions et d'arthrites rhumatismales ou goutteuses. Le bain de pieds froid prolongé est très utilisé quand on veut obtenir une action sédative et résolutive, comme cela est nécessaire pour traiter une entorse, une contusion, une névralgie ou certaine hyperesthésie siégeant dans les pieds.

**Douche plantaire.** — Le bain de pieds froid provoque une excitation sur le point d'application et détermine, quand il est de courte durée, des actions réflexes manifestes, surtout dans les organes abdominaux. Pour le rendre très efficace, il faut qu'il soit administré à l'aide d'un appareil spécial, sous forme de douche dirigée sur la plante des pieds.

Cet appareil se compose d'une cuvette à forme allongée dans laquelle se trouvent deux semelles en cuivre inclinées à 45°, percées de trous assez nombreux par lesquels s'échappe l'eau destinée à frapper la plante des pieds. C'est sur cette région que l'eau doit être dirigée, si on veut produire l'impression qui, après une série d'actions réflexes, provoque des contractions lointaines dont l'effet physiologique et thérapeutique est facile à constater.

Nous insisterons sur les effets de ce procédé qui nous a servi à bien étudier l'une des questions doctrinales les plus importantes de la science hydrologique, en même temps qu'il nous a fourni, sur le terrain de la clinique, des résultats pratiques utiles que nous avons déjà eu l'occasion de signaler (1).

On l'emploie avec succès contre les hémorrhagies utérines, même quand elles sont d'origine organique, contre l'hématurie, contre l'atonie vésicale et l'incontinence d'urine par paralysie du col, contre la constipation, contre certaines rétentions urinaires, contre quelques formes de la spermatorrhée et la plupart des manifestations génito-urinaires de la neurasthénie.

## DOUCHES LOCALISÉES.

Il nous reste maintenant à passer en revue les principales douches localisées. Il est bien évident que l'on peut localiser la douche sur tous les points de la surface cutanée, ce que l'on fait, par exemple, lorsque l'on veut remédier à une névralgie ou à une douleur quelconque. C'est ainsi que l'on peut localiser la douche sur un trajet nerveux, comme dans la sciatique, la névralgie intercostale, etc., sur une articulation atteinte d'arthrite ou d'engorgement, ou bien encore sur un groupe musculaire douloureux ou paresseux. Les douches localisées, dans ces cas, sont données chaudes ou froides, alternatives ou écossaises, en jets filiformes ou avec de la vapeur, suivant les indications. Nous ne saurions les

(1) Voir page 35.

décrire toutes ici, nous parlerons seulement des principales; elles sont soumises à des règles d'application commandées par les effets thérapeutiques que l'on en attend et, comme nous l'avons déjà dit, administrées avec les appareils qui servent pour les douches générales.

**Douches sur la tête.** — Sur la tête, la douche ne se donne que froide ou tiède. Froide, elle est très excitante et on l'emploie contre la mélancolie, contre l'anémie cérébrale. Tiède, on s'en sert dans l'excitation cérébrale, l'insomnie de certains névropathes. En général, on doit administrer la douche sur la tête avec beaucoup de ménagements et de tâtonnements.

**Douche cervicale.** — Sur la partie antérieure du cou, la douche a été employée contre certains accidents laryngés, comme l'aphonie nerveuse, ou pour stimuler la contractilité des cordes vocales.

**Douche sur la nuque.** — Sur la nuque on l'emploie pour stimuler les centres respiratoires; mais il faut songer que l'on peut, en la douchant directement, produire la suffocation et même l'arrêt du cœur chez les individus prédisposés. On ne saurait donc l'employer qu'avec circonspection, et après s'être assuré que le patient peut la supporter sans inconvénient et sans danger.

**Douche sur les épaules.** — A part les cas où la douche est donnée pour agir directement sur les articulations, comme dans le cas de douleurs articulaires, où à titre de révulsif comme dans la névralgie cervico-brachiale, on emploie souvent la douche froide sur les épaules pour agir, par action réflexe, sur l'utérus dans les cas de ménorrhagie et de métrorrhagie, dans la chlorose avec règles trop abondantes, et même pour combattre les pertes hémorrhoïdales. Dans ces cas la douche doit être froide et très courte.

**Douche thoracique.** — Donnée sur le thorax, la douche agit sur les organes de la respiration et sur le cœur. Appliquée sur la région antérieure du cou et de la poitrine, elle s'emploie pour combattre l'aphonie nerveuse; dirigée avec précaution sur la région cardiaque, elle calme les palpitations et certaines congestions du cœur; appliquée sur la paroi postérieure du thorax, elle est utilisée contre l'asthme nerveux. En principe, dans ces deux cas, la douche doit être froide, cependant il est nécessaire de tenir compte des susceptibilités individuelles.

Contre les névralgies intercostales, la pleurodynie, la névralgie du plexus brachial, la douche écossaise est le plus souvent employée avec succès.

**Douche sur la colonne vertébrale.** — Quand on douche la colonne vertébrale, il est bon de ne pas employer trop de percussion; aussi se sert-on le plus souvent du col de cygne, qui a cet avantage, tout en projetant une assez grande quantité d'eau, de ne pas ébranler, par la percussion, les points sur lesquels on la dirige. On se sert aussi de la douche en arrosoir, dont on diminue la force de projection à l'aide de robinets spéciaux. Néanmoins, quelquefois une certaine percussion est nécessaire et, dans ce cas, on a recours à la douche mobile, soit en jet brisé, soit en pomme d'arrosoir.

Froide, la douche sur la colonne vertébrale s'emploie dans l'épuisement et l'anémie médullaires des névropathes, l'ataxie fonctionnelle, la diminution et la sécrétion rénale, l'atonie vésicale, l'incontinence d'urine, la rétention par parésie du corps de la vessie. Elle s'emploie aussi pour combattre certains vomissements nerveux, dans la mélancolie, en un mot lorsqu'on veut provoquer une excitation dans l'axe cérébro-spinal.

La douche tiède, au contraire, s'emploie lorsqu'on veut calmer l'excitabilité maladive du cordon spinal, dans l'hypochondrie avec excitation, contre l'irritabilité médullaire des névropathes et des hystériques, l'irritation spinale, l'hyperhémie médullaire, la spermatorrhée par hyperexcitabilité des centres nerveux, le spasme du col de la vessie de cause spinale, et dans certaines congestions splanchniques par excitation nerveuse.

Dans certaines affections douloureuses, comme la rachialgie, on se trouve bien des douches écossaises, de la douche filiforme et de la douche de vapeur sur la colonne vertébrale; on les emploie également dans la gastralgie, combinée avec la douche sur l'épigastre.

**Douche lombaire.** — Sur la région lombaire, la douche froide est employée quand le molimen hémorrhagique utérin semble arrêté par le spasme des vaisseaux, dans la parésie du plexus hypogastrique, la constipation, l'atonie vésicale, l'incontinence d'urine, la rétention par parésie du corps de la vessie, dans l'aménorrhée, la dysménorrhée congestive, la congestion du rein, contre le tour de reins et la rupture musculaire douloureuse. Dans tous ces cas la douche doit être courte et énergique.

La douche écossaise, outre les cas de lumbago où son efficacité est souveraine, se donne dans la congestion du rein quand la douche froide est mal supportée, dans la rétention d'urine par spasme du col de la vessie, dans la dysménorrhée accompagnée de névralgie lombo-sacrée, dans l'hystéralgie, la névralgie de l'ovaire, le vaginisme, la gravelle et l'albuminurie par congestion rénale.

**Douche sternale.** — En frappant le sternum, on peut agir sur le rein et stimuler la sécrétion rénale, provoquer le spasme des vaisseaux et combattre les congestions de l'organe qui se rencontrent chez les alcooliques, les paludéens, dans la gravelle et le diabète. Dans ce cas, la douche doit être froide, assez prolongée et percutante sur la partie inférieure du sternum. Quand il y a contre-indication à l'usage de la douche froide, comme chez certains albuminuriques, celle-ci devra être remplacée par la douche écossaise.

**Douche épigastrique.** — C'est pour combattre certaines affections de l'estomac que la douche épigastrique est employée. Contre la dyspepsie avec atonie stomacale, contre la dilatation de l'estomac, la flatulence, c'est à la douche froide qu'il faut avoir recours.

La douche écossaise s'emploie quand on a affaire à une dyspepsie liée à une affection diathésique, rhumatismale ou goutteuse, pour remédier à des défauts de calorification, pour combattre les phénomènes douloureux de la gastralgie. Dans ce cas, la douche doit être très prolongée, très chaude, et l'application froide doit être très courte.

**Douche hépatique.** — La douche sur la région hépatique se donnant dans le cas de maladie du foie, et cet organe assez sensible ne se trouvant séparé de la peau que par un espace très restreint, il faut toujours avoir soin de ne pas donner à la douche une trop forte percussion.

Lorsqu'il s'agit de décongestionner l'organe, comme dans l'hyperhémie des pays chauds due à l'intoxication paludéenne, c'est en général à la douche froide, extrêmement courte, que l'on doit avoir recours. Cette douche doit être suivie immédiatement d'une douche générale pour éviter une réaction trop violente dans l'organe malade. La douche hépatique détermine le spasme des vaisseaux du foie, et c'est pour éviter le retour trop brusque du sang dans ces vaisseaux qu'on cherche à le dériver, par une douche générale, sur toute la surface cutanée.

La douche froide n'est pas la seule employée sur la région du foie. Dans certaines hyperplasies de l'organe on se trouvera bien de la douche alternative.

La douche tiède sera employée lorsque l'eau froide ne pourra être supportée, ou encore lorsqu'on supposera une surexcitation anormale dans l'innervation du foie.

La douche écossaise sera appliquée contre les phénomènes douloureux, ou, à titre d'agent révulsif, contre certaines congestions comme celles des alcooliques.

**Douche splénique.** — Ce qui vient d'être dit de la douche hépatique, en tant que mode d'application, peut être appliqué à la douche splénique. Les mêmes dispositions subsistent et nécessitent les mêmes précautions.

Contre la congestion de la rate, l'hypertrophie de cet organe d'origine infectieuse et en particulier palustre, la douche froide courte est la plus employée. On l'utilise aussi au début de la leucocythémie, pour stimuler les fonctions de l'organe.

La douche écossaise est utile pour combattre les hypermégalies avec phénomènes douloureux, dans la congestion des alcooliques ou quand l'hypertrophie est liée à un état diathésique.

La douche alternative sert à résoudre les engorgements anciens rebelles et non douloureux.

**Douche abdominale.** — La douche froide sur la paroi abdominale s'emploie contre le météorisme, l'atonie intestinale, le catarrhe chronique.

Lorsque celui-ci est lié à une diathèse et que le refroidissement est à craindre, on emploie la douche écossaise. Celle-ci est employée aussi généralement avec succès dans l'entéralgie, liée ou non à une intoxication, comme la colique de plomb.

**Douche hypogastrique.** — La douche froide s'emploie pour produire des effets excitants, par exemple, dans la parésie du plexus hypogastrique vésical, dans l'hématurie non due à une altération organique, comme chez les nerveux ou les épuisés. On l'emploie dans l'atonie vésicale, la parésie de cet organe et les accidents qui l'accompagnent, dans certaines métrites et déplacements utérins.

La douche écossaise s'emploie pour combattre la diarrhée des dyspeptiques et celle qui accompagne certaines intoxications, les affections douloureuses et spasmodiques du col et du corps de la vessie, dans les névralgies des organes divers contenus dans le petit bassin quand on n'a pas à craindre les congestions de ces organes. La douche tiède s'emploie, au contraire, dans les cas où il y a des poussées congestives, pour calmer l'excitabilité des organes qui sont le siège de douleurs ou de spasmes.

**Douche sur les pieds.** — En général, on termine toutes les douches générales en dirigeant le jet sur les pieds que l'on percute assez fortement afin de provoquer dans cette région une action excitante plus puissante que celle qu'on produit dans la partie supérieure du corps. Quelquefois, au lieu d'être la dernière partie de l'application hydrothérapique, on l'administre seule, chez les malades trop susceptibles et chez ceux qui présentent du côté de la tête et de la poitrine des troubles qui réclament une action dérivatrice provoquée dans une région éloignée.

Elle est utile contre les hyperhémies cérébrales, les spasmes et la tendance aux congestions pulmonaires.

On l'administre presque toujours à l'aide de l'appareil qui sert à appliquer la douche en jet brisé.

Telle est l'énumération des principales douches locales ou localisées, employées en balnéothérapie.

## AGENTS ACCESSOIRES DE LA MÉTHODE HYDROTHÉRAPIQUE.

**De l'eau en boisson.** — La vie ne peut s'accomplir que dans un milieu intérieur liquide. Or nous savons que l'eau entre, pour une grande partie, dans la constitution de nos tissus et donne à nos organes des propriétés spéciales qui en facilitent le fonctionnement. Son usage est donc indispensable.

L'eau froide, introduite dans l'économie, produit d'abord une soustraction de calorique qui a pour conséquence de déterminer une excitation du système nerveux répandu dans la muqueuse digestive ; cette excitation peut s'étendre à toutes les branches nerveuses qui ont avec lui des relations. Elle exerce une influence incontestable sur les fonctions du foie, des intestins, de la rate, des reins et des organes situés dans l'abdomen. Elle modifie la composition du sang, active le mouvement des éléments organiques, agit directement sur les sécrétions, entraînant au dehors avec elle les liquides et les solides qui ne doivent plus séjourner dans l'organisme, active enfin ce qu'on appelle aujourd'hui l'échange de matières et contribue à développer en nous le besoin de remplacer les parties éliminées par l'introduction de nouvelles substances.

La variété de ces effets physiologiques permet d'utiliser l'eau prise en boisson chez les malades soumis au traitement hydrothérapique, lequel exerce, comme on le sait, une influence incontestable sur les fonctions rénales et sur les fonctions de la peau.

Si l'on fait boire de l'eau à hautes doses pendant le travail de la digestion ou pendant que le malade est en repos, on peut provoquer des malaises ou des accidents ; mais si l'on ordonne au malade de boire pendant qu'il se promène, et surtout pendant qu'il se livre à l'exercice recommandé après la douche, tous les effets salutaires de l'eau en boisson se manifestent, et le malade ne tarde pas à en bénéficier. On ne doit pas soumettre indistinctement tous les malades à l'usage immodéré de l'eau à l'intérieur. Ainsi les personnes anémiques, ou celles qui sont atteintes d'une dilatation maladive de l'estomac, ne peuvent pas toujours supporter cette boisson à hautes doses, et il vaut mieux les engager à se tenir dans des limites restreintes. Prise d'une façon modérée, elle stimule d'une manière inoffensive toutes les fonctions engourdies et contribue à la restauration de l'organisme, sans provoquer ces désordres que détermine souvent l'ingestion des liquides excitants. Chez les goutteux, chez les graveleux, chez tous ceux enfin qui ont un sang riche et plastique, l'eau peut être prise à haute dose impunément. Il importe seulement que son introduction dans l'organisme soit suivie d'un exercice qui a pour effet de répandre son action dans tous les appareils de l'économie.

D'après ce qui précède, il est aisé de voir que nous attribuons à l'eau prise en boisson un certain rôle dans le traitement hydrothérapique. Tout en blâmant les exagérations de Priessnitz et de Pomme, nous pensons que l'eau, prise à l'intérieur, est très utile dans certaines maladies du tube digestif et de ses annexes, dans certaines affections diathésiques contre lesquelles les dissolvants et les dépuratifs sont indiqués, dans les manifestations douloureuses des névroses et des rhumatismes, et dans tous les états morbides qui sont caractérisés par des troubles de sécrétion.

**Alimentation et exercice.** — Tandis que l'exercice a pour effet, en favorisant les mouvements de désassimilation, d'éliminer les éléments organiques inutiles, l'alimentation, en faisant pénétrer dans le corps des éléments nouveaux, a pour but de réparer les pertes que le fonctionnement des organes fait subir à l'économie. L'alimentation et l'exercice sont donc les facteurs principaux d'une nutrition normale et bien équilibrée. Ils doivent nécessairement jouer un rôle important dans la médication hydrothérapique dont le but final est de rétablir l'harmonie entre les fonctions d'assimilation et de désassimilation.

**Du régime alimentaire.** — Sous l'influence du traitement hydrothérapique, toutes les fonctions de l'organisme sont stimulées; la faim et la soif augmentent, l'absorption est plus rapide et la nutrition plus accentuée. Celui qui est soumis à cette méthode thérapeutique transpire d'avantage, exhale une grande quantité d'acide carbonique et expulse en abondance l'urée et les autres matières excrémentitielles contenues dans le corps. Il faut donc, pour maintenir l'équilibre organique, que cette perte soit réparée, et que la décomposition qui s'opère à chaque instant dans les tissus et dans le sang soit remplacée par l'ingestion de substances nouvelles, qui, en passant par des transformations successives, viennent constituer des éléments nouveaux.

La source de cet échange se trouve dans l'air que nous respirons et dans la nourriture que nous prenons. Il peut arriver que les fonctions de sanguification et de désassimilation soient lentes, alors la réparation ne se fait pas assez vite, et, comme la dépense continue, les tissus et le sang subissent bientôt une altération. C'est dans ce cas que l'hydrothérapie est éminemment utile, à la condition toutefois que le malade soit soutenu par un régime alimentaire convenable.

Quelques médecins, fidèles à l'ancienne pratique de Priessnitz, pensent que, pendant la cure hydrothérapique, les malades doivent s'imposer une grande frugalité. Que cette prescription sévère soit faite aux personnes dont le sang présente tous les attributs de la richesse, à la rigueur nous le comprenons. Mais nous ne pouvons admettre que les malades qui viennent demander à l'hydrothérapie une action reconstituante soient condamnés à une alimentation peu réparatrice.

Sans doute, il faut surveiller le régime des goutteux, des rhumatisants, des graveleux et de tous ceux qui sont atteints d'une altération quelconque des voies digestives ou qu'un appétit vorace pousse à commettre des excès alimentaires; mais généralement une nourriture variée, substantielle et de digestion facile, doit être conseillée aux malades qui font le traitement hydrothérapique. Il faut, quand on veut éviter toute excitation, donner des aliments préparés sans trop d'artifices et proscrire les liqueurs, le café, le thé et le vin pur. Le vin pur, à doses modérées, peut être conseillé dans quelques affections de nature cachectique et dans les convalescences de maladies graves; mais il doit être interdit dans la plupart des maladies du tube digestif, dans presque toutes les névroses, et dans les diverses manifestations de l'arthritisme. Le vin n'est pas un tonique proprement dit, c'est un excitant ; nous en dirons autant du café, du thé et des liqueurs spiritueuses. Depuis quelque temps on remplace le vin rouge par le vin blanc, qui convient mieux aux personnes dont la digestion est difficile et qui ont besoin d'activer leurs sécrétions. Quand il n'est pas trop alcoolisé, il peut rendre des services, même aux gens nerveux qui pourront en boire une fois par jour, le matin et coupé d'eau. Les boissons généreuses peuvent convenir aux vieillards ; elles sont inutiles pour les adolescents et surtout pour les femmes, dont l'impressionnabilité a toujours besoin d'être apaisée. En somme, le régime doit toujours être adapté à la constitution du sujet et à la nature de son mal ; mais il est bon de rappeler que l'alimentation la plus réparatrice se compose de pain, de lait, d'œufs, de viande, de légumes et d'eau.

**Exercice musculaire.** — Un exercice opportun et convenable facilite les métamorphoses nutritives et contribue à maintenir en équilibre les transmutations qui s'opèrent dans le système musculaire. Il active la combustion du carbone, augmente les oxydations et développe le calorique.

L'exercice exagéré amène toujours la fatigue et peut être nuisible à la santé. Les fonctions de l'innervation et de la circulation en ressentent longtemps la funeste influence ; et, bien que le système musculaire ait la propriété de se réparer assez rapidement, l'organisme éprouve une déperdition qui l'expose à un grand nombre de maladies. D'un autre côté, le défaut d'exercice a sur la nutrition, sur les sécrétions, sur le système musculaire, sur toutes les fonctions en général, une influence non moins marquée et non moins funeste. Il est donc nécessaire de lutter à la fois contre l'excès et le défaut d'exercice ; cette nécessité est encore plus grande chez les personnes qui suivent le traitement hydrothérapique.

Nous avons dit déjà que, pour favoriser les effets excitants de l'hydrothérapie, le malade devait se préparer à l'action de l'eau froide par un exercice convenable, et notamment par la marche. Si cet exercice est trop prolongé, le sujet arrive à la salle de douche épuisé par la fatigue, il ne peut supporter facilement une application excitante ; la réaction est alors, la plupart du temps, incomplète, et le malade se trouve, par ce fait, exposé à de nombreux accidents. Comme, d'autre part, la marche est utile après la douche, il faut que le sujet réserve ses forces afin de pouvoir exécuter à ce moment, sans fatigue, ce dernier exercice essentiellement favorable.

On peut généralement empêcher l'exagération des exercices corporels; mais, en revanche, il n'est pas toujours facile de lutter contre l'apathie et l'indolence des personnes qui ont pour tous les mouvements une répugnance marquée. Le médecin doit vaincre toutes ces résistances, imposer l'exercice, en l'appropriant à l'âge, au sexe, aux moyens, au tempérament ou à la maladie de la personne intéressée.

Dans cette voie, la danse, l'escrime, le jeu de paume, la gymnastique peuvent quelquefois rendre de réels services; mais ces mouvements, qui sont souvent très violents, ne conviennent qu'aux jeunes gens et peuvent être nuisibles aux personnes d'un certain âge. Pour ces motifs nous préférons la marche, la promenade en plein air, qui active le fonctionnement de l'organisme dans une juste mesure, et qui a, en même temps, l'avantage de pouvoir procurer aux malades d'agréables et paisibles distractions.

Tous les malades ne peuvent pas se livrer aux jeux et aux exercices dont nous venons de parler. Ainsi ceux qui sont atteints de paralysie, de rhumatismes douloureux, d'engorgements articulaires, de déplacements d'organes, etc., sont incapables d'exécuter les mouvements actifs qui secondent si bien l'action de l'hydrothérapie. Il faut employer chez eux des frictions générales, le massage, l'exécution raisonnée de certains mouvements passifs, en un mot tous les moyens propres à développer des effets équivalents à ceux que produit l'exercice musculaire; et lorsque ces adjuvants si précieux ne peuvent pas être utilisés, il faut recourir aux diverses applications du calorique qui permettent aux médecin d'intervenir sans avoir besoin du concours actif des malades.

**Établissements hydrothérapiques.** — La méthode hydrothérapique ne peut être sérieusement appliquée que dans un établissement spécial où se trouvent réunis tous les moyens qui, peuvent concourir à la guérison des malades.

Les établissements hydrothérapiques doivent posséder les divers appareils dont nous avons parlé, avoir des réservoirs alimentés par l'eau froide et l'eau chaude, des salles de sudation, de massage, de gymnastique convenablement installées et offrir tous les éléments qui peuvent concourir sérieusement à atteindre le but thérapeutique que l'on poursuit. Un médecin doit être à la tête de ces établissements; seul, il peut diriger le traitement hydrothérapique conseillé et trouver, au moment même où le malade arrive devant lui, l'application qui répond le mieux aux exigences de l'heure présente. Qui, mieux que lui, peut guider ces malades timorés et rebelles que les parents et les amis agitent sans cesse en les entourant d'une sollicitude imprévoyante et démesurée? Cette observation, dont tous nos confrères connaissent l'importance et la justesse, est applicable à beaucoup de malades; elle l'est spécialement aux névropathes, qui sont très nombreux dans les établissements hydrothérapiques.

Il faut qu'en dehors des applications hydrothérapiques, qu'il doit diriger personnellement, le médecin surveille ces malades, toujours difficiles, avec la plus grande attention, qu'il étudie avec soin l'évolution de leur maladie, qu'il en recherche avec perspicacité les causes probables et qu'il leur indique finalement la voie qui doit les conduire à la guérison. Aux névropathes qui ne veulent pas accorder à l'hydrothérapie une action curative, sous le fallacieux prétexte qu'ils doivent leur misère à une influence morale intangible, il faut démontrer que l'hydrothérapie, en restaurant l'état matériel du système nerveux, donne au médecin la possibilité de modifier les troubles psychiques. A ceux qui, pour ne pas se soumettre aux obligations quotidiennes qu'impose la cure hydrothérapique, ne veulent pas reconnaître son importance, il faut donner les preuves de son utilité, en leur laissant entrevoir que la persévérance, l'énergie et le courage sont les meilleurs auxiliaires d'un traitement bien prescrit. A ceux qui, par occasion ou par nature, se complaisent à protester contre le traitement ordonné et lui adressent parfois des critiques acerbes, il faut opposer une patience qui émousse leurs attaques et s'efforcer de leur inspirer une foi qu'ils n'ont pas. En dehors de ces groupes, les névropathes qu'une volonté défaillante rend apathiques ou indécis, ceux que la persécution effleure en jetant dans leur esprit un soupçon mal défini; ceux qui, envahis par le doute ou par le scrupule, ne savent jamais prendre un parti; ceux qu'une imagination trop vive exalte outre mesure; ceux que la mélancolie et l'hypochondrie condamnent à la peur, à l'obsession ou à la tristesse, tous ces névropathes doivent faire un traitement hydrothérapique sérieux et dirigé par un médecin qui puisse à la fois fortifier le corps et apaiser l'esprit. Mais, nous dira-t-on, ce n'est plus un médecin qu'il faut, c'est un moraliste. Nous ne le nions pas; et nous croyons que le directeur d'un établissement hydrothérapique doit être l'un et l'autre.

**Hydrothérapie à domicile.** — Il arrive parfois que les malades ne peuvent pas suivre une cure hydrothérapique dans un établissement spécial. C'est ainsi que ceux d'entre eux qui sont atteints d'une affection aiguë, ceux qui sont retenus chez eux par des devoirs professionnels impérieux ou des exigences sociales trop grandes peuvent faire de l'hydrothérapie à domicile quand ce traitement est nécessaire. Sans doute, il n'est pas toujours appliqué dans des conditions très avantageuses et l'on est le plus souvent obligé de manœuvrer dans un cercle restreint; mais il peut rendre de réels services et, dans certaines circonstances, nous n'hésitons pas à le conseiller

Ces réserves faites, voyons comment on peut appliquer la méthode hydrothérapique à domicile.

Il est toujours facile de recourir au *tub*, de pratiquer des ablutions ou des lotions avec une éponge, d'appliquer des compresses ou des ceintures humides, de faire de l'irrigation continue, d'utiliser la glace quand son emploi est nécessaire, de faire des injections à toutes les températures. On peut aussi faire des affusions; on a construit à cet effet des baquets et des seaux en caoutchouc qui sont extrêmement commodes. Les frictions avec le drap mouillé peuvent être pratiquées en tout lieu. Nous les conseillons souvent aux malades qui sont forcés d'interrompre un traitement commencé dans un établissement; ils peuvent ainsi perpétuer, dans une certaine mesure, l'action de l'hydrothérapie. Les immersions dans une grande baignoire peuvent être ordonnées; elles sont susceptibles de produire quelques-uns des effets des immersions dans une piscine. On peut toujours prendre à domicile un demi-bain, un bain de siège et un bain de pieds à eau dormante.

Parmi les applications du calorique, nous citerons les maillots secs ou humides, généraux ou partiels, l'étuve à la lampe, le bain de vapeur à générateur mobile, etc.

Les modificateurs hydrothérapiques dans lesquels l'eau doit être animée d'une certaine force de percussion, comme c'est le cas dans les douches, le bain de cercles, les bains de siège et les bains de pieds à eau courante, ne sont pas faciles à établir dans les maisons particulières. Néanmoins on peut tenter de le faire quand la pression des eaux municipales est suffisante, ou quand il est possible d'installer un réservoir à une certaine hauteur. A défaut de ces conditions, on peut avoir recours à certains appareils munis d'une pompe à air capable de donner de la pression à l'eau. On suivra, bien entendu, pour l'application de ces divers procédés, les indications que nous avons données en parlant des divers modes d'application du calorique et du froid.

# CHAPITRE III

## EFFETS THÉRAPEUTIQUES PRODUITS PAR L'HYDROTHÉRAPIE.

Tous les médecins reconnaissent aujourd'hui la puissance curative de l'hydrothérapie qui, suivant le procédé mis en usage, peut produire l'excitation la plus vive ou la sédation la plus prononcée, en parcourant avec succès toutes les notes du vaste clavier thérapeutique qui se trouve entre ces deux extrêmes.

Dans quelques circonstances, une seule application suffit pour produire l'effet que l'on recherche, comme c'est le cas, par exemple, pour certaines névralgies ou certains lumbagos, qu'on peut guérir par une simple douche écossaise. Dans d'autres circonstances, l'effet curatif n'apparaît qu'à la longue, après une série non interrompue d'applications qui sont parfois assez compliquées. C'est ce qui arrive quand il s'agit de combattre les engorgements chroniques de certains organes, par exemple, ou bien quand il faut reconstituer les anémiques ou les neurasthéniques.

En nous laissant guider par les considérations qui précèdent, nous pouvons, d'ores et déjà, diviser les effets thérapeutiques de l'hydrothérapie en deux grandes catégories : 1° les effets primitifs ; 2° les effets consécutifs ou à longue échéance.

Dans la première catégorie nous trouvons les effets qui peuvent être produits après un nombre restreint d'applications, et quelquefois même après une seule séance hydrothérapique. Les effets antiphlogistiques qu'on obtient à l'aide de compresses froides souvent renouvelées, ou par l'irrigation continue dans les inflammations traumatiques sont de ce nombre. Nous pouvons placer également dans ce groupe les effets complexes, à la fois sédatifs et excitants, qu'on détermine presque instantanément chez les malades atteints d'une inflammation d'origine interne, compliquée de fièvre et de surélévation de la chaleur animale, lorsqu'on les traite par les immersions ou les affusions froides. Il n'existe pas de médecin qui n'ait vu, au moins une fois, l'action presque immédiate que produit l'application de ces procédés sur l'inflammation intérieure, l'accélération du pouls, l'élévation de la chaleur animale et sur la perturbation du système nerveux qui en est la conséquence. Nous citerons aussi l'action sédative que produisent, chez les personnes accidentellement surexcitées, certains modes d'application d'eau froide ou d'eau tempérée, ainsi que l'action rapide qu'exerce la douche sur certaines névralgies d'origine récente en produisant une analgésie ou une révulsion immédiate.

Les effets excitants de l'hydrothérapie, aussi variés que puissants, peuvent se manifester assez promptement, quand on a, par exemple, à combattre un surmenage d'origine récente, un affaiblissement accidentel, ou bien encore une parésie nerveuse ou musculaire qui ne dépend pas d'une affection générale de l'organisme. Nous mentionnerons aussi cette action excito-motrice spéciale qui a son point de départ dans l'impression produite par l'eau froide appliquée sur une région limitée de la surface cutanée, et, qui, après avoir atteint les centres nerveux correspondants, vient se manifester dans les organes qui en dépendent, par une excitation des fibres contractiles pouvant faire disparaître instantanément l'accident qui a motivé l'intervention de l'hydrothérapie. Dans cet ordre d'idées la guérison de certaines ménorrhagies, obtenue par l'application d'un bain de pieds froid à eau courante dont les jets sont principalement dirigés sur la face plantaire, prouve avec quelle rapidité l'hydrothérapie peut favoriser le développement de certains effets excito-moteurs. Enfin nous pouvons, pour terminer cette énumération des effets excitants à manifestation presque instantanée, mentionner la sudation que peut provoquer plus ou moins promptement une seule application de la plupart des procédés sudorifiques.

Tels sont les effets primitifs ou plutôt immédiats que produisent quelques-uns des modificateurs employés dans la méthode hydrothérapique; grâce à eux, on peut déterminer une action thérapeutique salutaire et définitive dans un court espace de temps; mais souvent elle n'est obtenue qu'à la faveur d'un traitement prolongé, après une série longue et non interrompue d'applications régulières combinées habilement et appliquées judicieusement.

Dans cet ordre d'idées, nous citerons, parmi les effets *consécutifs* ou *à longue échéance*, les effets *toniques* et *reconstituants* qui donnent à l'hydrothérapie une puissance curative incomparable dans la plupart des maladies chroniques. C'est aux applications froides de courte durée et principalement à la douche qu'il faut recourir pour les produire; néanmoins, il est quelquefois utile de faire intervenir le calorique, sous les diverses formes usitées dans la cure hydrothérapique, afin d'adapter convenablement le traitement à la nature de la maladie et surtout à la susceptibilité du malade. Si on ne prend pas ces précautions, on risque de transformer la susceptibilité du patient en une intolérance invincible, et, ce qui est plus grave, compromettre sa guérison.

Cette action tonique ou reconstituante de l'hydrothérapie, qu'elle doit à ses effets excitants souvent renouvelés, convient essentiellement toutes les fois que l'organisme se trouve dans un état pathologique causé par l'insuffisance des éléments réparateurs que le sang est chargé de distribuer à tous les tissus. L'hydrothérapie, pas plus que le fer ou le quinquina, ne peut opérer un changement matériel dans les éléments constitutifs du liquide nourricier. Comme ces médicaments, et plus sûrement qu'eux dans beaucoup de circonstances, elle aide l'économie à utiliser convenablement les véritables éléments de réparation que l'homme trouve dans l'air qu'il respire et dans la nourriture qu'il absorbe. Sous son influence, toutes les fonctions se réveillent, la circulation et l'innervation se régularisent, les mouvements d'assimilation et de désassimilation sont plus prononcés, la nutrition est plus active, et finalement l'organisme subit une véritable régénération. Ces effets reconstituants sont incontestables; ils offrent une ressource précieuse contre les maladies de nature anémique ou asthénique, en favorisant l'absorption des éléments réparateurs, et contre les maladies dyscrasiques, en aidant à la fois l'organisme à se débarrasser des éléments nuisibles et à compenser les pertes qu'il a éprouvées. C'est à l'action excitante de l'hydrothérapie que tous ces résultats peuvent être attribués; mais, nous le répétons encore, ils ne peuvent être obtenus qu'après un traitement prolongé et sagement conduit.

Nous devons dire, en terminant, que cette action excitante est susceptible de produire des effets sédatifs indirects. Les anémiques et les personnes atteintes de ce qu'on appelle la faiblesse irritable, nous en donnent une preuve irréfutable. Ces malades ne se débarrassent de l'excitabilité nerveuse qui les accable que lorsque l'hydrothérapie, par ses procédés excitants et reconstituants, est parvenue à rendre au sang toute sa richesse et à l'organisme toutes ses forces. Il se produit alors une véritable sédation indirecte, qui résulte absolument de l'accumulation des effets excitants.

Les *effets spoliateurs et dépuratifs* sont aussi des effets à longue échéance. Les médecins qui croient encore aujourd'hui que l'élément morbide de l'organisme est entraîné avec les humeurs et rejeté au dehors ne peuvent plus admettre que la dépuration ait lieu par voie d'élimination directe; ils reconnaissent qu'elle est due à l'activité spéciale imprimée à la peau et à toutes les fonctions organiques. Cette activité a pour effet de favoriser le mouvement de désassimilation et d'assimilation sur lequel repose le renouvellement des tissus.

Ceux qui pensent que l'hydrothérapie combine son action avec celle de la nature dans son mouvement d'expulsion des *humeurs peccantes*, appuient leur opinion sur l'apparition d'une *crise* plus ou moins salutaire dans le cours d'un traitement hydrothérapique. C'est ainsi que certaines éruptions, les hémorrhoïdes, la diarrhée, l'exagération de certains flux, sont considérés comme des phénomènes critiques qui, lorsqu'ils apparaissent, débarrassent l'organisme de la maladie dont il est atteint. En effet, on voit quelquefois chez les arthritiques, les herpétiques, les goutteux, les rhumatisants qui suivent un traitement hydrothérapique, apparaître des manifestations sur la peau et sur les muqueuses qui ont des relations spéciales avec les divers troubles morbides que présentent les malades. Lorqu'elles correspondent avec la période terminale de la maladie, que cette terminaison s'effectue par les seuls efforts de la nature ou qu'elle soit le résultat d'un traitement bien approprié, ces manifestations peuvent être considérées comme une *crise*. Mais cette crise a-t-elle la vertu éliminatrice que quelques auteurs lui attribuent? Nous ne le pensons pas; et jusqu'à ce que l'on parvienne à démontrer la nature et l'origine des liquides qui s'échappent des muqueuses et de la peau, il nous semble plus juste d'attribuer la dépuration ou la spoliation que provoque l'hydrothérapie à l'activité imprimée par elle aux mouvements d'assimilation et de désassimilation.

Pour obtenir ces résultats, tous les moyens utilisés en hydrothérapie peuvent rendre de grands services, et chacun d'eux répond à des indications précises. Ce sont d'abord les applications froides sous l'influence desquelles la nature tend à se débarrasser des produits inutiles ou nuisible saccumulés dans l'organisme et à récupérer de nouvelles forces par la transformation rapide des éléments de nutrition. Puis c'est le calorique, associé à l'eau froide, qui trouve de nombreuses applications. Quand on est en présence de malades dont le sang possède une richesse importune, comme dans la goutte, quand on a à traiter des rhumatisants, des arthritiques, des herpétiques, des intoxiqués ou des obèses qui n'accusent aucun signe de faiblesse, la transpiration forcée est fort utile; mais, pour obtenir un résultat réellement satisfaisant, il est bon d'adjoindre aux divers procédés de sudation l'action tonifiante de l'eau froide.

*Quant aux effets révulsifs et altérants* ils appartiennent aussi aux effets consécutifs produits à longue échéance par le traitement hydrothérapique. Comme les effets reconstituants, ils ne se manifestent qu'après un certain temps, lorsque l'économie a été profondément modifiée par une série d'applications successives empruntées à la méthode excitante. Ils ont, avec les effets dépuratifs, une certaine affinité; et, bien que cette supposition puisse paraître entachée d'humorisme, nous la maintenons, parce qu'elle fait comprendre d'une façon saisissante le mode d'action des effets résolutifs ou altérants.

L'hydrothérapie, avons-nous dit, produit des effets antiphlogistiques reconnus ; et c'est grâce à leur puissance qu'elle parvient à amener la résolution d'un état inflammatoire, pourvu toutefois qu'elle soit employée d'après la formule que nous avons indiquée et sur laquelle nous ne croyons pas utile de revenir. De plus, par ses effets excito-moteurs et révulsifs, elle est capable de résoudre certains engorgements, des épanchements séreux ou sanguinolents, des infiltrations de diverse nature et des tuméfactions articulaires. Pour atteindre ces résultats, les modificateurs sont nombreux; et qu'on utilise l'eau froide isolément ou qu'on lui associe le calorique sous diverses formes, l'effet produit primitivement est toujours excitant ou révulsif; l'action résolutive ou altérante ne se développe qu'à la longue, après une série non interrompue et bien choisie d'applications excitantes ou révulsives. Nous avons déjà indiqué les procédés qui font partie de cette série.

Nous croyons inutile d'insister davantage pour démontrer que l'hydrothérapie peut agir en *altérant* le sang, c'est-à-dire en facilitant la restauration de ses propriétés nutritives. Employée seule, elle est capable, en quelques circonstances, de produire ce résultat. Cependant, il est des cas où elle a besoin de l'intervention de médicaments spécifiques, tels que le mercure, l'iode, les alcalins, etc. ; et, dans ce rôle secondaire, non seulement elle a sa part dans les effets thérapeutiques produits, mais encore elle donne à l'organisme la force de supporter plus facilement et plus longtemps des remèdes dont l'emploi trop prolongé pourrait devenir une cause sérieuse d'épuisement.

Nous pourrions, en terminant cette étude de l'action curative de l'hydrothérapie, citer encore un grand nombre d'effets thérapeutiques; mais il faut nous restreindre et nous contenter de mentionner ici ceux dont on connaît la puissance contre les maladies infectieuses ou microbiennes, aiguës ou chroniques.

Dans les maladies aiguës de nature infectieuse, on emploiera utilement tous les procédés hydrothérapiques mis en usage pour combattre les pyrexies. Nous n'avons pas besoin de donner d'indication à cet égard, car nos lecteurs sont déjà édifiés sur le choix à faire parmi les procédés et sur les règles qui doivent présider à leur intervention.

Quand les affections microbiennes se présentent sous la forme chronique, c'est aux effets reconstituants, spoliateurs et altérants de l'hydrothérapie qu'il faut avoir recours. Leur action curative ressemble à celle qu'on a l'habitude d'assigner aux dépuratifs, associés aux stimulants les mieux choisis. Dans tous les cas, que l'on veuille purifier le sang ou le rendre moins accessible aux attaques des microbes, il faut d'abord débarrasser le liquide sanguin des matériaux qui le gênent ou des virus qui l'altèrent et, dans ce but, on a recours aux effets dépuratifs, en excitant les fonctions d'élimination. Mais, pour que cette désagrégation organique soit salutaire, il est nécessaire que les fonctions assimilatrices augmentent d'énergie, que la circulation devienne plus active et l'innervation plus régulière. Pour obtenir ces résultats, il faudra associer aux effets dépuratifs les effets stimulants que l'hydrothérapie met à notre disposition. Ainsi protégé, l'organisme peut lutter contre l'invasion des microbes, non en les détruisant, ce qu'on ne peut pas faire, mais en mettant en ligne toutes les forces capables ne neutraliser leur attaque. C'est une simple *action défensive* qu'on développe ainsi ; et, bien que ces effets ne dépassent pas certaines limites, elle est souvent assez efficace pour annihiler l'influence nocive des germes morbides qui sont contenus dans le corps humain.

Tel est le tableau succinct des effets thérapeutiques de l'hydrothérapie. Cette division, purement conventionnelle, n'a rien qui nous enchaîne, et nous reconnaissons volontiers qu'elle ne doit pas être définitive ; car, dans la période de transformation que traverse la science médicale, il est impossible d'affirmer quel est l'avenir réservé à la révulsion, à la dépuration ou à tout autre effet curatif dont nous venons de parler. Nous l'acceptons, du moins provisoirement, en la considérant comme une classification éminemment perceptible, parce qu'elle nous permet, pour le moment, de relier les idées anciennes aux idées nouvelles et de bénéficier largement des données de la science moderne.

De l'hydrothérapie hygiénique. — Une médication qui est capable de régulariser le fonctionnement d'un organisme malade peut, sans aucun doute, maintenir cet organisme dans toute son intégrité, et accroître sa force de résistance contre les influences nocives, extérieures ou intérieures, qui sont susceptibles de favoriser l'éclosion d'un certain nombre de maladies. Il est donc naturel de considérer l'hydrothérapie comme un agent hygiénique de premier ordre, doué d'une vertu préservatrice incontestable.

Tout le monde sait que les applications froides, faites pendant l'été, tonifient l'organisme et lui permettent de supporter sans faiblir les déperditions occasionnées par la chaleur. Par contre, pendant l'hiver, ces mêmes applications augmentent l'énergie de la force vitale et donnent à l'homme la faculté de résister plus facilement aux rigueurs de la température. Dans cet ordre d'idées, tous les procédés hydrothérapiques peuvent rendre de grands services. Cependant leur application, qu'elle ait lieu au domicile du patient ou, dans un établissement spécial, ce qui est préférable, est soumis à des règles qu'il faut absolument observer.

D'une manière générale, nous pouvons dire que les bains de mer, les bains de rivière, les immersions dans les bassins de natation, dans les piscines ou dans les baignoires, pour être salutaires, doivent être de courte durée. Les frictions et la promenade sont utiles après ces opérations; mais elles ne sont pas toujours indispensables. Leur nécessité est subordonnée à l'état particulier de chaque individu et à l'effet que l'on veut obtenir. Si, avant de se plonger dans l'eau, on a, par un moyen quelconque, élevé la température du corps ou provoqué la transpiration, il faut bien se garder d'attendre que l'évaporation ait refroidi les téguments ; il faut au contraire profiter du mouvement où l'on a chaud pour se soumettre à l'application du froid. En prenant ces précautions, le refoulement du sang vers les organes intérieurs est moins accentué et la réaction se manifeste avec plus de facilité. Néanmoins, si le développement exagéré de la chaleur avec ses conséquences est provoqué par des exercices violents de gymnastique ou d'escrime, ou bien encore par une marche forcée, il est préférable de remplacer l'eau froide par l'eau tempérée, qui provoque moins de perturbation dans l'organisme et lui demande un effort réactionnel moins considérable. Si toutefois l'application froide est nécessaire, il vaut mieux substituer à l'immersion et même à la douche l'ablution qui est moins énergique et plus indiquée dans ce cas.

Les pratiques hydrothérapiques ne peuvent pas être appliquées indistinctement à tout le monde. Quelques personnes supportent bien les applications froides mais se trouvent mieux après une douche qu'après une immersion; d'autres se trouvent mieux des douches tempérées ou des ablutions avec de l'eau simplement fraîche. Ces divers modes doivent être choisis avec soin et correspondre exactement aux dispositions de l'individu intéressé.

Nous naissons tous avec des aptitudes physiques et intellectuelles qui nous appartiennent en propre, ou qui nous sont léguées par l'hérédité. Ces aptitudes sont bonnes ou mauvaises; dans le premier cas, nous devons les maintenir intactes; dans le second, il faut les corriger. L'éducation physique, qui a pour objet de conserver un juste équilibre entre toutes les fonctions organiques et de combattre les aptitudes qui peuvent favoriser l'explosion d'un grand nombre de maladies, trouvera dans les pratiques hydrothérapiques des ressources extrêmement précieuses.

Dans cet ordre d'idées, nous pouvons conseiller aux personnes qui vivent dans un foyer épidémique de faire usage de l'hydrothérapie; celle-ci, en activant et en régularisant toutes les fonctions de l'économie humaine, place l'organisme en état de défense et le rend en quelque sorte réfractaire aux attaques du mal. Ainsi, dans les épidémies d'influenza, de fièvre typhoïde, de choléra et de maladies infectieuses, la douche peut être considérée comme un agent prophylactique important. Si la thérapeutique avait à sa disposition des spécifiques capables de tuer sur place les microbes ou les virus qui engendrent ces maladies, la douche préservatrice deviendrait inutile; mais, comme dans cette lutte contre les infiniment petits, le succès est dû en grande partie, à l'énergie que déploie l'organisme pour résister aux attaques dont il est l'objet, et qu'il ne peut atteindre ce but si son fonctionnement est irrégulier ou ralenti, on comprend aisément les services que peut rendre l'hydrothérapie par son action dépurative et reconstituante.

Pour être efficace, il faut qu'elle soit soumise à certains préceptes fixes et à certaines règles qui varient suivant l'âge, le tempérament et le sexe de la personne intéressée.

Jusqu'à l'âge de cinq, six ou sept ans, les ablutions ou les courtes immersions doivent être préférées aux douches, et l'eau employée ne doit jamais être très froide.

A l'âge où l'enfant se transforme intellectuellement et où son organisme commence à se développer, c'est-à-dire vers la septième année, il est bon de donner des ablutions, des affusions, des immersions et même de légères douches. Ces applications, à la condition d'être courtes et suivies d'exercices corporels, sont très efficaces pour aguerrir les enfants contre le froid, pour les préserver de ces petites indispositions auxquelles ils sont exposés à cet âge, pour développer leurs muscles et combattre la prédisposition au lymphatisme. Il est rare de trouver les enfants absolument réfractaires à ces applications qui, faites régulièrement, peuvent prévenir certains malaises et notamment ces incontinences d'urine qui sont souvent le prélude de certaines névroses.

Dans la période de la puberté, les applications hydrothérapiques sont très utiles ; elles favorisent chez les jeunes sujets le développement des qualités viriles, en augmentant la puissance de l'organisme et la vigueur des muscles, en équilibrant le système nerveux et en corrigeant certains penchants funestes qui peuvent engendrer des maladies sérieuses. Elles sont encore très employées pour combattre ces désordres spéciaux qui, sous le nom de céphalée, palpitations, surmenage, etc., accompagnent en général les croissances rapides, si bien décrites par notre distingué confrère, M. Springer.

Lorsque les tempéraments sont bien accusés, quand l'homme a cessé de croître et qu'il arrive à l'âge mûr, les pratiques hydrothérapiques doivent être subordonnées à chaque constitution.

Si le tempérament sanguin est très accentué et si la constitution est forte et vigoureuse, c'est aux applications tempérées qu'il faut recourir de préférence, en conseillant en même temps l'usage de l'eau à l'intérieur qui, lorsqu'elle est bien pure et bien fraîche, est la boisson la meilleure et la plus salutaire.

Les personnes dont l'impressionnabilité nerveuse est prononcée, les faibles, les lymphatiques et les bilieux, trouveront, dans les pratiques hydrothérapiques, les éléments d'une hygiène bien entendue.

En dehors de ces questions de tempérament, il faut tenir compte des dispositions individuelles et des aptitudes à contracter telle ou telle maladie. Ainsi, les candidats au rhumatisme et à la goutte, ceux que guette une maladie diathésique, feront bien de se soumettre, dès le jeune âge, à des applications combinées du calorique et du froid, qu'il faudra adapter à leur susceptibilité. Les personnes faibles, délicates, éprouvées par les variations de température, les gens à musculature peu développée et enclins aux enrouements ou aux bronchites; les individus que leur profession condamne à l'immobilité ou à des fatigues excessives, ceux enfin que le travail ou le plaisir surmène, excite ou affaiblit, doivent prendre des douches quotidiennes ou des ablutions.

Après ces considérations, dans lesquelles nous avons indiqué les préceptes qui permettent de choisir, parmi les applications hydrothérapiques, celles qui conviennent le mieux à chaque tempérament, nous devons étudier le rôle de l'hydrothérapie chez la femme, au point de vue hygiénique.

En général, les femmes sont douées d'une plus grande impressionnabilité que les hommes, et si elles résistent plus facilement à certaines sensations physiques, elles cèdent plus volontiers à la fatigue qu'elles ne peuvent supporter sans faiblir. Elles ont, en outre, une fonction spéciale, la fonction cataméniale, qui a un retentissement très marqué sur l'organisme, depuis la puberté jusqu'à la ménopause. Chez la femme, le rôle du système nerveux est prépondérant, et les manifestations morbides prennent parfois un caractère tout spécial. Au surplus, dans le genre de vie inhérent à notre civilisation et à nos mœurs, la femme trouve un grand nombre de causes qui concourent à l'accroissement de sa susceptibilité nerveuse : ce sont les émotions déterminées par les plaisirs, les ennuis, les lectures frivoles, les passions vives qui, en agissant sur elle d'une manière incessante, contribuent à épuiser son organisme. Elle doit forcément lutter contre ces influences et, dans cette lutte, l'hydrothérapie méthodiquement faite, lui sera d'un très grand secours.

Avant d'aller plus loin, il est nécessaire d'examiner le rôle que doit jouer l'hydrothérapie sur la fonction men s truelle. Nous devon dire tout d'abord qu'elle favorise, en général, l'apparition des règles; par conséquent elle est très utile aux jeunes personnes tourmentées par cette perturbation spéciale, qui apparaît à l'âge de la puberté. A cette époque de la vie, la jeune fille éprouve presque toujours une modification organique qui, sans être une véritable maladie, provoque des troubles fonctionnels dont l'apaisement n'est obtenu qu'au moment de l'apparition des règles. Dans ce cas, la douche, appliquée quotidiennement et avec méthode, est d'une efficacité incontestable; sous son influence, absolument exempte d'inconvénients, les menstrues s'établissent sans difficulté, et leur apparition facile fait disparaître souvent les symptômes variées qui troublent la santé de quelques jeunes filles.

Au moment de la ménopause, l'hydrothérapie, en donnant à la peau une suractivité fonctionnelle susceptible de compenser, dans une certaine mesure, la grande fonction qui va disparaître, permet à la femme de traverser, sans accidents, cette période critique. Nous avons observé beaucoup de femmes qui ont franchi cette époque difficile de leur existence sans éprouver le moindre trouble, grâce à l'intervention méthodique des applications hydrothérapiques, parmi lesquelles il faut choisir de préférence la douche mobile dirigée d'une façon spéciale.

On voit donc qu'au début comme à la fin de la vie utérine, l'hydrothérapie peut jouer un rôle important dans l'hygiène de la femme.

Dans la période intermédiaire, son intervention est moins utile; mais si l'hydrothérapie est indiquée pour toute autre cause, il faut savoir qu'elle est parfaitement appliquable pendant l'époque menstruelle.

Si la femme est bien portante et bien réglée, si elle est surtout bien acclimatée aux applications froides, s'il n'existe aucune perturbation dans les fonctions sexuelles et si le procédé mis en usage est bien choisi et bien appliqué, nous pouvons affirmer que l'hydrothérapie est inoffensive pendant les règles. Nous avons vu un grand nombre de femmes suivre leur traitement dans ces conditions sans éprouver le moindre accident. Toutefois nous devons ajouter que les procédés capables de provoquer un grand refoulement du liquide sanguin dans les organes internes, doivent être rigoureusement proscrits; il faut donner la préférence à la douche mobile qu'on peut toujours diriger avec précision.

Même au point de vue hygiénique, les applications hydrothérapiques doivent être faites suivant des règles qu'il faut respecter. Ainsi l'on ne doit jamais soumettre la femme à une application hydrothérapique au moment même où les règles font leur apparition. Si la femme est très impressionnable, alors même qu'elle est acclimatée à la sensation que provoque l'eau froide sur la peau, il est préférable de lui faire suspendre les applications hydrothérapiques pendant la période menstruelle. Elles sont inutiles si sa santé est satisfaisante, et elles peuvent être nuisibles si elles sont mal faites. Mieux vaut donc s'abstenir ; toutefois nous devons ajouter que si l'on emploie une douche générale courte, à percussion légère et alimentée avec de l'eau modérément froide, en ayant soin de la répartir également sur toute l'étendue du tégument externe, on n'expose la femme à aucun danger ; c'est le procédé qui convient le mieux à l'âge de la puberté comme à l'âge critique ; c'est celui qu'il est préférable d'employer pendant les règles. Il est probable que les accidents attribués à l'hydrothérapie n'ont eu d'autres causes que la non-observation des préceptes qui viennent d'être indiqués. Dans ces cas, heureusement peu nombreux, ce n'est pas la méthode qui est en défaut, c'est l'opérateur qui est seul coupable.

Lorsque la fonction menstruelle est troublée, que les règles sont douloureuses ou retardées dans leur apparition, que le sang est supprimé subitement ou s'écoule avec trop d'abondance, l'hydrothérapie peut être fort utile. Dans ces conditions spéciales, elle cesse d'être un agent hygiénique, pour devenir un modificateur puissant ; nous en donnerons la preuve en étudiant les maladies utérines.

Une femme enceinte peut-elle être soumise aux applications froides ? A cette question nous n'hésitons pas à répondre par l'affirmative, à la condition toutefois que l'on n'ait recours qu'aux ablutions très courtes, aux bains tempérés et surtout à la douche mobile alimentée avec de l'eau modérément froide et promenée avec légèreté sur tout le corps, en ayant soin d'éviter le ventre et la région lombaire. En procédant ainsi, on facilitera la gestation et l'on aidera la femme à parvenir sans accident au terme de sa grossesse. Nous avons vu beaucoup de femmes enceintes bénéficier, dans une large mesure, des applications hydrothérapiques que nous venons d'indiquer.

Au surplus, nous savons que la grossesse est susceptible d'engendrer de nombreux états pathologiques ; elle s'accompagne souvent de dyspepsie, provoque quelquefois des vomissements incoercibles, favorise l'explosion de certains états nerveux allant depuis l'impressionnabilité pure et simple jusqu'à l'éclampsie, et se présente, même dès l'origine, avec des phénomènes non équivoques de chloro-anémie, auxquels s'ajoutent parfois des tendances à l'avortement. Tous ces accidents cèdent le plus souvent à l'intervention méthodique de l'hydrothérapie.

La lactation n'est pas non plus une contre-indication aux applications froides hygiéniques, qui sont très utiles aux personnes faibles et épuisées, désireuses de nourrir leur enfant. Le seul inconvénient à redouter, c'est l'apparition anticipée de l'écoulement menstruel. Pour empêcher un retour des règles trop prompt, il faut éviter de diriger la douche sur les reins, manœuvrer avec délicatesse sur les parties inférieures et agir de préférence sur la partie supérieure. Sous l'influence de ces applications légères, les femmes affaiblies par la grossesse et l'allaitement, reprennent vite leurs forces, la sécrétion du lait augmente sensiblement et l'organisme tout entier éprouve une tonification salutaire.

L'hydrothérapie, n'est pas seulement nécessaire à chaque individu pris isolément, en jouant un rôle important dans l'hygiène privée de l'homme, de la femme, de l'enfant. Elle peut rendre de très grands services aux personnes qui, par profession ou par nécessité, vivent dans un centre commun, comme, par exemple, sur un navire, dans les grandes usines, dans les casernes et surtout dans les collèges. En l'appliquant d'une façon bien entendue, il est possible de modifier, dans une certaine mesure, les conditions d'insalubrité qui sont le point de départ de tant de maladies épidémiques ou infectieuses. Dans les lycées, on devrait installer une salle d'hydrothérapie possédant des douches alimentées avec de l'eau à toutes les températures et un grand bassin de natation à eau courante ou dormante. Il est certain qu'avec une organisation dirigée médicalement, on pourrait faire de l'hygiène bien comprise, capable de développer la force physique des jeunes gens qui fréquentent ces institutions, de modifier leur tempérament, de les aguerrir aux exercices corporels aujourd'hui si favorisés, et de soutenir enfin leur énergie morale pour leur permettre de supporter, sans faiblir, l'effort intellectuel auquel ils sont condamnés à certaines époques de l'année.

Nous venons d'exposer, dans tous ses détails, la méthode hydrothérapique, en étudiant les agents principaux et accessoires qu'elle utilise dans ses applications multiples, et, en analysant avec soin la plupart des effets physiologiques et thérapeutiques qu'elle peut produire sur l'organisme humain. Nous avons signalé, en les expliquant, les divergences qui existent dans les résultats obtenus par les expérimentateurs qui ont voulu demander à la physiologie les secrets de sa vertu curative. Nous croyons utile maintenant de grouper toutes les études et réunir tous les éléments de cette question dans un résumé qui permette au lecteur d'avoir une vue d'ensemble exacte sur la méthode hydrothérapique. Ce résumé, nous le trouvons dans une communication faite par l'un de nous à la Société d'hydrologie (1). Nous ne saurions mieux faire que de la reproduire telle qu'elle a été publiée dans les *Annales* de cette Société, malgré les répétitions auxquelles elles nous expose.

. . . . . . . . . . . . . . . . . . . . . . . . . . . . .

. . . . . . . . . . . . . . . . . . . . . . . . . . . . .

« Les expériences faites dans le but d'analyser et de mettre en relief l'action physiologique que les divers procédés hydriatiques exercent sur l'organisme humain sont très nombreuses et connues de tous ceux qui s'occupent d'hydrologie. Elles ont pour objet l'étude des effets de la douche administrée sous toutes les formes usitées, de l'affusion, de l'immersion, de la friction mouillée, de la sudation à étuve sèche ou à étuve humide, etc. Les résultats sont consignés dans les livres ou les mémoires consacrés à ces intéressantes questions, et, pour ce motif, je n'ai pas besoin de les énumérer dans cette note. Je veux, pour le moment, parler de la discordance qui semble exister dans les résultats signalés par les divers expérimentateurs, et faire remarquer que cette discordance s'explique fort aisément, si l'on s'examine avec soin les conditions matérielles de l'expérience et si l'on tient compte de la nature d'esprit de l'expérimentateur.

» D'une part, le milieu dans lequel on opère n'est pas toujours uniformément choisi et l'eau employée n'a pas toujours la même température, ni la même pression. D'autre part, on trouve chez les sujets tant de mobilité dans leur sensibilité et leur résistance orga-

(1) *Considérations sur l'hydrothérapie* par le Dr Beni-Barde (*Annales de la Société d'hydrologie*, 1890).

nique qu'il n'est pas extraordinaire de provoquer chez eux, même à l'aide d'expériences bien conduites, des résultats inattendus et souvent contradictoires. — Je puis même, pour rendre l'examen de cette statistique expérimentale plus facile, ajouter que les instruments employés n'ont pas tous la même perfection, et qu'il y a dans l'habileté opératoire des degrés qu'il n'est pas utile de signaler.

» Au surplus, même quand les opérateurs obtiennent des effets analogues, il n'est pas rare de constater une grande divergence dans l'interprétation de ces faits. Pour bien faire comprendre ma pensée, je citerai un exemple. Quand on traite les malades atteints de fièvre typhoïde par les immersions froides ou tempérées, on amène toujours un abaissement de la chaleur animale. Quelques médecins pensent que le procédé hydriatique a provoqué la guérison parce qu'il a combattu avec succès l'élévation de la température ; d'autres attribuent cet heureux résultat à l'action tonique que l'hydrothérapie a exercée sur toutes les fonctions de l'organisme.

» Eh bien, malgré ces contradictions constatées dans les résultats annoncés et dans l'interprétation qui les complète, il me semble possible de tout concilier si l'on tient compte de la diversité des conditions qui entourent les expériences physiologiques ou les observations cliniques et si l'on veut n'accorder aux conceptions hypothétiques que la part qui leur appartient.

» Ceci dit, j'entre en matière.

» Je n'ai pas l'intention de reprendre ici une à une toutes les expériences faites pour établir l'action de l'hydrothérapie — il me faudrait écrire un volume — je veux seulement, par une sélection appropriée à mon travail, vous dispenser d'une énumération fatigante et m'occuper dans cette petite note des principales et des plus récentes.

» Les expériences faites par Fleury ont démontré que la douche froide administrée sous forme de pluie verticale et en jet brisé détermine un ralentissement du pouls et un refroidissement du corps auxquels succèdent, par le fait de la réaction de l'organisme contre le froid, une augmentation de l'activité circulatoire et un accroissement de calorique plus ou moins durables.

» Tel est, au point de vue physiologique, le résultat signalé par Fleury; ce résultat lui a permis d'établir l'action tonique de l'hydrothérapie.

» Quant à son action sédative, il a cherché à démontrer qu'on ne pouvait l'obtenir directement qu'en augmentant la durée des douches ou en employant les immersions.

» J'ai refait avec le plus grand soin toutes les expériences de Fleury, et j'ai trouvé, comme lui, malgré des variantes faciles à expliquer, que la douche froide en pluie verticale et en jet provoque toujours une excitation, et à la suite une réaction dont l'apparition plus ou moins rapide dépend de circonstances spéciales dont je parlerai tout à l'heure. Complétant les observations de Fleury, j'ai indiqué que le premier effet produit par l'eau froide sur les organes de la circulation se traduisait par une accélération des battements du pouls, bientôt remplacée par le ralentissement fonctionnel, pendant lequel on peut constater des mouvements alternatifs d'ascension et de descente dont l'étude est difficile à limiter, et après lesquels apparaissent des phénomènes de réaction ramenant dans l'organisme l'équilibre rompu par l'application froide. Quelquefois les fonctions circulatoires et calorifiques restent longtemps en détresse; mais généralement, quand la douche est très courte, elles se relèvent promptement; il arrive même que, dans quelques circonstances, leur activité les entraîne au delà des limites qu'elles avaient au début de l'opération.

» C'est dans cette série d'expériences que j'ai signalé les dangers de la douche en pluie qui parfois provoque, dans le cerveau et dans le territoire innervé par le pneumogastrique, une excitation dangereuse. C'est pourquoi j'ai conseillé de restreindre l'usage de la pluie verticale, si employée il y a vingt ans, et de la remplacer, dans la plupart des cas, par la pluie horizontale qu'on peut diriger et localiser à volonté.

» Le D^r Bottey, reprenant à son tour ces expériences, est arrivé aux mêmes conclusions; et, dans un mémoire très intéressant qu'il m'est très agréable de louer, notre distingué collègue a décrit d'une façon complète tous les effets qu'on peut produire à l'aide d'une douche froide de courte durée.

» Si l'on groupe ces résultats fournis par l'expérimentation physiologique avec les données de l'observation clinique, on obtient un ensemble de préceptes dont les nuances sont faciles à saisir, et dans lequel les médecins qui ordonnent et appliquent l'hydrothérapie trouveront les indications utiles et un enseignement précieux.

» C'est en prenant ces préceptes pour base qu'on peut dire : Si vous voulez, par l'hydrothérapie, provoquer une véritable excitation de l'organisme, employez la douche froide de courte durée.

» Toutefois, et c'est dans ce cas que je tiens compte des variantes signalées dans les expériences, si l'excitation est trop vive, si les phénomènes réactionnels sont trop accentués, il faut prolonger la durée de l'application froide; vous verrez alors le fonctionnement de l'organisme retrouver son équilibre troublé avec une lenteur mesurée et sortir de cette lutte sans fatigue et sans danger. C'est ce qu'a parfaitement démontré notre confrère le Dr Delmas, à l'aide d'expériences judicieusement conçues et pratiquées avec une grande perspicacité.

» Pour tenir compte de l'enseignement que l'observation clinique nous donne quotidiennement, je dois signaler une autre modification qui peut être faite dans le manuel opératoire, quand on craint de produire une excitation trop prononcée. On peut, comme je l'ai déjà dit, éviter cet inconvénient en prolongeant, dans une certaine mesure, l'action de l'eau froide, ou en employant des procédés moins excitants, tels que l'affusion, l'immersion, etc.

» Mais ce moyen n'est pas toujours efficace, et quelques malades ne supportent pas impunément cette application prolongée, même quand l'eau n'a plus de force de percussion. Il faut, dès lors, élever la température de l'eau ; on obtient, en effet, avec de l'eau modérément froide et même tempérée, des effets thérapeutiques que l'eau froide ne peut donner qu'en soumettant l'organisme à une lutte intempestive dont il est difficile de connaître l'issue. Ce procédé mixte est précieux lorsqu'on a de nombreux malades à soigner ; il s'adapte parfaitement à leur sensibilité respective ; il jouit des bénéfices qui appartiennent aux médications importantes c'est-à-dire qu'il peut à la fois exciter et calmer, et, en définitive, tout en suivant les indications fournies par le malade et par la maladie, il ne peut pas provoquer d'accidents.

» L'hydrothérapie faite avec de l'eau à toutes les températures n'est pas seulement un moyen d'acclimatation pour les malades faibles ou timorés ; c'est un agent thérapeutique de premier ordre dont les effets sont incontestables, et sans lequel il est difficile de conduire à bonne fin la cure de quelques maladies chroniques, principalement de celles qui siègent dans le système nerveux. Je sais bien qu'au début du traitement hydrothérapique, l'eau froide provoque une perturbation salutaire qu'il faut rechercher, et qui met à l'actif de cette médication des succès très retentissants. Mais je sais aussi que, dans certains cas, si l'on veut réussir, il faut procéder avec plus de réserve et agir avec plus de diplomatie. C'est dans ce but que, tout en reconnaissant et exaltant les vertus de l'eau froide, je conseille au médecin d'avoir à sa disposition de l'eau à toutes les températures.

» Cette digression m'amène naturellement à parler de la seconde série des expériences de Fleury. A la faveur de ces expériences, il a voulu démontrer qu'une application prolongée d'eau froide produit toujours des effets sédatifs directs très marqués. Cette proposition peut être soutenue quand il s'agit d'applications locales, comme c'est le cas, par exemple, quand on traite l'entorse par l'irrigation continue ; mais elle est moins acceptable lorsqu'il s'agit d'applications générales qui ne produisent les effets sédatifs qu'après avoir provoqué une excitation dont il est difficile de fixer la limite et de prévoir les conséquences. A cet égard, qu'il me soit permis de vous résumer une expérience personnelle qui se trouve consignée dans un mémoire lu à l'Académie de médecine, il y a bientôt vingt-cinq ans, et que je vais résumer en quelques mots pour ne pas fatiguer votre attention.

» A cette époque, je prenais souvent, dans un but expérimental, des piscines froides dont la durée variait entre sept et dix minutes. Après l'excitation produite par la première impression, j'éprouvais un engourdissement progressif qu'on pouvait à la rigueur considérer comme une sédation. Lorsque je me couchais, les phénomènes réactionnels se manifestaient plus ou moins promptement et ramenaient ainsi l'équilibre fonctionnel un instant troublé. Lorsque je me faisais frictionner vigoureusement et que je me livrais à un exercice violent, j'éprouvais une sensation très agréable qui me faisait croire au retour de la chaleur; mais après les frictions, comme après la marche, je ressentais un nouvel engourdissement accompagné parfois de frissons extrêmement pénibles. Par ce fait, la chaleur chez moi s'était transformée en mouvement, et son abaissement, comme le ralentissement de la circulation, provoqué d'abord par l'application froide prolongée et renouvelée par les opérations complémentaires que je viens d'indiquer, persistaient des heures entières.

» Ces observations viennent à l'appui des intéressantes expériences que le Dr Delmas a publiées dans ces derniers temps, expériences attestant que la marche forcée qui suit les applications froides est souvent un entrave au retour de la chaleur et de l'activité circulatoire. Il est reconnu que l'exercice musculaire est une puissante source de calorique résultant de la contraction musculaire statique ; mais l'on sait aussi qu'il est une cause de refroidissement lorsque cette contraction a produit un travail mécanique utile. Nous tenons tous compte de ces préceptes que confirme du reste la facilité avec laquelle réagissent certains paralytiques, et nous modifions, selon les circonstances, le mode de frictionnement et l'exercice qu'il faut faire après une séance hydrothérapique.

» De toutes ces considérations, il résulte que les effets sédatifs provoqués par des applications froides prolongées ne sont vraiment salutaires que si le sujet peut supporter sans faiblesse l'action énergique de ce procédé. Dans les cas contraires, — ils sont assez nombreux, — j'aime mieux recourir à des applications dans lesquelles la température de l'eau est plus ou moins élevée. Par ce fait, l'opérateur peut, à l'aide des variantes introduites dans l'application de ce procédé, répondre tout à la fois aux indications que lui fourniront la nature de la maladie et la susceptibilité du malade, et finalement diriger la réaction qu'il peut ralentir ou précipiter, selon les exigences de la situation. Au surplus, en agissant ainsi, on évite beaucoup d'inconvénients et l'on peut faire beaucoup de bien.

» Pour résumer ces considérations physiologiques, dans lesquelles j'ai évité tous les détails inutiles, je puis dire que les expériences de Fleury, Delmas, Bottey, Glatz, Lejeune et les miennes sont exactes et concourent au même but. Les variétés et même les contradictions signalées par les divers expérimentateurs ne sont la plupart du temps qu'apparentes et s'expliquent par les raisons que j'ai données au commencement de ce travail, et dont la plus importante réside dans l'extrême mobilité du système nerveux. C'est ce système qui est le grand régulateur de la circulation, de la chaleur animale et de la nutrition ; c'est lui qui doit être le régulateur des effets de l'hydrothérapie dont l'influence est considérable sur toutes les fonctions de l'organisme. Convaincu de ce fait, j'ai, dès le début de ma carrière, en m'inspirant des idées du professeur Brown-Séquard, abandonné la doctrine de la révulsion préconisée par Fleury, pour adopter la doctrine nerveuse qui permet de comprendre et d'expliquer plus aisément les effets physiologiques et thérapeutiques de l'hydrothérapie. Les expériences de Pleniger et surtout de Winternitz, dont tout le monde connaît l'importance, ont affermi ma conviction. Je crois encore, comme je l'ai écrit il y a longtemps, que les principaux effets de l'hydrothérapie ont pour point de départ l'impression produite par le calorique et le froid sur la peau qui peut être considérée comme un livre ouvert dans lequel l'expérimentateur trouvera des indications précieuses. Cette impression, perçue ou non perçue, parcourt les nerfs sensitifs, pénètre dans les ganglions et les centres nerveux, qu'elle quitte après avoir été transformée, se traduisant à l'aide des nerfs moteurs et vaso-moteurs par des actions réflexes, de nature inhibitoire ou dynamogène, répandues dans tout l'organisme.

» Ces effets, qni commencent par une impression et finissent par une réparation organique, donnent lieu à des phénomènes extérieurs dont quelques-uns peuvent être analysés avec soin. Ils sont très manifestes à la suite de l'application la plus usuelle du traitement hydrothérapique, de la douche froide.

» Immédiatement après cette douche, le malade éprouve une perturbation plus ou moins grande ; son cœur bat plus violemment et plus vite ; la tension artérielle *paraît* plus accentuée ; le pouls est plus fréquent, la respiration plus haletante ; en même temps la peau devient pâle et se refroidit.

» Le sang, chassé de la périphérie par la contraction vasculaire, pénètre dans le tissu dont il abaisse parfois, quoique très rarement la température. Ce refroidissement instantané, que je n'ai constaté que chez un seul sujet, est le plus souvent remplacé par une élévation de la température centrale qu'on peut attribuer à l'excitation des centres nerveux et notamment des centres nerveux thermogènes et aussi à la plus grande activité des échanges organiques qui constituent, comme on le sait, la source principale de la chaleur animale.

» Après ce refoulement du liquide sanguin vers les organes internes il se produit un mouvement en sens inverse, en vertu duquel le sang revient à la peau qu'il rougit et réchauffe. L'évaporation cutanée provoquée par le retour de la chaleur, les frictions et l'exercice qui accompagnent le plus souvent les séances hydrothérapiques et qui transforment la chaleur en mouvement amènent une perte de calorique qui donne naissance à une nouvelle excitation nerveuse, qui renvoie le sang refroidi dans les régions internes d'où il revient après un séjour plus ou moins prolongé, se dirigeant vers la périphérie avec une vitesse et une température très variables.

» On peut constater facilement ces mouvements oscillatoires qui intéressent surtout la circulation et la calorification ; ils sont plus ou moins accentués suivant que le sujet est sous l'influence d'une plus ou moins grande excitation. Ils accompagnent en quelque sorte toutes les phases de la lutte que l'organisme entreprend pour rétablir l'équilibre un instant troublé par l'application du procédé hydrothérapique. Ce retour à l'équilibre est désigné sous le nom de réaction. Pour que la réaction soit complète, il faut que toutes les fonctions organiques qui ont subi l'influence de la perturbation thérapeutique reviennent dans les conditions constatées au commencement de l'opération.

» Selon moi, le système nerveux est le grand régulateur de ces phénomènes; c'est lui qui transporte les impressions produites et qui préside à cette lutte de l'organisme contre l'action du froid. Si l'on adopte cette manière de voir, on comprend les variétés et les péripéties de ce mouvement réactionnel qui a pour levier le système le plus mobile et le plus étrange de toute l'économie.

» En résumé, les effets physiologiques que le calorique et le froid exercent sur l'organisme sont très nombreux. Les phénomènes qui se manifestent sous l'influence de l'action directe de ces agents sont extrêmement variables; mais les phénomènes qui accompagnent la réaction ne le sont pas moins. Les uns et les autres peuvent être provoqués avec une certaine précision ; mais les derniers présentent une particularité que je tiens à signaler dès à présent.

» Dans un grand nombre de cas, le praticien doit faciliter leur apparition. Dans d'autres il faut ralentir leur marche et retarder leur effet; dans quelques circonstances, il est vrai exceptionnelles, comme le traitement de quelques affections douloureuses ou de certaines ménorrhagies nous en offre un exemple, il faut les empêcher de paraître. Ce qui prouve, soit dit en passant, que la réaction n'est pas toujours à poursuivre dans le traitement hydrothérapique. Dans un grand nombre de cas elle est réellement le but qu'il faut viser ou atteindre; mais, dans d'autres, elle doit être considérée comme un moyen dont l'organisme se sert pour révéler son degré de vitalité et indiquer à l'opérateur la limite que l'action hydrothérapique peut atteindre sans danger; il est des cas enfin, et ils sont assez rares, dans lesquels elle doit être complètement annihilée. Je n'insisterai pas davantage sur ces phénomènes dont l'étude est mieux placée dans la section des effets thérapeutiques que je vais examiner très rapidement avant de formuler les conclusions de ce travail.

» Ces effets sont aussi variables dans leur manifestation que les effets physiologiques ; et je dois ajouter, tout de suite, que la diversité de ces phénomènes est très utile au praticien, puisqu'elle lui offre le moyen de distinguer facilement les procédés hydriatiques qui conviennent à la fois à la nature de certaines affections morbides et à l'organisation des malades qni en sont atteints. Quelques faits vont me suffire pour préciser ma pensée.

» Voici, par exemple, une jeune chlorotique qui guérit fort bien à la suite d'une série de douches froides et courtes. En voici une autre qui présente des phénomènes réactionnels trop accentués et à laquelle il faut administrer une douche froide plus longue. A côté, nous voyons d'autres chlorotiques chez lesquelles la circulation et la calorification sont faibles et qui réclament, avant les applications d'eau froide, l'intervention de l'eau chaude ou du calorique sous ses formes les plus usitées.

» Certaines personnes anémiques chez lesquelles la torpeur cérébrale est très marquée sont souvent guéries par la douche froide en pluie verticale; d'autres, plus irritables, sont trop troublées par ce procédé qu'il faut proscrire et remplacer par la pluie horizontale ou le jet dirigé dans les régions inférieures du corps. Ces dernières peuvent être assimilées à certains asthmatiques ou à certains cardiaques qu'on ne peut réellement soulager que par des douches froides ou modérément froides dirigées sur les membres inférieurs et quelquefois même sur les pieds exclusivement.

» Dans la catégorie des anémiques et des chlorotiques, on trouve des malades sujettes aux ménorrhagies et des malades atteintes d'aménorrhée. Évidemment le procédé qui convient aux premières ne convient pas aux secondes. Contre la ménorrhagie il faut employer, selon les circonstances, la douche froide dirigée dans les régions supérieures du corps, la douche sur les hanches, en ayant soin d'éviter les reins et la région hypogastrique, quelquefois le bain de siège froid à eau dormante, la douche vaginale très chaude ou bien la douche en pluie plantaire, administrée à l'aide d'un appareil spécial. Contre l'aménorrhée il faut, si les symptômes d'atonie sont prédominants, recourir à la douche froide générale; dans le cas où la fluxion semble rester stationnaire et n'avoir pas d'issue, il faut employer, avant la douche froide, le bain de pieds chaud à eau courante, le sac à glace lombaire, la douche d'eau chaude ou de vapeur localisée dans la région antérieure des cuisses.

» Avant de parler des arthritiques et des névropathes, je désire m'arrêter auprès des fébricitants, et signaler la variété des applications qu'ils exigent. Chez quelques-uns d'entre eux, surtout dans le domaine des maladies aiguës, il est indispensable de combattre, entre autres choses, l'élévation de la chaleur et l'accélération du pouls. Dans ce but on emploie les immersions froides ou tempérées, les ablutions, les frictions avec le drap mouillé, qu'on renouvelle suivant les indications que fournit la marche de la maladie. Dans ce cas, et je tiens à faire cette remarque dont je vais me servir tout à l'heure, on cherche à ralentir le mouvement de réaction.

» Voici, dans un autre ordre d'idées, deux impaludiques dont l'un se trouve dans un état de dépérissement très marqué, tandis que l'autre présente ce phénomène particulier caractérisé par cette élévation spéciale de température qui survient avant l'apparition du frisson. Le premier se trouvera bien d'une douche froide courte, et l'autre d'une douche tempérée administrée avant l'explosion probable de l'accès fébrile.

» J'arrive maintenant aux arthritiques. En voici un chez lequel les accidents de la goutte sont escortés de troubles fonctionnels de la peau. Il ne peut pas supporter la douche froide plus ou moins courte ; l'emploi du calorique s'impose, et il sera très soulagé si on lui prescrit des sudations sèches ou humides et si on le soumet à l'usage exclusif de l'eau en boisson.

» Certains arthritiques ne supportent pas facilement les sudations. Pour produire chez eux des effets thérapeutiques salutaires, il faut, selon les indications qui se dégagent de l'observation clinique, employer la douche chaude, la douche de vapeur, la douche écossaise brusque ou progressive, la douche tempérée ou modérément froide.

» Dans ce groupe de malades, quelques arthropathies sont guéries par des douches froides, courtes, à percussion légère et localisées sur le siège du mal, tandis que d'autres ne sont soulagées que par la douche alternative.

» Quand on est en présence d'un rhumatisant porteur d'une névralgie bien accusée, le choix du procédé hydriatique à mettre en usage est parfois difficile à faire.

» Si la névralgie n'est pas violente et que l'excitabilité nerveuse soit très accentuée, on peut employer la douche froide très courte ou la friction avec le drap mouillé ; mais on obtiendra des effets plus satisfaisants si l'on emploie la douche tempérée, prolongée et à percussion légère.

» Dans le plus grand nombre des cas, c'est à la douche écossaise qu'il faut recourir. Tantôt, c'est la douche écossaise brusque qui convient ; tantôt c'est la douche écossaise progressive ; la première, préférable pour les anémiques, la seconde pour les excités. Quelquefois l'aspersion froide terminale doit être très courte ; dans d'autres circonstances, surtout quand on veut joindre l'action excitante à l'action analgésique, comme cela est nécessaire chez les rhumatisants anémiés, on peut augmenter la durée de la douche froide terminale. Quelques arthritiques ont parfois une hyperesthésie cutanée si prononcée qu'il leur est impossible de supporter la moindre percussion ; il faut alors substituer à la douche écossaisse les maillots, les sudations, les fomentations ou la douche de vapeur.

» Si, en quittant ce dernier groupe, nous passons dans le groupe des névropathes, que voyons-nous ? Une variété considérable dans les procédés mis en usage et dans les résultats obtenus, des phénomènes qui nous permettent de constater que le même agent peut, selon les circonstances, produire des effets opposés et que le même effet peut être produit par des agents différents.

» Les uns doivent être traités vigoureusement et trouvent dans la perturbation que produit l'eau froide une amélioration à leurs maux ; d'autres sont plutôt soulagés par les effets sédatifs que l'on peut obtenir par l'eau froide ou par l'eau tempérée.

» Ce vertigineux ne peut supporter qu'on mouille sa tête et même la région cervicale ; cet excité réactionne très vivement et a besoin d'une douche calmante ; ce dyspeptique ne peut être douché que dans la partie postérieure du corps ; cet hypochondriaque ne peut être traité que par les immersions ; ce médullaire, dont les actes réflexes sont si violents, n'est apaisé que par une douche *baveuse*, un peu chaude, longue, très légèrement percutante et spécialement dirigée sur la colonne vertébrale.

» Chez quelques malades, la douche froide générale doit être précédée d'une petite pluie verticale alimentée par de l'eau tempérée. En général, la douche froide termine toutes les séances hydrothérapiques ; cependant, quelques personnes n'éprouvent un réel bienfait que lorsqu'on termine par une aspersion d'eau très chaude sur les pieds.

» Je n'en finirais pas si je passais en revue les divers procédés qui constituent l'arsenal hydrothérapique organisé pour les névropathes. Il me suffira de dire que chaque malade exige un traitement spécial dont le choix et l'application imposent au médecin traitant une attention soutenue et une grande délicatesse.

» En résumé, je trouve dans les effets thérapeutiques les mêmes variantes et les mêmes discordances que j'ai signalées dans la manifestation des effets physiologiques. Je pense avoir démontré qu'il ne fallait pas être alarmé par les variétés et même les contradictions qui ont été signalées par les expérimentateurs. Tels qu'ils sont, ils constituent un ensemble de préceptes essentiellement utiles, formant une sorte de pacte traditionnel dans lequel chacun peut marquer la part qui lui revient.

» Ceci dit, je termine par des considérations synthétiques qui découlent de ce que je viens de dire dans cette note.

» L'hydrothérapie agit *directement* sur l'organisme en provoquant des effets *excitants* ou *sédatifs* sur toutes les fonctions du corps humain par l'intermédiaire du système nerveux.

» Cette intervention essentiellement *perturbatrice* qui donne lieu à une série d'actions directes ou réflexes, éparpillées dans l'axe cérébro-spinal et dans le nerf grand sympathique, constitue la part qui, dans le traitement hydrothérapique, est réservée au médecin.

» A côté de cette intervention, et venant après elle, il en est une autre ayant pour base la réaction ; c'est la part qui appartient au malade.

» Cette réaction n'est pas seulement caractérisée par un retour lent ou rapide de la chaleur et de la circulation à l'activité constatée avant l'opération ; elle est surtout caractérisée par une lutte dans laquelle les forces de l'économie se défendent contre la perturbation produite par l'agent thérapeutique. Dans cette lutte, toutes les fonctions ne sont pas à l'unisson pour répondre à l'attaque, et quelques-unes sont parfois en détresse ; mais l'organisme, soutenu par le système nerveux, réagit contre l'excitation qu'il a ressentie et finit par subir un *entraînement* qui le conduit vers la guérison.

» Ainsi donc il faut distinguer dans le traitement hydrothérapique deux sortes d'actions : 1° une action primitive ou directe qui dépend du médecin ; 2° une action consécutive ou indirecte qui dépend du malade. Le traitement le plus efficace est celui dans lequel ces deux actions sont le mieux combinées. »

## CHAPITRE IV

INDICATIONS ET CONTRE-INDICATIONS DE L'HYDROTHÉRAPIE. — RÈGLES GÉNÉRALES CONCERNANT LE DÉBUT, LA FORME, LA DURÉE ET LES DIVERS MODES D'APPLICATION DU TRAITEMENT HYDROTHÉRAPIQUE. — CONDITIONS FAVORABLES AU SUCCÈS DE CE TRAITEMENT.

Maintenant que nous connaissons les principaux modificateurs hydrothérapiques, la manière de les appliquer et leur mode d'action sur l'organisme, il importe de signaler les cas dans lesquels cette méthode thérapeutique est nécessaire, inutile ou nuisible. En d'autres termes, il faut étudier les indications et les contre-indications de l'hydrothérapie.

Au surplus, nous devons faire connaître dans quelle saison il est préférable de commencer la cure, quels sont les procédés à mettre en usage, au début et dans le cours de ce traitement, déterminer sa durée probable, savoir s'il doit être suivi sans interruption ou entrecoupé par des intervalles de repos; décider si, dans certaines circonstances, il convient de lui associer d'autres médications, et enfin déterminer dans quelles conditions physiques et morales il faut placer le malade pour le disposer convenablement à l'efficacité de son action curative.

Ce sont là des questions importantes, que nous allons examiner brièvement, mais aussi complètement que possible.

**Maladies aiguës.** — En envisageant la pathologie au point de vue de ses plus vastes divisions, on peut dire, d'une manière générale, que l'hydrothérapie est la médication ordinaire des maladies chroniques et la médication exceptionnelle des maladies aiguës. Toutefois, quelques-unes de ces dernières sont justiciables de cette méthode de traitement, du moins en ce qui concerne certaines de ses applications.

Dans les affections chirurgicales telles que les plaies, les fractures, les contusions, les brûlures, etc... on peut, comme chacun le sait, faire avorter l'inflammation causée par un accident, ou, quand elle s'est développée, favoriser sa résolution au moyen de lotions fréquemment pratiquées, de compresses froides souvent renouvelées, ou par une application méthodique d'irrigation continue.

Les maladies internes proprement dites, certaines affections inflammatoires telles que la pneumonie, la métro-péritonite, l'angine, la méningite, le rhumatisme aigu, la goutte, etc., ont été souvent tributaires de l'hydrothérapie; et l'on peut dire que son intervention dans ces diverses maladies a été souvent très efficace. Nous pourrions citer, à l'appui de ce dire, des exemples assez probants et notamment indiquer les résultats heureux obtenus par M. Hutinel et quelques-uns de ses collègues des hôpitaux dans certains cas de broncho-pneumonie infantile traitée par les immersions froides. Nous pourrions aussi mentionner les observations publiées par MM. Raymond, Ferréol, Besnier, dans lesquelles sont signalés les succès obtenus dans le rhumatisme cérébral avec les lotions, les affusions ou les immersions fraîches. Tout en nous réjouissant de ces résultats heureux, nous devons reconnaître que l'hydrothérapie n'est pas employée d'une façon constante dans ces divers maladies, et nous croyons qu'avant de recourir à son intervention il est préférable, comme on le fait généralement du reste, de recourir à d'autres moyens tout aussi actifs et plus faciles à employer.

Dans les fièvres éruptives, l'hydrothérapie a été essayée plusieurs fois et on lui doit de véritables succès. Son intervention a suffi dans quelques cas pour calmer la fièvre, abaisser la chaleur animale, diminuer l'irritation cutanée, apaiser les désordres nerveux et même quelquefois ramener à la peau une éruption disparue.

Tout le monde sait que, dans la scarlatine, la fièvre est parfois extrêmement intense et doit être combattue énergiquement. Eh bien, il est juste de dire que, pour entreprendre cette lutte, l'eau froide est extrêmement utile; nous avons pu constater que dans certains cas, en apparence désespérés, elle a produit des effets bien dignes assurément de fixer l'attention. Currie, en 1798, soumit à ce traitement ses deux fils atteints de scarlatine maligne, et, sous son influence, la maladie évolua rapidement vers la guérison. Il eut recours aux affusions froides; le malade, porté dans une baignoire, recevait sur le corps plusieurs seaux d'eau froide; l'opération était renouvelée toutes les deux heures. Quand l'amélioration fut assez marquée, on substitua aux affusions froides des affusions tièdes, en ayant soin d'espacer de plus en plus leur application.

Beaucoup de médecins ont adopté, avec quelques modifications de détails, la méthode de Currie dans la scarlatine à forme hyperthermique. C'est ainsi que, dans certains cas, et notamment lorsque les malades éprouvent à la peau une cuisson insupportable, ils ont substitué l'immersion froide ou fraîche à l'affusion. Malgré les résultats heureux obtenus dans les fièvres éruptives combattues par l'hydrothérapie, les malades ne sont traités par cette méthode qu'exceptionnellement et quand on n'a pas pu, à l'aide des moyens ordinaires, abaisser la chaleur animale trop surélevée ou dominer les désordres nerveux graves qui accompagnent souvent ces sortes d'affections. Si le malade n'est pas menacé dans son existence, il est préférable de laisser agir la nature en surveillant attentivement l'évolution de la maladie. Mais si la vie est compromise, le médecin doit procéder avec hardiesse et ordonner l'hydrothérapie, malgré les répugnances qu'il peut rencontrer dans l'entourage du malade.

Dans la fièvre typhoïde, dans le typhus, la méthode hydrothérapique a été essayée plus largement encore, et, nous devons le dire, avec plus de succès que dans les autres maladies aiguës. Contre le typhus, nous pouvons sans crainte conseiller l'hydrothérapie, et cela d'autant mieux que la thérapeutique ordinaire est sur ce point à peu près désarmée. Contre la fièvre typhoïde nous devons agir avec plus de réserve et motiver nos conseils parce qu'il faut tenir compte de l'effroi qu'occasionne à certaines personnes l'intervention de ce traitement et de l'opposition qui lui est faite par quelques médecins.

C'est encore à Currie qu'il faut rapporter le mérite des premières applications du traitement par l'eau froide dans cette maladie. Il employait les affusions pratiquées avec un seau ou un arrosoir. Wright usa du même procédé, et, comme Currie, eut de belles cures à enregistrer, notamment dans les cas où la fièvre s'accompagnait de violent délire et de désordres ataxiques très prononcés.

Pendant une longue période de temps, on attacha une médiocre importance au traitement de la fièvre typhoïde par les affusions; et il faut arriver jusqu'à Brandt pour rencontrer une méthode bien ordonnée et qui ait fixé l'attention du monde médical. Disons-le de suite, le traitement du médecin de Stettin a été l'objet de discussions aussi importantes et aussi nombreuses que les questions médicales les plus graves. Il a ses fanatiques et ses adversaires détracteurs, et l'accord ne semble pas devoir se faire de sitôt.

Prôné sérieusement en Allemagne, défendu par l'auteur dans une série d'ouvrages (1861 à 1877) le système de Brandt perdit quelque peu de sa renommée à la suite de la discussion qu'il souleva à la Société médicale des hôpitaux en 1876.

L'épidémie de fièvre typhoïde de 1882 vint rouvrir le débat.

M. Frantz Glénard lut le 9 janvier 1883, à l'Académie de médecine, une protestation en faveur de la méthode de Brandt signée par la plupart des médecins des hôpitaux de Lyon.

Ces médecins, concluait-il, se déclarent partisans de la méthode de Brandt contre la fièvre typhoïde ; ils ont la conviction que cette méthode, régulièrement appliquée dès le début de la maladie, abaisse considérablement le taux de la mortalité.

Cette affirmation rencontra des défenseurs résolus dans le sein de l'Académie et l'un d'eux crut pouvoir rapporter aux doctrines microbiennes tout le succès du traitement par l'eau froide.

Les adversaires de Brandt ripostèrent vigoureusement.

Pour M. Germain Sée le bain n'a aucune raison d'être au point de vue physiologique, et, au point de vue clinique, il offre de très graves inconvénients. Selon lui, il détermine fréquemment de redoutables complications, au premier rang desquelles il faut citer les pneumonies et les hémorrhagies intestinales.

M. Jaccoud n'est pas moins catégorique. Il dit (*Traité de Pathologie interne*, t. II, 1875) avoir renoncé complètement aux bains proprement dits ; leur action n'est pas plus puissante que celle des lotions et ils ont l'inconvénient d'exiger le déplacement du malade dans des conditions dangereuses pour le tube intestinal, déjà si profondément altéré.

Notre jugement sera moins exclusif. La méthode de Brandt ne doit pas être considérée comme la seule médication qui convienne à la fièvre typhoïde ; mais nous ne pensons pas davantage qu'il faille la rejeter en bloc. Le bain froid peut, administré dans une juste mesure, rendre de grands services. Lorsqu'il y a une élévation considérable de la température et une grande fréquence du pouls, l'immersion courte dans une baignoire remplie d'eau à 20° ou 24° centigrades est éminemment favorable à l'apaisement de ces symptômes. Le malade est plongé à plusieurs reprises dans le bain, deux ou trois fois en général, remis au lit après l'opération et aussitôt après frictionné sur tout le corps.

L'effet de ces moyens est double. Ils opèrent en premier lieu une soustraction de calorique et un apaisement de la sensibilité générale. En second lieu, par l'impression vive et énergique produite à la surface, ils amènent une action dérivative favorable à la muqueuse intestinale et aux organes profonds.

Il ne faut pas perdre de vue, en effet, que la fièvre typhoïde est, si l'on peut ainsi dire, une maladie « congestionnante ». Poumons, rate, rein, etc., tous les organes profonds sont directement atteints dans leur mode circulatoire. Dès lors on conçoit l'opportunité d'un traitement qui a pour premier résultat de provoquer une excitation périphérique et un fonctionnement plus actif des capillaires de la peau.

Le rôle de l'hydrothérapie dans la fièvre typhoïde n'est pas uniquement d'abaisser la température. Elle donne surtout au malade le degré de stimulation qui lui manque, l'empêche de se déprimer, combat la stupeur et l'insomnie et, en même temps, calme le délire et l'agitation.

Comme l'a dit si justement M. Peter, au cours de la discussion devant l'Académie de médecine, le 20 février 1883 : « Ce n'est pas l'hyperthermie seule qui constitue le danger dans la fièvre typhoïde, et par suite, si l'hydrothérapie améliore le malade, ce n'est pas uniquement parce qu'elle le refroidit.

» La médication par l'eau froide est merveilleuse quand on sait l'employer judicieusement; et ses effets, en apparence paradoxaux, sont des plus nets : elle calme les agités, relève les déprimés, de telle sorte qu'elle est aussi bien indiquée dans les cas d'ataxie que dans les cas d'adynamie, dans les cas de délire que dans les cas de stupeur. C'est qu'en effet on peut dire d'elle qu'elle réussit surtout à remettre en équilibre le système nerveux; qu'elle tend à ramener toutes les choses à leur place. La tolérance du malade pour elle est proportionnelle au bien qu'il en éprouve, proportionnelle aussi à la somme de calorique contenu dans le corps; plus est intense le désordre nerveux, mieux est supportée l'hydrothérapie. »

Cette opinion a toujours été la nôtre, et nous l'avons déjà bien souvent exprimée.

Quoi qu'il en soit, nous devons reconnaître que les fièvres typhoïdes traitées par l'eau froide sont moins souvent mortelles que celles qui sont combattues par les méthodes ordinaires. Tel est du moins le résultat des statistiques publiées jusqu'à ce jour, comme l'indique, dans un rapport très remarquable, M. Juhel-Renoy, qui a étudié cette question de thérapeutique avec un soin tout particulier.

Il semble résulter des observations recueillies récemment par les médecins des hôpitaux de Paris qu'il faut, à quelques exceptions près, recourir à la réfrigération dans les cas suivants : 1° quand cette affection s'accompagne d'une forte élévation de température (40° à 41°); 2° lorsque l'élévation thermique s'accompagne de symptômes généraux graves, tels que délire continu, phénomènes ataxiques, contractures, soubresauts, etc.; 3° quand le nombre des pulsations cardiaques est exagéré.

Les contre-indications à la réfrigération sont les suivantes : 1° l'adynamie qui s'accompagne de tendance au refroidissement; 2° la plupart des hémorrhagies.

Quand la fièvre typhoïde affecte la forme thoracique, et que la congestion est intense ou compliquée de poussées inflammatoires, il faut que les applications froides soient faites avec les plus grandes précautions. Il est préférable même d'y renoncer, si l'hyperthermie n'est pas très accusée et si le cœur est animé de battements irréguliers ou faibles, pouvant faire craindre une syncope.

Brandt n'admet qu'une contre-indication à l'emploi des bains froids dans la fièvre typhoïde, c'est la perforation intestinale.

Quelques médecins conseillent l'emploi de l'hydrothérapie dès le début de la maladie; il est peut-être préférable, avant d'y recourir, d'observer attentivement l'évolution du mal afin d'apprécier la résistance du patient. Toutefois si la température oscille entre 40° et 41°, ou si le pouls atteint 120 ou 125 pulsations par minute, et qu'il présente en même temps les caractères du dicrotisme, il ne faut pas hésiter.

Examinons quelles sont les diverses applications hydrothérapiques qui peuvent être utilisées.

Brandt conseille de placer la baignoire à côté du lit du malade; il la remplit avec de l'eau dont la température varie, selon les cas, entre 10° et 20°. Le patient doit être assis, les épaules plongeant complètement dans le liquide; il reste dans cette position pendant dix minutes environ. On pratique sur son corps des frictions énergiques exécutées à trois reprises différentes, au début, au milieu et à la fin de l'opération qu'on termine en versant sur la tête un ou deux litres d'eau très froide. Ces immersions sont renouvelées, selon les circonstances, toutes les quatre, cinq ou six heures.

Les médecins de Paris et de Lyon, qui ont suivi cette méthode, ont apporté, dans son mode d'application, quelques modifications, notamment dans la température de l'eau. Les uns préfèrent l'eau à 20° ; d'autres aiment mieux qu'elle ait 25° ; M. Bouchard conseille les immersions dans de l'eau à 30° refroidie progressivement jusqu'à 22° environ. Ce dernier procédé est moins perturbateur que les précédents ; il détermine un refroidissement moins intense, mais l'apaisement qu'il produit est plus général.

Les immersions froides, suivies de frictions énergiques, sont préférables dans les formes adynamiques de la maladie ; les immersions modérément froides ou tempérées conviennent mieux dans les formes ataxiques.

Il est très difficile de dire le nombre de bains qu'il faut prendre dans les vingt-quatre heures ; nous pensons qu'il faut les rapprocher d'autant plus que l'hyperthermie se reproduit avec plus de rapidité. Si la température de l'air ambiant est suffisamment élevée, comme pendant l'été, il y a tout avantage à continuer les bains jusqu'à la convalescence ; mais, en hiver, on fera bien d'y renoncer dès que le thermomètre n'accusera, pour la chaleur propre, qu'une température de 39°. Quant à la durée du bain froid, elle varie avec la température de l'eau, l'âge du malade, les complications qui surviennent et l'intensité des symptômes que l'on veut combattre. En tous cas, il nous paraît au moins inutile d'attendre, pour faire sortir le malade d'un bain, que le frisson se produise. Nous préférons, pour notre part, les immersions très courtes, fréquemment renouvelées et suivies de frictions énergiques, qui favorisent la décongestion des organes intérieurs. Le malade est, bien entendu, remis dans son lit après l'opération et et enveloppé dans un peignoir de flanelle.

Dans un certain nombre de cas, et notamment quand le délire est assez vif, l'immersion est difficile à faire ; on lui substitue alors des lotions faites à l'aide de serviettes promenées sur tout le corps et on recouvre la tête de compresses froides souvent renouvelées.

Dans le cas où l'hyperthermie concorde avec des accidents ataxo-adynamiques très caractérisés, on obtient souvent d'heureux résultats avec les affusions froides, telles que les pratiquait Currie. Ce procédé, du reste, offre de grands avantages ; il est d'une application facile et les malades le supportent fort bien ; de plus, il répond à de nombreuses indications thérapeutiques et son intervention peut être, sans danger, renouvelée plusieurs fois dans la même journée.

Les affusions froides ont pour résultat l'abaissement de la chaleur, le ralentissement du mouvement circulatoire, l'apaisement du système nerveux et le réveil des forces de l'organisme. Dans bien des cas, elles sont préférables aux immersions qui parfois déterminent un trop grand refoulement du sang vers les organes internes.

Pour compléter cette énumération, nous devons ajouter que quelques praticiens emploient les frictions avec le drap mouillé de préférence aux affusions et surtout aux immersions, quand les congestions internes sont violentes. Par le fait de cette application spéciale, qui exige des frictions très énergiques, le refoulement du sang dans l'intérieur est peu prononcé et les phénomènes réactionnels qui accompagnent le refroidissement sont beaucoup plus intenses. Ce résultat est précieux, et c'est lui que visait M. Potain, dans une de ses leçons cliniques, quand il disait que le refroidissement provoqué par l'eau froide doit être suivi d'une réaction complète, si on ne veut pas exposer le malade à des complications pulmonaires sérieuses.

On a employé quelquefois aussi les maillots humides appliqués deux ou trois fois par jour, en ayant soin de sortir le malade de son enveloppement au moment où la sensation de chaleur succède à la sensation de froid, laquelle dure assez longtemps et procure au malade un certain bien-être. Cette application rend de grands services, mais elle exige une surveillance extrême.

Enfin, on a préconisé les bains tempérés, souvent renouvelés et toujours suivis de frictions énergiques ; ils conviennent très bien dans les cas où l'affection typhoïde prend la forme ataxique. On leur adjoint souvent les lotions ou les affusions sur la tête.

**Maladies chroniques.** — L'hydrothérapie est le traitement par excellence des maladies chroniques. Dans cet immense groupe nosologique, son action curative se manifeste très fréquemment ; quelquefois elle est incertaine ; dans d'autres circonstances, rares il est vrai, elle est nulle. Autrefois, quand l'hydrothérapie n'avait à sa disposition que la douche froide, les contre-indications de ce traitement étaient nombreuses ; mais, depuis que des modifications importantes ont été faites dans les installations balnéaires, et surtout depuis l'introduction de l'eau chaude dans les établissements, les indications de ce traitement ont pris une grande extension. Dans quelques-unes même des affections chroniques dont la nature ne peut être modifiée, comme le cancer ou la tuberculose, par exemple, il n'est pas rare de trouver, dans l'arsenal hydrothérapique, un procédé capable de faire disparaître un ou plusieurs symptômes de la maladie et de soulager le malade.

A côté de ces affections anatomiquement constituées par le développement de produits hétéromorphes, celles qui n'offrent que des modifications dans l'état normal des tissus, les phlegmasies, les hyperthrophies, les atrophies, la dégénérescence graisseuse, peuvent être traitées par l'hydrothéraphie. Toutes conditions étant identiques, les phlegmasies dans lesquelles les tissus ne sont qu'infiltrés de produits plastiques peuvent être rapidement modifiées par cette méthode de traitement, alors que l'atrophie, surtout quand elle est compliquée de sclérose, résiste fort longtemps à son action; celle-ci du reste est d'autant plus puissante que les organes attaqués sont plus immédiatement accessibles à ses applications.

L'hypertrophie, qui est une augmentation de volume des éléments histologiques, et l'hyperplasie, qui est une augmentation du nombre de ces éléments, sont souvent modifiées par le traitement hydrothérapique.

Dans la gangrène, il ne peut fournir d'application utile que d'une façon très restreinte. Il ne saurait être question bien entendu de ces gangrènes qui résultent de l'oblitération d'un vaisseau par athérome, thrombose ou embolie, ni même de celles qui proviennent d'une profonde désorganisation des tissus. Dans ces cas, l'hydrothérapie ne peut rien. En revanche, elle est très utile dans ces gangrènes qui sont dues à du trouble de nutrition, à un défaut de vitalité, à un désordre nerveux ou à une altération dans la qualité du sang, comme on peut le constater chez les alcooliques, les arthritiques, les diabétiques et chez la plupart des personnes sujettes à l'artério-sclérose.

Dans les hydropisies et dans les œdèmes qui sont dus à une lésion organique, les effets de l'hydrothérapie sont incertains, à moins que la lésion organique ne puisse être améliorée ou arrêtée dans son développement. Ils sont, au contraire, très efficaces contre les épanchements qui sont le résultat d'une cachexie ou d'un appauvrissement du sang; contre les gonflements des extrémités que l'on voit survenir chez les anémiques et les chlorotiques ; contre ces œdèmes et notamment l'œdème bleu, par exemple, que l'on peut considérer comme des troubles trophiques spéciaux ou des symptômes d'une névrose ou d'une lésion nerveuse localisée dans les organes où s'accomplissent les actes de nutrition et de sécrétions.

Dans les hémorrhagies, l'hydrothérapie peut rendre de très grands services ; mais son intervention doit être limitée à certains cas qu'il est important de bien connaître.

Les hémorrhagies traumatiques, surtout quand les vaisseaux lésés peuvent être atteints directement par l'eau froide, les hémorrhagies passives favorisées par la stase veineuse qui est si fréquente chez les gens affaiblis, celles qui se rattachent à un trouble de l'innervation et particulièrement aux perturbations du système nerveux vaso-moteur, celles même qui sont sous la dépendance de certaines lésions, comme les tumeurs utérines, par exemple, peuvent bénéficier dans une large mesure du traitement hydrothérapique.

Par contre, il est inutile et peut devenir nuisible dans les hémorrhagies que l'on observe à la suite d'un travail de désorganisation, dans les hémorrhagies actives, qui sont liées à un travail inflammatoire violent ou qui dépendent d'une lésion localisée dans un organe important, comme le cœur, les poumons ou le cerveau.

Nous venons de passer en revue les phénomènes morbides qui peuvent se généraliser dans tous les tissus et qui, de près ou de loin, sont liées à des troubles sérieux de nutrition ou à de véritables lésions organiques. Il nous reste à étudier si leurs manifestations ou leur localisation dans les divers appareils de l'organisme peuvent modifier les indications et les contre-indications de l'hydrothérapie.

**Maladies organiques du cerveau et de la moelle épinière.** — Les affections organiques du cerveau et de la moelle épinière guérissent très rarement ; on peut pourtant les amender dans une certaine mesure et les forcer à rester stationnaires, du moins pendant un certain temps. Le rôle du médecin, dans ces cas difficiles, doit consister à soutenir, à ramener ou à compenser les fonctions qui ont été troublées par ces affections. Dans cette voie, l'hydrothérapie, en vertu de son action excito-motrice, peut exercer une influence salutaire sur la motilité, la sensibilité et sur les fonctions qui, comme les fonctions gastro-intestinales ou urinaires, sont soumises au contrôle des centres nerveux. Mais, pour obtenir un résultat satisfaisant, il faut attendre, avant de recourir à ce traitement, que la lésion soit à l'abri des poussées congestives. Cette réserve doit être surtout observée dans l'épilepsie, qu'il ne faut du reste traiter par l'hydrothérapie que lorsqu'elle affecte certaines formes que nous étudierons dans la partie clinique de ce livre consacrée à cette maladie. La même observation s'applique à certaines manifestations de l'aliénation mentale qui peuvent être aggravées par l'intervention intempestive des applications froides.

**Maladies organiques de l'appareil digestif. — Maladies des voies génito-urinaires.** — L'hydrothérapie a été essayée contre la plupart de ces maladies ; et, même dans les cas les plus difficiles, son intervention a été souvent salutaire. Nous avons vu beaucoup de malades atteints d'une affection gastro-intestinale ou spléno-hépatique éprouver, sous l'influence d'applications hydrothérapiques méthodiquement faites, une grande amélioration. Nous avons constaté le même résultat dans la plupart des maladies utérines et des diverses affections qui peuvent siéger dans l'appareil génito-urinaire. Il est hors de doute que les effets de ce traitement sont inefficaces contre certaines lésions ; mais il en est d'autres qu'il modifie sérieusement ; et, dans tous les cas, il a le pouvoir de restaurer l'organisme sans l'exposer à aucun danger, de ranimer les fonctions affaiblies et de faire disparaître les manifestation les plus pénibles.

**Maladies de poitrine.** — De toutes les maladies organiques de la poitrine, c'est la phthisie pulmonaire qui a soulevé le plus de controverse au point de vue de son traitement par l'hydrothérapie. Quelques médecins le repoussent absolument ; d'autres, plus judicieux ou plus hardis, l'acceptent. Nous approuvons ces derniers, parce que nous avons vu de nombreux phthisiques, ou prétendus tels, bénéficier de certaines applications hydrothérapiques, notamment de la douche écossaise de très courte durée et même de la douche froide, dirigée pendant trois ou quatre secondes sur les extrémités inférieures ou seulement sur les pieds. Sous l'influence de ces procédés, qui sont préférables à tous les autres, les forces du malade augmentent, l'appétit se développe, la nutrition devient plus active. Parfois, la toux est calmée, les hémoptysies deviennent plus rares, la congestion et même les épanchements pleurétiques diminuent, les sueurs sont moins abondantes et le sommeil moins troublé. Cependant il est préférable de s'abstenir quand la fièvre existe ou quand les poussées inflammatoires se renouvellent trop fréquemment. Nous aurons à revenir sur ce sujet lorsque nous aurons à nous occuper de la phthisie pulmonaire dans la partie clinique de ce livre.

**Maladies du cœur.** — Bien que les affections organiques du cœur soient à peu près incurables, il y a des cas dans lesquels l'hydrothérapie, maniée avec prudence et habileté, est susceptible de rendre de grands services ; elle peut congestionner le cœur, favoriser son fonctionnement ou maintenir son pouvoir compensateur dans de bonnes limites en régularisant la circulation capillaire périphérique ; elle peut aussi s'opposer, dans une certaine mesure, à la propagation ou au développement de l'artério-sclérose. Toutefois, comme son intervention intempestive peut provoquer des accidents, nous conseillons de n'en pas faire usage quand il existe de l'atystolie, quand les vaisseaux sont athéromateux dans une grande étendue, et quand les parois du cœur sont amincies et dilatées.

La médication hydrothérapique peut être employée avec assez d'avantages contre les hypertrophies et ces affections cardiaques mal définies qui peuvent avoir dans leur évolution un temps d'arrêt et qui ne compromettent presque jamais la vie des malades.

Ce n'est pas le lieu de nous étendre sur ce sujet, ce que nous voulons simplement retenir ici, c'est que les maladies du cœur ne sont pas, d'une façon générale, une contre-indication absolue à l'hydrothérapie, et qu'au contraire quelques-unes d'elles peuvent bénéficier d'une application judicieuse de la méthode.

**Maladies de la peau.** — Les maladies cutanées, d'origine diathésique ont le triste privilège de résister longtemps à toutes les thérapeutiques, et, contre elles, l'hydrothérapie, du moins dans ses applications froides, s'est montrée presque toujours impuissante, limitant la plupart du temps ses effets à la reconstitution de l'organisme. Mais, à l'aide de ses applications tempérées et surtout de la douche tiède, son action est tout autre ; et nous pouvons affirmer que les maladies cutanées dues à des troubles fonctionnels du système nerveux, comme le zona, le lichen plan, certaines formes de l'eczéma, de l'intertrigo, du psoriasis qu'accompagne ou plutôt que précède une démangeaison intense, sont très sûrement améliorées. Nous traiterons cette question très intéressante et assez nouvelle, lorsque nous étudierons ce dernier groupe dans la partie clinique de ce livre.

**Troubles fonctionnels divers.** — Bien que l'hydrothérapie soit le traitement par excellence des désordres fonctionnels, il faut reconnaître que quelques-uns d'entre eux paraissent lui résister complètement. Dans l'ordre physique, nous citerons certains tics ou tremblements qui ne peuvent être apaisés qu'après un laps de temps considérable, et, dans l'ordre psychique, certaines formes de l'aliénation qui ne disparaissent jamais.

Nous avons résumé aussi complètement que possible les cas dans lesquels l'hydrothérapie est inutile. Nous avons essayé de démontrer que, dans la série des maladies où son emploi est contre-indiqué d'une manière générale, on pouvait, pour combattre quelques symptômes, recourir à son intervention en choisissant de préférence certaines applications. C'est ainsi que nous avons pu dire que l'hydrothérapie peut donner de l'appétit et apaiser les les vomissements chez des malades atteints de cancer de l'estomac, calmer la dyspepsie et la toux dans certaines affections pulmonaires, favoriser la disparition de l'œdème et des palpitations dans quelques maladies du cœur, arrêter ou diminuer les hémorrhagies utérines produites par une tumeur de la matrice et modifier les phénomènes paralytiques et ataxiques, ainsi que les troubles sensitifs liés à des lésions cérébro-spinales. Dans ces diverses maladies nous avons pu dire que l'hydrothérapie était contre-indiquée d'une façon générale; mais nous avons ajouté, pour être dans le vrai, que cette contre-indication était purement relative puisque, même dans ces maladies incurables, nous pouvions, en choisissant avec perspicacité quelques-uns de ces agents, atténuer ou faire disparaître les symptômes les plus inquiétants.

Du reste, cette contre-indication relative doit aussi être signalée dans la série des maladies contre lesquelles l'hydrothérapie est employée avec le plus grand succès. A l'appui de ce dire, et pour nous faire bien comprendre, citons quelques exemples :

Voici une jeune fille chloro-anémique. On lui conseille l'hydrothérapie pour l'aider à reconstituer son organisme affaibli et on l'engage à prendre tous les jours une douche froide. L'avis formulé est très judicieux et convient à la plupart des chlorotiques qui ne présentent aucune complication sérieuse. Mais si la jeune fille est sujette à des ménorrhagies, il faut, il est vrai, toujours recourir à la douche froide, seulement, pour combattre l'accident signalé il faut la diriger sur la partie supérieure du corps, la promener sur les parties latérales en ayant soin d'éviter le ventre et le milieu des reins et effleurer légèrement les extrémités inférieures. Le plus souvent, il faut, dans ce cas, pour favoriser son action, lui adjoindre l'usage des bains de pieds froids à eau courante.

Supposons que notre jeune fille, au lieu d'avoir des ménorrhagies soit sujette à l'aménorrhée, la douche froide est toujours indiquée chez elle ; mais, pour qu'elle soit efficace, il faut qu'elle soit dirigée sur les reins et dans la région inférieure, que la force de percussion soit assez grande et que souvent elle soit précédée d'une douche chaude ou d'une douche de vapeur appliquée sur les cuisses, les jambes et les pieds.

Supposons encore que la jeune fille ait des varices aux jambes. Cette complication modifie l'application de la douche qui doit perdre toute force de percussion en traversant les régions variqueuses.

Augmentons encore le nombre de nos suppositions, et admettons que la jeune chlorotique qui a besoin d'être tonifiée, appartienne à la race arthritique par voie d'hérédité et accuse des phénomènes douloureux intéressant à la fois les nerfs, les muscles et les articulations.

En présence de ces manifestations, derrière lesquelles peuvent se cacher le rhumatisme ou la goutte, quelques médecins hésitent et repoussent l'hydrothérapie. Ils commettent une erreur, selon nous, et leur conseil est très préjudiciable à la malade. Expliquons-nous.

Sans doute, si on plongeait la malade dans l'eau froide ou si on lui administrait une douche froide dès le début du traitement, on commettrait une grande faute, parce que les procédés dont nous venons de parler ne conviennent pas généralement au rhumatisme et à la goutte. Mais depuis que l'eau chaude a été introduite dans les établissements hydrothérapiques, la jeune malade en question peut y trouver toutes les ressources dont elle a besoin. On lui donnera une douche chaude courte qu'on refroidira progressivement et, après une série plus ou moins prolongée de ces applications rationnellement dirigées, ses forces reviendront, les douleurs disparaîtront et l'organisme se trouvera régénéré.

Nous tenions à signaler ces contre-indications qui ne sont, nous le répétons, que relatives, puisqu'elles peuvent disparaître par le seul fait d'une substitution de procédés ou d'une modification dans le manuel opératoire. Du reste, nous aurons maintes fois, dans le courant de cet ouvrage, l'occasion de traiter encore cette question intéressante. En attendant, passons à l'énumération des maladies qui sont justiciables de l'hydrothérapie.

**Maladies atténuées ou guéries par l'hydrothérapie.** — Dans la première classe, nous devons ranger les maladies caractérisées par une altération spéciale du sang et des tissus, telle qu'on la rencontre dans le rhumatisme, la goutte, l'herpétisme, la scrofule, les lithiases biliaire et rénale, l'albuminurie essentielle, le diabète, l'azoturie, la phosphaturie, dans les intoxications et les lésions organiques qui n'amènent pas une grande modification dans les éléments histologiques.

Dans la seconde classe, il faut citer toutes les affections sans lésions qui procèdent de changements fonctionnels non spécifiques dans les éléments organiques.

Dans ce groupe se rencontrent l'anémie, la chlorose, la plupart des maladies chroniques à forme asthénique ou caractérisées par une perturbation dans le fonctionnement des divers appareils ou des divers systèmes de l'économie. De ce nombre sont les maladies fonctionnelles des viscères, du système sanguin, du système locomoteur et du système nerveux. Mais nous pouvons affirmer que c'est surtout contre les névroses que l'hydrothérapie remporte ses plus beaux et ses plus légitimes succès.

Dans la plupart des dyscrasies et dans certaines intoxications chroniques, l'hydrothérapie est un agent curatif précieux ; elle est, en effet, très efficace contre toutes les manifestations de l'infection paludéenne, depuis la fièvre intermittente jusqu'à la dysentérie, les empoisonnements alcooliques, médicamenteux, traumatiques ou microbiens, spécialement dans leur forme chronique. Dans cet ordre d'idées, son concours est très utile pour combattre les altérations du sang et les désordres musculaires ou nerveux que déterminent certaines maladies infectieuses, comme la fièvre typhoïde, la diphthérie, le choléra, l'influenza, etc.

Nous savons, en outre, — et ceci complète le tableau des indications, — que l'hydrothérapie peut, par ses effets antiphlogistiques, arrêter le développement des inflammations qui succèdent souvent au traumatisme. Par ses effets hémostatiques et excito-moteurs spéciaux, elle est capable d'entraver, par action directe ou par action réflexe, certaines hémorrhagies. Par ses effets anesthésiques, analgésiques et sédatifs, elle peut calmer toute sensibilité maladive et apaiser toute excitation anormale. Par son action excitante sur la peau, elle peut, dans certains cas, être un des facteurs les plus puissants de la médication résolutive, en favorisant la résorption de certains engorgements, de quelques phlegmasies chroniques et de ces productions non hétéromorphes qui se développent dans les tissus. Par ses effets sudorifiques et spoliateurs, elle peut faciliter la sortie des éléments liquides du sang, et préparer, en favorisant les mouvements d'assimilation et de désassimilation, une véritable dépuration. Par ses effets révulsifs, elle est susceptible de déterminer vers la peau une dérivation salutaire pour les organes profonds menacés dans leur fonctionnement. Par ses effets excitants, enfin, elle peut tonifier l'organisme et le reconstituer.

Tous ces effets peuvent être obtenus par l'emploi judicieux des divers procédés que la méthode hydrothérapique met à notre disposition. Nous savons maintenant dans quelles circonstances il faut recourir à leur intervention et dans quels cas il est préférable de s'abstenir. Dans la partie clinique de ce livre, nous indiquerons le choix et le mode d'application des divers procédés qui conviennent dans chaque maladie. Pour le moment, contentons-nous de faire connaître dans quelles conditions le traitement hydrothérapique doit être suivi et tâchons de dégager de cette étude quelques règles ou quelques préceptes utiles à la fois aux malades et aux médecins.

**Début du traitement et choix du procédé à mettre en usage dans la première séance hydrothérapique.** — Quand on a décidé de soumettre un malade au traitement hydrothérapique, il importe, avant tout, de savoir comment il convient de commencer. Est-il préférable de débuter par l'eau froide, comme certains auteurs le conseillent, ou bien vaut-il mieux recourir aux applications destinées à tâter la susceptibilité des malades, leur force de réaction et leur degré de résistance au froid? A cela nous répondons que le choix du procédé doit être basé, tout à la fois, sur la nature du mal, sur la susceptibilité des malades et sur la nécessité d'une prompte intervention. Lorsque les maladies offrent des indications spéciales, il faut régler le début du traitement sur l'effet thérapeutique à produire, à moins que des contre-indications bien manifestes ne tracent une autre ligne de conduite. Ainsi, si l'on veut faire avorter une inflammation traumatique, il faut employer d'emblée les agents antiphlogistiques. Si l'on veut guérir ou atténuer une névralgie, il faut, dès le premier jour, produire *loco dolenti* un effet révulsif, et rechercher, dans les procédés qui reposent sur la combinaison du calorique et du froid, celui qui présente le plus d'avantages. C'est ainsi, par exemple, que contre une névralgie du sciatique, du plexus brachial, nous employons dans la première séance une douche écossaise localisée sur la région douloureuse. S'il est nécessaire, comme dans certains cas de chorée ou d'hystérie, de provoquer une forte perturbation, il faut débuter par les applications froides.

Il est des circonstances particulières qui exigent, dès le début du traitement, l'intervention de certains procédés. Ainsi, pour ne citer qu'un exemple, quand on aura à traiter une de ces ménorrhagies interminables qui rendent la femme impotente pendant vingt-cinq jours sur trente, il est indispensable d'employer, dès le début, les applications spéciales que réclame son état. Dans cet ordre d'idées, on aura recours à la douche froide, particulièrement dirigée sur la partie supérieure du corps, après avoir administré un bain de pieds froid à eau courante sur la face plantaire. On devra même, si la situation est sérieuse, administrer ce traitement pendant que la femme a ses règles, bien que, dans la plupart des cas, et surtout quand la malade est très impressionnable, il vaille mieux ne pas commencer le traitement hydrothérapique dans un pareil moment. En général, on peut prendre des douches pendant la période cataméniale, surtout quand la situation exige leur concours et que la femme a pour elles une certaine tolérance ; mais il est préférable, à moins que les circonstances ne l'exigent, de ne pas débuter dans les premiers jours de l'écoulement menstruel.

Lorsqu'on est en présence d'une personne atteinte de chloro-anémie sans complication nerveuse ou d'un malade chez lequel les forces générales ont besoin d'être restaurées, on peut débuter par des applications froides de courte durée. Il sera facile, après la première séance, d'être renseigné sur la forme que l'on doit donner à ces applications. Mais si le système nerveux est troublé, si le patient appartient à la race des arthritiques, si l'on soupçonne chez lui une influence rhumatismale, il faut se rappeler que l'agent curatif doit convenir tout à la fois à la maladie et au malade. C'est ainsi, par exemple, que la douche froide étant bien indiquée pour combattre la maladie, ne peut pas être tolérée par le malade dont la susceptibilité exige des applications préparatoires qui lui permettent de supporter l'intervention de cette douche. Il faut donc étudier cette susceptibilité, essayer, par une combinaison judicieuse du calorique et du froid, la force réactionnelle du patient, développer sa tolérance par des applications froides progressives; on pourra ainsi l'acclimater et trouver, après ces tâtonnements nécessaires, le procédé le plus salutaire et le plus efficace pour lui. Dans ces cas, qui sont les plus nombreux, la douche avec de l'eau à température variable pourra servir de critérium et permettra aux névropathes, aux rhumatisants, aux arthritiques, de bénéficier d'un traitement qui, sans elle, n'aurait produit que des résultats incertains. Il faut bien se rappeler, en effet, que l'organisme ne résiste à l'impression du froid que dans la mesure de ses forces, et qu'une douche trop froide ou trop énergique, prise dès le début, peut fatiguer le malade sans aucun profit, et le contraindre en quelque sorte à abandonner une médication qui, sagement administrée, aurait pu être pour lui d'une grande utilité.

**A quelle époque faut-il commencer le traitement?** — La cure hydrothérapique peut être faite à toutes les époques de l'année; néanmoins il est des circonstances où il convient de savoir choisir la saison la plus favorable. En général, un temps froid et sec est préférable à un temps chaud et humide, et nous pouvons ajouter que, lorsque le traitement est méthodiquement dirigé et qu'il est administré dans des salles convenablement chauffées et bien organisées, on n'a pas à se préoccuper de la saison. Néanmoins il existe des cas exceptionnels qui obligent le médecin à faire un choix. Ainsi les personnes auxquelles l'exercice est impossible, celles qui redoutent les températures froides et qui sont violemment impressionnées par les influences atmosphériques, choisiront de préférence l'été, parce que, dans cette saison, la réaction est plus assurée. Les malades qui ont une santé générale très délicate, et chez lesquels les voies respiratoires sont très susceptibles, ne doivent pas commencer le traitement pendant l'hiver, à moins qu'ils ne soient déjà acclimatés à l'eau froide.

L'hydrothérapie sera très salutaire pendant l'hiver toutes les fois qu'on voudra provoquer un entraînement rigoureux et reconstituer profondément un organisme affaibli. Sous la double influence du froid extérieur et des applications excitantes de l'hydrothérapie, la circulation du sang devient plus active, les mouvements d'assimilation et de désassimilation sont plus accentués, et la réparation des tissus s'accomplit avec plus de facilité.

Relativement au choix de la saison, il existe quelques indications qui concernent surtout les névropathes et les arthritiques et qu'il importe de signaler. Les affections nerveuses et la plupart des manifestations de l'arthritisme présentent des exacerbations ou apparaissent même pour la première fois en automne ou au printemps. Il est très important d'intervenir pour aider la nature à déjouer cette habitude maladive; et, dans ce but, il faudra conseiller aux malades de commencer le traitement au début de ces saisons intermédiaires.

**Où et comment le traitement hydrothérapique doit-il être suivi?** — Le succès de ce traitement est-il plus assuré quand il est suivi dans un établissement spécial que lorsqu'il est fait à domicile? La question ainsi posée est facile à résoudre. Tout le monde sait que l'hydrothérapie faite à domicile n'a pas la même puissance que celle qui est faite dans un établissement consacré à l'application de cette médication. Toutefois, quand les circonstances empêchent le malade de se déplacer, il peut faire ce traitement chez lui; mais, pour le rendre efficace, il faut qu'il soit exécuté avec soin et dirigé par un médecin. Nous conseillons toujours aux malades, à moins d'impossibilité absolue, de commencer dans un établissement spécial; en procédant ainsi, ils sont mis au courant des pratiques qui leur conviennent, et ils peuvent continuer chez eux, ensuite, avec moins d'inconvénient, une cure commencée sous une direction compétente. Les procédés employés à domicile sont les lotions, les affusions, les immersions dans une baignoire, les demi-bains, les frictions avec le drap mouillé et les sudations de toutes sortes. On peut aussi administrer les douches à l'aide d'appareils fixes ou mobiles. Néanmoins, nous le répétons, il est préférable de suivre le traitement dans un établissement spécial dirigé par un médecin capable de régler avec compétence les applications qui conviennent au malade et faire, dans le mode d'administration, des modifications qui, pour répondre aux exigences thérapeutiques de l'heure présente, doivent parfois être instantanées. A côté de ces raisons techniques, qui sont suffisantes pour expliquer la supériorité de ces établissements, il en est d'un autre ordre dont personne ne peut nier l'importance. Nous voulons parler de l'influence morale que peut exercer le médecin de ces établissements sur des malades qui ne trouvent pas toujours dans leur entourage un appui ou des conseils salutaires, et qui ont besoin d'être énergiquement soutenus.

Dans quelques établissements hydrothérapiques, les malades sont tous invariablement soumis aux mêmes procédés; dans d'autres, et c'est le cas dans certains établissements dirigés sans aucun esprit scientifique, ils subissent des applications multiples telles que le manteau espagnol, les promenades dans la neige, dans l'eau ou la rosée, les bains de jambes ou les bains de pieds plus ou moins prolongés ; mais ces applications, purement empiriques, sont interminables et durent presque toute la journée. Ces pratiques, qui sont du reste d'une très grande simplicité, sont destinés à aguerrir les malades et à les pousser à un entraînement qui aide la nature à les débarrasser de leurs maux. Ces tentatives sont légitimes puisqu'elles sont souvent couronnées de succès ; mais elles ne doivent pas être faites aveuglément. Nous connaissons, en effet, des malades qui ont été fortement éprouvés par ces procédés assez pénibles, dont les résultats thérapeutiques sont irréguliers et qui, dans quelques cas, par suite du manque de méthode, peuvent occasionner des accidents.

Les malades qui vont suivre le traitement hydrothérapique dans les établissements spéciaux sont presque tous atteints d'affections chroniques dont l'évolution et l'allure sont très variables. Il est important de savoir trouver pour eux la forme et le nombre d'applications journalières qui leur conviennent. Nous pensons qu'il ne faut pas leur imposer plus de deux applications par jour ; ce nombre nous paraît convenir à la plupart des malades, cependant on est quelquefois obligé de se contenter d'une seule séance quotidienne ; ceux qui conseillent de dépasser cette limite inférieure et de ne faire que trois ou quatre applications par semaine commettent une erreur très préjudiciable aux malades. A la rigueur, pour combattre un accident survenu chez une personne habituellement bien portante, on peut espacer le nombre des séances ; ainsi, par exemple, on peut conseiller une douche écossaise tous les deux jours à quelqu'un qui souffre d'une névralgie sciatique et que des occupations absorbantes empêchent de suivre un traitement plus complet. Mais quand il s'agit de diriger, dans la cure hydrothérapique, des malades atteints d'affections chroniques, il est important de rapprocher les séances, pour que les effets de chacune d'elles soient reliés entre eux et forment une action thérapeutique continue et prolongée. Au surplus, en multipliant les applications, on peut, sans inconvénient, les rendre moins violentes ou moins rigoureuses, ce qui est préférable pour la plupart des malades.

**Durée du traitement hydrothérapique ; conditions particulières favorables à ses effets.** — La médication hydrothérapique peut produire, en une seule séance, des effets curatifs immédiats remarquables, surtout quand on s'adresse à certains accidents symptomatiques; mais, dans la plupart des cas, elle constitue un traitement à longue échéance, destiné à combattre l'état constitutionnel morbide qui engendre la maladie; sa durée dépendra de l'énergie, de la volonté du patient et de la nature de l'affection chronique dont il est atteint. Si celle-ci est récente, peu enracinée, et si le malade est convenablement disposé, le traitement sera court; si, au contraire, elle est ancienne ou compliquée, et si le sujet offre peu de résistance physique ou morale, le traitement sera de longue durée.

Nous devons signaler quelques particularités qui surgissent au début de la cure, et qu'il importe de bien connaître. Quelquefois, dans les premiers jours du traitement, les malades éprouvent une exacerbation des symptômes morbides déjà existants, ou ressentent de nouveaux malaises; il faut bien se garder de suspendre le traitement. Ces perturbations sont passagères; elles sont même parfois nécessaires, et ressemblent à ces aggravations salutaires qu'une cautérisation bien faite produit sur les plaies de mauvaise nature. Elles disparaissent facilement, et sont souvent le point de départ d'une amélioration très marquée. Bientôt le malade éprouve un grand soulagement et, après quelques rechutes dont il faut le prévenir et qui viennent troubler de temps en temps les résultats acquis, l'affection suit une évolution régulière et disparaît.

Les effets de l'hydrothérapie se manifestent, le plus souvent, pendant le cours du traitement; quelquefois cependant ils n'apparaissent que lorsque le malade a interrompu sa cure. Ce résultat, qui n'est pas, du reste, très fréquent, explique pourquoi nous avons conseillé, dans quelques cas, d'essayer ce que nous appelons le traitement fractionné. Il ne saurait être recommandé aux malades qui ont besoin, pour lutter avec avantage contre une affection constitutionnelle, d'être entraînés vigoureusement et d'une façon persévérante. Pour modifier les principales fonctions de l'organisme et exercer sur la nutrition une influence salutaire, il faut soumettre les malades à une sorte d'entraînement progressif et continu. Mais il en est d'autres qu'une longue série d'applications froides énerve ou fatigue; dans ces circonstances, on doit modifier le traitement ou le suspendre provisoirement, pour permettre à l'économie de retrouver son équilibre volontairement troublé, en ayant soin de recommencer aussitôt que les traces de ce surmenage thérapeutique auront disparu. Il est bon d'ajouter que, pendant cette période de repos momentané, le malade se trouve dans un état de bien-être qui l'enchante. Si l'on juge que le mal n'a pas complètement disparu, il faut recommencer le traitement hydrothérapique à bref délai. Les épreuves des premières séances sont insignifiantes; le malade presque toujours les supporte avec facilité, et, après une période de temps généralement très courte, surtout si les applications sont bien dirigées, il ressent, dans tout son être, cette modification heureuse qui est le prélude de la guérison.

En résumé, nous pouvons dire que, lorsque le traitement hydrothérapique est gouverné par les préceptes dont nous venons de parler, quand il est, en un mot, bien indiqué et bien appliqué, presque tous les malades en retirent de réels avantages. Les moins heureux ressentent au moins une amélioration passagère, une augmentations des forces physiques et morales qui, en constituant un répit, leur permettent de prendre haleine. Beaucoup d'entre eux, atteints de maladies graves, retrouvent l'appétit, le sommeil, la régularité des principales fonctions et comme une provision de forces nouvelles; quelques symptômes, même des plus sérieux, subissent une modification heureuse qui laisse aux forces médicatrices le temps de se manifester.

L'hydrothérapie impose au malade soumis à son influence une vie calme, agrémentée par des distractions douces et soutenue par un travail judicieusement réglé; elle proscrit les exercices violents et n'a besoin que de ceux qui relèvent les forces sans les troubler. Elle s'associe merveilleusement à toutes les médications connues, en facilitant aux organismes affaiblis une tolérance pour elles, qui ne se développe pas toujours facilement, ou en contribuant à leur action curative qui reste parfois incertaine. Elle peut, dans beaucoup de circonstances, par le bien-être physique qu'elle procure, aider à supporter les fatigues et les agitations de la vie. Mais il faut reconnaître que ses effets sont toujours proportionnés à l'assiduité, à la persistance, à la docilité des malades, autant dans les pratiques à suivre que dans les règles à observer.

# CLINIQUE HYDROTHÉRAPIQUE

## CHAPITRE V

### MALADIES DE LA NUTRITION. — DIATHÈSES.

La nutrition consiste dans un mouvement moléculaire incessant qui se produit dans les moindres particules de l'organisme et qui est dû à un phénomène d'assimilation et de désassimilation. Ces deux phénomènes sont simultanés, mais leur intensité et leur rapidité ne sont pas toujours proportionnelles. La variation porte à la fois sur la quantité et sur la qualité.

Lorsque l'assimilation prédomine physiologiquement, il se produit de la *croissance*; quand elle devient anormale, elle amène l'*hypertrophie*. M. Bouchard a donné le nom de *mutations nutritives* à l'ensemble des phénomènes qui ont pour effet de réparer incessamment les pertes de chaque élément anatomique. Ces mutations créent en même temps les forces dont les organes ont besoin pour leur fonctionnement.

Ces forces sont le résultat d'échanges et de transformation des matières, lesquels, par suite de circonstances physiologiques ou pathologiques, peuvent être très variables. Quand l'équilibre est rompu, il se produit des troubles de la nutrition.

Tout individu apporte en naissant un mode nutritif qui lui est propre et qu'il tient de ses ascendants de par les lois de l'hérédité. Ce mode nutritif peut être semblable au mode normal de sa race, ou bien il peut différer de ce mode normal, et constituer un *tempérament* spécial, qu'il ne faut pas confondre avec la *constitution*.

« La *constitution*, dit M. Bouchard, c'est tout ce qui concerne les variations individuelles dans la charpente et l'architecture du corps, dans la proportion des organes, des appareils, de l'organisme entier, dans l'adaptation physique de chaque partie à sa fonction, dans la répartition de la matière, soit dans la totalité de l'organisme, soit dans chaque élément. La constitution a trait à la structure du corps, elle est une caractéristique statique.

« Le *tempérament*, c'est tout ce qui concerne les variations individuelles de l'activité nutritive et fonctionnelle. Et comme, pour un même organisme et pour un même élément, l'intensité de la vie et l'intensité du fonctionnement se lient à l'intensité des transformations de la matière, le tempérament, c'est tout ce qui concerne les variations individuelles dans l'intensité des métamorphoses de la matière vivante. Le tempérament a donc trait à l'activité de l'organisme ; il est une caractéristique dynamique (1). »

La constitution et le tempérament, nous les apportons en naissant, mais ils peuvent se modifier par la maladie ou par l'hygiène.

Lorsque les variations fonctionnelles apportent des mutations nutritives sortant de l'état physiologique, elles constituent une prédisposition spéciale à certaines maladies ou à certaines formes de maladies, et c'est à cette prédisposition particulière qu'on a donné ce nom de *diathèse*.

L'idée de diathèse est née de l'observation clinique. La clinique, en effet, a permis d'observer que certaines maladies, en apparence disparates, peuvent coïncider, alterner ou se succéder chez un même individu et se transmettre à sa descendance. Ces maladies dérivent donc d'un principe morbide commun, et c'est ce principe morbide qui se transmet d'une génération à l'autre, et auquel on a donné le nom de *diathèse*.

La diathèse est donc constituée cliniquement par un tempérament morbide qui prédispose l'économie à l'apparition de certaines maladies spéciales, s'équivalant en elles. La diathèse constitue la cause première de ces maladies qui néanmoins, pour se manifester, exigent l'intervention d'une cause seconde, déterminante.

M. Bouchard n'admet que deux diathèses : la diathèse *bradytrophique* ou *arthritique* et la diathèse *scrofuleuse* ; encore semble-t-il admettre que la seconde ne soit qu'une branche de la première. En tous cas, il éloigne des diathèses toutes les maladies dues à

(1) Ch. Bouchard, *Maladies par ralentissement de la nutrition.*

l'intervention d'un agent extérieur, microbien, virulent, infectieux ou toxique.

Il n'admet comme diathésiques que les maladies résultant d'un trouble antécédent de nutrition. L'hérédité serait toujours la cause première de la maladie, laquelle ne devrait sa manifestation qu'à la nutrition vicieuse.

D'autres auteurs admettent, au contraire, qu'une diathèse peut s'acquérir par l'intervention d'un agent extérieur à l'individu, infectieux ou microbien ; de là la création des diathèses *syphilitique*, *cancéreuse*, *tuberculeuse*, etc.

Nous croyons préférable de séparer ces infections des diathèses, et de réserver l'appellation pour les maladies dont on ne trouve pas anatomiquement la cause première et dont le mode d'apparition échappe.

M. Hallopeau admet trois diathèses : la scrofule, l'arthritisme et l'herpétisme. M. Lancereaux n'en admet que deux et range sous le nom d'*herpétisme* presque toutes les maladies arthritiques. Nous n'avons pas à prendre parti pour ou contre ces classifications et nous étudierons successivement les maladies diathésiques.

Ces maladies, très différentes entre elles par leurs lésions, leur processus et leurs symptômes, ont cependant un lien commun, un même trouble de nutrition, un ralentissement dans les mutations nutritives, auquel M. Bouchard a donné le nom de *bradytrophie*. On a confondu également ces maladies sous le nom de *maladies arthritiques*, en raison de la tendance qu'elles ont toutes à la manifestation de phénomènes dus à l'arthritis, qui comprend le rhumatisme et la goutte.

Les maladies arthritiques, selon M. Bouchard, sont : la lithiase biliaire et la gravelle, l'obésité, le rachitisme, le diabète, la goutte et le rhumatisme, ou tout au moins le rhumatisme dans sa forme chronique et ses variétés de maladies dites rhumatismales.

Quant à la scrofule, qui semble constituer une diathèse à part, il existe entre elle et l'arthritisme des liens de parenté, en ce sens que ces deux diathèses semblent pouvoir, dans leur transmission aux descendants, se substituer l'une à l'autre. En tous cas, elles sont toutes deux dues à un état de nutrition retardante.

### ARTHRITIS.

Sous le nom d'arthritis, les anciens désignaient à la fois le rhumatisme et la goutte ; ils confondaient ces deux maladies dans une description commune, et longtemps la signification de ces mots : arthritis, rhumatisme et goutte, n'a jamais cessé d'être un sujet de discussion, d'incertitudes et de malentendus ; la notion scientifique que l'on peut en formuler aujourd'hui ne s'est dégagée qu'avec une extrême lenteur (1).

Aujourd'hui, si la science semble avoir abandonné le nom d'arthritis, dans la pratique, on désigne encore sous le nom d'*arthritiques* les individus prédisposés, par leur constitution générale, à présenter des phénomènes propres au rhumatisme ou à la goutte. Mais les déterminations articulaires qui ont frappé d'abord l'attention et qui ont emporté la désignation première ne sont pas les seules qui appartiennent à la maladie constitutionnelle dont le rhumatisme et la goutte représentent les deux types principaux. On peut être arthritique sans avoir actuellement ou sans avoir eu encore de localisation articulaire, de même que l'on peut être scrofuleux si l'on a une tumeur blanche, aussi bien que si l'on a des écrouelles, et qu'on peut avoir toutes sortes d'arthropathies sans être arthritique (2).

Aujourd'hui le rhumatisme et la goutte sont devenus des maladies bien distinctes, ayant chacune leurs symptômes propres, et cependant M. Charcot, après s'être déclaré bien convaincu que la goutte et le rhumatisme constituent deux types morbides essentiellement distincts et ne doivent pas être confondus, est obligé de convenir néanmoins qu'il y a entre eux bien des points de ressemblance, surtout dans les formes aiguës et qu'il est souvent bien difficile de les distinguer. « Plus d'une fois, dit-il, vous serez appelés à reconnaître, au lit du malade, combien il est difficile de distinguer la goutte du rhumatisme, surtout dans les formes chroniques; et le nom de *rhumatisme goutteux*, qu'on applique souvent à ces cas obscurs qui sont placés sur la limite des affections, semble renfermer, implicitement, un aveu d'impuissance. » De là la raison pour laquelle on conserve encore le nom d'arthritique à certains malades qu'on n'ose classer nettement ni parmi les goutteux, ni parmi les rhumatisants.

## RHUMATISME.

Ce n'est pas le lieu ici de disserter sur la nature intime du

(1) E. Besnier, *Dictionnaire encyclopédique des sciences médicales.*
(2) E. Besnier, *loc. cit.*

rhumatisme, ni sur la nécessité qu'il y a, pour la maladie, de trouver pour son éclosion un terrain prédisposé. Il est certain que certaines conditions extérieures peuvent faire naître chez un individu des manifestations identiques à celles que l'on trouve chez les personnes en puissance de rhumatisme, sans que ces manifestations laissent après elles aucune trace d'un état diathésique ; mais il n'en est pas moins vrai que le malade ainsi frappé, sans prédisposition préalable, peut devenir et rester un vrai rhumatisant.

Depuis que l'on a décrit pour la première fois le rhumatisme, la science, grâce à ses recherches incessantes, a fini par en distraire certaines maladies qui n'en avaient que l'apparence. Longtemps on a attribué au rhumatisme bien des maladies articulaires qui ne lui appartiennent pas. Les études récentes en ont distrait, entre autres, les arthropathies causées par les affections de la moelle. De même, on appliquait trop facilement l'épithète de rhumatisme à une foule de phénomènes douloureux dont la nature échappait aux investigations du médecin. C'est ainsi que ce que M. E. Besnier a si bien décrit sous le nom de *rhumatisme vague* doit être distrait du rhumatisme, et rentrer dans le cadre de la neurasthénie. Actuellement même, la tendance moderne exige que l'on sépare les diverses arthrites spécifiques du véritable rhumatisme. Le rhumatisme blennorrhagique, puerpéral, scarlatineux, syphilitique, etc., ne doit plus être envisagé en tant que rhumatisme; il semble démontré aujourd'hui que les arthrites de ces prétendus rhumatismes sont de nature microbienne, tandis que, dans la véritable arthrite rhumatismale, il a été impossible, jusqu'à présent du moins, de trouver d'éléments microbiens (1). Du reste, le rhumatisme peut ne jamais affecter les articulations. Il est quelquefois abarticulaire, et il présente, dans ses formes aiguës, l'allure d'une véritable infection : cette infection, du reste, peut porter sur les centres nerveux. C'est ainsi que la chorée peut être une expression du rhumatisme ainsi que les accidents nerveux connus sous le nom de rhumatisme cérébral et spinal. Les fluxions articulaires ne sont que l'expression d'un trouble général de l'organisme et non la cause première de l'infection.

« L'arthrite rhumatismale, dit M. Lancereaux, est une lésion qui a pour origine un trouble général de l'organisme, provenant

(1) Triboulet, *Revue de médecine*, 1892.

d'une prédisposition tantôt acquise, tantôt héréditaire. Il suffit de quelques années passées dans un milieu mauvais (logement froid, humide), pour créer la prédisposition et faire naître les arthrites rhumatismales qui éclatent ensuite à la moindre occasion, une fatigue, un refroidissement, etc. Quand, au contraire, la prédisposition est héréditaire, l'arthrite est loin d'être toujours la première manifestation du rhumatisme ; le plus souvent, celui-ci se localise tout d'abord sur le système nerveux et se révèle par des accidents convulsifs qui ont reçu le nom de chorée ; dans d'autres cas, il commence par une endo-péricardite à laquelle succèdent plus tard des lésions articulaires. Acquises ou héréditaires, les arthrites rhumatismales ont une tendance à la récidive, et une première attaque indique presque forcément une attaque ultérieure. La multiplicité des poussées articulaires du rhumatisme aigu, la généralisation de ces poussées et leurs localisations à des tissus de même nature, sont autant de circonstances qui indiquent la subordination à une condition pathogénique spéciale qui, malgré l'absence d'une démonstration positive, est vraisemblablement un désordre du système nerveux (1). »

Voici donc l'hypothèse nerveuse du rhumatisme vraisemblablement établie. Quant à l'agent principal, il est encore inconnu, mais semble agir comme un agent septicémique, du moins en ce qui concerne le rhumatisme aigü.

Selon le degré de virulence de cet agent, et suivant les conditions particulières de l'individu, le rhumatisme peut être aigu, subaigu ou chronique; il peut, par moment et sous l'influence de causes occasionnelles, présenter des poussées plus ou moins étendues, plus ou moins graves et plus ou moins durables. Comme le dit M. Besnier, « il ne saurait être contesté qu'un certain nombre de formes du rhumatisme se comportent à la manière des affections aiguës, tandis que d'autres affectent positivement le mode chronique. Mais encore il faut ajouter cette restriction nécessaire que la séparation est loin de se présenter toujours, dans les faits, aussi catégorique, et que le rhumatisme tient d'une part des maladies chroniques jusque dans ses formes les plus aiguës, et qu'il présente souvent, d'autre part, les accidents les plus aigus dans ses formes les plus chroniques. »

Ces considérations exposées, en ce qui concerne le rhumatisme

(1) Lancereaux, *Anat. path.*, 1885, p. 175.

en général, nous devons ajouter que, depuis les travaux de M. Bouchard, il faut établir une division entre le rhumatisme aigu, qui semble, comme nous l'avons dit, relever des maladies infectieuses, et le rhumatisme chronique processif qui, celui-là, du moins, relève essentiellement des maladies diathésiques. C'est de ce rhumatisme chronique que nous avons à nous occuper ici, le rhumatisme aigu relevant des maladies aiguës qui ne rentrent pas dans le cadre que nous nous sommes tracé.

**Traitement hydrothérapique du rhumatisme.** — Nous n'avons pas, comme nous venons de le dire, à entreprendre ici le traitement du rhumatisme articulaire aigu. Dans cet ouvrage, nous ne devons nous occuper que de la diathèse rhumatismale, laquelle prédispose l'organisme à l'apparition de phénomènes d'acuité variable.

Nous venons d'exposer, dans les considérations générales sur le rhumatisme, en quoi consiste cette diathèse et nous avons laissé entendre qu'il s'agit d'une sorte d'intoxication générale de l'organisme par un élément encore inconnu, produisant une altération du sang, et se manifestant par l'intermédiaire du système nerveux. C'est donc par une médication agissant à la fois sur la nutrition générale de l'organisme et sur l'élément nerveux que nous arriverons à combattre efficacement la diathèse. Par conséquent, c'est aux modificateurs généraux de l'organisme que nous devrons avoir recours, dans les conditions que l'expérience clinique a démontrées être les plus favorables à leur effet.

La chaleur a de tout temps été reconnue comme un des modificateurs les plus importants à opposer au rhumatisme ; d'un autre côté, tous les rhumatisants sont plus ou moins anémiques et ont par conséquent besoin d'être tonifiés. En outre, comme dans toutes les intoxications, il est utile de favoriser le fonctionnement des divers émonctoires de l'économie afin d'éliminer autant que possible l'élément toxique.

Si la chaleur favorise le fonctionnement de la peau et des glandes qu'elle renferme, l'eau froide, de son côté, agit très efficacement sur celui du foie et active la diurèse.

Le véritable traitement du rhumatisme repose donc sur une combinaison judicieuse du calorique et de l'eau froide, à l'extérieur et à l'intérieur. Et qu'on n'aille pas dire, comme on le fait trop souvent, qu'il est dangereux de donner de l'eau froide aux rhumatisants. Nous connaissons des rhumatisants qui ne se préservent des crises aiguës que par l'usage continu et quotidien des douches froides. Il y a donc erreur à prétendre que l'eau froide est nuisible aux rhumatisants. Mais nous ne voulons pas dire par là que le traitement par l'eau froide doive être employé systématiquement; loin de là notre pensée, et, dans la grande majorité des cas, c'est, comme nous le disons, à la combinaison du calorique et de l'eau froide qu'il faut avoir recours. Comme dans toutes les maladies chroniques, il y a malades et malades. Ce qui convient aux uns ne convient pas toujours également aux autres, et si, cliniquement, il faut savoir individualiser les malades, il faut également, au point de vue de la médication, savoir individualiser le traitement.

Ceci posé, nous allons exposer ce qui nous a toujours le mieux réussi dans la majorité des cas.

En ce qui concerne l'emploi de l'eau froide, il faut, en général, réchauffer le malade avant de le soumettre à son action ; en agissant ainsi, on donne à la peau une plus grande activité, on évite au malades les inconvénients d'un refroidissement et l'on facilite les fonctions de la calorification. Le froid seul pourrait quelquefois suffire pour obtenir le résultat que l'on cherche, mais ce ne serait qu'après avoir abaissé la température du corps et provoqué une excitabilité dont on ne peut toujours régler l'étendue et la puissance ; pour cette raison il importe, surtout au début du traitement, d'agir avec circonspection.

Pour utiliser le calorique, on emploie les étuves sèches et humides, l'étuve à la lampe, les maillots et enfin les douches et les bains chauds. L'étuve humide, souvent employée contre la maladie qui nous occupe, agit mieux que l'étuve sèche générale. Néanmoins nous lui reprocherons de ne pas donner à la peau une vitalité suffisante, de fatiguer rapidement les malades et d'être parfois impuissante à modifier un état diathésique invétéré.

L'étuve à la lampe est plus facile à appliquer et plus efficace que les étuves générales ; mais il ne faut pas que le milieu chauffé de cette façon dépasse une température d'environ 45° centigrades, si l'on ne veut pas exposer le malade à des accidents. Il est utile de dire que, parfois, ce procédé exaspère les douleurs, occasionne des congestions dans les organes du bassin et détermine une excitabilité nerveuse excessive ; il est, de plus, impraticable chez les personnes qui ne peuvent rester assises.

Dans ce dernier cas, les maillots humides et secs conviennent bien, malgré les quelques inconvénients dont ils sont entourés. Le maillot sec est contre-indiqué chez les personnes dont le système nerveux est surexcité; quant au maillot humide, il réveille quelquefois les douleurs, tout en combattant efficacement les désordres de l'innervation ; il peut aussi produire des congestions internes chez les malades prédisposés à ces accidents.

Pour toutes ces raisons, nous préférons l'eau chaude, sous forme de bains et de douches. Les bains sont très utiles, mais leur application n'est pas toujours facile et nous préférons conseiller la douche écossaise. Pour bien appliquer cette douche, il faut avoir soin de commencer avec de l'eau à 34° ou 35° centigrades, en ayant soin d'augmenter la température d'une manière insensible, au moyen de robinets appropriés, jusqu'à ce que le malade accuse une agréable sensation de chaleur. On continue alors l'application pendant quelques minutes et, quand on juge l'action du calorique suffisante, on administre, sur toute la surface du corps, une douche froide et courte.

L'opération terminée, le malade sera frictionné ou massé, il sera bon qu'il prenne plusieurs verres d'eau froide, il se promènera ensuite au grand air; s'il ne peut marcher, on lui fera exécuter des mouvements passifs.

Quand la maladie s'améliore, on diminue progressivement l'application du calorique, et l'on augmente celle du froid; mais on agira avec mesure et l'on n'aura recours aux applications exclusivement froides que lorsque le malade pourra en tirer profit. Pour assurer la guérison définitive, le traitement devra être continué pendant quelque temps après la disparition des accidents.

Après la douche, les applications les plus puissantes sont la piscine et la friction avec le drap mouillé. La piscine est indiquée dans les cas de surexcitation du système nerveux, mais il faut avoir bien soin d'éviter un refroidissement trop considérable qui aurait pour conséquence de faire reparaître les phénomènes douloureux. La friction avec le drap mouillé, malgré son action très salutaire, est bien loin d'égaler la douche, dont l'action est si sûre, l'application si facile et si modifiable selon les circonstances présentes.

Il nous reste à dire quelques mots des applications nécessitées par certaines formes spéciales du rhumatisme.

**Rhumatisme noueux.** — Cette maladie, lorsqu'elle vient à se généraliser, imprime à l'économie un dépérissement général contre lequel il importe d'opposer un traitement énergique. L'hydrothérapie peut être d'un grand secours et permet à l'organisme de lutter contre l'envahissement de la cachexie. Pour atteindre ce but, on aura recours aux applications toniques et notamment à la douche froide et aux frictions avec le drap mouillé. Mais il sera utile de réchauffer le malade avant de le soumettre à l'action de l'eau froide. S'il est nécessaire de recourir aux sudations, l'étuve à la lampe peut rendre de grands services.

Nous avons vu les déformations articulaires se modifier sous l'influence de la douche froide locale ; mais il faut avouer que ce résultat est difficile à obtenir. Lorsque les malades veulent bien se soumettre à une médication suivie, voici comment nous procédons. Au début, nous faisons exécuter sur les articulations malades, des frictions à l'aide de compresses imprégnées d'eau froide. Quelquefois, pour cette opération, la susceptibilité du malade exige que l'on commence avec de l'eau à 20° et même davantage. Pendant trois ou quatre semaines, ces frictions sont répétées deux fois par jour. Après ce temps, on a recours aux applications excitantes ; à cet effet, on se sert de compresses mouillées recouvertes d'un tissu imperméable qu'on laisse en place pendant deux ou trois heures ; on pratique ensuite des frictions après avoir enlevé l'appareil. Au bout d'un mois de ce traitement, on emploie la douche de vapeur, ou, ce qui est préférable, la douche alternative, et l'on arrive enfin à la douche froide, dont la force de percussion doit être graduée avec beaucoup de soin.

**Rhumatisme musculaire.** — Le traitement de cette localisation du rhumatisme est le même que celui que l'on applique aux diverses myalgies et nous renvoyons le lecteur au chapitre consacré à ces affections.

**Rhumatisme viscéral.** — Dans le traitement hydrothérapique du rhumatisme viscéral, il est presque toujours nécessaire de combiner le calorique à l'eau froide. Ce que nous avons dit en étudiant le rôle de l'hydrothérapie dans la diathèse rhumatismale peut être mis à profit pour le traitement des manifestations viscérales de cette diathèse ; seulement il sera parfois nécessaire de modifier certaines applications ou d'en faire de nouvelles.

Si le rhumatisme est localisé dans le tube digestif et s'il se manifeste par des phénomènes douloureux, on obtiendra l'apaisement des souffrances par une douche écossaise localisée, une série d'applications de l'étuve à la lampe suivies d'une application froide, un demi-maillot ou bien une ceinture humide renouvelée deux ou trois fois dans le jour. Lorsque le rhumatisme se révèle par une perte ou tout au moins par un affaiblissement des fonctions digestives, ou bien encore par des vomissements avec troubles des sécrétions, on pourra joindre aux moyens précédents le bain de cercles, la douche alternative, le col de cygne et le sac à glace de Chapman appliqué sur la colonne vertébrale. Mais il ne faut pas oublier que, dans le rhumatisme, si l'on a recours aux applications froides, celles-ci doivent être de très courte durée.

On ne saurait être trop prudent dans l'application de l'hydrothérapie quand les manifestations rhumatismales ont pour siège le cerveau, les poumons ou le cœur ; il est même des cas dans lesquels on ne doit intervenir à aucun prix.

Si le rhumatisme se fixe sur la moelle épinière ou sur ses enveloppes, s'il donne lieu à des névroses générales, si, enfin, il intéresse l'appareil génito-urinaire, l'hydrothérapie peut être fort utile, comme nous le démontrerons en étudiant les maladies des appareils organiques en particulier.

**Névrose rhumatismale.** — La névrose rhumatismale n'est, pour ainsi dire, qu'un mode particulier de la névrose neurasthénique, nous ne saurions donc mieux faire, en ce qui concerne ses manifestations, que de renvoyer le lecteur au chapitre consacré à cette névrose. L'hydrothérapie convenant à la fois au traitement du rhumatisme et au traitement de l'état nerveux, il suffira de combiner les procédés que nous conseillons dans ces deux états pathologiques pour instituer une médication rationnelle contre la névrose rhumatismale.

## GOUTTE.

La *goutte* est, avant tout, une maladie chronique, susceptible d'*accès* aigus d'aspects différents suivant les organes où se manifestent ces accès. Ces *accès* ou *fluxions* se présentent le plus souvent du côté des jointures, accompagnés d'un plus ou moins grand retentissement sur les principaux appareils de l'économie. Ils laissent à la longue leurs traces au niveau des articulations attaquées, sous forme de dépôts d'urates. Lorsque ces accès articulaires sont les phénomènes prédominants de la manifestation goutteuse, on dit que la goutte est *légitime*.

Mais ces accès ne sont pas toujours prédominants ; ils peuvent être remplacés, chez les goutteux, par d'autres manifestations, telles que céphalées, accès d'asthme, névralgies diverses, troubles de l'estomac ou des viscères, poussées d'eczéma ou hémorrhoïdes. Ces manifestations peuvent se succéder, alterner avec des fluxions articulaires ; celles-ci peuvent même faire complètement défaut: cet état a reçu le nom de goutte *irrégulière*. Les anciens donnaient le nom de goutte *remontée* à la goutte qui, après s'être montrée dans les articulations, quittait celles-ci pour se manifester dans les viscères.

Enfin on divise généralement la goutte en *aiguë* ou *chronique*. La qualification d'aiguë est réservée aux accès violents accompagnés de fièvre et d'accidents généraux concomitants. Dans la goutte chronique, il y a bien également des accès, mais ceux-ci ont une allure lente et chronique, et ne revêtent pas l'aspect franchement aigu.

Quoi qu'il en soit de ces définitions, nous sommes en présence d'une seule et même maladie générale, diathésique, et s'il est nécessaire de tenir compte de la forme des manifestations à cause des troubles qu'elles font naître, il n'en est pas moins vrai que c'est à l'état général qu'il faut s'attaquer si l'on veut améliorer la maladie.

Quel que soit le rôle que l'on veuille attribuer à l'uricémie dans la pathogénie de la goutte, il n'en est pas moins établi, depuis les travaux de M. Bouchard, que la maladie est due à un ralentissement des mutations nutritives, comme toutes les maladies du groupe arthritique, et c'est cette interprétation qui doit guider dans le traitement de la maladie générale, de même que l'on devra tenir compte des causes occasionnelles qui ont une tendance à en provoquer les manifestations.

La goutte est une maladie essentiellement héréditaire; néanmoins on peut l'acquérir par suite d'une mauvaise hygiène. Ainsi la goutte se rencontre surtout dans les grandes villes et parmi les classes riches. A cet égard, le mode de vie et d'alimentation est très important. La bonne chère en provoque manifestement l'apparition. L'inaction la favorise également, ainsi que l'abus de l'innervation. « On ne saurait nier, dit M. Durand-Fardel, qu'une alimentation riche, un grand appétit, un goût prononcé pour les liqueurs alcooliques, des habitudes sédentaires et l'insuffisance d'exercice musculaire concourent à la manifestation de la goutte; cette pathogénie subit également l'action d'une prédominance cérébrale et d'abus intellectuels ou affectifs. »

Le traitement général et préventif des accès doit être presque exclusivement hygiénique. M. Bouchard insiste sur la nécessité d'instituer dès le jeune âge la prophylaxie de la goutte par l'hygiène. « En effet, dit encore M. Durand-Fardel, l'hygiène nous fournit les moyens d'activer les phénomènes d'assimilation qui s'accomplissent dans le sein de nos tissus en d'en corriger les anomalies dans une certaine mesure ». « Cette hygiène antigoutteuse, dit M. Legendre, est de la plus haute importance ; beaucoup de podagres n'auraient pas franchi la période de la diathèse latente, s'ils s'étaient sagement conformés à ces prescriptions (1) ».

Nous n'avons pas à nous occuper ici du régime alimentaire ; notre rôle consiste à montrer comment on peut intervenir au moyen de l'hydrothérapie pour combattre la diathèse et ses manifestations.

L'hydrothérapie interviendra avec ses applications toniques pour favoriser l'assimilation des principes nécessaires à l'entretien de l'organisme. Elle exercera de plus son influence sur l'innervation, dont les troubles jouent dans le développement de la goutte, un rôle très considérable.

**Traitement hydrothérapique dans la goutte.** — Dans la goutte aiguë, on a employé, et l'on emploie encore, les immersions locales froides et de longue durée, les compresses froides souvent renouvelées, et enfin les compresses froides ou fraîches, recouvertes d'un corps non conducteur de la chaleur, comme la laine, par exemple, appliquées d'une façon intermittente.

Pour les immersions, on se sert d'un baquet plein d'eau froide, dans lequel on plonge les membres qui sont le siège du mal, jusqu'à ce que les phénomènes morbides s'apaisent. Après un intervalle de repos, et sans attendre que les accidents reprennent leur acuité, on renouvelle cette opération, que l'on peut répéter, sans inconvénient, quatre ou cinq fois par jour.

Si le malade ne peut exécuter aucun mouvement, on remplacera l'immersion par une application de compresses froides souvent renouvelées, en ayant soin de les mouiller fréquemment, afin d'empêcher les symptômes inflammatoires de s'aggraver. Ces deux procédés donnent d'assez heureux résultats ; cependant nous avons pu constater parfois qu'ils étaient inefficaces. Pour cette raison nous leur préférons les compresses excitantes appliquées de la façon suivante :

(1) Legendre, *Traité de Médecine.*

On place sur les parties douloureuses des compresses trempées dans de l'eau fraîche et recouvertes très exactement avec de la laine, pour préserver la partie malade du contact de l'air. L'appareil, laissé en place pendant un certain temps, constitue un petit bain de vapeur local, qui presque toujours apaise la douleur; lorsqu'on l'enlève, il faut avoir le soin, pour compléter l'action du calorique, de frictionner le membre malade avec une compresse trempée dans de l'eau fraîche. Si la première application n'a pas suffi pour calmer la douleur, il faudra recommencer cette opération, qu'on pourra, du reste, renouveler sans danger à différentes reprises, jusqu'à ce que l'on obtienne l'apaisement désiré.

Pour la goutte chronique, le choix du procédé doit être entièrement basé sur l'état du malade.

Quand il y a dépression des forces, quand la peau est pâle et les muscles amoindris, quand l'innervation est frappée d'épuisement et que la cachexie est menaçante, s'il n'existe aucune complication sérieuse du côté du cerveau, des poumons ou du cœur, on aura recours, en toute sécurité, aux douches froides générales courtes ou aux frictions avec le drap mouillé fortement tordu. On détermine, par ce procédé, une action tonique très énergique, qui est très utile aux goutteux de cette catégorie.

Quand la peau est sèche, on peut avoir recours à l'action prolongée du calorique, si toutefois le malade est assez fort pour la supporter; l'étuve sèche, l'étuve humide ou bien l'étuve à la lampe, jusqu'à la production de la sueur rendent, dans ces cas, de grands services; mais il faut avoir le soin de compléter l'action du calorique par une application froide ou fraîche, suivant la susceptibilité du malade.

La douche écossaise est indiquée et rendra de grands services s'il existe des douleurs erratiques ou localisées dans certaines parties du corps.

Lorsque les articulations sont engorgées et les mouvements difficiles, on fait précéder la douche générale d'une douche froide localisée sur l'articulation malade, en ayant soin de régler progressivement sa durée et sa percussion. Quand l'eau est très froide, les malades ne peuvent supporter les douches locales. Pour obvier à cet inconvénient, qui n'est pas rare, on fait intervenir la douche alternative qui produit souvent l'effet résolutif que l'on recherche.

Quand l'excitabilité nerveuse est grande, le procédé qui rend le plus de services consiste dans l'application du maillot humide ou du demi-maillot pendant une heure environ. Cette application doit être immédiatement suivie d'une friction avec un drap convenablement mouillé.

Si la goutte est compliquée de lésions matérielles du côté du cœur, des poumons ou du cerveau, il faut être fort circonspect dans l'emploi de l'hydrothépapie. La gravité de l'état cachectique peut seule motiver l'application de ce mode de traitement ; si on l'emploie, c'est à la douche qu'il faudra recourir ; elle devra être courte, à percussion légère dans les parties supérieures, et fortement stimulante dans les parties inférieures ; on se trouvera bien de faire précéder son application d'un bain de pieds chaud à eau courante.

Dans le cas d'accidents du côté de l'estomac ou de l'intestin, des reins, de la vessie ou de l'utérus, on pourra, on devra même joindre aux pratiques générales l'emploi des modificateurs spéciaux qui sont utilisés contre les maladies des organes dont nous venons de parler, et auxquels nous consacrerons, dans la suite de ce livre, une étude toute particulière.

Si le malade est pléthorique, les applications ne devront jamais être très excitantes ; on n'agira sur la peau qu'avec des douches légères et modérément froides, de manière à ne pas provoquer de réaction violente. Le malade pourra, sans inconvénient, être soumis à l'usage des sudations, et on lui conseillera de boire souvent de l'eau froide dans la journée.

Le plus souvent, il sera utile que le malade ne boive que de de l'eau, qu'il se soumette à un régime sévère et qu'il se livre à un exercice régulier.

La goutte ne révèle parfois son existence que par une série de phénomènes nerveux qui constituent la *névrose arthritique* de certains auteurs. Assez fréquente chez la femme et chez la jeune fille, elle réclame des applications hydrothérapiques variées et bien conduites. C'est surtout lorsque la localisation du mal a lieu dans l'estomac ou dans la matrice qu'il faut procéder avec mesure ; nous indiquerons comment il faut combattre ces complications lorsque nous nous occuperons des maladies du tube digestif et de la matrice. Quant à la névrose proprement dite, il faudra suivre les préceptes thérapeutiques indiqués dans le traitement des névroses, et ne pas perdre de vue que c'est seulement en soumettant le malade à un entraînement persévérant qu'on pourra faire disparaître cette sorte de manifestation arthritique.

## GRAVELLE.

Sous le nom de gravelle, on qualifie l'ensemble des symptômes qui précèdent, accompagnent ou suivent la présence de concrétions ou de graviers dans les urines. Il ne s'agit ici que des gravelles diathésiques, comprenant celles où l'urine est acide, urique ou oxalique, et se distinguant ainsi des gravelles catarrhales qui ne sont, à proprement parler, qu'un phénomène symptomatique. La gravelle *phosphatique* n'est que la conséquence d'une inflammation catarrhale ou calculeuse des voies urinaires avec fermentation microbienne.

Dans la gravelle proprement dite, urique ou oxalique, il y a anomalie de la nutrition générale. Il y a insuffisance dans l'assimilation des principes albuminoïdes, et ce défaut d'assimilation amène la formation des graviers. Toute médication doit avoir pour but d'empêcher cet état de choses de se produire. Il est donc indiqué d'amener au plus haut degré d'activité physiologique l'ensemble des fonctions qui se relient aux phénomènes chimiques présidant à l'accomplissement des métamorphoses organiques. C'est pour cette raison que l'hydrothérapie est employée avec tant de succès contre la gravelle.

Dans le traitement de cette diathèse, pour stimuler les fonctions de l'organisme, on devra se servir de la douche froide généralisée, en tenant compte, dans son application, de l'état des forces du malade et des complications qui peuvent se présenter. On prendra en considération ce que nous avons dit à propos de la goutte; néanmoins, pour la gravelle, les contre-indications sont moins nombreuses.

On activera les fonctions de la peau par l'action combinée du calorique et de l'eau froide; dans le but d'augmenter la sécrétion urinaire, les malades seront soumis à l'usage interne de l'eau à hautes doses, si toutefois l'état de l'organisme le permet.

Si, pendant le traitement hydrothérapique des *coliques néphrétiques* se déclarent, il faudra suspendre toute application excitante et avoir recours aux immersions tièdes plus ou moins prolongées.

Nous n'avons pas la prétention de substituer l'eau froide aux eaux minérales généralement employées dans le traitement de la maladie qui nous occupe; mais les succès que nous avons obtenus par l'hydrothérapie nous engagent à dire que, dans la plupart des cas, les malades peuvent compter sur les bons effets de cette médication, qui, du reste, est pratiquée sur une vaste échelle, dans toutes les stations minérales où l'on soigne la gravelle. Elle constitue en effet un des principaux éléments du traitement dans ces maladies.

## LITHIASE BILIAIRE.

La lithiase biliaire est caractérisée par la précipitation de la cholestérine. Celle-ci se trouve dans le sang et dans tous les tissus de l'économie. Sa précipitation peut être due soit à sa trop grande abondance dans la bile, soit à la présence, dans celle-ci, d'une certaine quantité de chaux dissoute dans les divers tissus à la faveur d'acides organiques en excès.

La précipitation de la cholestérine se fait dans la bile sous forme de cristaux plus ou moins volumineux, dont l'élimination, quelquefois très douloureuse, donne lieu à ce qu'on appelle la *colique hépatique*. Mais la colique n'est pas nécessaire pour constituer la maladie, car les cristaux peuvent séjourner dans la vésicule biliaire, sans donner lieu à aucun symptôme douloureux.

La lithiase biliaire est très fréquente chez la femme, par suite des troubles amenés dans l'organisme par la vie utérine. La sédentarité, les climats froids et humides, l'alimentation copieuse en favorisent l'apparition, de même que les ennuis, les chagrins et les préoccupations morales.

Le trouble nutritif qui en provoque la formation est constitué par un ralentissement des combustions et la formation d'acides organiques en excès.

Pour prévenir la lithiase biliaire, l'hygiène et l'alimentation ont donc un grand rôle, et l'hydrothérapie pourra ici encore nous rendre de réels services. Le principe du traitement est du reste le même que celui qui convient à la gravelle urique. Il faut, par des applications appropriées, parmi lesquelles nous citerons principalement la douche froide, activer la nutrition générale et favoriser les combustions chimiques. En outre, il est possible d'agir par des douches locales sur la vésicule biliaire, d'en favoriser la contraction et de l'aider à expulser les concrétions qu'elle contient. Mais il est bien entendu que les douches localisées sur la région du foie seront données non seulement d'une façon judicieuse, mais encore avec toute la prudence et la précaution nécessitées par la délicatesse de l'organe.

### OBÉSITÉ. — POLYSARCIE.

L'obésité ne consiste pas dans un excès d'embonpoint, comme on l'entend généralement dans le monde. Au point de vue médical, c'est une véritable maladie qui, presque sans inconvénient à ses débuts, finit, en s'exagérant, par devenir grave et même peut entraîner la mort. La *polysarcie* est caractérisée par une accumulation anormale de tissu graisseux qui n'existe pas seulement sous la peau, mais encore envahit les divers organes de l'économie et amène un certain degré de perturbation dans leur fonctionnement. Le développement de la graisse ne constitue une maladie que lorsqu'elle met entrave au fonctionnement des organes. Jusque-là il ne constitue qu'un excès d'embonpoint et une gêne.

La graisse, en effet, commence par envahir le tissu cellulaire sous-cutané, et ce n'est que progressivement qu'elle gagne les divers organes ; la maladie devient surtout grave lorsque le cœur est atteint par l'adipose.

La polysarcie est une maladie qui relève principalement de l'hérédité, soit similaire, soit sous une des formes de la diathèse arthritique. Il est facile, en effet, de reconnaître que, pour les sujets dont les ascendants ne sont pas obèses, les ascendants sont arthritiques.

L'obésité doit donc être considérée comme une maladie arthritique. Elle est due à un défaut d'oxydation des substances qui ont la faculté de se transformer en graisse. L'alimentation joue certainement un grand rôle dans l'apparition de la maladie, mais ce n'est pas une cause absolue, car il y a des obèses qui mangent très peu. La cause véritable, la plus importante, c'est le défaut des combustions par suite d'un ralentissement des fonctions nutritives. Les autres causes, comme le défaut d'exercice, l'excès de nourriture et de boisson, ne sont que des raisons contingentes et n'ont d'action que sur les organismes prédisposés.

Chez les obèses, les divers organes étant envahis par la graisse, les fonctions d'assimilation et de désassimilation se font mal. De là surviennent de tous côtés des troubles circulatoires, les actions nerveuses sont défectueuses et s'exercent mal, et les fonctions de la peau, dont l'intégrité serait si utile dans de pareilles circonstances, sont souvent sérieusement troublées.

Pour remédier à cet état de choses, il faut une alimentation choisie, un genre de vie bien réglé, une hygiène bien entendue, une sorte d'entraînement organique pour lequel l'hydrothérapie offre de précieuses ressources.

L'hydrothérapie, en effet, a une action puissante sur la circulation capillaire; elle active les combustions tout en tonifiant l'organisme; elle soutient les forces et lutte contre la débilité acquise antérieurement ou causée par la sévérité du régime.

Il existe, en hydrothérapie, deux méthodes de traitement de l'obésité. L'une d'elles consiste dans l'usage exclusif des sueurs forcées ; l'autre dans l'emploi des douches froides précédées, de temps en temps, d'une sudation ou d'un simple réchauffement. La première compte à son actif quelques succès ; mais, continuée longtemps, elle jette une grande perturbation dans l'organisme, elle est même parfois inapplicable, et nous l'avons vue souvent rester inefficace. La sudation répétée, en effet, est une cause d'affaiblissement de l'organisme. Or, chez les obèses, celui-ci est déjà très affaibli par la maladie, par conséquent il est dangereux de l'affaiblir davantage. Il est bon d'aider les obèses, à brûler leur graisse, mais il faut les tonifier en même temps, c'est pourquoi nous donnons la préférence à la seconde méthode, et c'est à la douche froide générale en pluie ou en jet, répétée deux fois chaque jour, que nous avons recours.

Dans quelques cas, et notamment quand la transpiration est faible, on se trouvera bien de soumettre les malades à une application de calorique avant la douche ; mais il faut éviter de provoquer chez eux des transpirations exagérées. On recommandera aussi de ne boire de l'eau qu'en très petite quantité, car ce liquide a le privilège de favoriser l'engraissement.

Si l'obésité est partielle et limitée, par exemple, aux parois de l'abdomen, aux épiploons, au mésentère, les digestions sont laborieuses, la respiration devient gênée, et il peut se produire des troubles circulatoires résultant de la compression exercée sur les gros vaisseaux qui parcourent la cavité abdominale. Dans ce cas, on se trouvera bien de joindre à l'hydrothérapie des pratiques de massage.

Si l'obésité se complique de troubles sérieux du côté du cerveau et du cœur, il faut faire des applications froides courtes, ou, de préférence, employer des douches chaudes et froides, afin de ne provoquer qu'une légère stimulation de l'organisme, qui ne répondrait qu'incomplètement à l'attaque par le froid, si celle-ci était trop violente.

## DIABÈTE.

Il ne faut pas confondre le *diabète* avec la *glycosurie*. Celle-ci consiste simplement dans la présence anormale d'une certaine quantité de sucre dans les urines. C'est un symptôme, ce n'est pas une maladie.

Le *diabète sucré* ou *diabète vrai*, est, au contraire, une véritable maladie générale de l'organisme, dans laquelle on constate bien la présence du sucre dans les urines, mais ce n'est qu'un des symptômes de la maladie.

L'étiologie du diabète est très incertaine. L'alimentation défectueuse, la sédentarité, les mauvaises conditions hygiéniques peuvent en favoriser l'apparition.

L'hérédité directe est également très fréquemment invoquée comme cause de la maladie, et quand on ne trouve pas l'hérédité directe, on trouve presque toujours chez les parents une maladie arthritique, la goutte, le rhumatisme, la migraine, l'obésité ou la gravelle. C'est que le diabète est essentiellement, lui aussi, une maladie arthritique, et fait partie des maladies par ralentissement de nutrition qu'a si bien décrites M. Bouchard.

Il existe trois types cliniques de diabète : le *diabète gras*, le *diabète maigre* et le *diabète nerveux*.

Le diabète gras, qui s'accompagne toujours, à son début du moins, d'obésité, appartient, suivant M. Lancereaux, au groupe herpétique. Le diabète maigre s'accompagne toujours d'après le même auteur d'altérations du pancréas. Quant au diabète nerveux, c'est celui qui apparaît à la suite d'accidents nerveux dépendant soit d'une affection cérébrale intéressant le quatrième ventricule, soit d'une maladie nerveuse chronique.

Mais, quelle que soit la forme du diabète, et c'est là ce qui nous intéresse, il est toujours le résultat d'un trouble d'assimilation et de désassimilation de l'organisme, du ralentissement de la nutrition et de l'insuffisance des combustions en général. Du reste, en dehors de la présence anormale du sucre dans les urines, la présence dans celle-ci de l'urée en excès (azoturie) et de la phosphaturie en est une preuve manifeste. Il en est de même de l'albuminurie qui, fréquemment se rencontre dans le diabète et qui n'est pas seulement une conséquence de l'altération rénale, mais bien l'indice d'une altération au moins secondaire de la nutrition.

Le but que l'on doit se proposer, lorsqu'on veut traiter un diabétique, est d'activer la circulation générale afin de favoriser les combustions qui sont ralenties. En outre, comme la maladie est essentiellement débilitante par elle-même, il est nécessaire de tonifier le malade, de façon à lui donner la plus grande somme de force de résistance possible. Or ces deux buts sont faciles à atteindre au moyen de l'hydrothérapie.

Une application froide, quotidienne, et principalement une douche suivie d'une promenade en plein air, est d'un usage facile et d'une efficacité incontestable pour combattre le diabète. La douche doit être courte, froide et animée d'une force de projection énergique.

Elle devra toujours être suivie, comme nous venons de le dire, autant que possible, d'une promenade en plein air ou d'un exercice équivalent. La nécessité d'un certain exercice musculaire est incontestable pour activer les combustions en favorisant l'absorption de l'oxygène par l'organisme. Mais cet exercice doit être proportionné aux forces du malade ; on ne peut pas demander à un diabétique avancé ce que l'on peut exiger d'un diabétique encore en possession de tous ses moyens vitaux. Les frictions au gant de crin ou avec un linge mouillé ont également une action salutaire en favorisant le fonctionnement de la peau. Si même la perspiration cutanée est diminuée, si la peau est sèche et la circulation du sang peu active, il faut combiner l'action du calorique à celle de l'eau froide ; la douche chaude et froide est, de tous les procédés employés, celui qui convient le mieux à ces indications. Quelques diabétiques ne peuvent pas supporter la douche exclusivement froide. Chez ceux-ci on emploie avec avantage la douche chaude refroidie à la fin. Toutefois, quand il est nécessaire de déterminer une légère sudation, et si les douches chaudes prolongées sont insuffisantes, on aura recours à l'étuve à la lampe. Nous donnons la préférence, dans ce cas, à l'étuve à la lampe, parce que les étuves générales épuisent trop les malades. Nous préférons aussi ce procédé aux maillots, parce que ces derniers déterminent des furoncles, des anthrax, quelquefois même des accidents plus graves qu'il faut avant tout éviter de provoquer chez les diabétiques.

C'est surtout au début de la maladie qu'il faut agir, car, plus celle-ci est avancée, moins le traitement a d'action. Malheureusement le diabète a un début souvent insidieux, et lorsqu'on s'aperçoit de sa présence il y a souvent longtemps qu'il existe. Souvent même le médecin n'assiste qu'à la dernière phase de la maladie.

L'hydrothérapie n'a réellement d'effet bien certain qu'au début de l'affection. A ce moment, on peut enrayer la maladie et avoir même l'espoir de la guérir. Dans la période d'état, la médication est moins efficace au point de vue de la guérison de la maladie, mais elle doit être toujours employée pour aider le malade à lutter contre elle. Elle constitue, en effet, pour le diabétique, une aide puissante et précieuse. Tous les diabétiques se trouvent bien de la douche et la prennent avec avidité. Ils sentent eux-mêmes combien elle les remonte en les tonifiant. Si, à la période d'état, l'hydrothérapie ne peut arriver à guérir le diabète, il n'en est pas moins incontestable qu'elle aide le malade à supporter sa maladie et à vivre avec elle un temps parfois extrêmement long.

A une période avancée du diabète, lorsque la nutrition générale est très défectueuse et que l'on constate l'apparition de troubles indiquant que les organes sont profondément atteints dans leur fonctionnement, l'hydrothérapie ne doit plus être administrée dans les mêmes conditions.

En face d'un organisme épuisé, l'emploi de l'eau froide n'est plus toujours possible et ne doit être utilisé qu'avec beaucoup de prudence. Dans ces cas, au lieu d'attaquer d'emblée le malade avec l'eau froide, nous préférons commencer avec de l'eau tiède que nous refroidissons peu à peu. Si même le malade ne semble pas en état de réagir convenablement, nous nous en tenons à l'eau tiède sous forme d'ablutions, d'affusions ou de douche. Si, par ce moyen, nous ne pouvons espérer agir sur les mouvements nutritifs, nous avons toujours pour résultat certain de maintenir actives les fonctions de la peau et si nous ne guérissons pas le malade, nous pouvons toujours le soulager.

## RACHITISME. — OSTÉOMALACIE.

Les déformations du squelette, dans ces deux maladies, ne constituent pas la maladie elle-même, elles n'en sont que la conséquence. La maladie vraie est constituée par une anomalie de la nutrition du système osseux qui, dans le *rachitisme*, commence chez l'enfant et se traduit par une calcification insuffisante du tissu osseux. L'*ostéomalacie*, elle, est au contraire une maladie de l'âge adulte, également due à une anomalie de nutrition qui amène une décalcification du tissu osseux. Dans le rachitisme il y a donc arrêt de développement, tandis que dans l'ostéomalacie il y a destruction progressive de tissu primitivement bien formé.

L'on comprendra que ces deux maladies, qui ne sont dues qu'à une anomalie de nutrition, soient avantageusement influencées par l'hydrothérapie. Il ne faudrait cependant pas se faire trop d'illusions sur l'efficacité de ce traitement, qui ne peut à lui seul enrayer la maladie; mais, combiné avec d'autres soins hygiéniques ou pharmaceutiques le traitement hydrothérapique rendra de grands services. C'est aux applications toniques et excitantes qu'il faudra avoir recours de préférence, principalement à la douche froide, et, à son défaut, aux affusions et aux frictions avec le drap mouillé. Comme chaque fois qu'il s'agit d'employer l'hydrothérapie, la manière de procéder devra être subordonnée au degré de résistance de l'individu. Il faut tonifier l'organisme et le stimuler, mais il ne faut pas lui demander plus qu'il ne peut rendre. Dans ce cas, on a affaire à des organismes faibles et débiles; on ne saurait donc employer trop de prudence et de circonspection.

## LYMPHATISME. — SCROFULE.

La *scrofule*, en tant que maladie, a été abandonnée par les auteurs. On a reconnu que les symptômes attribués à cette maladie n'étaient que des manifestations appartenant à divers autres états pathologiques, distincts entre eux, mais prenant une certaine allure parce qu'ils se présentaient chez des individus en puissance d'une diathèse particulière qu'on appelle la *diathèse scrofuleuse*. C'est cette diathèse qui imprime à ces diverses maladies des allures spéciales, mais ces maladies n'ont aucun lien entre elles; c'est l'individu qui leur imprime la marque de sa constitution.

La diathèse scrofuleuse peut être innée ou acquise, créée dans les premiers mois de la vie par une mauvaise hygiène ou une mauvaise alimentation, ou encore par la maladie. Le premier degré de la diathèse est ce qu'on appelle le *tempérament lymphatique*; puis, lorsque le vice de nutrition s'exagère, que ce tempérament devient véritablement un tempérament morbide, il aboutit à la *diathèse scrofuleuse.*

Nous avons parlé plus haut du lien de parenté qui existe entre l'arthritisme et la scrofule et que l'on constate en étudiant l'hérédité ; nous n'avons pas à y revenir. Nous parlerons plus loin de ses rapports avec la tuberculose.

La diathèse scrofuleuse est essentiellement justiciable de l'hydrothérapie, qui a sur elle une action des plus favorables. Dans les applications de cette méthode de traitement on tiendra compte des différentes formes sous lesquelles la scrofule se manifeste. Mais, d'une façon générale, deux faits d'observation méritent surtout d'être signalés. Le premier est relatif à l'influence des saisons sur la marche des affections scrofuleuses. Un grand nombre d'entre elles, les ophthalmies, les coryzas, les bronchites notamment, s'aggravent en hiver et s'améliorent en été, tandis que les affections cutanées de la même origine prennent habituellement plus d'intensité au printemps. Il est possible de prémunir la constitution contre ces influences à échéance déterminée. Dans le premier cas, on suivra le traitement hydrothérapique pendant l'automne et, dans le second, pendant les premiers jours du printemps. Dans l'un comme dans l'autre cas, il faudra produire des effets reconstituants ; et pour cela on aura recours à l'emploi longtemps continué de douches froides, courtes et excitantes. Un grand nombre d'observations constatent l'efficacité de l'hydrothérapie contre le lymphatisme et contre certaines manifestations de la scrofule. Elle agit comme les bains de mer, et elle a sur ces derniers l'avantage de pouvoir être continuée longtemps sans inconvénient. Le second fait est que la scrofule bénigne, que Sauvages a judicieusement appelée la scrofule *fugace*, se manifestant par des éruptions impétigineuses et des engorgements ganglionnaires indolents, guérit tantôt d'une manière spontanée, tantôt en vertu d'une sorte de crise survenant au moment de la puberté. Il reste alors une disposition particulière à certaines affections. Le but du traitement doit être de favoriser un processus favorable.

Contre le lymphatisme et la scrofulose du jeune âge, les bains de mer et les eaux minérales sont habituellement employées ; mais il n'est pas toujours possible et prudent de continuer ce genre de médication ; on pourra le remplacer par des bains salés et par un traitement hydrothérapique léger. Chez les adultes, l'hydrothérapie convient mieux encore, parce qu'on peut en user sans être astreint à tous les ménagements que réclame l'enfance.

Nous avons essayé toutes les méthodes hydrothérapiques conseillées contre cet état morbide, et nos observations sont assez nombreuses pour pouvoir donner notre avis en toute connaissance de cause.

La méthode des sueurs forcées, qui consiste à soumettre chaque jour les malades à des transpirations extrêmement abondantes, doit être rejetée comme inefficace et souvent difficile à appliquer.

Les sudations, néanmoins, peuvent rendre de grands services, si l'on en use avec modération et à de longs intervalles. L'eau en boisson et prise en grande quantité nous a paru très salutaire les jours d'application de ce procédé. Pour provoquer la sueur, on choisira de préférence le maillot sec et surtout l'étuve à la lampe. Il est toujours bien entendu qu'une application froide devra terminer l'opération.

Les immersions et les affusions peuvent être utilisées avec profit; mais elles provoquent un refroidissement trop considérable chez les malades dont la vitalité est amoindrie ; il ne faut donc les employer qu'avec une extrême réserve et il est nécessaire de prendre les précautions qui facilitent une bonne et franche réaction.

Pour atteindre ce but, les frictions avec le drap mouillé sont parfois insuffisantes. C'est à la douche froide, en pluie et surtout en jet, qu'il faut donner la préférence, parce qu'elle permet de faire des applications bien adaptées à la nature de l'affection et à la susceptibilité du malade.

A la douche générale froide il faut souvent adjoindre certaines applications locales dirigées contre les engorgements qu'amène la diathèse scrofuleuse. Dans ce cas, les douches locales froides sont souvent fort salutaires ; mais comme elles ne produisent pas toujours les effets qu'on en attend, nous aimons mieux appliquer la douche alternative dont l'action résolutive est incontestable.

## ALBUMINURIE. — AZOTURIE. — PHOSPHATURIE.

L'albuminurie n'est pas une maladie, ce n'est qu'un symptôme pouvant se rencontrer dans diverses maladies, elle n'est que l'expression d'un état morbide.

La principale cause de l'albuminurie est assurément la néphrite, mais elle n'en est pas la conséquence absolue, et nous ne nous occuperions pas, à propos des maladies de la nutrition, de ce symptôme auquel on assigne souvent à tort une signification grave, s'il était toujours l'expression d'une affection rénale. L'albuminurie n'est inquiétante qu'en raison de la cause qui la produit. Or, en dehors des néphrites, il y a un grand nombre d'états morbides ou de troubles fonctionnels d'organes autres que les reins qui la font apparaître. M. Bouchard a fort bien mis ce point en lumière dans une communication faite à l'Académie de médecine. C'est ainsi qu'il y a une albuminurie cutanée, ou tout au moins une albuminurie réflexe produite par l'excitation des nerfs cutanés. M. Bouchard l'a produite en excitant la peau avec le chloroforme ou par la faradisation de la peau. Ces albuminuries sont des albuminuries transitoires, qui disparaissent lorsque la cause qui les a produites a cessé d'agir.

Il y a des albuminuries qui apparaissent au cours de maladies chroniques comme la goutte, le diabète et l'obésité. Il ne faudrait pas croire que ces albuminuries soient toujours l'indice d'une néphrite. Cela arrive quelquefois, mais il peut y avoir albuminurie sans que le rein soit attaqué. Dans ce cas, l'albuminurie suit les diverses phases de la maladie, s'améliorant ou augmentant suivant que celle-ci s'arrête ou s'exagère. Ces albuminuries n'ont donc pas la constance des albuminuries néphritiques; elles ne s'accompagnent pas non plus des accidents et des complications propres à ces maladies.

« Dans les maladies, dit M. Bouchard, que je rapporte au ralentissement de la nutrition, il y a, en dehors de la néphrite chronique, des albuminuries dont la relation avec une lésion rénale n'est pas établie, mais qui ne dépendent pas de la néphrite chronique, complication tardive de ces maladies, et qui dépendent soit de la goutte, soit du diabète, soit de l'obésité. »

Il y a une autre cause pathogénique d'albuminurie qui se présente souvent. C'est l'albuminurie dyspeptique. Elle est très fréquente et peut même être assez intense. Nulle au réveil, elle reparaît avec les repas et l'exercice et suit les variations dyspeptiques. Cette albuminurie guérit en même temps que la dyspepsie.

Murchison a également décrit une albuminurie d'origine hépatique. Il semble en effet y avoir un rapport entre l'albuminurie et l'hypertrophie du foie. Chez les cardiaques on constate aussi l'existence de l'albuminurie.

Enfin, il y a des albuminuries à forme intermittente qui s'observent chez les enfants et les adolescents à l'époque de la croissance, surtout lorsque celle-ci est irrégulière et accidentée de troubles dyspeptiques.

Le traitement de l'albuminurie doit donc s'appliquer non aux symptômes, mais à la cause pathogénique qui l'a produite. Ce que nous disons là peut se répéter pour l'azoturie et pour la phosphaturie qui ne sont également, le plus souvent, que des symptômes d'états morbides divers où les troubles nerveux jouent un grand rôle.

Il ne peut donc y avoir un traitement systématique de l'albuminurie, pas plus que de l'azoturie et de la phosphaturie. Du moment que le système nerveux peut être en jeu, l'eau froide, qui le plus souvent convient le mieux, ne peut pas être employée dans tous les cas. S'il y a un éréthisme nerveux très prononcé, il est indispensable de recourir souvent à l'eau tiède et à la médication sédative. Du reste, sans tenir compte, dans ces cas, du symptôme albuminurie, il faudra appliquer le traitement de la maladie qui l'a produit ou qui l'entretient.

## CHAPITRE VI

### DES INTOXICATIONS.

Des intoxications chroniques. — Lorqu'un poison est absorbé lentement, d'une façon continue, et à des doses insuffisantes pour déterminer des accidents aigus, il se produit, dans l'économie, une dyscrasie qui a pour effet d'altérer la nutrition et de troubler les diverses fonctions. Il y a, dans ce cas, ce qu'on appelle une intoxication.

Pour remédier à cet état pathologique, on a songé à favoriser la disparition du poison renfermé dans l'économie. De là l'origine de ce qu'on appelle la méthode éliminatrice, et des nombreuses méthodes dépuratives sudorales.

Ces méthodes ont donné de bons résultats, mais il ne faudrait pas s'attacher à l'interprétation empirique qu'en donnaient ceux qui les appliquaient, et qui tenait à l'imperfection de leurs connaissances en physiologie. C'est parce qu'elles développent une exagération des actes physiologiques qu'elles agissent, en favorisant, pour ainsi dire, par ce travail forcé, le retour d'un fonctionnement régulier dans les organes. Le poison est-il éliminé et comment l'est-il? Par quel mécanisme physiologique? Nous ne saurions ici examiner cette question. Tout ce qu'il faut que nous retenions, c'est qu'en activant le fonctionnement des organes, nous pouvons arriver à rétablir la santé quand elle est compromise par une intoxication; il est dès lors facile de prévoir déjà le rôle que peut jouer ici l'hydrothérapie.

De l'état cachectique. — Le sang peut être altéré dans sa quantité ou dans ses principes. S'il y a une diminution de la masse sanguine ou de l'un ou de l'autre de ses éléments, l'appréciation clinique reste la même : on dit que le malade est anémique; si la qualité du liquide sanguin est altérée et que les tissus eux-mêmes présentent des troubles de nutrition, on dit que le malade est cachectique. Il y a donc lieu de séparer la cachexie et l'anémie que l'on confond souvent. La cachexie comporte, avec elle, un certain degré d'anémie, mais elle s'accuse aussi par des phénomènes redoutables. Que doit-on entendre par cachexie? Pour définir cet état, il faut remonter à sa pathogénie; c'est ce qu'a fait M. Jaccoud. Selon lui, la cachexie est un état morbide variable produit par l'action d'un poison sur le sang, et ayant pour résultat une altération profonde de la nutrition, par suite de lésions portant à la fois sur la texture des principaux organes et sur la composition du sang.

Les poisons qui amènent cette altération si profonde de l'organisme sont très variés et n'agissent pas tous de la même façon; mais ils finissent toujours par provoquer une perversion de la nutrition, et l'on peut voir se dérouler chez les malades la série des accidents qui constitue cet état morbide qu'on appelle la cachexie.

Si l'on peut rendre à cette nature qui succombe une énergie suffisante, si l'on peut parvenir à ranimer la circulation, à rendre au système nerveux son excitabilité perdue, à donner à la nutrition l'activité nécessaire; si, en même temps, on peut lutter contre les obstacles locaux que produisent les congestions passives, on verra les forces de l'organisme se réveiller et favoriser par suite l'action médicatrice.

Aucun agent médicamenteux ne nous paraît mieux réaliser ces conditions que l'hydrothérapie. On voit, sous son influence, reparaître une à une les fonctions qui semblaient éteintes. L'appétit renaît, la digestion redevient facile, l'assimilation se manifeste par un embonpoint progressif, la circulation se rétablit peu à peu dans toutes les parties du corps et, à mesure qu'elle se régularise, a peau perd sa teinte cachectique. L'organisme, en un mot, semble restauré. Pour atteindre ce résultat, le traitement hydrothérapique doit être puissamment excitant. Cependant, avant de l'appliquer tel que les circonstances l'indiquent, on doit tâter, avec prudence, la susceptibilité du malade. Quand rien ne contre-indique l'action de l'hydrothérapie, c'est aux douches froides, courtes et généralisées, qu'il faut donner la préférence, en ayant soin, bien entendu, de les faire précéder par des douches locales, lorsqu'il existe des indications spéciales.

Les congestions chroniques des viscères dans les cachexies sont surtout à redouter, et l'on ne voit souvent le traitement général réussir que lorsque l'état local s'est amendé. Il ne faut donc pas négliger cette indication qui doit contribuer au succès de l'application, et ne pas oublier que ces congestions diminuent parfois avec une très grande rapidité sous l'influence de la douche locale.

Il est donc nécessaire de relever l'organisme par des douches froides excitantes, et de combattre les congestions viscérales par des applications appropriées. Mais il existe encore une indication importante, mise en relief par la théorie de l'élimination des poisons, en admettant qu'on se range à cette manière de voir. A ce point de vue, l'hydrothérapie peut rendre des services sans présenter les inconvénients des autres méthodes, dont le but est de solliciter les fonctions des téguments externes. C'est par la sudation ou la douche chaude suivie de la douche froide que nous pouvons arriver à ce résultat. Sous l'influence de ces modificateurs, la peau, sollicitée vivement, reprend toute sa tonicité, et l'on peut renouveler souvent ou continuer longtemps ce traitement sans avoir à craindre l'épuisement de la fonction.

Pendant le traitement hydrothérapique, le régime du cachectique doit être aussi surveillé. Dès que l'appétit renaît, le malade éprouve une tendance extrême à le satisfaire avec excès. Il ne faut pas oublier alors que le retour du besoin de nourriture ne coïncide pas toujours avec le rétablissement de la fonction digestive, sous peine de commettre une imprudence capable de détruire les effets salutaires d'un bon traitement. Mettre l'alimentation en rapport avec le rétablissement progressif de la nutrition, telle est la règle à suivre.

## ALCOOLISME CHRONIQUE.

L'alcoolisme peut être produit, non seulement par l'usage immodéré de l'alcool proprement dit, mais aussi par celui du vin, des liqueurs, de la bière et en général de toutes les boissons dites alcooliques, d'autant plus redoutables que l'alcool qui entre dans leur composition est de mauvaise qualité.

L'alcoolisme chronique se produit lentement, affectant progressivement les voies digestives et le système nerveux.

L'alcool, comme on le sait, pénètre dans l'organisme par les veines, traverse le foie, entre dans la circulation et, de là, imprègne tous nos tissus. Le foie et le cerveau semblent être ses lieux de dépôt favoris. Là, il s'accumule, s'emmagasine, et c'est de ce côté que nous voyons se manifester les premiers accidents toxiques; à chaque libation copieuse le foie et le cerveau se congestionnent; aussi voit-on rapidement se produire, du côté du foie surtout, des congestions passives. Au début, l'organe, bien qu'augmenté de volume, fonctionne encore; si, à ce moment, on n'intervient pas, il se produit alors des lésions graves, telles que la sclérose et la dégénérescence graisseuse, dont le but final sera l'anéantissement de la fonction.

On ne saurait donc se prémunir trop tôt contre une situation aussi redoutable; il faut intervenir à tout prix, afin d'enrayer la marche des lésions qui vont envahir le foie. L'hydrothérapie a été essayée dans ces cas difficiles, et il n'est pas de médecin qui n'en ait pu constater les heureux effets. Mais, avant de faire connaître les procédés qu'il faut employer, il est indispensable de faire ressortir nettement les indications thérapeutiques.

Il n'est pas rare d'avoir à traiter des malades qui ne présentent que des troubles de la vie organique, parmi lesquels on rencontre presque toujours la dyspepsie catarrhale, la congestion du foie, la congestion des reins avec albuminurie, des troubles circulatoires caractérisés par des œdèmes, en un mot, des perturbations variées de la nutrition, capables d'entraîner plus tard le patient vers la cachexie. Chez ces malades, le système nerveux central paraît complètement épargné; c'est à peine si l'on peut constater quelques désordres du côté de la périphérie nerveuse.

Ces cas sont assurément les plus simples. Le but qu'il faut atteindre est, d'une part, l'amélioration de la nutrition, et, d'autre part, la disparition de ces congestions passives qui commencent par de simples troubles fonctionnels et qui finissent par de véritables lésions de tissu.

Pour obtenir l'amélioration de la nutrition, il ne suffit pas toujours d'enlever le malade aux influences de la cause morbide et de l'obliger à observer les règles de l'hygiène bien entendue; il faut encore l'aider à réparer les désordres intervenus dans l'organisme, et alors l'hydrothérapie peut être d'une grande utilité en répondant aux indications principales d'après lesquelles il faut diriger la thérapeutique de l'affection. Relever les forces générales, décongestionner l'organe hyperhémié, tel est le résultat qu'il faut atteindre; et il n'est personne qui ne sache que l'hydrothérapie peut aisément arriver à ce double but. De plus, dans certains cas où il est nécessaire d'agir vivement sur la peau, on peut, en associant le calorique à l'eau froide, rendre de très grands services.

Mais, s'il est des cas dans lesquels l'hydrothérapie est très efficace, il nous paraît nécessaire d'indiquer ceux dans lesquels nous l'avons vue échouer, et de préciser les circonstances dans lesquelles elle ne doit pas être employée.

Quand les congestions atteignent la poitrine et qu'il existe de la bronchite, du catarrhe et surtout de l'hémoptysie; quand l'augmentation primitive de l'activité fonctionnelle du cœur a été remplacée par une atonie de l'organe, conséquence d'une hypertrophie graisseuse ou mieux d'une stéatose; quand les vaisseaux, suivant le cœur dans sa régression, s'infiltrent de matières grasses ou deviennent athéromateux, et que, par suite de ces modifications organiques, ils se dilatent et peuvent se rompre, l'hydrothérapie est inutile; et même, si elle est maniée avec témérité et d'une manière inconsciente, elle peut être très préjudiciable. Nous n'ignorons pas le bien passager qu'elle peut produire, même dans ces circonstances difficiles; malgré cela nous ne conseillons pas d'y recourir. Si toutefois on est contraint de l'appliquer, il faut agir avec une grande circonspection.

Quand les congestions viennent se fixer dans les reins, on peut et l'on doit même employer l'hydrothérapie. Dans ces circonstances, le calorique prépare merveilleusement à l'action de la douche froide. En outre, dans ces congestions des reins, la douche appliquée sur le bas du sternum, est aussi appelée à rendre de grands services. Son premier effet est, il est vrai, quelquefois d'augmenter l'albumine dans les urines, et cette augmentation est d'autant plus marquée que l'eau est à une température plus basse. Mais si le malade est préalablement réchauffé ou si la douche chaude précède la douche froide, l'albumine apparaît en quantité moindre. Il faut tenir compte de ce symptôme, qui n'est pas une contre-indication absolue à l'emploi de la douche, mais qui a néanmoins sa valeur au point de vue du procédé. Si cependant on constatait qu'après la douche il y avait toujours une augmentation notable d'albumine, il vaudrait mieux suspendre le traitement.

Jusqu'à présent, nous sommes restés dans le domaine de la vie organique. Si le système nerveux est atteint, le traitement devient plus difficile à manier, et disons tout de suite qu'il ne peut s'appliquer à tous les cas.

Le cerveau est particulièrement affecté dans l'alcoolisme chronique; il peut offrir des lésions très variées, depuis la simple hyperhémie jusqu'à l'atrophie. Quelques auteurs pensent que l'excitation intellectuelle correspond à l'hyperhémie cérébrale, et que son épuisement coïncide avec un état anémique. Ceci, du reste, est une question bien difficile à résoudre d'une manière positive. Quoi qu'il en soit, ces deux états conduisent fatalement à la déchéance de la fonction cérébrale. Il doit donc exister, dans la substance même du cerveau, un trouble de nutrition qui augmente ou diminue selon le mode d'action de la cause qui peut le produire. C'est pour cela que, dans un certain nombre de cas, pour obtenir la guérison, il faut employer les agents de l'hydrothérapie qui ont un effet reconstituant.

Il est nécessaire, pour l'application du traitement de tenir compte des formes variées que peuvent présenter les phénomènes qui témoignent de l'existence d'une affection cérébrale.

Lorsque l'excitation intellectuelle domine tous les autres symptômes, on aura recours à la douche tempérée à percussion légère, dirigée sur la tête; on donnera, en même temps, une douche froide générale, en dirigeant surtout le jet sur les parties inférieures. Ce procédé, auquel on a adjoint quelquefois les bains ou les piscines tièdes, réussit parfois à calmer l'excitation. Dans le cas contraire, on pourra abaisser graduellement la température de la douche en pluie ou faire des lotions froides sur la tête avant d'administrer la douche générale. Quand l'excitation sera apaisée, les applications toniques devront être employées afin de prévenir les rechutes.

L'hydrothérapie est d'un usage difficile quand il existe des hallucinations et des conceptions délirantes. On sait qu'on rencontre quelquefois dans l'alcoolisme des troubles cérébraux qui rappellent ceux de la paralysie générale. Il faudra cependant essayer de combattre ces désordres par des affusions froides légères et souvent répétées.

Si le symptôme dominant est l'épuisement cérébral, il faut recourir à la douche en pluie toute froide; mais, comme il importe de ne pas ramener les phénomènes d'excitation, qui auraient comme conséquence de provoquer un épuisement cérébral plus grand que celui qu'on veut combattre, on doit employer des douches en pluie à percussion faible, surtout au début, et n'augmenter la force de projection qu'à mesure qu'on approche de la guérison. En outre, l'eau employée ne dépassera pas, dans les premières opérations, une température d'environ 20° centigrades ; plus tard, on pourra descendre jusqu'à 12° ou 10°. A ce moment, la durée de la pluie ne dépassera jamais 20 à 30 secondes, afin de laisser à la circulation cérébrale toute l'activité qui lui est nécessaire pour rendre à l'encéphale son fonctionnement. Pendant que la pluie tombera sur la tête du malade, on fera bien de diriger un jet d'eau assez puissant sur ses pieds.

L'influence de l'alcoolisme sur le système nerveux ne se limite pas au cerveau. La moelle et les nerfs périphériques sont également atteints.

Sans parler du tremblement, on voit survenir, chez les alcooliques, des paralysies qui débutent par les membres inférieurs. Les membres supérieurs peuvent également être atteints; c'est toujours par les muscles extenseurs que ces paralysies commencent et dont le caractère principal est d'être toujours des paralysies flasques. En dehors de ces paralysies, on observe des troubles de la locomotion qui rappellent un peu ceux de l'ataxie locomotrice et qui constituent le *pseudo-tabès* alcoolique. Ce pseudo-tabès, dont une des caractéristiques a été désignée par M. Charcot sous le nom de *steppage*, serait dû, suivant les recherches modernes, à des névrites périphériques résultant de l'intoxication.

Ces divers troubles, paralytiques ou pseudo-tabétiques, seront combattus par la douche froide, courte et énergique. Les alcooliques, en général, supportent bien l'eau froide; il y a peu d'exceptions. En présence de certains cas particuliers cependant, il serait nécessaire de combiner le calorique et le froid de façon à satisfaire aux indications spéciales. Mais on devra toujours avoir en vue qu'il faut tonifier les fonctions de l'organisme et stimuler l'élément nerveux.

C'est en suivant cette méthode de traitement que nous avons pu combattre les nombreuses perversions fonctionnelles qui accompagnent l'alcoolisme chronique et que nous avons pu souvent arrêter les progrès envahissants de cette terrible intoxication.

Quant à l'usage de l'eau à l'intérieur, sans conseiller son usage à hautes doses, nous engageons les malades à user de l'eau en boisson aux repas et dans l'intervalle qui les sépare, surtout immédiatement après les séances hydrothérapiques. L'eau fraîche et de bonne qualité agit comme un tonique, facilite la circulation et exerce une heureuse influence sur les sécrétions de l'organisme.

L'hydrothérapie peut rendre encore des services dans les cas où il existe des altérations histologiques graves du cerveau et de la moelle épinière. Il faut les étudier avec soin avant de décider si le traitement hydrothérapique doit être suivi. Dans ces conditions, nous ne saurions trop recommander la prudence, surtout si le tissu cérébral est fortement atteint, et nous conseillerons l'abstention quand l'encéphale est le siège de poussées inflammatoires fréquentes.

## DE L'EMPOISONNEMENT PAR LE MERCURE.

Nous avons traité par l'hydrothérapie un certain nombre de malades ayant tous les signes de l'empoisonnement chronique par le mercure. Chez quelques-uns, cette méthode de traitement a parfaitement réussi; chez d'autres, elle a échoué. Dans ces derniers cas, tous les procédés hydriatiques avaient été essayés; mais la cachexie était tellement avancée, que l'action de l'hydrothérapie a été complètement insuffisante. Les malades auxquels nous faisons allusion avaient des hémorrhagies ou des nécroses, et la nutrition ne pouvait plus se faire chez eux que dans des limites très restreintes.

Cependant, dans quelques cas, les fonctions digestives se sont réveillées, et une notable amélioration s'est produite sous l'influence de l'hydrothérapie.

Les malades qui ont guéri étaient tous atteints du tremblement caractéristique de l'affection. Ils offraient de plus des complications du côté des voies gastro-intestinales.

Nous avons donné nos soins à plusieurs malades atteints de tremblement, sans aucun signe apparent de cachexie. Chez ceux dont la peau était sèche et dont la santé générale n'était pas sensiblement altérée, les étuves, surtout l'étuve à la lampe, ou le maillot, suivies d'une application froide, ont réussi. Chez certains malades relativement faibles, nous avons dû substituer la douche chaude aux procédés de sudation. Dans d'autres circonstances, alors que les phénomènes de cachexie dominaient, les douches froides ont amené de meilleurs résultats.

### DE L'INTOXICATION SATURNINE.

Le plomb, introduit dans l'économie par les voies ordinaires d'absorption, conduit plus ou moins rapidement l'organisme à un état cachectique dont les manifestations sont caractéristiques de l'intoxication.

Le premier accident de cet empoisonnement est la colique de plomb, contre laquelle on a jadis institué le traitement resté célèbre sous le nom de *traitement de la Charité*. Évacuants et sudorifiques sont administrés coup sur coup, et le succès en quelques jours est complet. On a évidemment obéi à cette indication : débarrasser l'organisme du poison et réveiller les fonctions de la peau. Or la sudation, telle qu'on l'emploie dans les établissements hydrothérapiques, est un excellent adjuvant, et nous avons vu des coliques de plomb réellement soulagées par la sudation suivie d'une douche froide. De plus, les malades se trouvent bien de l'usage de la ceinture humide excitante. Ils doivent l'appliquer deux fois par jour, en ayant soin de la garder environ trois heures chaque fois. Quelques-uns se trouvent bien d'une douche chaude dirigée sur la région abdominale et suivie d'une douche froide. Enfin pour lutter contre la constipation, il sera bon d'utiliser quelquefois la douche ascendante, dont on graduera avec soin la percussion et la température.

Les troubles du système nerveux sont très importants. En dehors des troubles de la sensibilité générale, l'arthralgie et la myalgie ne sont pas rares, et pour les apaiser nous conseillons la douche écossaise très chaude dirigée sur les points douloureux. Ces douleurs sont souvent le précurseur de la paralysie. Celle-ci s'attaque aux extenseurs tout d'abord, elle tend à se généraliser ensuite et amène l'atrophie des muscles. C'est à la paralysie, ainsi qu'aux névrites périphériques produites par l'intoxication qu'on doit l'apparition du pseudo-tabès saturnin. Contre ces phénomènes paralytiques et contre le tremblement, nous conseillons la douche froide, comme dans l'alcoolisme, et pour les mêmes raisons.

Quant aux accidents nerveux cérébraux, ils peuvent varier depuis l'hystérie, — il y a en effet une hystérie saturnine — jusqu'à l'encéphalopathie avec délire. Contre ce symptôme redoutable, la seule application qui puisse rendre quelques services est la douche en pluie très prolongée avec de l'eau modérément froide. Sous l'influence de cette médication puissamment sédative, les accès ont quelquefois une durée beaucoup plus courte et ils ont moins de tendance à se reproduire.

Dans la forme convulsive, l'hydrothérapie n'a qu'un rôle très modeste; on peut employer la douche tiède sédative, mais il faut se hâter si l'on veut parvenir à calmer cette surexcitation violente qui se révèle à nous par des accès d'éclampsie se rapprochant toujours de plus en plus. Dans le coma, nous sommes encore plus désarmés, car la terminaison est toujours funeste.

Citons encore, comme accidents du saturnisme, l'albuminurie et ce qu'on a appelé la *goutte saturnine* avec production de tophus rapide. Ces accidents seront combattus par les moyens que nous avons indiqués à propos de ces manifestations aux chapitres qui leur sont consacrés.

### EMPOISONNEMENT PAR L'ARSENIC.

Dans le traitement de cette intoxication, il faut, après avoir écarté d'abord la cause du mal, favoriser l'élimination de cette substance en provoquant des transpirations abondantes à l'aide des applications du calorique, en exagérant les fonctions rénales par l'usage de l'eau à hautes doses, en un mot, en activant les sécrétions.

Enfin on combattra les phénomènes spéciaux qui se présentent dans les divers organes, en cherchant, dans la méthode hydrothérapique, les moyens appropriés dont nous avons parlé à l'occasion des autres intoxications. On n'oubliera pas que l'hydrothérapie doit ranimer le système nerveux déprimé, régulariser la circulation troublée et relever les fonctions languissantes.

Ce que nous avons dit dans les intoxications qui précèdent est suffisant pour faciliter le choix du procédé qui convient dans un cas déterminé.

### EMPOISONNEMENT PAR LE PHOSPHORE.

Ce qui frappe d'abord dans l'empoisonnement par le phosphore, c'est la stéatose rapide des organes. La circulation est atteinte en première ligne, les congestions sont fréquentes et nombreuses; toutes les fonctions sont lésées et la cachexie arrive rapidement.

Dans cet empoisonnement, il faut, par un traitement fortement excitant, ranimer les fonctions de l'économie qui succombent.

Les douches froides, courtes et généralisées, remplissent cette indication lorsque leur application est possible. Dans certains cas, il est bon de faire précéder la douche froide d'une douche chaude d'assez longue durée, afin de préparer convenablement l'organisme à l'action salutaire du froid.

## IODISME.

Dans la cachexie iodique, le marasme est profond et la susceptibilité nerveuse exagérée. L'atrophie des organes glandulaires s'accompagne presque toujours d'une dyspepsie intense. Quand la terminaison n'est pas fatale, la convalescence est longue et difficile. Il faut rétablir les fonctions altérées, et c'est à ce titre que nous conseillons les applications reconstituantes de l'hydrothérapie.

## EMPOISONNEMENT PAR L'OPIUM. — MORPHINISME ET MORPHINOMANIE.

Il ne s'agit ici, bien entendu que de l'empoisonnement chronique et progressif. Que l'opium soit administré à l'état de nature, d'extrait, sous forme de laudanum, ou que l'on ne s'adresse qu'à son alcaloïde principal, l'effet produit est toujours le même. Les fonctions organiques se troublent de plus en plus, et les malades arrivent plus ou moins rapidement, mais fatalement, à la cachexie, si l'ingestion du poison ne cesse pas.

Depuis ces dernières années, l'intoxication par la morphine a fait des progrès énormes, grâce à la facilité d'administration de cet alcaloïde, qui a fait grand nombre de victimes.

Il y a une différence notable à établir entre le morphiné et le morphinomane. Le premier est un être qui, pour une raison ou pour une autre, a été intoxiqué par la morphine, celle-ci ayant été administrée par nécessité. Tels sont les malades affligés de maladies douloureuses et qui, pour se procurer un peu de calme, sont obligés de recourir constamment à la morphine. Ces malades sont les premiers à désirer, dès qu'ils le peuvent, se sevrer du poison et c'est parmi eux que l'on peut trouver les exemples de guérison. Le vrai morphinomane, au contraire, est celui qui prend de la morphine sans besoin véritable, sous un prétexte quelconque. Le point de départ peut avoir été légitimé par une véritable nécessité, mais cette nécessité n'existe plus, et il en arrive à ne plus rechercher dans la morphine que ce sentiment d'ivresse intellectuelle et de bien-être qu'elle procure. Celui-là est à peu près incurable, c'est presque un aliéné.

Au point de vue du pronostic, cette distinction a donc de l'importance. Mais, au point de vue clinique, chez les deux types, les symptômes sont les mêmes, ils sont tous les deux des intoxiqués. Si le morphiné n'est pas toujours un véritable morphinomane, en revanche le morphinomane est toujours un morphiné.

L'organisme arrive, par l'habitude, à tolérer des quantités considérables de morphine et le danger de ce poison, en dehors des troubles divers qu'il produit et le délabrement dans lequel il plonge l'économie, c'est que, pour le morphiné, il est un véritable tonique. Dès qu'il n'est plus en puissance de morphine, il a des défaillances qu'il ne peut corriger qu'en prenant de nouvelles doses de médicament, ou du moins c'est pour lui le remède le plus facile et le plus tentant. C'est ce qui explique en partie combien il est difficile de guérir des morphinés.

La morphine frappe surtout le système nerveux cérébro-spinal. Les phénomènes observés chez les morphinés, troubles cérébraux, circulatoires, dyspeptiques et autres, dérivent tous de l'état des centres nerveux. Nous n'avons pas à décrire ici tous ces phénomènes ; ce que nous avons à retenir, c'est que le morphiné est en proie à un trouble profond de nutrition. Les organes fonctionnent mal et l'assimilation ne se fait pas. Outre qu'il n'a aucun appétit, le peu qu'il mange ne s'assimile pas. A ce point de vue, l'hydrothérapie peut être d'une intervention heureuse pour rétablir le bon fonctionnement des organes et réveiller les forces nutritives de l'organisme atteint. Mais le morphiné ne se rétablira et ne recouvrera la santé que lorsqu'il sera absolument sevré de morphine. Il y a diverses méthodes pour arriver à ce résultat. Ce n'est pas à nous de les discuter et de les juger au point de vue du meilleur choix à faire. Ce que nous tenons à faire constater, c'est l'aide que l'hydrothérapie peut fournir au moment de la diminution des doses pour suppléer, par ses effets toniques véritables, à la tonicité factice demandée habituellement à la morphine, et qui est si terrible dans ses conséquences. On peut, au moyen de l'hydrothérapie, relever les forces du malade, rendre à la peau son fonctionnement, régulariser les fonctions nerveuses et circulatoires et tendre ainsi à restituer à l'organisme son fonctionnement régulier. C'est de cette façon qu'il faut comprendre l'utilité du traitement hydrothérapique opposé au morphinisme. C'est, en effet, un reconstituant énergique, mais encore faut-il que son action ne soit pas contrariée par l'absorption continuelle du poison. L'hydrothérapie ne peut rien contre lui, elle ne peut qu'aider l'économie à l'éliminer tout en tonifiant l'organisme. Le fonctionnement de la peau pourra être réveillé par la sudation ou la douche chaude, mais le traitement général doit être principalement demandé à la douche froide énergique et de courte durée. Son action tonique et excitante favorise l'échange des matières en activant le fonctionnement physiologique des émonctoires naturels. Elle agit en même temps sur la dépression nerveuse générale, elle est donc absolument indiquée. Bien entendu il faudra, au début surtout, tenir compte des susceptibilités individuelles et du degré de tolérance du malade ; la douche sera plus ou moins froide, plus ou moins longue selon les indications, mais le principe reste le même.

### DE L'EMPOISONNEMENT PAR LE CHLORAL.

Ce que nous venons de dire de la morphine peut s'appliquer au chloral. Depuis l'apparition de ce médicament, nous avons eu plusieurs exemples de malades qui en sont devenus victimes. Il existe une véritable *chloralomanie* qui se rencontre chez les individus qui dorment habituellement mal. Ces individus commencent par demander au chloral le repos qui leur fait défaut, en leur procurant le sommeil. Tant que cette habitude reste contenue dans des limites raisonnables, on ne constate que quelques troubles dyspeptiques tenant à l'action caustique du chloral sur la muqueuse de l'estomac. Mais l'abus a d'autres inconvénients. Il amène des troubles nerveux médullaires qui se présentent sous forme de douleurs térébrantes très douloureuses. Ces douleurs, indices d'une congestion de la moelle, cèdent à la suppression du médicament, mais reviennent dès que l'habitude reparaît. En tous cas, l'abus du chloral est la cause de troubles de nutrition considérables, dus, à la fois, à l'état du tube digestif et à l'état du système nerveux cérébro-spinal. La chloralomanie n'est pas très rare et elle correspond chez les malades, en général, à un état psychique particulier, à une véritable obsession du sommeil. Nous avons connu des chloralomanes qui, non seulement prenaient du chloral le soir pour dormir, mais recherchaient le sommeil à toute heure du jour. Ils n'obéissaient pas à un besoin, mais à un simple désir. Cela constitue, comme pour les morphinomanes, un état mental particulier voisin de l'aliénation. Le chloral s'élimine assez vite de l'organisme. Lorsque l'on a pu sevrer le malade du médicament, il est bon de le soumettre à l'usage de la douche, et principalement de la douche froide. Dans tous les cas que nous avons eus à traiter, c'est à ce procédé que nous avons eu recours, et nous n'avons eu qu'à nous en féliciter.

### DE L'EMPOISONNEMENT PAR LA COCAÏNE.

L'empoisonnement par la cocaïne s'observe le plus souvent à l'état aigu, à la suite de l'administration de ce produit dans un but médicamenteux. De cet empoisonnement nous n'avons pas à nous occuper, et nous ne parlerions pas de l'intoxication cocaïnique, si celle-ci ne se présentait pas assez fréquemment sous une forme chronique par suite de l'absorption quotidienne du médicament. C'est surtout chez les anciens morphinomanes qu'on l'observe. Il arrive, en effet, assez fréquemment, que ceux-ci, pour supprimer la douleur produite par la piqûre, ajoutent à leur solution de morphine une certaine quantité de cocaïne. Puis, habitués à l'usage de ce nouveau poison, ils en continuent l'emploi et en augmentent progressivement les doses. Il en résulte des hallucinations qui donnent naissance à un vrai délire de persécution, lequel souvent nécessite l'internement. Il va sans dire que le principal et indispensable remède est la suppression du poison, et si nous parlons de l'hydrothérapie, ce n'est que comme auxiliaire, pour relever l'organisme et réparer les forces perdues. Nous ne ferions que répéter ici ce que nous avons dit pour la morphine; il est donc inutile d'insister davantage.

### EMPOISONNEMENT PAR LE SULFURE DE CARBONE.

En général, vu l'extrême volatilité de la substance, l'ouvrier est bientôt intoxiqué. Des troubles nerveux variés, des troubles cérébraux pouvant aller jusqu'à la manie, et analogues à ceux de l'hystérie, des altérations du système musculaire et l'anorexie, tout aussitôt suivie de l'état cachectique, tels sont les résultats de l'intoxication par le sulfure de carbone. Mais comme les premières perturbations sont facilement curables, on peut toujours enrayer l'établissement de la cachexie, et l'eau froide, sous forme de douches générales et locales, a une action incontestable qui peut être utilisée avec fruit.

### EMPOISONNEMENT PAR LE TABAC.

Chez le fumeur émérite, il n'est pas rare de voir se développer un état névropathique spécial se manifestant par de la tristesse, de la parésie cérébrale, des vertiges, des douleurs vagues sur le trajet du nerf pneumogastrique, des intermittences et des palpitations de cœur, de la dyspepsie, une céphalée persistante, ou par un état hypochondriaque poussé au plus haut degré. C'est dans cette situation morbide que l'hydrothérapie pourra rendre de très réels services.

Les affections nerveuses dont nous venons de parler, et qui doivent être rattachées à l'hypochondrie et à la parésie cérébrale, peuvent quelquefois guérir par la suppression seule de l'usage du tabac. En tout cas, elles sont combattues avec succès par la douche froide générale en pluie et en jet. Ces applications ne comportent aucune contre-indication; elles seront courtes au début et l'on augmentera graduellement leur durée à mesure que le malade s'acclimatera à ce mode de traitement.

### PELLAGRE.

La pellagre débute presque toujours par des spasmes, des douleurs spinales et de la dyspepsie. A ces désordres viennent se joindre des étourdissements ou des vertiges, de la tristesse et quelquefois de la stupeur. Puis l'érythème pellagreux apparaît. Si la cause nocive continue d'agir, les phénomènes s'aggravent. Il survient de la paralysie, des attaques d'éclampsie, et le malade tombe dans la démence.

Il faut donc agir tout d'abord énergiquement contre les causes, soumettre le malade à une alimentation réparatrice, et, pour seconder les bons effets du régime, employer les applications toniques et reconstituantes de l'hydrothérapie.

### ACRODYNIE.

Caractérisée par une perversion du système nerveux et des troubles digestifs d'une certaine intensité, cette affection n'intéresse que rarement les fonctions cérébrales. Elle affecte principalement les muscles et le système sensitif. Ces troubles, qui tiennent en grande partie à une perturbation de l'action vaso-motrice, sont parfois extrêmement tenaces. Il faut donc se hâter de les combattre par tous les moyens que la thérapeutique met à notre disposition, et nous ne craignons pas de dire que, parmi les moyens de traitement, l'hydrothérapie doit occuper une place au premier rang.

## ERGOTISME.

La marche de cette affection est rapide, et il faut, par conséquent, soutenir au plus vite la résistance organique. C'est pour répondre à cette indication qu'il est urgent d'utiliser les applications toniques de l'hydrothérapie. On trouvera dans l'emploi rationnel de cette méthode un secours puissant pour entraver la marche envahissante de ce terrible empoisonnement. L'ergotisme convulsif, rattaché par quelques auteurs à une altération des céréales, se manifeste par des désordres nerveux extrêmement graves. Nous pensons que l'hydrothérapie peut amener un résultat favorable dans ce cas. Cependant nous devons faire des réserves dans son emploi, en présence des contradictions qui existent sur ce point.

# CHAPITRE VI

## MALADIES INFECTIEUSES, EMPOISONNEMENTS TELLURIQUES.

Dans les maladies infectieuses d'origine tellurique, l'hydrothérapie a un double rôle. Elle peut agir préventivement ; en outre elle peut intervenir comme un agent curatif, soit contre la maladie confirmée, soit contre la cachexie qui en est la conséquence.

Quand nous parlons d'agir préventivement, nous n'avons pas l'intention de dire que l'on peut trouver dans l'hydrothérapie un agent préventif spécial. Elle intervient comme un moyen d'entretenir l'organisme dans un fonctionnement régulier, et elle l'aide ainsi à lutter contre l'envahissement du microbe infectieux. Dans toute épidémie, il a été reconnu que le meilleur préservatif était une hygiène bien entendue qui mette l'organisme en état de se défendre avantageusement contre l'agent épidémique. C'est en intervenant comme agent hygiénique général, par ses applications toniques et stimulantes, que l'hydrothérapie peut agir, et elle le fait avec beaucoup d'efficacité. Dans les pays chauds et palustres, son emploi est d'un usage courant sous la forme de bains froids. Dans nos pays plus tempérés, la douche est d'un usage préférable ; d'abord elle est plus tonique que le bain, ensuite elle est moins fatigante. Il ne faut pas croire que plus l'on fera usage d'eau froide, plus on aura chance d'échapper à l'épidémie. Nous avons dit que le but de la douche était d'augmenter l'état de résistance de l'organisme. Il faut donc éviter de le fatiguer, sinon l'on arriverait à un but opposé à celui que l'on veut atteindre. Il faudra donc recourir aux applications de courte durée, froides si le sujet les supporte facilement, sinon tempérées ou même tièdes, s'il le faut. Dans les dernières épidémies, celles d'influenza notamment, nous avons pu apprécier le résultat avantageux de la douche quotidienne au point de vue de la résistance à l'épidémie, et nous ne saurions trop recommander d'y avoir recours, d'une façon générale, chaque fois qu'on est menacé d'épidémie infectieuse quelle qu'elle soit.

Le rôle de l'hydrothérapie, vis-à-vis des maladies infectieuses, ne se limite pas à l'action préventive. En dehors du traitement de la maladie elle-même, et que nous exposerons à l'occasion des affections paludéennes, l'hydrothérapie peut être d'une intervention des plus utiles et des plus efficaces pendant la convalescence de ces maladies. En effet, certaines de ces affections, outre l'état de débilité générale dans laquelle elles laissent l'organisme après l'avoir frappé, attaquent violemment le système nerveux. Nous avons cité tout à l'heure l'influenza. Il est peu de maladies infectieuses qui aient un plus grand retentissement sur le système nerveux. Elle s'accompagne d'une dépression générale des forces nerveuses qui persiste souvent pendant un temps très long après la disparition de la maladie, sans compter les réveils de névroses qu'elle suscite fréquemment. Dans l'influenza, la convalescence est souvent aussi longue que dans la fièvre typhoïde. Il existe un état de lassitude et une dépression très grande des forces, sans compter les troubles digestifs, l'accablement et les vertiges. Cet état est un véritable état neurasthénique dû à l'infection du sang et à l'altération de nutrition consécutive du système nerveux. C'est à cet état neurasthénique qu'il est bon d'opposer l'hydrothérapie pour les raisons et dans les conditions que nous exposerons en parlant de cette névrose, et qu'il serait inutile de répéter ici.

Ce que nous venons de dire de la convalescence de l'influenza peut s'appliquer également à la convalescence des autres maladies infectieuses et nous ne nous y arrêterons pas. Nous tenons simplement à faire remarquer que, chaque fois que les forces se trouvent déprimées à la suite d'une maladie infectieuse épidémique, l'hydrothérapie peut, par son intervention, aider l'économie à retrouver assez rapidement l'intégrité parfaite de son fonctionnement.

## MALADIES PALUDÉENNES. — PALUDISME.

Sous le nom de *maladies paludéennes*, ou de *paludisme*, il faut comprendre toutes les maladies ou manifestations morbides qui reconnaissent pour cause l'empoisonnement par ce que l'on a appelé longtemps le miasme des marais et que M. Laveran a reconnu être un hématozoaire spécial. L'infection est parfois si rapide qu'on a de la peine à saisir une période d'incubation. Mais la susceptibilité à l'envahissement du microbe n'est pas la même chez tous les individus et elle exerce une influence dans le mode de début et dans la marche de la maladie. Il est bien établi que l'organisme, quand il est soutenu par un fonctionnement régulier, peut lutter avec succès, même contre les actions nocives les plus pernicieuses. C'est sur ce point que nous nous appuierons pour motiver l'intervention de l'hydrothérapie dans l'affection paludéenne, soit pour en prévenir l'explosion, soit pour la combattre quand elle est déclarée.

Sans entrer dans la description de l'affection paludéenne, sans tracer ici comment elle apparaît et comment elle conduit à la cachexie, étude qui nous entraînerait peut-être dans des détails trop longs pour cet ouvrage, nous nous bornerons à constater que ces maladies exercent sur l'organisme une influence extrêmement pernicieuse. Certains malades tombent dans un épuisement plus ou moins rapide et dans un marasme profond. Il faut venir au secours de l'économie, qui n'a plus de forces pour lutter.

L'hydrothérapie a prouvé son importance curative et son efficacité manifeste dans ces désordres avancés, et, d'un commun accord, on lui rend aujourd'hui cette justice. Elle est même, dans les cas désespérés, un des moyens les plus énergiques que nous ayons entre les mains. Il est vrai que la guérison est souvent difficile à obtenir, même à l'aide de cette puissante médication ; mais, s'il reste assez de force dans l'organisme, l'hydrothérapie pourra intervenir efficacement.

Contre les maladies infectieuses et contagieuses telluriques qui naissent dans un milieu spécial, on a toujours employé l'hydrothérapie avec succès à titre d'agent hygiénique, destiné à prévenir le développement de l'affection et à favoriser l'acclimatation dans un pays infecté. De plus, comme cette méthode thérapeutique peut être appliquée sans danger et s'associer avec les médications les plus actives, on peut en conseiller l'emploi, du moins dans quelques-unes de ses applications, contre ces empoisonnements, et notamment contre la fièvre jaune, le choléra, etc. Ainsi, dans la période algide du choléra, il nous semble rationnel de faire usage du maillot sec suivi d'une friction avec un drap mouillé fortement tordu. Il n'y a pas d'inconvénient à enfermer le malade dans des couvertures de laine convenablement arrangées et à le laisser dans cet état jusqu'à ce que le calorique ait produit son effet. Pendant ce temps, on peut sans crainte administrer des médicaments à l'intérieur. Si le malade sent la chaleur renaître en lui, on enlèvera le maillot et l'on exécutera des frictions énergiques avec un drap mouillé fortement tordu, jusqu'à ce que la réaction soit assez prononcée. On pourra répéter cette opération plusieurs fois en vingt-quatre heures, sans inconvénient pour le malade et sans nuire à l'intervention de toutes les médications qui peuvent être jugées nécessaires en pareil cas.

Nous n'avons pas la prétention, en donnant ces conseils, de formuler un traitement effectif de la fièvre jaune et du choléra. Nous n'avons le droit, en présence de ces fléaux redoutables, de ne parler de l'hydrothérapie que comme d'un agent hygiénique puissant, capable de mettre l'organisme en état de lutter contre l'influence malsaine des foyers pestilentiels. Seulement il ne faut pas, dans le but d'éviter les atteintes du mal, s'exposer à de grands refroidissements ou provoquer des réactions puissantes. En agissant ainsi, on obligerait l'organisme à des dépenses de forces inutiles. Dans ces limites, l'hydrothérapie pourra être considérée comme un agent préventif sérieux, soit pour éviter les influences épidémiques, soit pour faciliter l'acclimatement dans un pays infecté.

Occupons-nous maintenant du traitement spécial de la maladie paludéenne. Pour combattre cette affection, l'arsenic et le quinquina ont une efficacité incontestable; mais il peut arriver que l'intervention de ces deux agents médicamenteux ne produise pas toujours de résultats suffisants, et le médecin serait vraiment désarmé s'il n'avait, pour combattre cette maladie, les ressources que peut offrir l'hydrothérapie. Pour bien appliquer cette méthode de traitement, il faut tenir compte des formes variées de la maladie et se préoccuper avant tout de répondre aux deux indications suivantes :

1° Lutter contre la cachexie;

2° Combattre le symptôme, que ce symptôme soit un trouble fonctionnel ou un état organique.

La cachexie est, de toutes les manifestations de la maladie, la plus sérieuse et la plus complète; c'est aussi la plus difficile à guérir. Malgré cela, l'hydrothérapie peut suspendre la marche de cette dégradation organique qui frappe tous les cachectiques, favoriser les mouvements d'assimilation et de désassimilation, réparer les pertes de l'économie et ranimer la résistance organique. Tous les médecins savent maintenant que l'hydrothérapie peut guérir l'intoxication paludéenne, mais tous ne savent pas comment il faut s'y prendre pour la guérir. Il y a certainement, dans l'application de ce mode de traitement, des difficultés dont on ne triomphe qu'avec une certaine habitude; mais il en est d'autres qu'il suffit de signaler pour les éviter ou les trancher.

Contre la cachexie palustre, deux méthodes sont en présence. L'une d'elles consiste à faire suer les malades abondamment et à les soumettre à une dépuration quotidienne, pour laquelle on emploie les maillots ou les étuves, suivis d'une application froide. La seconde consiste dans l'emploi exclusif d'une application froide et reconstituante. Ces deux méthodes comptent chacune d'heureux succès à leur actif; cependant il ne faut pas les appliquer l'une ou l'autre systématiquement, mais choisir dans l'une et l'autre les procédés qui répondent aux indications individuelles.

La première méthode a l'inconvénient d'affaiblir les malades qui n'ont pas une grande énergie vitale; néanmoins elle compte des succès. Mais nous croyons que les résultats obtenus sont souvent éphémères, et nous avons eu l'occasion d'observer bien des rechutes. Souvent aussi les médecins qui y ont recours se font illusion et croient, de bonne foi, avoir obtenu une guérison radicale quand, en définitive, ils n'ont obtenu qu'une rémission. L'autre méthode, malgré ses éclatants succès, n'est pas exempte d'inconvénients. Il est incontestable qu'elle reconstitue l'organisme, mais elle détermine souvent, dans le système nerveux, une excitation qu'il n'est pas facile de maîtriser. Cette excitation factice est presque toujours remplacée par un épuisement de l'organisme qui fait perdre au malade le bénéfice du traitement antérieur. Nous croyons donc qu'il faut se garantir contre l'exclusivisme des deux méthodes opposées, et nous pensons qu'il faut combattre la maladie en employant une méthode mixte dans laquelle on combinera, dans une juste mesure, l'action du calorique et du froid.

La douche froide et courte est assurément le modificateur hydrothérapique le plus efficace pour relever les forces perdues; mais les réactions qu'elle provoque sont souvent accompagnées d'une fatigue extrême et, si l'on persiste dans l'emploi de ce moyen, on peut épuiser le malade. La température de l'eau employée doit donc être proportionnée au degré de résistance de l'organisme, et il ne faut recourir à l'eau très froide que lorsque le malade est suffisamment fort pour utiliser à son profit l'excitation qu'elle développe. Au surplus, la cachexie peut être accompagnée de désordres nerveux que la douche froide excitante exaspère, et qui se trouveraient bien mieux d'une application plus légère et moins froide.

Dans la cachexie paludéenne, souvent la peau est sèche et rugueuse et ne fonctionne qu'imparfaitement. Il faut à tout prix chercher à lui rendre son activité ; c'est alors le cas de recourir aux sudations à l'aide des maillots et des étuves. L'étuve à la lampe est le moyen le plus commode et le plus actif, on pourra donc l'employer s'il n'existe pas de contre-indications ; mais nous recommandons de ne jamais élever la température au-dessus de 40° ou 42° centigrades, d'éviter que la transpiration soit abondante et de terminer l'opération par une courte application froide. L'intervention du calorique, en effet, doit avoir ici pour but, non pas seulement de provoquer la sueur, mais encore d'activer les fonctions de calorification et de disposer l'organisme à utiliser à son profit l'action excitante de l'eau froide.

On conseillera en même temps au malade de boire de l'eau, surtout pendant la réaction, en lui recommandant de n'arriver à de hautes doses que progressivement. L'usage régulier de cette boisson a une influence incontestable sur la circulation et les sécrétions.

Tels sont les procédés qu'il faut employer pour combattre la cachexie paludéenne dégagée de toute complication sérieuse. Nous allons voir si l'hydrothérapie est en mesure de répondre à la seconde indication, qui repose sur la prédominance des symptômes qui escortent cette intoxication.

Il importe tout d'abord d'établir une distinction entre les désordres morbides qui sont justiciables de la médication hydrothérapique et ceux contre lesquels elle reste inefficace ou même se montre nuisible.

L'empoisonnement palustre peut produire des états congestifs plus ou moins accentués ; s'ils ont pour siège les poumons, certaines parties du cerveau, le cœur, il est quelquefois prudent de s'abstenir.

Quand la fluxion se manifeste vers les reins, et surtout quand elle détermine de l'albuminurie, il faut joindre aux applications générales appropriées des applications locales capables de diminuer la congestion rénale et de s'opposer à la dégénérescence de l'organe. Dans ce but, on aura recours à une douche localisée sur la partie inférieure du sternum ou sur la région lombaire. Si la peau est sèche, on fera précéder la douche froide localisée d'une douche très chaude et très courte. C'est quand les congestions rénales compliquent l'état cachectique qu'on a parfois recours à la douche écossaise, à de légères sudations et à l'usage interne de l'eau à hautes doses.

A côté des voies digestives, dont les troubles seront étudiés dans le chapitre qui leur est consacré dans ce livre, les organes les plus fréquemment atteints dans la cachexie paludéenne sont le foie et la rate. Les altérations qui frappent ces organes peuvent être le plus souvent m ifié es par l'hydrothérapie. Le procédé (douche hépatique et sphénique) qui convient alors le mieux consiste en une douche localisée sur la région de l'organe malade, immédiatement suivie d'une douche générale plus ou moins froide et très courte ; il est bon, pour aider son action sur le foie et sur la rate, de faire précéder cette application d'un bain de siège froid à eau courante d'une durée de quelques minutes, lorsque la circulation semble se ralentir dans les organes du bassin. Du reste, nous aurons l'occasion de revenir sur cette question lorsque nous nous occuperons spécialement des maladies de ces organes.

Quand nous étudierons les affections du système nerveux, nous indiquerons comment il convient d'appliquer l'hydrothérapie dans les cas où le cerveau, la moelle épinière ou les nerfs sont le siège de troubles fonctionnels dus à l'intoxication paludéenne.

Après avoir exposé le traitement général de la cachexie paludéenne, il nous reste à parler du traitement des accès de fièvre. Nous ne craignons pas de dire que l'hydrothérapie constitue une des meilleures ressources que possède la thérapeutique contre cet état morbide.

Le procédé le plus employé est la douche froide, administrée d'après la méthode de Fleury. Il faut qu'elle soit appliquée tout au début du frisson ; elle doit être générale, en pluie et en jet, très énergique et d'une durée de quinze à vingt secondes. On produit ainsi un accès artificiel, se substituant à l'accès véritable et capable de le prévenir. Quelquefois, cette douche ne parvient pas à détruire les phénomènes spasmodiques qui siègent dans les régions de la colonne vertébrale atteintes par le frisson ; on se trouvera bien alors de projeter sur ces parties une grande masse d'eau non divisée à l'aide du col de cygne. Sous l'influence de ce procédé, il se produit un grand refroidissement local, à la suite duquel les vaisseaux semblent moins disposés au spasme qui existe pendant le frisson.

Si le frisson est déclaré, on peut, sans danger, appliquer une douche froide générale; mais les malades ne se soumettent pas facilement à cette application; au surplus, si courte que soit la douche, il peut se faire que le refroidissement qu'elle amène soit trop prononcé; on évitera cet effet fâcheux en la faisant précéder d'une douche chaude qui, en réchauffant l'organisme, le mettra en mesure de supporter heureusement l'influence du froid.

Ce mode de procédé convient surtout aux malades qui présentent des phénomènes adynamiques très prononcés. Si, au contraire, il existe une agitation nerveuse considérable, et si cette agitation coïncide avec une élévation sensible de la température du corps, il faut recourir à la méthode de Currie. Elle consiste dans l'application d'une affusion froide générale, une heure avant l'apparition du frisson initial, alors que la chaleur du corps commence à s'élever; l'eau peut être encore employée sous forme de douche à percussion légère; sa température doit être de 20° à 25° centigrades, et l'opération doit être suffisamment prolongée. Ce procédé a une action sédative très efficace et nous l'avons utilisé souvent avec grand avantage. Quelquefois on fait précéder son application d'un bain de siège frais et, pendant que le malade est dans ce bain, on fait pratiquer des frictions sur la région abdominale; on introduit cette modification dans le traitement général, quand on suppose que la circulation est très ralentie dans les organes que renferme le bassin.

Si, malgré ces applications préventives, l'accès se déclare, il faut surveiller le malade afin d'intervenir de nouveau si les circonstances l'exigent. En tous cas, il ne faut agir que si la température du corps est très élevée et les désordres nerveux sérieux. On aura alors recours aux immersions ou aux affusions froides prolongées; la soustraction du calorique étant le but qu'on se propose, il faudra éviter avec soin de provoquer des mouvements de réaction.

Quand les accès prennent le type rémittent, ces applications réfrigérantes peuvent rendre de grands services si elles sont employées pendant le stade de chaleur. Souvent elles ramènent l'accès à son type normal et facilitent de cette façon l'intervention de manœuvres plus actives.

Nous conseillons, dans la fièvre pernicieuse, l'usage des procédés dont nous venons de parler, à moins que des complications sérieuses ne les contre-indiquent. Ces procédés n'entravent aucunement l'action des médications, ils ne peuvent qu'en seconder l'action. On pourrait encore mettre le malade qui frissonne dans un maillot sec et pratiquer des frictions froides sur tout le corps à la première apparition de la chaleur. Si l'on doit agir pendant le stade de chaleur, et si la température du corps est très élevée, on emploiera des affusions fraîches ou des immersions souvent répétées.

Tels sont les procédés mis en usage par l'hydrothérapie pour combattre les accès de fièvre dans tous les types qu'ils peuvent présenter; nous n'avons pas la prétention de détrôner le sulfate de quinine et l'arsenic. Ces diverses médications ne s'excluent pas, elles se complètent.

## DE LA SYPHILIS.

Bien que Schedel admette la possibilité de guérir les affections vénériennes primitives sans avoir recours aux médicaments spécifiques, nous ne le suivrons pas sur ce terrain délicat. Nous ne nous occuperons que du rôle que peut jouer l'hydrothérapie dans la diathèse syphilitique aux diverses périodes de son évolution, concurremment avec les remèdes spécifiques ou indépendamment de ces remèdes. Or, cette médication peut jouer un grand rôle, ainsi que l'a observé déjà Fleury, et ainsi que nous l'avons maintes fois observé nous-mêmes.

Comme on le verra, l'hydrothérapie peut rendre dans cette affection deux genres de services. Par ses effets dépuratifs, elle peut aider les médicaments spécifiques à débarrasser l'organisme du virus qui l'a envahi; par ses effets toniques et reconstituants, elle peut l'aider à supporter l'action des spécifiques qui parfois est très débilitante et à combattre la cachexie qui est toujours meneçante. Voici, du reste, le résultat de nos observations et la ligne de conduite que nous suivons habituellement.

Dans la première période de la maladie, la médication hydrothérapique sera employée seulement pour combattre l'anémie concomitante des accidents primitifs. Le virus vénérien produit, en effet, quelquefois dès le début, une altération du sang qui consiste en une diminution bien marquée de globules avec hydrémie. Dans ce cas, les applications froides reconstituantes suffisent la plupart du temps. La même indication se présente à une phase plus avancée de la maladie, alors que l'anémie est tout à la fois le résultat de l'état morbide et de l'action prolongée des médicaments. Si les lésions de la peau sont étendues, la fonction tégumentaire perd son activité ; si la salivation augmente, l'économie s'épuise ; si les douleurs sont violentes, l'insomnie survient et l'anémie se manifeste avec tous ses symptômes caractéristiques. C'est alors qu'il faut relever les forces de l'organisme par des douches froides générales et rétablir les fonctions de la peau en provoquant d'abord un réchauffement artificiel que l'on prolonge parfois jusqu'à la sudation. Si l'anémie s'accompagne d'une grande excitation du système nerveux, il ne faut employer les douches froides qu'après avoir soumis les malades à des applications tempérées qu'on refroidit à mesure que l'excitabilité diminue.

Dans la période qui a trait à l'évolution des productions gommeuses ou des scléroses diffuses, l'adjonction de l'hydrothérapie aux médicaments spécifiques sera encore d'un grand secours. On pourra recourir aux sudations et aux douches froides générales, en ayant soin, dans l'application de ces procédés, de prendre pour base la force du malade et la nature des troubles fonctionnels. Souvent l'évolution syphilitique a été suspendue par cette sorte de dépuration hâtive et par la reconstitution rapide des forces de l'organisme. Il est vrai qu'à côté des résultats très satisfaisants, on observe souvent aussi des insuccès ; la cachexie alors suit une marche ascendante, et la sclérose survient, comme conséquence de tous les processus morbides de la troisième période du mal, envahissant de préférence les centres nerveux, le foie ou les reins. De là des céphalées persistantes, des vertiges, des étourdissements et des accès épileptiformes, symptômes parfois compliqués d'une hémiplégie et que nous avons vus s'amender quelquefois sous l'influence d'un traitement hydrothérapique longtemps continué.

Quand l'état cachectique est très caractérisé, la situation est grave : il est donc essentiel d'agir vigoureusement ; et, bien que les chances de guérison soient très restreintes, nous croyons que, si l'hydrothérapie est bien appliquée, elle pourra rendre quelques services. Nous formulons notre pensée avec de grandes réserves, parce que, dans les cas dont nous parlons, nous n'avons pas été encore assez heureux pour obtenir une véritable guérison. Toutefois, l'hydrothérapie peut être essayée sans danger, et, bien que ses effets soient lents à se produire, nous pensons qu'on peut en continuer l'usage, car elle s'associe fort bien avec les médicaments spécifiques dont elle favorise l'action.

Lorsque les altérations de la moelle épinière et de ses enveloppes se révèlent par une rachialgie pénible, par des douleurs fulgurantes dans le tronc ou les membres ou par une sensation de froid très prononcée dans les reins et dans les extrémités inférieures, il faut agir énergiquement, sous peine de voir survenir la paralysie des membres abdominaux. Dans ces cas spéciaux, nous employons le maillot sec de préférence aux autres procédés de calorification, parce qu'il est plus commode à appliquer ; nous ne prolongeons pas la durée de l'opération pour ne pas fatiguer les malades, et nous terminons l'application par une friction générale avec un drap mouillé. La douche chaude, la douche tempérée et la douche écossaise sont, dans ce cas, d'utiles adjuvants.

Nous ne pouvons pas parler du retentissement de la syphilis sur la moelle sans parler du tabès. Quelques auteurs modernes, M. Fournier et M. Marie, entre autres, semblent admettre que le tabès est toujours d'origine syphilitique. Nous croyons la proportion trop absolue, et s'il est vrai que la plupart des tabétiques ont eu la syphilis, il n'en est pas moins vrai que quelques-uns de ces malades n'ont jamais présenté d'antécédents syphilitiques. Et n'en fût-il qu'un seul, il suffirait à infirmer la règle. Quoi qu'il en soit, le tabès est souvent une conséquence de la syphilis, et c'est à ce point de vue que nous en parlons. Quant au traitement du tabès, qu'il soit syphilitique ou qu'il ne le soit pas, nous renvoyons le lecteur au chapitre consacré à cette forme de sclérose spéciale.

La syphilis prédispose à la paralysie générale. Suivant M. Fournier, elle en serait même une des causes les plus effectives. Sans vouloir prendre parti dans la discussion, qu'il nous suffise de constater que la paralysie générale peut être une forme terminale de la maladie.

La syphilis est également la cause de troubles dans l'innervation périphérique. Les névrites ne sont pas rares, et comme nous le dirons en parlant de ces affections, une combinaison judicieuse du calorique et du froid peut rendre de grands services aux malades.

La syphilis n'affecte pas seulement le système nerveux ; tous les organes peuvent être envahis. Nous ne pouvons entrer ici dans tous les détails que comporterait l'étude de chacune des lésions qui peuvent être produites. Nous dirons seulement que, parmi ces lésions, il en est sur lesquelles il faut veiller attentivement, parce que, si on peut les soigner à leur début, il est plus facile d'enrayer leur marche. Nous voulons parler des lésions de l'appareil biliaire. Les douches hépatiques, employées dès le début de la maladie, peuvent parvenir à régulariser la circulation et à s'opposer, par conséquent, à tout acte de destruction. Il est donc très important de ne pas laisser l'envahissement faire des progrès que, plus tard, on serait impuissant à combattre.

En résumé, la méthode hydrothérapique est une ressource précieuse dans le traitement de la syphilis, lorsque les médicaments ordinaires ne sont pas supportés ou restent sans effet. Par ses effets toniques, elle permet à l'activité organique de retrouver son énergie ; par son action sur la peau, elle provoque des transpirations salutaires et détermine une véritable dépuration, et par ses effets résolutifs, elle favorise la résorption des produits qui s'accumulent dans les tissus. Au surplus, l'hydrothérapie a l'avantage de favoriser la tolérance des médicaments spécifiques et même de faciliter leur action curative ; elle peut donc, pour cette raison, jouer un rôle important dans le traitement de la syphilis.

## TUBERCULOSE.

La *tuberculose* est une maladie infectieuse spécifique qui, dans sa manifestation la plus fréquente, se présente sous la forme de *phthisie pulmonaire*, mais qui peut, en outre, se manifester dans les divers organes de l'économie. Dans tous les cas, elle est due à la présence dans les tissus d'un même parasite microbien, le bacille de Koch.

Il y a deux sortes de tuberculoses : la tuberculose locale, dans laquelle le microbe semble se localiser dans certains organes, à ce groupe appartient la phthisie pulmonaire ; et la tuberculose généralisée, constituant un état morbide général, une sorte de tempérament morbide, ou de diathèse, et qui se confond avec la scrofule. En ce qui concerne la tuberculose locale, nous n'avons qu'à renvoyer le lecteur aux chapitres spéciaux concernant les maladies des divers organes pouvant être frappés. Quant à la tuberculose générale, et à la prédisposition tuberculeuse, nous devons dire un mot du traitement qui peut être employé contre cette affection.

La tuberculose peut être héréditaire, mais elle peut être également acquise. Nous avons dit qu'elle était causée par la présence dans les tissus du bacille de Koch. Contre ce bacille lui-même, l'hydrothérapie ne peut évidemment rien. Mais le traitement de la tuberculose ne consiste pas seulement à chercher à détruire le bacille, en admettant que ce soit possible ; il a également un autre objectif, c'est de donner à l'économie une puissance de résistance capable d'annihiler les effets de ce bacille. C'est à ce but que peut concourir l'hydrothérapie. En fortifiant l'organisme, en activant les mutations nutritives, en stimulant la circulation du sang et en régularisant les fonctions organiques, elle contribue à constituer, dans l'organisme, un terrain défavorable au développement du bacille et à mettre cet organisme dans un état de défense suffisant pour lutter contre les conséquences de sa présence. La règle de conduite pour arriver à ce résultat sera celle que nous avons indiquée au sujet de la scrofule avec laquelle, du reste, la tuberculose a beaucoup de points de contact et de ressemblance.

---

### MYXOEDÈME, CACHEXIE PACHYDERMIQUE, CACHEXIE STRUMIPRIVE.

Que le corps thyroïde ait été enlevé chirurgicalement ou qu'il soit atteint pour tout autre motif dans son fonctionnement, le résultat est le même, plus ou moins complet suivant que le corps thyroïde a disparu en tout ou en partie. Lorsque l'organe a disparu en son entier, il est difficile de songer à suppléer à son fonctionnement, et, du moins jusqu'à présent, aucune médication ne semble avoir réussi. Lorsqu'au contraire, il y a encore une partie de l'organe qui fonctionne, on peut espérer amener, par un traitement approprié, l'économie à se suffire avec la partie restante. On ne saurait songer à une guérison, mais il est permis d'espérer une amélioration de l'état général. C'est à ce point de vue seul que l'hydrothérapie peut intervenir, c'est-à-dire à titre de palliatif, en agissant sur la nutrition générale. En stimulant la circulation, en excitant le fonctionnement de la peau, on peut, au moyen de la douche, venir en aide à l'organisme atteint. La douche froide, courte et énergique, est le procédé qui convient le mieux. On y adjoindra utilement le massage et les frictions au gant de laine ou au gant de crin, ou encore les frictions avec un linge trempé dans l'eau froide. Les sudations peuvent également être, de temps en temps, mises à contribution, mais on n'y aura recours que si l'état général le permet ; les cachectiques étant en général fort débilités, il serait à craindre que la sudation ne les fatigue outre mesure.

### MALADIE D'ADDISON, MALADIE BRONZÉE.

La pathogénie de la maladie d'Addison est encore inconnue. La lésion des capsules surrénales, qu'on a longtemps considérée comme la cause de la maladie, n'a pas toujours été prouvée. Ce qu'il y a de certain, c'est qu'il existe, au début de la maladie, une perturbation fonctionnelle du système nerveux qui, localisée d'abord dans le nerf grand sympathique, finit par atteindre le système cérébro-spinal. L'altération du sang et le dépôt de la matière pigmentaire qui s'accumule dans la peau, le foie, la rate et les reins, n'est que consécutive. Alors surviennent les désordres ganglionnaires, les douleurs, les troubles digestifs, la perte des forces et l'amaigrissement, ainsi que les désordres variés du système nerveux qui dénotent, par leur caractère et leur gravité, une véritable intoxication du sang. On est alors en présence d'une véritable dyscrasie qui peut rester stationnaire, mais aussi peut s'aggraver et donner lieu à de véritables lésions. Ces lésions sont de nature diverse ; on a rencontré des tubercules, des abcès, de la transformation caséeuse, de l'atrophie, du cancer, de la dégénérescence graisseuse et de la simple congestion. Il en résulte que la maladie d'Addison semble n'avoir pas de lésion qui lui soit propre.

Lorsque la maladie est arrivée à la dernière période, il n'y a pas à songer à intervenir utilement. Mais lorsque la maladie débute et qu'elle n'est encore pour ainsi dire qu'une névrose, il est encore possible de la combattre et de l'enrayer. La nature elle-même agit dans ce sens et l'on a des exemples de véritable rémission.

Le traitement hydrothérapique nous a rendu quelquefois de grands services, et c'est pour cette raison que nous conseillons d'y avoir recours, sans toutefois compter sur son efficacité d'une façon trop absolue. Nous avons eu à traiter plusieurs malades de cette espèce. Les résultats ont été très variables, mais, dans le plus grand nombre des cas, satisfaisants. Il n'y a donc pas à hésiter à y avoir recours. Quant aux procédés à employer, il est difficile d'en régler l'emploi *à priori*. Ils doivent être appropriés à l'état de résistance du malade et aux symptômes prédominants dans l'espèce, et nous ne saurions mieux faire que de renvoyer le lecteur à ce que nous dirons des névroses en général et la neurasthénie en particulier.

## CHAPITRE VII

### MALADIES DU SANG. — ANÉMIES. — CHLOROSE.

Le sang peut être altéré de diverses manières dans sa composition. Il peut être altéré dans sa quantité et dans sa qualité. Les altérations de quantité peuvent se produire en plus ou en moins. La pléthore, que caractérisent la turgescence des petits vaisseaux, la tendance aux congestions et que soulagent des hémorrhagies, est le type d'altération par augmentation de quantité. Au contraire, ce qui peut servir d'exemple à l'altération en moins, c'est l'état du sang immédiatement après une hémorrhagie. Il est vrai que la diminution de la masse du sang n'est que passagère, et qu'il se reconstitue immédiatement en tant que masse sanguine. Les altérations dans la qualité du sang ont, au contraire, une importance bien plus grande relativement à leur durée.

Les deux altérations principales sont caractérisées : l'une par un excès de globules rouges ou hyperglobulie, ce qui constitue le tempérament sanguin ; l'autre est, au contraire, caractérisée par une diminution de ces mêmes globules, c'est ce qui constitue l'hypoglobulie, autrement dit l'*anémie*.

Le sang peut être enfin également altéré par la présence d'éléments étrangers, parasites ou toxiques. Nous ne retiendrons ici que les altérations dues à la diminution du nombre des globules.

**Anémie.** — Il y a des anémies aiguës et des anémies chroniques. Les premières ne sont qu'accidentelles et passagères; nous ne nous y arrêterons pas. Nous ne nous occuperons que des secondes.

Dans l'anémie, il y a diminution de coloration du sang, due à la disparition d'un certain nombre de globules rouges, d'où une pâleur générale du sang et des téguments. L'on comprendra qu'il y ait plusieurs degrés dans l'anémie, suivant la quantité de globules en moins. L'anémie réagit sur les divers organes de l'économie et produit, dans la sphère d'action de ceux-ci, des troubles divers, dus à l'insuffisance de nutrition. Il y a diminution sans l'activité des combustions, amoindrissement de la force musculaire, des troubles nerveux divers et une tendance prononcée à l'épuisement. Il peut y avoir des convulsions, du délire, des vomissements, de la syncope. Le cœur est le siège de bruits de souffle, et l'on constate souvent des palpitations, de la dyspnée et des troubles digestifs de toute espèce.

Les grandes dépenses ou les fortes privations imposées à l'économie peuvent amener la déglobulisation du sang et constituent une prédisposition à la maladie. La croissance, où les besoins sont exagérés, de même que la vieillesse, où la nutrition est ralentie, peuvent exposer à l'anémie; mais elles ne suffisent pas à la provoquer. Les véritables causes déterminantes sont les excès de toutes sortes, l'insuffisance d'alimentation, le manque d'exercice, la mauvaise hygiène générale, les hémorrhagies, la menstruation irrégulière, la grossesse et la lactation. En outre, il y a une classe d'anémies secondaires, anémies essentiellement symptomatiques, qui apparaissent presque toujours à la suite de toutes les grandes maladies qui ont épuisé l'organisme, et dans les affections des voies digestives qui entravent l'alimentation. L'anémie accompagne presque toujours les intoxications; elle peut être également due à un trouble de nutrition consécutif aux maladies nerveuses.

La réparation dans l'anémie est toujours assez lente. Cette maladie exige, en dehors des préparations pharmaceutiques spéciales, qui peuvent aider à la reconstitution des globules, un traitement général pour lequel l'hydrothérapie est une ressource précieuse. Nous en tracerons les préceptes en même temps que pour la chlorose.

**Chlorose.** — La *chlorose* est l'anémie des jeunes filles, l'anémie de la puberté. C'est à cette maladie qu'on donnait autrefois le nom de *pâles couleurs*.

La chlorose nécessite, pour se manifester, un terrain prédisposé. Extrêmement rare chez l'homme, c'est une maladie qui est pour ainsi dire l'apanage du sexe féminin; elle est souvent héréditaire, mais il n'est pas rare de la voir se développer sous la dépendance d'une tare diathésique ou nerveuse. Chez les prédisposées, plusieurs causes peuvent déterminer l'apparition de la maladie et, parmi ces causes, les troubles menstruels ainsi que les maladies qui surviennent au moment de la puberté et qui mettent une entrave à la nutrition ou à la formation du sang, semblent être les plus fréquentes.

Tous les symptômes de l'anémie peuvent se rencontrer dans la chlorose, mais il est certains de ces symptômes qui se montrent de préférence. Telle est la pâleur des téguments, en particulier de la face, qui le plus souvent a l'aspect de la cire, reflétant parfois une teinte verdâtre très prononcée. Les joues sont quelquefois colorées, ainsi qu'on le voit dans ce qu'on appelle la chlorose rouge, mais les lèvres sont toujours pâles. Les palpitations et la dyspnée sont également deux symptômes qui font rarement défaut, sans compter les bruits du cœur qui les accompagnent. Quant aux troubles digestifs, ils sont multiples, depuis l'inappétence jusqu'à la constipation la plus opiniâtre. Il peut se présenter des phénomènes congestifs dans le foie, la rate et divers organes. Il y a des troubles circulatoires, des flux hémorrhagiques ou autres et même de l'œdème. La suppression des règles est un phénomène des plus ordinaires; toutefois les chlorotiques sont aussi sujettes à la ménorrhagie et à la dysménorrhée. Enfin la chlorose peut s'accompagner de troubles nerveux de toutes sortes, depuis la simple irritabilité, le vertige, la syncope, jusqu'à l'hystérie confirmée.

La chlorose, depuis Ashwell et Bouillaud, est considérée comme une maladie générale de l'évolution organique. Le plus souvent les organes ne sont pas malades; s'ils le sont, c'est par suite de maladies intercurrentes ou concomitantes.

Il semble qu'elle soit une affection d'ordre nerveux, siégeant dans le système ganglionnaire et pouvant avoir son point de départ ou son foyer principal dans le cœur, dans l'estomac ou dans la matrice. C'est une maladie sérieuse. Trousseau insistait sur son caractère diathésique, gage, suivant lui, d'immunité au sujet de certaines lésions organiques, de la tuberculose en particulier. En présence d'une affection qui provoque une anomalie aussi profonde de l'innervation et de la sanguification, on ne saurait s'étonner de sa gravité et de sa ténacité. Elle peut manifester son existence en provoquant des accidents passagers; mais elle laisse parfois une empreinte redoutable dans l'économie qu'elle expose à de fâcheuses influences morbides ou tout au moins à un état valétudinaire insupportable.

Lorsque la chlorose se complique de maladies anémiantes, elle constitue ce qu'on a appelé la chloro-anémie. C'est une affection qui dérive des deux maladies, présentant des symptômes de l'une et de l'autre et relevant du même traitement général.

**Du traitement hydrothérapique dans l'anémie et dans la chlorose.** — Quelle que soit la cause de l'anémie, le traitement hydrothérapique est le traitement par excellence pour combattre cette maladie. Comme la reconstitution de l'organisme est toujours le résultat qu'il faut viser, toutes les applications froides excitantes sont propres à obtenir ce résultat, mais la douche froide, très courte et énergique, est le procédé le plus efficace. On en usera néanmoins avec un grand ménagement dans les anémies qui résultent d'une lésion organique dont l'évolution peut être accélérée par les applications excitantes.

L'application de l'hydrothérapie n'est pas toujours aussi simple dans la chlorose, en raison des désordres nerveux ou des perturbations fonctionnelles dont certains organes sont souvent le siège, perturbations qui méritent une certaine attention et qui nécessitent des applications hydrothérapiques spéciales.

D'une façon générale, les applications toniques sont celles qui conviennent le mieux dans la chlorose. Mais si, par suite d'une susceptibilité particulière, les malades supportent difficilement les procédés excitants, il faudra agir avec douceur au début, attendre que l'acclimatation vienne sans secousse, et, progressivement, les habituer peu à peu à l'usage de l'eau froide, qui doit être l'élément prépondérant dans la thérapeutique antichlorotique. Telle est la règle générale qui devra servir de guide dans le traitement de la chlorose ; cette règle, cependant, est sujette à certaines modifications exigées par les diverses formes que prend cette affection.

Ainsi l'on administrera la pluie, une douche localisée dans la partie supérieure du corps, ou bien encore un bain de pieds à eau courante froide, en dirigeant les jets sur la plante des pieds, quand on aura à traiter une chlorotique dont les règles sont trop abondantes (Voy. *Ménorrhagie*).

Si les règles sont insuffisantes, on appliquera de préférence la douche froide sur les reins, sur le bassin et sur les parties inférieures. On se trouvera bien également d'un bain de siège froid court ou d'un bain de siège prolongé à eau courante chaude immédiatement suivi de quelques jets d'eau froide, d'une douche chaude sur la partie interne des cuisses, ou d'un bain de pieds chaud à eau courante.

Si la malade est atteinte de névralgies, que la douleur siège dans l'ovaire, dans l'utérus, dans l'estomac, ou dans tout autre organe on aura recours à l'étuve à la lampe ou à la douche écossaise, en ayant soin de terminer l'application par une douche froide courte et généralisée.

Si la malade présente des phénomènes d'anesthésie ou de paralysie, il sera bon de faire précéder l'application générale d'une douche froide excitante dirigée sur les régions dont les propriétés vitales sont amoindries.

Si la malade est sujette à des phénomènes convulsifs ; si elle a des crises de nerfs, et si la chlorose confine à l'hystérie, comme cela se voit assez souvent, il faudra employer des douches à températures variées et se conduire comme nous l'indiquerons dans le chapitre des névroses. Nous indiquerons également dans ce même chapitre les procédés qu'il faut employer pour combattre l'anorexie, la toux convulsive, etc.

La chlorose accidentelle et la chlorose diathésique peuvent être traitées de la même façon ; mais le traitement varie essentiellement au point de vue de la durée. On comprend, en effet, qu'une chlorose diathésique comporte une cure plus longue et plus régulière.

**Leucocythémie. — Purpura. — Scorbut.** — Une étroite affinité existe entre l'anémie, la chlorose avancée et certaines cachexies de causes diverses dont il est question dans d'autres parties de cet ouvrage. Nous parlerons ici seulement de la leucocythémie, du purpura et du scorbut, lesquels sont justiciables aussi de l'hydrothérapie.

Quoi qu'il en soit de l'étiologie obscure de la leucocythémie, il est évident que le traitement s'adressera à l'anémie chez les malades de cette catégorie. Nous appliquerons les mêmes réflexions à l'emploi de l'hydrothérapie dans l'état constitutionnel qui a trait au purpura et au scorbut.

Pour ces maladies, le traitement consiste, comme dans tous les cas où l'organisme est dans une grande prostration, à employer la méthode excitante en observant la précaution de ne pas provoquer des réactions trop fortes. Dans le purpura, on insistera davantage sur l'excitation de la peau. Dans la leucocythémie, on devra de temps en temps joindre aux applications toniques la douche hépatique et la douche splénique pour combattre les engorgements du foie et de la rate, si fréquents dans cette maladie.

## CHAPITRE VIII

### MALADIES DU SYSTÈME NERVEUX. — NÉVROSES. — NEURASTHÉNIE.

La dénomination de *neurasthénie* a été donnée à un ensemble de phénomènes morbides dus à un état maladif particulier du système nerveux, phénomènes variables dans leurs manifestations, n'affectant pas une forme identique chez tous les individus, mais néanmoins dépendant de la même cause. On trouve, dans la neurasthénie, des phénomènes décrits par les anciens auteurs comme appartenant à des affections connues sous les noms les plus variés : *nervosisme*, *névropathie*, *diathèse nerveuse*, *fièvre nerveuse*, *cachexie nerveuse*, *névrospasmie*, *névropathie protéiforme*, *névropathie cérébro-cardiaque*, *état nerveux*, etc., suivant la prédominance que les auteurs accordaient à certains symptômes.

La neurasthénie, telle que l'ont jugée ceux qui l'ont décrite pour la première fois, est une sorte de syndrome extrait, au même titre que la névropathie cérébro-cardiaque, de ce qu'on appelait l'état nerveux ou le nervosisme, dont il est bien difficile de le détacher ; si bien que, dans la pratique et le langage courants, les deux types ont une tendance à se confondre. En vérité, il est bien difficile de les séparer, ces deux états présentant de grandes similitudes dans leurs manifestations, de nature essentiellement protéiforme ; et, en admettant qu'il y ait des névropathes qui ne soient pas neurasthéniques parce qu'ils n'ont pas toutes les manifestations attribuées à cet état pathologique, il n'en est pas moins vrai, en revanche, que tous les neurasthéniques sont des névropathes.

Le nom de *neurasthénie*, appliqué à l'ensemble de la maladie, a, croyons-nous, un défaut, celui de vouloir trop préciser la nature du mal. La faiblesse nerveuse n'est pas tout dans la maladie, qui serait mieux dénommée *faiblesse irritable*. Dans la neurasthénie, en effet, la faiblesse et l'épuisement nerveux sont le plus souvent, pour ne pas dire toujours, accompagnés d'une extrême irritabilité de l'élément nerveux, à tel point que c'est cette irritabilité qui souvent prédomine dans les manifestations de la maladie.

**Pathogénie.** — Pour se rendre compte de la manière dont la neurasthénie se produit, il faut passer en revue les diverses causes qui l'engendrent, les diverses circonstances dans lesquelles elle apparaît, les diverses maladies qui la développent. C'est de cet ensemble d'études que l'on peut conclure à la pathogénie de cette affection qui, même lorsqu'elle ne fait qu'accompagner un état pathologique plus grave, le domine souvent et lui survit presque toujours. Le fonctionnement de la neurilité, lorsque celle-ci a été ébranlée, ne se rétablit, en effet, qu'au bout d'un temps plus ou moins long.

La neurasthénie se rencontre dans la convalescence des maladies aiguës, dans les intoxications, dans un grand nombre de maladies chroniques. Elle apparaît dans les maladies que M. Bouchard a désignées sous le nom de maladies par ralentissement de nutrition, la goutte, le diabète, l'arthritisme, etc. Elle est très commune parmi les individus chez lesquels, pour une cause ou pour une autre, l'assimilation se fait mal. L'anémie la développe, elle apparaît même rapidement après les grandes hémorrhagies. Chaque fois qu'on trouve un trouble dans la nutrition générale, elle ne tarde pas à se manifester.

On est donc en droit de conclure qu'elle est due à un défaut dans la nutrition du système nerveux. Ce vice de nutrition peut être causé par la présence dans le sang d'un élément anormal, comme dans les intoxications; il peut être également le résultat d'une insuffisance des éléments nutritifs, comme à la suite des hémorrhagies. Aussi les affections chroniques de l'estomac la produisent-elles presque infailliblement. Les dyspeptiques sont tous névrosiques. Les anémiques le sont également presque tous. La neurasthénie est donc vraisemblablement une maladie par insuffisance de nutrition, insuffisance due à une modification de qualité ou de quantité du liquide sanguin.

La neurasthénie peut trouver son origine dans le système nerveux lui-même. C'est même un cas assez fréquent. Elle peut être la conséquence d'une fatigue ou d'un épuisement nerveux. On la voit souvent apparaître après les violentes émotions, après un travail intellectuel exagéré, après les excès, les excitations de toutes sortes mettant à l'épreuve l'activité nerveuse, les surmenages qui fatiguent et épuisent la neurilité en lui demandant des réactions trop actives.

Comment, dans ce cas, se produit la maladie nerveuse? Comme on le sait, le système nerveux préside à tous les phénomènes de nutrition dont il est le régulateur. Par suite de l'ébranlement et de l'irritation que ce dernier subit dans les cas dont nous venons de parler, l'équilibre fonctionnel n'existe plus ; il se produit dans l'organisme une altération du mouvement moléculaire que le système nerveux est chargé de régulariser, d'où résulte un trouble dans ce que M. Bouchard appelle la mutation nutritive. Celle-ci se fait irrégulièrement, et, par conséquent, incomplètement sur bien des points. L'échange des matières se fait mal, les oxydations diminuent, ce dont on trouve facilement la preuve dans les sécrétions qui sont modifiées. C'est ainsi que l'acide lactique et autres acides analogues apparaissent dans les urines (A. Robin); les sueurs deviennent acides et fétides. Les produits de décomposition organique ne sont plus éliminés qu'en partie, la leucomaïnhémie apparaît. La constitution du sang devient défectueuse, son pouvoir nutritif est amoindri. Le système nerveux reçoit dès lors une nourriture insuffisante, d'où résultent des troubles maladifs dans la sphère de son fonctionnement. Il y a donc, dans le mécanisme de production de la neurasthénie d'origine nerveuse, une sorte d'action réflexe du système nerveux sur lui-même; mais la cause réelle, pathogénique de la maladie, comme dans le premier cas, est toujours une nutrition défectueuse de l'élément nerveux.

Enfin il est une cause dont il faut tenir compte dans une certaine mesure, dont l'importance augmente de jour en jour, par suite du tempérament qui semble s'implanter dans nos générations actuelles, c'est l'hérédité. On voit des enfants neurasthéniques qui sont nés avec la disposition névrosique. Ce sont des fils de névrosés, en possession de ce que Moreau (de Tours) a appelé la *diathèse névrosique*, diathèse dont l'existence est indéniable, comme la diathèse goutteuse, la diathèse arthritique, etc. Dès les débuts de la vie, on observe, chez certains sujets, des troubles neurasthéniques. Cette neurasthénie, les enfants n'ont pas eu le temps de l'acquérir ; ils en ont donc apporté le germe en naissant. Plus nous allons, plus la lutte pour la vie est difficile ; et comme la fièvre des affaires surexcite le système nerveux, la neurasthénie a de plus en plus tendance à se produire et à s'imposer chez les individus; il y a donc tout lieu de présumer que, si les conditions sociales ne changent pas, cette nouvelle forme d'hérédité maladive sera observée de plus en plus. Beaucoup de symptômes maladifs, attribués en ce moment au surmenage dans les écoles, ne sont dus qu'à une prédisposition héréditaire chez les jeunes sujets qui en sont affectés. A part quelques exceptions rares, ne sont surmenés par les études que les enfants prédisposés.

La marche et la durée de la neurasthénie dépendent de la manière dont elle a été engendrée. Lorsqu'elle est la conséquence d'un accident passager, d'une intoxication ou d'une maladie aiguë, il y a toutes chances pour qu'elle disparaisse avec la maladie qui l'a occasionnée, ou tout au moins qu'elle ne persiste pas longtemps après elle. Si la maladie a fortement ébranlé la constitution, la neurasthénie disparaîtra moins promptement. Si elle accompagne une maladie chronique, elle sera plus difficile à guérir, la cause qui l'a produite persistant toujours. En général la neurasthénie est d'autant plus tenace que le système nerveux a été plus longtemps éprouvé. Il faut tenir compte, bien entendu, de la question de terrain ou de la constitution.

Lorsque la cause de la neurasthénie est d'origine nerveuse, lorsqu'elle est le résultat d'excès, d'excitations violentes ou prolongées du système nerveux, on peut presque dire que plus la maladie a été longue à se produire, plus elle aura de mal à disparaître, l'organisme ayant pris insensiblement une habitude maladive dont il a peine à se débarrasser. La neurasthénie qui succède à une émotion violente, si intense qu'elle soit, disparaît souvent plus facilement qu'un état nerveux moins accentué et moins prononcé comme symptômes, mais qui s'est développé petit à petit. C'est ainsi qu'un état névropathique succédant à un violent chagrin, à la perte d'une personne chère, par exemple, si intense qu'il soit, peut disparaître au bout de quelques jours ou de quelques semaines, tandis qu'un état résultant d'un surmenage et d'un excès de travail, ne se traduisant souvent que par des phénomènes peu violents tels que maux de tête, une insomnie légère et quelques préoccupations hypochondriaques, pourra persister pendant des mois et même des années.

Il est bien entendu que, dans l'appréciation de la durée probable de la maladie, il faut tenir compte de la prédisposition individuelle et de la question d'hérédité. Chez les fils de névrosés la neurasthénie prend volontiers une forme chronique, elle affecte même, comme un grand nombre de névroses psychiques, une forme circulaire avec des rémissions plus ou moins longues et des crises provoquées par les moindres incidents.

Notons enfin que certaines affections organiques du système nerveux se manifestent au début, c'est-à-dire lorsqu'il n'y a encore dans les organes que le processus qui doit aboutir plus tard à une dégénérescence histologique, par des phénomènes de neurasthénie et d'irritabilité nerveuse. Ceux-ci masquent souvent l'affection vraie, mais l'on finit cependant par la découvrir grâce à la persistance de certains symptômes propres au travail de dégénérescence et qui mettent facilement l'observateur attentif sur la voie de la maladie véritable.

En outre, la neurasthénie accompagne presque toujours la plupart des affections nerveuses organiques, de sorte que les symptômes des deux affections se confondent souvent ; dans le tabès, par exemple, cette concomitance est très manifeste. C'est ce qui explique en partie, dans ces maladies organiques, la rétrocession et même la disparition de certains phénomènes maladifs, qui peut donner l'apparence d'une amélioration de la maladie organique, tandis que cette amélioration n'est due, en somme, qu'à la disparition de phénomènes neurasthéniques accompagnant la maladie.

Cela n'en constitue pas moins, pour le malade, une amélioration appréciable, bien que, au point de vue nosologique, ce ne soit pas la maladie organique qui rétrocède, mais bien les phénomènes concomitants qui disparaissent. Ce sont des erreurs d'interprétation de cette nature qui ont souvent fait croire à l'amélioration, et, par suite, à la guérison possible de maladies justement répétées incurables, puisqu'elles sont le résultat d'une destruction organique.

**Symptomatologie.** — La neurasthénie, ainsi que nous l'avons dit en parlant de la pathogénie de cette affection, peut débuter d'une façon brusque ou du moins survenir très rapidement, ainsi qu'il arrive à la suite d'hémorrhagies abondantes, ou après une maladie aiguë comme la fièvre typhoïde ou l'influenza, par exemple. Dans ces cas, lorsqu'elle survient chez des individus jusque-là en possession d'une bonne santé, elle dure ce que dure la convalescence de la maladie. Chez les individus prédisposés, au contraire, chez ceux à tempérament nerveux, elle est souvent plus tenace et nécessite un temps beaucoup plus long pour disparaître. Ces cas constituent ce qu'on peut appeler la neurasthénie aiguë, maladie secondaire, accidentelle, provoquée par un trouble aigu survenu dans la santé générale. La neurasthénie chronique a une tout autre marche et une tout autre allure. Souvent elle débute dans l'adolescence, au milieu des études, causée souvent même par elles, chez les individus studieux et travailleurs. Hâtons-nous de dire que, le plus fréquemment, les études ne sont qu'une occasion pour la maladie de se manifester, et qu'en général elle n'apparaît que chez les individus héréditairement prédisposés. Le véritable surmenage scolaire, sur lequel on a tant écrit, est relativement très rare, et ne se rencontre guère chez les écoliers qu'au moment des examens. Il est certain qu'à cette occasion il y a un effort cérébral suffisant pour faire éclore la maladie. Mais, en général, dans le cours des études, le prétendu surmenage n'est qu'un prétexte pour masquer une prédisposition héréditaire, et plus nous avançons dans la vie, plus cette hérédité joue un grand rôle.

Chez l'adulte, la neurasthénie apparait à la suite de travail excessif, d'émotions morales, d'effort cérébral, de soucis, d'inquiétudes, de chagrins violents. Mais le plus souvent ces causes ne sont qu'occasionnelles, ayant favorisé l'éclosion et l'apparition d'une maladie depuis longtemps à l'état latent chez l'individu. La neurasthénie, en effet, se forme petit à petit. En cherchant et en interrogeant bien les malades, on découvre fréquemment que la crise neurasthénique a été précédée d'un stade où la facilité de travail était très grande, la disposition d'esprit excellente et où le malade, heureux de cet état, en était lui-même étonné. A ce moment-là, la maladie débutait. En effet les crises de neurasthénie sont souvent précédées d'une phase d'excitation inconsciente, dont le malade profite, mais qui est suivie de la phase d'épuisement nerveux qui est la caractéristique de la neurasthénie. C'est de cette époque seulement que l'on fait partir la maladie, alors qu'en réalité ce n'en est que la seconde phase. A ce moment, la maladie est confirmée, voyons donc quels en sont les symptômes.

Chez les neurasthéniques, il y a deux ordres de phénomènes. Il y a les symptômes principaux ou prédominants, ceux sur lesquels le malade attire votre attention, et, en dehors de ces symptômes principaux, lesquels du reste varient chez le même individu, il y a des phénomènes généraux de retentissement sur toute l'économie, sur le caractère, sur la circulation, etc. La note dominante de la maladie est une grande instabilité, une grande inconstance de tous les phénomènes qui surgissent à l'improviste, souvent sans aucune cohésion et sans cause bien saisissable.

Les névropathes sont d'une extrême susceptibilité morale qui se manifeste à la moindre occasion, sous le plus petit prétexte, par la colère, les pleurs, le rire, des bizarreries d'humeur, et quelquefois par de la tristesse poussée jusqu'au plus profond découragement. Ils recherchent avec une obstination inquiète les conseils des médecins et entretiennent aussi tous ceux qui veulent les entendre du récit de leurs maux.

Les idées hypochondriaques hantent leur esprit, et leur inquiétude tourne souvent à l'obsession. Ils s'imaginent être atteints d'une maladie organique incurable, et cette crainte obsédante revient à tout moment à leur esprit. Un mot échappé dans une conversation fait dériver immédiatement leur attention qui s'égare pour suivre l'idée maladive et ils n'écoutent plus que très vaguement le reste de la conversation. Pendant qu'on leur parle, leur esprit est ailleurs. L'obsession n'est pas toujours de nature hypochondriaque; elle peut s'appliquer à des choses tout à fait étrangères à la maladie. Des psychoses de toute sorte peuvent s'observer. La mémoire est normale, les facultés intellectuelles n'ont reçu aucune atteinte, les malades restent lucides, mais la volonté leur fait défaut; ils ne peuvent prendre aucune détermination. Ils ont conscience de leur état, sentent qu'ils ne peuvent réagir, ils se jugent souvent eux-mêmes avec une grande perspicacité et déplorent les divagations et les emportements qui leur échappent et dont ils se rendent compte après coup.

A cette irritabilité morale se joint de la faiblesse musculaire, de la nonchalance; ces malades, rebelles à tout exercice, resteraient volontiers couchés ou assis continuellement. Cependant, lorsqu'ils sont poussés par une cause qui les stimule vivement, ils sont capables de développer une force et une énergie qu'on n'aurait pu soupçonner chez eux.

Des rêves et des cauchemars viennent souvent interrompre leur sommeil; si la maladie se prolonge, l'insomnie survient et est souvent très tenace et très pénible par la disposition d'esprit dans laquelle elle laisse les malades.

L'insomnie est l'indice d'une grande irritabilité nerveuse, aussi le sommeil est-il souvent très difficile à reconquérir. Lorsque la neurasthénie est simple, c'est-à-dire lorsqu'il n'y a qu'épuisement nerveux, sans excitation, les malades, au contraire, ont un sommeil lourd et pesant; ils ont besoin de dormir beaucoup, et ce sommeil n'a pas le don de les reposer, car ils se réveillent avec étonnement aussi fatigués, aussi anéantis que lorsqu'ils se sont couchés.

La tête est lourde et embarrassée, les efforts intellectuels sont difficiles et pénibles. Les malades se plaignent d'une sorte de vide cérébral, accompagné souvent de *céphalées* quelquefois très intenses qu'exagèrent le travail et l'attention soutenus. La céphalée la plus fréquente est celle qui siège à la nuque et sur la tête, et qu'on a appelé si justement la douleur *en casque*.

Le vertige est également un symptôme très fréquent, en relation le plus souvent avec des troubles dyspeptiques.

Ces perturbations du côté de l'appareil cérébral sont souvent accompagnés de phobies de toutes sortes : peur de sortir seuls, peur d'aller en voiture, peur de traverser un pont ou une place, ou même une rue, et, chose bizarre, ces phobies disparaissent généralement dès que le malade est accompagné d'une autre personne, cette personne fût-elle un enfant.

Outre la sensation douloureuse dont les malades se plaignent à la nuque, il existe souvent aussi une douleur à la région lombaire et sacrée. Plusieurs ont la colonne vertébrale douloureuse, présentant les symptômes de ce qu'on a appelé l'irritation spinale. Chez les myélasthéniques, cette irritation s'accompagne parfois de douleurs lancinantes et même fulgurantes qui simulent le début du *tabes dorsalis* et plongent ceux qui en sont atteints dans une crainte constante.

Il n'est pas rare que ces malades se plaignent de fourmillements dans les extrémités, soit dans une main, un pied, soit symétriquement des deux côtés. Une perversion dans l'excitabilité réflexe des vaso-moteurs donne lieu également à une inégalité de calorification qui se manifeste fréquemment dans diverses parties du corps. C'est ainsi que les malades sont tantôt frissonnants et se plaignent du froid, tantôt en sueur et accusent une sensation de chaleur excessive, soit dans tout le corps, soit dans certaines parties bien limitées, la nuque, le pavillon de l'oreille, par exemple.

Le frisson peut être une manifestation de la fièvre. Il existe, en effet, une fièvre nerveuse accompagnée d'élévation de la température. La fièvre nerveuse est une sorte de détente de l'organisme qui manifeste ainsi sa nervosité.

Le fonctionnement des organes des sens peut se trouver modifié. La vue, tantôt troublée et affaiblie, devient quelquefois, au contraire, d'une extrême acuité. D'autres fois, on observe de la photophobie. La dilatation et la contraction anormales des pupilles ne sont pas rares ; l'inégalité pupillaire également, sans qu'on puisse constater, avec cette inégalité. les phénomènes propres au tabès et aux maladies organiques : enfin le trouble fonctionnel peut aller, comme dans l'hystérie, jusqu'à l'amaurose.

Du côté de l'ouïe, des phénomènes analogues peuvent se présenter. Les bourdonnements d'oreille ne sont pas rares. Quelquefois l'ouïe est moins délicate ; d'autres fois, au contraire, il existe une hyperesthésie auditive très prononcée. Certains malades entendent des bruits qui se passent à une distance incroyable, et cela leur est très pénible.

L'hyperesthésie des nerfs qui président à l'odorat est parfois tellement exagérée que l'odeur la plus insignifiante peut provoquer des défaillances, des convulsions et même la syncope. Il n'est pas rare que la perversion olfactive produise des illusions de l'odorat et donne lieu à des perceptions subjectives d'odeurs imaginaires.

Dans certains cas, le sens du goût peut être également perverti ; quelques malades recherchent les choses acides et les crudités, d'autres des substances non alimentaires ; d'autres encore sont dans l'impossibilité de distinguer le sel du sucre. Quelques-uns, enfin, trouvent toujours que leurs aliments ont le goût du plâtre ou ne sentent absolument rien.

Le sens du toucher ne s'exerce parfois que d'une façon incomplète ; dans d'autres circonstances, il semble tout à fait perdu. Quelques malades, au contraire, présentent des symptômes d'hyperesthésie de ce sens et sont impressionnés très vivement par le contact de certains corps, tels que le velours et la soie, par exemple. L'anesthésie peut se rencontrer aussi à tous ses degrés.

Du côté des muscles, l'état nerveux se manifeste par différents symptômes : c'est ainsi que quelques malades présentent par leurs tics, leurs grimaces, leurs allures, de grands points de ressemblance avec les choréiques. On observe encore une diminution de la force musculaire qui s'accompagne d'un sentiment de fatigue extrême.

Pendant la marche ou la station debout qui ne peut être supportée longtemps sans un grand malaise outre la sensation de vertige, assez fréquente, on observe parfois une sorte de sensation de vague indéfinissable, et même de tournoiement.

Les réflexes rotuliens sont intacts et quelquefois exagérés, mais la démarche, chancelante et incertaine, ressemble souvent à celle des ataxiques. Dans les muscles, les spasmes, les crampes, les courbatures sont fréquents, et le moindre effort fait apparaître du lumbago ou du torticolis.

Du côté du tube digestif on rencontre des troubles de toutes sortes. La sécrétion des liquides de la bouche et de l'estomac, modifiée par l'innervation défectueuse des organes, ainsi que l'atonie stomacale, déterminent toutes les variétés de dyspepsies. La dilatation de l'estomac est très fréquente et, par son retentissement sur la nutrition générale, elle tend à son tour à aggraver la neurasthénie générale. Bien entendu, dans ces cas, le vertige stomacal est un phénomène des moins rares. Souvent même, c'est celui qui préoccupe le plus le malade.

Les digestions, lentes et laborieuses, s'accompagnent d'un sentiment de pesanteur à l'épigastre, de gonflement et d'éructation ; la face se congestionne et il survient fréquemment une somnolence invincible. Ajoutons que la constipation, quelquefois très rebelle, est un phénomène sérieux, sur lequel il est urgent de veiller, car, par suite des digestions lentes, il se produit une quantité de toxines qui, n'étant pas expulsées par la défécation, produisent dans l'organisme un véritable empoisonnement qui augmente la neurasthénie. L'intestin est encore fréquemment le siège de névralgies tenaces. Celle du rectum, en particulier, est très pénible.

La moindre émotion, la cause la plus insignifiante provoquent des actions réflexes du côté des voies respiratoires. On voit apparaître des crises d'étouffement, des sanglots, de l'oppression, de la toux et parfois même de véritables accès d'asthme.

Du côté de la gorge il se produit des spasmes, des serrements et des étranglements qui empêchent les malades de respirer, des douleurs fugitives et de l'aphonie à tous les degrés.

La neurasthénie exerce aussi son action sur le système circulatoire ; elle provoque dans le grand sympathique, les nerfs vasomoteurs et le cœur, des désordres nombreux. C'est ainsi qu'on observe des palpitations fréquentes, survenant au moindre effort, sans cause apparente, palpitations parfois violentes et même douloureuses. L'hyperesthésie vaso-motrice amène des bouffées de chaleur ou du frisson. On voit même quelquefois des syncopes se produire ainsi que des irrégularités du pouls et des intermittences du cœur.

Un symptôme très fréquent est une sensation douloureuse de brûlure ou de griffes entrant dans la peau, survenant par accès dans la région précordiale, s'accompagnant d'une angoisse des plus grandes, même de douleurs dans le bras gauche, et simulant un accès d'angine de poitrine. Ce symptôme, sans gravité en lui-même, affecte péniblement le moral de ceux qui le ressentent. C'est ce qu'on appelle couramment la fausse angine de poitrine, laquelle simule quelquefois singulièrement la vraie.

La sécrétion sudorale est très abondante chez les neurasthéniques, et répand une odeur forte et âcre, bien caractéristique.

Les fonctions des voies urinaires peuvent être atteintes de plusieurs manières. La mixtion est souvent lente, mais les urines peuvent devenir très abondantes. Dans ce cas, elles sont blanches ou incolores comme de l'eau, et leur quantité n'est pas en rapport avec la quantité de liquide ingérée. La moindre émotion provoque le besoin d'uriner, qui se fait sentir d'une manière impérieuse. En outre, la névralgie de la vessie et de l'urèthre, d'une ténacité quelquefois désespérante, et parfois accompagnée de névralgie du cordon et du testicule, a été souvent cause, chez certains malades, d'erreurs de diagnostic.

Du côté des voies génitales, nous trouvons aussi des troubles très variés. Parmi les plus fréquents on rencontre : la difficulté d'érection, qui est souvent nulle ou incomplète ; l'éjaculation hâtive, au moindre contact, ou bien, au contraire, retardée et difficile ; une sensation de brisement et de fatigue excessive qui succède au coït. Enfin, il faut signaler, chez l'homme, la spermatorrhée à tous ses degrés, et, chez la femme, la leucorrhée, parfois très abondante et très rebelle.

Il nous reste à parler d'un des symptômes les plus fréquents et sur lequel il est nécessaire d'appeler l'attention, c'est le symptôme douleur.

Dans la neurasthénie, les malades se plaignent fréquemment de douleurs de toutes sortes : douleurs névralgiques, musculaires, articulaires même que l'on qualifie souvent à tort de rhumatismales. Elles siègent de préférence dans les espaces intercostaux ou sur le trajet de certains nerfs. Les douleurs articulaires sont les moins fréquentes, mais, en revanche, les douleurs musculaires se rencontrent à tout moment. Il existe aussi, chez les neurasthéniques, des douleurs fixes que M. Blocq appelle topoalgies, et pour lesquelles M. Huchard propose le nom d'algies centrales, afin de bien en déterminer l'origine, et qu'un simple état psychique peut, sinon créer, du moins entretenir.

Parmi celles-ci, il en est une très tenace et très commune, c'est la douleur deltoïdienne, qui embrasse tout le muscle de l'épaule, un peu du trapèze et descend quelquefois le long du bras. Nous venons de dire que l'on qualifiait souvent à tort ces douleurs de *rhumatismales*. En effet, elles doivent être distraites de ce qu'on appelle le rhumatisme vrai. Le mot de rhumatisme a été beaucoup trop employé pour désigner des phénomènes douloureux qu'on ne savait expliquer. Sous ce nom on a réuni une foule de symptômes appartenant à des maladies diverses, présentant dans leurs manifestations des analogies apparentes, mais d'essence tout à fait différentes. Il est temps de séparer de cet ensemble tout ce qui peut en être distrait, et les douleurs neurasthéniques sont dans ce cas.

La fréquence des douleurs chez les neurasthéniques a fait dire qu'ils étaient tous des rhumatisants ou des arthritiques. Beaucoup le sont, en effet, ainsi que nous l'avons dit en parlant de la pathogénie de la maladie, mais tous ceux qui ont des douleurs ne sont pas des rhumatisants, et nous le répétons, les douleurs des neurasthéniques ne sont pas ce qu'on appelle vulgairement des rhumatismes.

Nous avons insisté sur ce point afin de dissiper bien des erreurs commises non seulement comme diagnostic, mais au point de vue du traitement, ainsi que nous le verrons plus loin.

Tous les désordres nerveux dont nous venons de parler n'apparaissent pas, en général, d'une manière simultanée chez la même personne; le plus souvent, ils se succèdent en suivant une évolution assez régulière, s'apaisent parfois spontanément ou se localisent dans les divers appareils organiques. Des crises plus ou moins fortes, intéressant tour à tour les nerfs cérébro-spinaux et les nerfs ganglionnaires, traversent cet état morbide et produisent parfois une détente salutaire. La maladie subit alors un temps d'arrêt qu'il faut utiliser pour donner une bonne direction au traitement.

**Traitement.** — Le traitement de la neurasthénie doit être déduit de la pathogénie de l'affection. C'est d'elle que nous allons tirer les indications générales et la marche à suivre.

Qu'avons-nous dit? Que l'on trouvait dans cette maladie une nutrition insuffisante et, en même temps, une grande irritabilité du système nerveux, ce que l'on appelait autrement la *faiblesse irritable*.

Le traitement doit donc tendre à procurer aux nerfs une nutrition meilleure, et, en même temps, à calmer l'excitabilité excessive de la substance nerveuse. La médication doit, par conséquent, être à la fois fortifiante, puisqu'il y a faiblesse, et calmante, puisqu'il y a excitation. Le médecin, en tenant compte de ces deux indications thérapeutiques, devra associer ces deux genres de médication, en proportionnant leur intervention aux exigences individuelles, ainsi qu'à la prédominance de tels ou tels symptômes. Dans la neurasthénie, c'est non seulement la maladie qu'il faut avoir en vue, il faut encore et surtout avoir en vue le malade. Chaque individu, en effet, imprime à la maladie une allure particulière, et le traitement qui convient à l'un peut souvent ne pas convenir à l'autre.

L'hydrothérapie, comme nous l'avons indiqué déjà, permet de remplir ces deux indications ; et pour le démontrer, nous allons tracer les lignes générales de ce mode de médication. Il ne suffit pas, en effet, de prescrire l'hydrothérapie, il faut aussi savoir comment on devra l'appliquer.

Le bain, la piscine et la douche tiède sont des procédés calmants par excellence. Le bain et la piscine ont l'inconvénient de fatiguer les malades et ne sauraient convenir quand il y a nécessité de relever les forces. La douche tiède, c'est-à-dire à une température de 35° environ, a tous les avantages des deux premiers procédés sans avoir l'inconvénient que nous leur reprochons. On en prolonge plus ou moins la durée suivant le degré de sédation que l'on veut obtenir et suivant la force de résistance du malade. Maniée avec intelligence et discernement, c'est un des meilleurs instruments de sédation du système nerveux que nous ayons à notre disposition.

La douche froide est, au contraire, le procédé tonique par excellence, celui auquel on doit avoir recours quand il s'agit de relever les forces et lorsqu'on veut stimuler le mouvement d'échange des matières qui favorise la nutrition.

On voit donc déjà, par ce que nous venons de dire, qu'en associant la douche tiède, calmante, et la douche froide tonique, on peut remplir les deux indications fondamentales du traitement de la neurasthénie. Dans ce cas, il faut commencer par l'eau tiède et finir par l'eau froide ; car, pour que celle-ci ait un effet tonique, il faut qu'elle provoque une réaction. Or cette réaction ne pourrait se produire si la douche tiède succédait à la douche froide, ou, du moins, elle se produirait dans de mauvaises conditions.

Dans l'application, au point de vue de la durée de chacune des périodes, il faudra tenir compte du cas particulier auquel on s'adresse. S'il y a une grande excitabilité, on prolongera la durée de la douche tiède et l'on diminuera la durée de l'application froide. On supprimera même celle-ci entièrement s'il est nécessaire.

Même lorsque l'eau froide est bien indiquée, on ne peut pas toujours y recourir dès le début du traitement, et l'on doit s'en tenir à la douche tiède jusqu'à ce que les phénomènes d'excitabilité aient disparu. A ce moment, et à ce moment seulement, la douche froide sera efficace, et pourra être employée sans le moindre inconvénient.

Si, au contraire, dès le début du traitement, on est en présence d'un cas où l'excitabilité nerveuse n'est pas très grande, on peut insister davantage sur la douche froide en abrégeant la période tiède. On peut même, dans certains cas, débuter d'emblée par la douche froide.

Comme les symptômes neurasthéniques sont très variables et très mobiles, il est essentiel de suivre de près les malades, afin de pouvoir modifier au jour le jour, s'il le faut, les applications suivant les variations de l'affection. Il est difficile, il serait même imprudent de formuler tout d'abord le traitement qui conviendra pendant tout le cours de celle-ci, les phénomènes d'épuisement et les phénomènes d'excitabilité pouvant se succéder avec une irrégularité et une fantaisie imprévues.

Nous avons indiqué, avant tout, la douche tiède et froide comme traitement général de la neurasthénie, parce que, à notre avis, c'est le procédé le plus commode et le plus sûr que nous ayons; mais l'hydrothérapie offre aussi d'autres ressources que l'on peut utiliser.

Et d'abord, rien qu'avec la douche froide, on peut, chez certains sujets, obtenir des effets sédatifs. Pour cela, il faut prolonger la durée de l'application. En effet, si une douche froide courte est excitante, en revanche une douche prolongée peut, par épuisement de l'excitabilité, amener la sédation nerveuse.

La piscine froide peut également rendre des services, car elle est à la fois sédative et tonique. Elle agit, ainsi que la douche froide prolongée, par le refroidissement qu'elle produit. Utile dans certains cas, ce refroidissement peut être préjudiciable à quelques malades; et c'est probablement en songeant à ces derniers que M. Huchard a pu dire que « certains neurasthéniques n'aiment pas l'eau froide ». Chez les rhumatisants, les diabétiques, les arthritiques, et ceux-ci sont en grand nombre, il faut bien se garder d'abuser des applications froides ; elles conviennent parfois à quelques-uns, mais à la condition qu'elles soient courtes, et presque toujours précédées d'une application du calorique, pour que la réaction se produise immédiatement.

On a accusé l'eau froide de provoquer chez les neurasthéniques des douleurs et de l'excitation, ce qui a éloigné de l'hydrothérapie certains malades qui avaient eu à s'en plaindre. Oui, chez les arthritiques en particulier, l'eau froide administrée sans mesure peut éveiller ou réveiller les douleurs, aussi faut-il bien se souvenir, lorsqu'on veut appliquer la méthode hydrothérapique au traitement des neurasthéniques, que, si ces derniers sont arthritiques, il ne faut user de l'eau froide qu'avec beaucoup de prudence et de modération. Du reste, nous nous empresserons de faire remarquer que, chez ces malades, l'eau froide est parfois inutile ; on peut, en effet, rien qu'avec la douche tiède, arriver au résultat que l'on cherche à obtenir. Chez eux, les phénomènes d'irritabilité priment ceux d'atonie et dès lors la médication calmante suffit, du moins dans un certain nombre de certains cas. La légère excitation produite par le choc de la douche sur la surface cutanée est assez grande pour provoquer la stimulation que l'on cherche à donner au mouvement de nutrition.

Il est encore une catégorie de malades pour lesquels l'eau froide doit être écartée ; nous voulons parler des personnes qui ne peuvent supporter l'impression du froid sans éprouver une appréhension et une contrainte qui sont plus nuisibles qu'utiles à leur état nerveux. Nous savons bien que, parmi eux, il en est que l'on peut habituer petit à petit à l'eau froide par des douches tièdes d'abord, dont on diminue insensiblement la température. Mais il en est aussi qui sont absolument réfractaires.

Pour ceux-ci, il est inutile de chercher à les accoutumer à l'action du froid. Quand l'impression est à ce point pénible, il vaut mieux s'en tenir à une température plus agréable. Du reste, la sensation du froid n'est qu'une sensation relative. Ce qui paraît froid à l'un ne l'est pas pour un autre. Le degré de tolérance, qui du reste est proportionnel à l'impression ressentie, varie essentiellement et dépend du degré d'irritabilité nerveuse. A ce point de vue, on observe, chez les neurasthéniques, des caprices de sensibilité tout à fait inattendus.

Il est encore un procédé hydrothérapique que l'on emploie dans certains établissements, principalement en Allemagne, c'est le *demi-bain*. C'est un mode de balnéation qui donne parfois de bons résultats dans certaines formes de névropathies, mais il est d'une application moins simple que la douche; et comme celle-ci donne des résultats certains, nous ne voyons aucune utilité à lui substituer, d'une manière générale, un procédé qui exige un appareil spécial et une mise en scène beaucoup plus compliquée.

Tel est le traitement général, dégagé des complications incidentes pouvant se présenter, qui, à notre avis, convient le mieux à la neurasthénie. C'est au praticien de l'appliquer avec discernement et de l'adapter à chaque individualité, car c'est au traitement de la neurasthénie que l'on peut surtout appliquer ce précepte d'Hufeland : « Il faut généraliser les maladies et individualiser les malades. »

Aussi, dans la pratique, est-il nécessaire de suivre encore certaines indications spéciales fournies par la personnalité de chaque malade et par la nature des symptômes prédominants. La première indication est facile à comprendre, la seconde est tout aussi admissible si on veut bien reconnaître que le malade, absorbé par le symptôme qui le préoccupe, ne comprend pas que le médecin ne tienne pas compte de ce symptôme et soigne l'état général, qui lui échappe, en négligeant, en apparence, le symptôme qui le frappe le plus et auquel, dans son esprit, il réduit la maladie. Ainsi le neurasthénique qui souffre de céphalée et que cette céphalée empêche de vaquer à ses occupations en le mettant dans l'impuissance absolue de travailler, n'a qu'une idée et ne songe qu'à une chose, c'est à se débarrasser de son mal de tête. Le médecin a beau lui dire et lui répéter que ce mal de tête n'est que le symptôme particulier d'un état général; ce raisonnement lui échappe, obsédé qu'il est par le mal dont il souffre. Il est donc indispensable, à tous les points de vue, de soigner les symptômes en même temps que l'état général. Il faut étudier leur évolution avec soin, apprécier leurs causes et rechercher s'il ne peuvent pas être une source d'indications curatives. Cela constitue un traitement à la fois physique et moral.

Nous allons donc passer en revue les quelques symptômes les plus frappants et les plus dominants de la neurasthénie et dire comment il faut les traiter. Nous renverrons le lecteur aux chapitres spéciaux en ce qui concerne les névroses des divers appareils organiques qui apparaissent dans la neurasthénie. A propos des névroses cardiaques et pulmonaires, des névroses de l'appareil digestif et de l'appareil génito-urinaire, nous verrons comment il faudra procéder pour l'application de l'hydrothérapie dans ces cas particuliers.

**Céphalée. — Parésie cérébrale. — Vertige.** — La parésie cérébrale se manifeste par la difficulté d'application au travail, la paresse intellectuelle et une sorte d'obnubilation des idées. C'est un phénomène très pénible, qui s'accompagne souvent de céphalées de toutes sortes et de vertige. La céphalée est ordinairement très tenace et nécessite la suspension absolue de tout effort intellectuel. Comme c'est un symptôme douloureux et une gêne de tous les instants, il inquiète beaucoup les malades. Il en est de même du vertige, que celui-ci soit ou non en rapport avec l'état de l'estomac, ou l'état de certains organes sensitifs, l'ouïe, la vue ou l'odorat. Pour qu'il y ait vertige, en effet, il faut qu'il y ait un état de disposition particulière et anormale de la circulation cérébrale. Si, en effet, le cerveau est bien organisé, l'estomac, l'ouïe, la vue ou l'odorat, même malades, ne sauraient à eux seuls produire le vertige.

Contre la neurasthénie cérébrale, cause des accidents dont nous parlons, les applications excitantes de l'hydrothérapie sont celles qui conviennent le mieux. Mais elles doivent être appliquées avec beaucoup de circonspection. Les malades, en effet, ne peuvent pas tous supporter les applications froides sans éprouver une exacerbation dans leurs souffrances. On devra essayer la douche en jet très brisé, doucher surtout les parties inférieures tout en humectant très légèrement la tête et, en tous cas, si l'on douche le tronc, éviter de doucher la nuque et le milieu du dos. L'excitation par le froid de ces deux régions a le don de provoquer le vertige chez ceux qui y sont sujets.

Si, malgré ces précautions, le malade ne peut supporter l'eau froide, il n'y a pas à hésiter, il faut élever la température de l'eau pour éviter le saisissement et commencer avec de l'eau absolument tiède si cela est nécessaire. Il ne faut pas que la douche provoque le vertige, sinon le malade renonce immédiatement à la médication et il est difficile de le décider à l'essayer de nouveau. Des douches mal données à des vertigineux les ont éloignés pour jamais de la médication hydrothérapique, qui cependant devait les guérir.

**Insomnie.** — Il est d'observation quotidienne que l'insomnie qui, dans l'état nerveux, est souvent le principal phénomène de la maladie, disparaît avec la perturbation nerveuse qui l'a produite. Par conséquent, les procédés hydrothérapiques capables de ramener l'innervation à son état normal peuvent amener le sommeil. Cependant, quand l'insomnie résiste à ces moyens généraux, il faut recourir à certains procédés spéciaux qui ont sur elle une influence incontestable. De ce nombre sont : les affusions souvent renouvelées, les douches tièdes prolongées et à percussion légère, les piscines alimentées par l'eau à toutes les températures, les maillots humides, les demi-maillots et même les ceintures mouillées. Ces dernières applications doivent avoir lieu de préférence le soir; elles sont très efficaces et ne sont réellement contre-indiquées que dans les cas d'hyperhémie cérébrale permanente ou menaçante.

**Pseudo-tabès. — Ataxie locomotrice fonctionnelle.** — Il arrive assez souvent, chez les neurasthéniques, de rencontrer des symptômes simulant le tabès. La marche de la maladie seule permet de distinguer le pseudo-tabès du tabès véritable. Le plus souvent on ne rencontre que quelques signes particuliers à la maladie de Duchenne, comme les douleurs fulgurantes ou l'ataxie.

La nuance entre ces symptômes est quelquefois bien peu sensible. L'ataxie du pseudo-tabès n'est pas toujours, il est vrai, absolument semblable à l'autre, mais il faut parfois une grande expérience et beaucoup d'attention pour les différencier. C'est ainsi que les mouvements incoordonnés n'existent quelquefois que dans la station debout et disparaissent lorsque le malade est couché. Mais souvent aussi les symptômes sont en apparence identiques et c'est à la marche même de la maladie que l'on peut s'apercevoir qu'il ne s'agit pas de la véritable ataxie locomotrice.

Le pseudo-tabès est produit par une simple neurasthénie du myélaxe. On le rencontre dans l'hystérie, ainsi que dans les principales intoxications. On a décrit un pseudo-tabès diabétique, saturnique, alcoolique, etc. Mais dans tous ces cas, à moins de névrite périphérique, le mode de production est le même, et consiste dans un trouble nutritif de l'axe médullaire. Le pseudo-tabès ne saurait donc être considéré comme une entité morbide, ce n'est qu'un syndrome de diverses maladies amenant une neurasthénie de la moelle. Le pseudo-tabès, quelle qu'en soit la cause, est essentiellement curable.

Le traitement hydrothérapique variera dans ses applications, et dépendra du mode de localisation des accidents. Il est à peu près le même que celui qui est employé dans l'ataxie locomotrice de nature organique. Nous verrons plus loin en quoi il consiste (Voy. *Tabes dorsalis*).

Dans toutes les ataxies fonctionnelles, il est nécessaire de régulariser l'innervation pour que la nutrition devienne normale; il faut apaiser la trop grande excitabilité du cerveau et de la moelle épinière, et modérer ou faire disparaître l'hyperhémie qui accompagne toujours ces désordres fonctionnels. Mais avant d'appliquer le traitement hydrothérapique, il importe de bien reconnaître si le malade présente une activité organique exagérée ou si les fonctions de l'économie sont languissantes. Dans ce dernier cas, on peut, sans hésiter, employer l'eau froide au début, à condition pourtant de ne pas employer la pluie; mais dans le premier cas, et c'est le plus commun, il faut agir avec la plus grande circonspection et ne recourir à l'eau froide que lorsque l'excitabilité nerveuse a été apaisée. Si l'on n'agit pas avec cette prudence, l'impression du froid devient souvent très pénible par l'ébranlement qu'elle produit et peut avoir des inconvénients.

D'un grand nombre de faits que nous avons observés, il résulte que, dans l'ataxie fonctionnelle, alors même qu'il existe de la faiblesse organique ou de l'anémie, il faut toujours débuter par des applications sédatives et ne recourir aux applications excitantes qu'à la fin du traitement. Sans doute on peut citer des cas dans lesquels l'eau exclusivement et constamment froide a produit des guérisons; mais nous pouvons affirmer que les insuccès de cette pratique sont plus nombreux que les succès, et que la méthode à laquelle nous nous sommes ralliés est capable de produire des résultats plus certains et surtout plus durables.

Quelquefois l'ataxie fonctionnelle du mouvement se trouve liée à un état général diathésique ou autre. Il faut, dans ce cas, employer les procédés hydrothérapiques qui répondent le mieux aux indications curatives. Si l'on veut, par exemple, combattre avec efficacité l'ataxie chez des rhumatisants, on se trouvera bien de joindre aux divers procédés hydrothérapiques usités, l'emploi du calorique appliqué à l'aide des bains, des étuves et des douches.

**Irritation spinale.** — Une forme relativement assez fréquente de la neurasthénie lorsqu'elle frappe la portion médullaire de l'axe cérébro-spinal, est la forme à laquelle on a donné le nom d'irritation spinale. C'est une myélasthénie accompagnée de phénomènes douloureux et d'hyperexcitabilité médullaire. Nous la retrouverons dans l'hystérie, mais elle n'est pas rare dans la neurasthénie. Ce n'est pas à proprement parler une maladie spéciale, ce n'est qu'un syndrome neurasthénique dont les différents signes se trouvent dans la sphère d'influence de la moelle et dont la cause pathogénique est la même que celle que nous avons donnée de la neurasthénie en général.

Symptomatiquement l'irritation spinale est caractérisée par une douleur perçue le long de la colonne vertébrale, pouvant apparaître spontanément, mais étant toujours exaltée par la pression exercée sur les apophyses épineuses. Elle s'irradie souvent sur le trajet des nerfs qui communiquent avec le cordon spinal, et donne lieu à des troubles fonctionnels multiples et plus ou moins intenses.

La moelle est douloureuse par elle-même, comme le cerveau l'est dans la céphalée. La douleur rachidienne siège le plus souvent dans la région dorsale, mais on l'observe aussi dans les régions cervicale et lombaire. En général elle se fait sentir au niveau de plusieurs vertèbres à la fois ; quelquefois entre les vertèbres douloureuses il s'en trouve d'absolument indolentes. La douleur peut changer de place d'un jour à l'autre, disparaître d'un point pendant quelque temps pour reparaître en ce même point avec la la même intensité. Elle a des caractères très variables. Elle donne lieu à des sensations de contusion, de froid, et le plus souvent de brûlure le long des gouttières vertébrales, accompagnée d'hyperesthésie très pénible. Quelquefois il y a des élancements semblables à ceux d'une secousse électrique.

Ces phénomènes douloureux s'accompagnent le plus souvent de courbature dans les reins et dans les régions fessières supérieures, de faiblesse ou de parésie des jambes et de troubles fonctionnels de diverses natures dans la sphère des nerfs émanant de la portion de la moelle attaquée spécialement.

C'est ainsi que l'on observe des névralgies dans les membres, dans le tronc, des névralgies de l'intestin, de la vessie, de l'utérus, des dyspepsies, des vomissements, de la diarrhée, etc.

L'irritation spinale peut s'accompagner de pseudo-tabès. Nous avons vu tout à l'heure quelle devait être la cause de ce syndrome et l'on comprendra qu'il puisse très bien se rencontrer dans l'irritation spinale. De même les arthropathies ne sont pas rares.

Lorsque l'irritation spinale est très ancienne et que tout l'axe est pris, les fonctions de l'organisme éprouvent une perturbation considérable et l'on peut constater des troubles trophiques de toute nature. Il en résulte parfois un affaiblissement général qui peut devenir inquiétant.

Comme la maladie est sous la dépendance d'une altération de la quantité ou de la qualité du sang, la règle du traitement général est toute tracée ; il faut modifier la composition du liquide sanguin par les procédés hydrothérapiques utilisés dans les divers états morbides qui amènent la modification du sang. Ainsi, lorsque ce désordre nerveux est dû à la chlorose, au rhumatisme, à l'alcoolisme, au diabète, etc., il faut, avant tout, modifier l'état chlorotique, diabétique, etc.

En ce qui concerne l'irritation spinale en elle-même, voici, pour l'apaiser et la guérir, les moyens que nous conseillons d'employer.

En principe, ce qui convient le mieux, lorsque le malade peut la supporter, c'est la douche froide, de courte durée, administrée sur la partie postérieure du corps. On provoque ainsi, par action réflexe, un spasme vasculaire intra-médullaire des plus efficaces. Par ce procédé, la douleur est parfois apaisée rapidement et les phénomènes éloignés amendés. Souvent, pour calmer la douleur, on est obligé de recourir à la douche écossaise très chaude, dirigée sur la colonne vertébrale. Mais, pour que le traitement soit complet, nous pensons qu'une fois la douleur calmée, le traitement hydrothérapique devra toujours être repris sous forme d'applications froides. Si le malade ne peut supporter le choc de la douche, on emploiera les affusions ou le col de cygne dirigé sur l'épine dorsale tout entière, les frictions avec le drap mouillé ou les lotions avec une éponge. Le sac à glace et le sac à eau chaude rendent quelquefois également de grands services.

Dans le cas où le moindre attouchement de la partie postérieure du corps cause des douleurs insupportables, il faut se contenter de faire des applications froides à la partie antérieure. Ce procédé suffit souvent pour produire une amélioration notable ; cependant, comme malgré toutes ces précautions, chez les personnes très excitables, le froid peut exagérer les symptômes de l'irritation spinale, il est prudent, surtout au début du traitement, de n'employer que de l'eau à une température à peu près indifférente. Dans ces cas, il n'est possible de faire intervenir les modificateurs curatifs qu'après avoir soumis pendant longtemps les malades à des moyens préparatoires.

Lorsque l'irritation spinale est peu douloureuse et se traduit principalement par des troubles éloignés, surtout des troubles trophiques, comme certaines éruptions et sécrétions cutanées, par exemple, ou certaines arthropathies, ainsi que certains phénomènes indiquant une excitabilité réflexe exagérée, nous nous sommes très bien trouvés d'une douche tiède à percussion presque insensible, dirigée obliquement, presque tangentiellement à la colonne vertébrale, et d'une durée de trois à quatre minutes. L'effet calmant et sédatif de cette douche nous a donné les meilleurs résultats et, à ce titre, nous ne saurions trop la recommander, surtout lorsque l'emploi de la douche froide est impossible ou ne peut être toléré.

En raison des récidives fréquentes que l'on observe dans cette maladie, il faut que le traitement soit suivi pendant longtemps, en ayant soin toutefois de l'entrecouper par des intervalles de repos si le malade est très nerveux.

Quand l'irritation spinale s'accompagne des troubles fonctionnels que nous avons décrits, on doit combiner les procédés qui conviennent à cette maladie nerveuse avec ceux qui peuvent apaiser les phénomènes morbides concomitants.

Nous terminerons ce chapitre par quelques considérations générales destinées à compléter le traitement de la neurasthénie et des divers états névropathiques par l'hydrothérapie.

Toutes les indications thérapeutiques ne sont pas fournies par les formes que revêt la névrose. Il faut aussi tenir compte de ses diverses causes et surtout des conditions de l'organisme qui peuvent en favoriser le développement. Ainsi l'anémie, par exemple, les diathèses, en un mot toutes les affections qui peuvent entraver la nutrition de la cellule nerveuse, ont une influence marquée sur la production et l'évolution des désordres nerveux. Il faut donc, pour instituer une thérapeutique rationnelle, que le traitement hydrothérapique soit dirigé tout à la fois contre l'expression morbide et contre la condition organique qui la fait naître. En outre, dans la combinaison des procédés hydrothérapiques employés, on doit tenir compte de la nature des phénomènes dominants, et ne pas faire notamment des applications excitantes quand il est absolument nécessaire de produire une sédation, ou s'éterniser dans la méthode sédative quand il faut relever les forces de l'organisme. Nous croyons, d'autre part, qu'il est quelquefois bon de faire des traitements entrecoupés ou scindés; c'est pour obéir à ce précepte que nous faisons interrompre pendant quelque temps la cure hydrothérapique, surtout quand une amélioration satisfaisante s'est produite. Le malade cesse d'être surmené et il arrive parfois que l'amélioration s'accentue davantage pendant la période de suspension.

En somme, pour combattre la neurasthénie, comme du reste pour combattre presque toutes les maladies nerveuses, il n'y a pas de traitement univoque. Il existe des règles générales, mais chaque malade constitue un cas particulier qui exige une intervention spéciale. C'est au médecin de discerner quels sont les éléments qu'il doit employer. Nous l'engageons à procéder lui-même à l'application du traitement; il pourra, en agissant ainsi, ajouter à l'action médicatrice une influence morale qui, dans certains cas, peut être très salutaire. En tous cas, si le médecin ne peut opérer lui-même, il est indispensable qu'il suive le malade de très près et s'enquière, chaque jour, auprès de lui, de l'action du remède, afin de pouvoir, s'il y a lieu, changer le procédé, et le remplacer par un autre plus efficace ou mieux approprié.

## HYSTÉRIE.

On a cru longtemps que l'hystérie était sous la dépendance de l'utérus et de ses annexes. De là le nom que l'on a attribué à cette maladie. Toutefois on a été amené à constater qu'elle existe aussi chez l'homme, non seulement chez l'homme faible et à l'aspect féminin, mais encore chez les ouvriers les plus vigoureux. D'autre part, on a démontré que l'ablation des organes utérins ne fait pas cesser les crises hystériques, et même M. Debove a cité des exemples où l'on a vu apparaître des crises de cette nature chez des femmes auxquelles on avait enlevé ces organes et qui, auparavant, n'avaient jamais donné aucun signe d'hystérie (1). Donc, tout en reconnaissant qu'il arrive parfois que les organes utérins semblent participer à la production des phénomènes hystériques, nous sommes autorisés à admettre que le germe de l'hystérie, ou son point de départ, si l'on aime mieux, ne se trouve pas dans ces organes.

(1) Dr Debove, *Société méd. des hôpitaux*.

Qu'est-ce que l'hystérie ? Il serait bien difficile d'en donner une définition exacte. Tout le système nerveux est touché dans cette affection. Son fonctionnement est troublé de la façon la plus bizarre et la plus étrange en apparence : convulsions, paralysies, contractures, perversions, etc., le tout accompagné d'un état mental qui paraît dominer toute la maladie. L'hystérie semble être caractérisée par un véritable détraquement de toutes les fonctions du système nerveux, obéissant à un état psychique particulier. Comme le dit M. Grasset, cette névrose ne correspond à aucune lésion précise et peut se manifester par la séméiologie du système nerveux tout entier. L'hystérie apparaît à tout âge ; on la rencontre chez les enfants ; elle se manifeste principalement, surtout chez les filles, à l'âge de la puberté ; mais on peut également l'observer avant cette époque. Elle peut n'apparaître, d'un autre côté, qu'à un âge très avancé, à l'occasion d'un accident, par exemple. Mais on ne saurait attribuer à l'accident la cause réelle de la maladie ; il n'a fait qu'en provoquer les manifestations, que mettre en lumière l'hystérie qui, jusque-là était restée à l'état latent. L'hystérie, en effet, peut exister sans être soupçonnée, et souvent elle ne se révèle que sous l'influence d'une cause exceptionnelle. Aujourd'hui, grâce aux travaux de M. Charcot et de ses élèves, l'hystérie est bien connue dans ses diverses manifestations.

Ces manifestations présentent souvent des analogies très grandes avec les troubles constatés dans les affections organiques du système nerveux. Ce n'est que par une observation très attentive que l'on peut faire un diagnostic certain. En effet, l'hystérie possède quelques signes qui lui sont propres. C'est à ces signes, assez nombreux et très variés, mais toujours identiques dans leur aspect, que l'on a donné le nom de *stigmates hystériques*. Ces stigmates existent en plus ou moins grand nombre chez le même individu, mais ils sont pathognomoniques et un seul d'entre eux peut souvent permettre d'affirmer le diagnostic.

**Stigmates de l'hystérie.** — Parmi ces stigmates, il y a des troubles qui appartiennent à la sensibilité générale et d'autres à la sensibilité spéciale; quelques-uns enfin se rattachent à l'hypnotisme.

Nous ne pouvons ici examiner tous les stigmates en détail, de même qu'il nous serait impossible de décrire tous les accidents de l'hystérie ; le cadre de ce livre ne s'y prête pas ; aussi, nous contenterons-nous d'exposer les principaux phénomènes de la maladie afin d'en indiquer le traitement.

De tous les troubles de la sensibilité générale, le principal est l'anesthésie. Elle peut être très légère, de même qu'elle peut être totale, affectant jusqu'aux sens musculaire et articulaire. Elle peut, en outre, être dissociée, c'est-à-dire que, dans la même région, certaines sensibilités disparaissent sans que les autres soient atteintes. Ainsi, il peut y avoir perte de sensibilité à la douleur, à la température, et cependant conservation de la sensibilité tactile. La particularité de l'anesthésie hystérique consiste en ce qu'elle peut être étendue à tout le corps ou à une moitié du corps. Elle peut ne frapper qu'une région et, signe des plus importants, jamais elle ne correspond à un territoire de distribution nerveuse. Ses limites sont, à ce point de vue, des moins rationnelles et des plus bizarres.

A côté de l'anesthésie, il faut noter l'hyperesthésie, dont l'étendue est bien variable, mais qui atteint le plus souvent des zones limitées, correspondant à ce que l'on a appelé des zones hystérogènes et dont nous parlerons plus loin. La moindre compression d'une zone hystérogène fait naître une attaque ou tout au moins une crise de maladie particulière. En revanche, la compression du même point peut faire immédiatement cesser l'attaque. L'excitation des mêmes zones peut produire également l'hypnotisme chez les sujets qui y sont prédisposés. Chez la femme, la principale zone hystérogène se trouve à la région ovarienne, au-dessus du pli inguinal; chez l'homme, c'est au testicule.

Il est enfin un signe pathognomonique certain, c'est la contracture provoquée subitement dans une région par certaines excitations superficielles de cette région. Le moindre souffle, le plus léger attouchement suffisent quelquefois pour provoquer de violentes contractures.

Parmi les troubles sensoriels, les troubles visuels sont les plus fréquents : L'*amblyopie* hystérique est caractérisée par un rétrécissement du champ visuel, pouvant exister des deux côtés, et variable avec les couleurs, plus prononcé pour le bleu que pour le rouge. La *dyschromatopsie*, très fréquente, débute par le violet; elle peut arriver à la perte totale de la sensibilité aux couleurs. La *diplopie monoculaire* est aussi un stigmate hystérique. Elle ne se produit qu'à la distance de 15 à 20 centimètres. Il est rare que le malade l'accuse de lui-même, il est donc indispensable de la rechercher.

Notons enfin la *micromégalopsie* et l'anesthésie cornéenne. Remarque importante! Ces troubles se produisent en dehors de toute lésion ophthalmoscopique.

Du côté de l'olfaction, on rencontre : l'anesthésie de la muqueuse, la perte de la perception des odeurs et la perte du réflexe de l'éternuement. La langue peut être hémianesthésiée et le goût peut avoir disparu. Un stigmate fréquent est l'anesthésie pharyngienne.

Du côté de l'ouïe on note des phénomènes analogues : surdité complète ou relative à certains sons, ainsi que l'anesthésie du conduit auditif.

Enfin, pour en finir avec les stigmates de l'hystérie, nous nommerons le sommeil hypnotique, qui, pour l'école de la Salpêtrière, est un symptôme de grande valeur.

Tels sont les principaux stigmates de l'hystérie, c'est-à-dire les signes positifs auxquels il sera permis de reconnaître la maladie au milieu des troubles auxquels elle donne lieu. Il nous resterait à parler des manifestations diverses de cette affection, mais cette étude nous entraînerait beaucoup trop loin et nous devons nous borner à un aperçu général.

Nous avons dit qu'un état mental particulier dominait toute la maladie. Cet état mental est généralement caractérisé par une grande inégalité d'humeur, de l'exagération dans les sentiments, du plaisir à mentir, à tromper, de l'excentricité, une tendance à la pose, à la comédie, par le désir d'attirer l'attention et d'inspirer de la pitié; en somme, par une perversion du caractère poussée parfois à un degré extraordinaire. L'hystérique est irritable, fantasque, inconstante et parfois romanesque. Très susceptible aux impressions de toutes sortes, il passe avec une extrême facilité de la joie la plus exagérée à la tristesse la plus sombre.

L'hystérie quelquefois se réduit à une question de caractère, sans présenter aucune des manifestations tangibles et évidentes dont nous parlerons tout à l'heure, et qui peuvent ne pas apparaître si la maladie est légère, ou si l'occasion ne se présente pas. Les manifestations psychiques peuvent être plus ou moins intenses, elles augmentent en même temps que la maladie se complique, et peuvent atteindre à la vésanie, aux hallucinations, au délire religieux ou érotique; elles peuvent dégénérer également en mélancolie avec tendance au suicide.

Les manifestations hystériques, nous l'avons dit, sont des plus variées et des plus variables chez le mê e individu. Elles peuvent se réduire à peu de chose, de même qu'elles peuvent, par leur nature et leur multiplication, donner à la maladie une allure des plus compliquées. La principale est ce que l'on appelle l'*attaque*. C'est la plus fréquente, mais elle n'est pas obligatoire pour établir la maladie. Certains hystériques n'ont jamais d'attaque; et n'en sont pas moins des hystériques avérés. Ces attaques peuvent se produire d'emblée, ou à la suite d'une excitation des *zones* ou *régions hystérogènes*. On nomme ainsi « des régions du corps, en général très circonscrites, au niveau desquelles une pression plus ou moins forte produit, dans un temps variable, en partie ou en totalité, les phénomènes qui caractérisent l'attaque hystérique et qui jouent souvent et spontanément un rôle important dans l'aura hystérique.

» Les régions hystérogènes ont une étendue qui varie entre un à deux ou trois centimètres de diamètre. Celles que nous connaissons aujourd'hui occupent le siège suivant : 1° la ligne médiane de la tête, à partir de la réunion du frontal aux pariétaux jusqu'au sommet de la tête; 2° le sternum; 3° et 4° l'un des espaces intercostaux, au voisinage du bord correspondant du sternum ou de l'épaule, au-dessous de l'extrémité externe de la clavicule; 5° et 6° ou au-dessus et en dehors des seins sur une ligne verticale qui descendrait du milieu de l'aisselle; 7° ou au-dessous des reins; 8° les apophyses épineuses de quelques-unes des vertèbres cervicales et dorsales ou leurs gouttières; 9° la partie centrale des flancs; 10° la région des ovaires; et enfin 11° le pli de l'aine, à quelques centimètres au-dessous de la crête de l'os iliaque.

» Les régions hystérogènes sont plus ou moins nombreuses : il est des malades qui n'en présentent qu'une seule, d'autres en possèdent plusieurs (1) ».

Les attaques, très variées dans leur forme, présentent toutes des caractères communs : leur inocuité, leur modification sous l'influence de la compression des zones hystérogènes, et l'absence d'élévation de la température centrale.

Elles sont précédées de troubles psychiques, variant depuis l'irritabilité de caractère jusqu'au délire, et annoncées par une *aura* variable consistant, le plus souvent, en une sensation douloureuse au niveau d'une zone hystérogène, suivie de phénomènes de

(1) *Iconographie photographique de la Salpêtrière*, t. III.

strangulation et de constriction donnant la sensation d'une boule qui remonterait de l'épigastre à la gorge et provoquant une sensation d'étouffement et d'étranglement.

Quant à l'attaque elle-même, nous ne nous arrêterons pas à la décrire ; la plus commune est l'attaque convulsive avec ses raideurs, ses contorsions, ses grands mouvements, ses attitudes passionnelles et le délire qui y fait suite. Ces attaques peuvent se reproduire plusieurs fois dans la même journée, et revenir par périodes. Elles peuvent se répéter pendant plusieurs jours, un mois même, sans produire apparemment aucune altération de l'état général.

Les attaques sont souvent incomplètes, et peuvent se passer sans convulsions, ou du moins sans convulsions violentes. Il y a des attaques à forme syncopale, d'autres où il ne se produit que du spasme laryngé avec sensation de boule. Il y a des attaques où il n'y a que quelques convulsions épileptoïdes. Mais les grandes contorsions, l'extase, la catalepsie, la léthargie, le somnambulisme ne se montrent qu'après les grandes attaques. Il en est de même du sommeil hystérique dont la durée peut être de plusieurs heures, plusieurs jours et même plusieurs années.

En dehors des attaques, l'hystérie peut se manifester de bien des manières. Les *paralysies* ne sont pas rares, soit sous forme de paraplégie, flasque ou accompagnée de contracture, de monoplégie, ou d'hémiplégie, de paralysie de la langue, de mutisme ou d'aphonie ; les paralysies peuvent varier d'intensité depuis le simple engourdissement jusqu'à la paralysie complète, et simuler, comme l'a dit M. Debove, une véritable attaque d'apoplexie. Le propre de ces paralysies est d'être le plus souvent accompagnées d'anesthésie cutanée et musculaire, de pouvoir disparaître subitement sans cause appréciable et se reproduire de même.

Les *contractures* sont fréquentes. Les caractères principaux des contractures hystériques consistent en ce qu'elles ont un début progressif, qu'elles s'accompagnent de troubles de sensibilité de la région contracturée, anesthésie et hyperesthésie, et qu'elles se réduisent sous le chloroforme. Les contractures qui affectent les membres, et principalement les membres inférieurs, sont souvent consécutives à un traumatisme ou à une douleur articulaire. L'arthralgie, en effet, n'est pas rare dans l'hystérie. Elle peut se manifester dans toutes les articulations, mais la coxalgie est peut-être la plus fréquente.

Les contractures n'affectent pas que les membres ; celle de l'orbiculaire des paupières est assez fréquente, ainsi que celle de certains muscles de la face. Le torticolis est aussi souvent observé.

Il y a une forme de chorée que l'on rencontre dans l'hystérie et que l'on nomme *chorée rhythmique*. La chorée des hystériques se distingue de la véritable chorée en ce qu'elle se manifeste par des mouvements rhythmés. Cette chorée est en général de courte durée; elle peut cependant se prolonger pendant plusieurs mois. Elle se traduit alors par des crises plus ou moins longues persistant pendant le sommeil sans altérer la coordination des mouvements.

A côté de la chorée il faut citer le *tremblement*, qui n'est jamais continu, et qui survient par accès très faciles à provoquer chez les malades qui y sont sujets.

Un phénomène curieux est celui auquel a été donné le nom d'*astasie* et d'*abasie*. Les malades sont dans l'impossibilité de rester debout ou de progresser en avant, bien que la force musculaire soit conservée. Tous les mouvements sont possibles excepté le stationnement sur les pieds et la marche dans cette position; et comme l'astasie est accompagnée généralement d'anesthésie des membres inférieurs, le malade tombe et s'effondre, pour ainsi dire, quand ses paupières se ferment ou s'abaissent.

Les névralgies sont fréquentes dans l'hystérie. Elles peuvent apparaître sous l'influence d'une cause intérieure souvent inappréciable ou d'une émotion morale. Elles se répètent à intervalles plus ou moins réguliers, sont en général d'une grande intensité et s'accompagnent de troubles sensitifs très variés.

La *rachialgie* est une des plus importantes et une des plus fréquentes. Tantôt elle occupe toute la longueur de la colonne vertébrale, tantôt elle n'existe qu'à des régions limitées. La pression sur les apophyses épineuses réveille la douleur qui est quelquefois très vive et provoque toujours des accidents réflexes nombreux. La rachialgie s'accompagne également très souvent d'irritation spinale et de tous les phénomènes qui en sont la conséquence.

La *céphalalgie* est aussi une des névralgies les plus fréquentes que l'on observe dans l'hystérie. Rarement généralisée dans toute la tête, elle affecte le plus souvent une région très limitée et constitue ce qu'on a appelé le *clou* hystérique.

L'*ovarie* ou névralgie ovarienne, est un symptôme des plus communs. Cette névralgie siège à l'hypogastre, au niveau de la région de l'ovaire et correspond au siège même de cet organe. Sa nature n'est pas bien déterminée, mais ce qui est certain, c'est qu'elle constitue un point hystérogène important que l'on rencontre très fréquemment.

Du côté de l'appareil respiratoire, il se passe également des phénomènes de divers ordres. Les convulsions ou les spasmes des muscles du larynx peuvent donner lieu à des cris, des aboiements, des miaulements, des rugissements, etc., apparaissant de façon bizarre, par crises et par périodes plus ou moins régulières, provoqués par des causes au nombre desquelles nous pouvons signaler l'imitation. Chez les hystériques, en effet, il faut se méfier de l'imitation qui a occasionné des épidémies dans lesquelles on a pu constater les troubles nerveux les plus extraordinaires. Aussi ne saurait-on trop recommander de ne pas laisser les hystériques longtemps en présence les uns des autres.

L'asthme, le hoquet, les éternuements, les bâillements, ne sont pas rares et, comme les rires et les pleurs qui escortent toujours l'hystérie, ils prennent l'allure d'actes purement convulsifs, indépendants de toute cause pouvant les provoquer. Il en est de même de la *toux hystérique*, toux sèche, sans expectoration, quelquefois incessante, très pénible pour le malade et pour ceux qui vivent auprès de lui. Cette toux a un caractère important; elle disparaît pendant la nuit. Le *mutisme* s'observe également, mais c'est plutôt un symptôme psychique qu'un symptôme laryngé.

Les palpitations, souvent très violentes, sont le principal phénomène observé du côté de l'appareil circulatoire. Les sueurs de sang et les hémorrhagies des muqueuses ne sont pas rares et suppléent, le plus souvent, aux règles absentes. On peut observer de l'œdème, mais il accompagne en général d'autres accidents tels que douleurs, contractures, etc. Il peut être blanc, bleu ou rouge, s'accompagner de fourmillement et de refroidissement.

Du côté de l'appareil urinaire, en dehors de la rétention d'urine qui peut survenir par suite de paralysie vésicale, on constate souvent une diminution considérable de la quantité d'urine rendue, au point que certaines hystériques n'urinent pour ainsi dire pas. Il peut se produire, dans ces cas, des vomissements contenant de l'urée, mais, chose bizarre, la santé générale n'en paraît pas ébranlée. M. Gilles de la Tourette a étudié avec soin les urines des hystériques; les analyses qu'il a faites, notamment sur la proportion des sels phosphatés contenus dans ces urines, doivent être signalées.

Les principaux troubles gastro-intestinaux, en dehors des phénomènes convulsifs qui produisent, entre autres, la sensation de boule si fréquente et si caractéristique dans l'hystérie, sont l'anorexie et les vomissements.

L'*anorexie* survient d'une façon progressive. Elle est plus ou moins complète et peut durer des semaines et des mois. Lorsqu'elle se prolonge, elle amène un amaigrissement considérable. Le plus souvent il y a un moment où, probablement sous l'influence d'une cause mentale qui nous échappe, le malade se met à manger; mais il existe des cas, très rares il est vrai, où la faiblesse résultant du manque d'aliments peut compromettre sérieusement l'existence.

Quant aux vomissements, indépendamment de ceux qui accompagnent l'ischurie et qui contiennent de l'urée, ils peuvent se produire après l'ingestion des aliments; mais, en général, la quantité des matières rejetées est inférieure à celle qui a été ingérée, ce qui fait que la nutrition, quoique incomplète, a lieu néanmoins, et que les malades, bien qu'affaiblis, conservent souvent, chose remarquable, leur embonpoint et leur fraîcheur de teint.

Du côté des intestins, il y a dégagement de gaz, des borborygmes faisant quelquefois un bruit considérable, du tympanisme. C'est ce qui explique ces *grossesses nerveuses* si bizarres où les malades ressentent tous les symptômes de la vraie grossesse. Pour qu'il en soit ainsi, il faut que ces phénomènes locaux soient dominés par un état mental particulier et une auto-suggestion spéciale. Les vomissements, la grosseur du ventre et le mouvement des gaz dans l'intestin, qui simule les mouvements du fœtus, tels sont les principaux phénomènes qui peuvent, l'imagination aidant, faire croire à une grossesse.

Les troubles oculaires sont très fréquents dans l'hystérie. En dehors des stigmates où nous avons signalé la dyschromatopsie et le rétrécissement du champ visuel, nous devons citer l'*amaurose* qui est rarement double, certaines paralysies de la convergence et de la divergence, pouvant produire de la diplopie, des troubles de l'accommodation et enfin l'*ophthalmoplégie*.

La vue et l'ouïe peuvent acquérir une finesse inouïe, due à une hyperesthésie de la rétine ou des organes du tympan. Cette hyperesthésie est parfois très douloureuse et oblige les malades à vivre soit dans l'obscurité, soit dans un milieu à l'abri de tout bruit.

Cette finesse étonnante des sens permet aux malades de percevoir des impressions à des distances incroyables; cette sensibilité extraordinaire relative à des faits qu'il est possible de vérifier, peut quelquefois en imposer à certains esprits qui y voient de la prescience ou de la divination, alors qu'il n'y a en réalité qu'une délicatesse de perception poussée à l'extrême.

Du reste, il n'y a pas de maladie qui, grâce à ses bizarreries et à ses phénomènes inexplicables pour les esprits non éclairés, ait prêté autant à la magie, à la sorcellerie, au magnétisme et à toutes les idées qui frappent l'imagination (1). Bien des miracles sont expliqués depuis qu'on connaît mieux l'hystérie et les hystériques.

La *léthargie*, la *catalepsie*, le *somnambulisme* et l'*extase* autrefois considérés comme des maladies à part, ne sauraient plus, depuis les travaux de M. Charcot et de ses élèves, être séparés de l'hystérie dont ils ne sont que des symptômes. Ils apparaissent sous forme d'attaques indépendantes ou combinées avec d'autres manifestations de la maladie.

La *léthargie* peut succéder à des attaques convulsives, mais elle peut survenir tout à coup, au milieu d'un repas ou d'une conversation. C'est une véritable attaque de sommeil qui peut durer pendant un temps très long et qui s'accompagne en général d'un léger frémissement de paupières et de convulsion des globes oculaires. La respiration est quelquefois imperceptible et le pouls à peine sensible, ce qui peut donner à des observateurs inexpérimentés et peu attentifs, l'illusion de la mort.

Le *somnambulisme*, comme la léthargie, est une véritable maladie du sommeil. Le nom d'*automatisme*, plus exact que le premier, lui a été également donné. C'est un sommeil dans lequel l'individu a la faculté de se mouvoir automatiquement, c'est-à-dire sans conscience de ce qu'il fait. La vie organique subsiste, mais l'esprit dort, et cependant le cerveau travaille en partie, comme dans le rêve, et commande les mouvements qu'exécute inconsciemment le malade.

L'*extase* peut être rattachée au somnambulisme. Seulement, dans l'extase, ce n'est pas le corps qui se meut, c'est l'esprit qui, restant isolé des impressions extérieures, obéit à des visions, à des hallucinations ou à des rêves, pendant que le corps reste immobile. L'extase apparaît dans les attaques d'hystérie à la période des attitudes passionnelles dont elle n'est qu'une variété.

La *catalepsie* a été bien longtemps décrite comme une maladie

(1) Voyez Regnard : *Les maladies épidémiques de l'esprit*.

spéciale. Elle est caractérisée par l'impossibilité où se trouve le malade de changer lui-même d'attitude; tandis qu'une personne étrangère peut, à son gré, donner au corps ou aux membres du sujet toutes les attitudes qu'elle veut, lesquelles persisteront jusqu'à la fin de l'attaque. Celle-ci peut être complète ou incomplète. L'intelligence peut avoir plus ou moins disparu et le corps entier ou certaines régions seulement peuvent participer à l'état cataleptique. Enfin la sensibilité n'est pas toujours abolie.

Il nous reste à dire deux mots de l'hypnotisme.

L'*hypnotisme*, que nous avons indiqué comme un stigmate de l'hystérie, est un état de sommeil artificiel et provoqué, auquel on a donné longtemps le nom de sommeil magnétique. C'est ce sommeil, en effet, que produisaient les magnétiseurs célèbres au moyen de passes et que l'on produit maintenant, d'une façon beaucoup plus simple et sur laquelle nous n'avons pas à nous appesantir. Disons seulement qu'au milieu du sommeil hypnotique il est possible de provoquer artificiellement, par des moyens physiques, presque tous les symptômes de l'hystérie. Il y a trois phases principales par lesquelles passe le malade hypnotisé. Ce sont la léthargie, la catalepsie et le somnambulisme.

Dans le somnambulisme provoqué, il est possible d'agir sur le sujet par suggestion et de lui faire exécuter des actes qu'il accomplira irrésistiblement. Nous n'avons pas à nous étendre sur ce sujet, et si nous en parlons c'est que, dans ces derniers temps, on a usé et abusé de la suggestion hypnotique pour le traitement des hystériques. Il ne nous appartient pas d'apprécier le procédé, mais nous croyons pouvoir affirmer qu'il ne doit être employé que faute de mieux. Certains sujets arrivent à s'hypnotiser eux-mêmes avec facilité et ils en abusent vite. On ne saurait trop lutter contre ces tendances fâcheuses qui constituent une sorte de maladie qu'il faut combattre à tout prix.

**Traitement hydrothérapique dans l'hystérie.** — Nous avons insisté, au début de ce chapitre, sur l'importance de l'état moral de l'hystérique en ce qui concerne l'apparition des phénomènes de la maladie. Le traitement devra donc agir à la fois sur le moral et sur le physique du malade.

Si nous critiquons l'emploi de la suggestion hypnotique, en revanche nous ne saurions trop insister sur la puissance de la suggestion à l'état de veille pour agir sur le moral des hystériques; cette suggestion a pour but de susciter dans l'esprit de ces malades ce que les Anglais appellent la *faith healing*, — la foi qui guérit, — et sur laquelle M. Charcot a récemment fait paraître un article très intéressant dans la *New Review*. La *faith healing* lui parait être l'idéal à atteindre, puisqu'elle opère souvent lorsque tous les remèdes ont échoué. C'est à elle qu'il faut attribuer ces cures dites miraculeuses, observées dans divers pèlerinages sous l'action d'idées religieuses, ou obtenues par l'influence de certains charlatans ou magnétiseurs. Mais il n'y a pas que la religion ou le *magnétisme* qui soient capables de produire la foi. Le médecin a aussi cette puissance et il doit s'en servir pour calmer les esprits frappés, ranimer les volontés affaiblies et faire croire à l'efficacité d'un traitement dont il accepte toute la responsabilité.

L'hystérie présente un côté psychique très important puisqu'il domine pour ainsi dire la maladie, et il est nécessaire, pour réussir, de frapper l'esprit des malades. Quant aux moyens à employer dans ce but, ils varient selon les individus, selon leur caractère ou leur tournure d'esprit. Il y a donc lieu, pour le médecin, de chercher parmi ces moyens ceux qui ont le plus de chance de réussir dans chaque cas particulier. Assurément la suggestion agit dans bien des maladies au point de vue de la guérison, mais dans aucune elle n'a l'influence qu'elle possède vis-à-vis des hystériques, soit, que la suggestion s'exerce par des influences extérieures, soit surtout que les malades puisent en eux-mêmes les éléments si puissants de l'auto-suggestion.

Pour arriver à ce but, il faut être maître de l'esprit du malade, et il est indispensable avant tout de le soustraire aux influences qui ont engendré ou favorisé l'éclosion de la maladie. Le médecin devra donc, pour triompher, placer le malade dans des conditions morales favorables à l'action de la médication employée. A ce point de vue l'isolement de la famille et des relations habituelles est une bonne chose; quelquefois même, dans les cas rebelles, il est indispensable.

De toutes les médications mises en usage, l'hydrothérapie est la plus indiquée et la plus ordonnée; c'est elle, en effet, qui offre le plus de ressources aux praticiens par suite de la variété des moyens qu'elle met à leur disposition.

L'hystérie, nous l'avons dit, se présente sous la forme convulsive ou sans convulsions ; le traitement ne peut pas être identique dans les deux cas ; aussi est-il nécessaire de distinguer d'abord le traitement de l'attaque d'hystérie et celui de l'état hystérique.

Si l'attaque d'hystérie est simple, caractérisée par des spasmes insignifiants, il vaut mieux ne pas intervenir ; la crise suit son cours, et tout rentre peu à peu dans l'état normal. Mais quand l'attaque se présente avec des caractères insolites et menace de s'éterniser, il est nécessaire d'agir. Dans ce cas, on emploiera des lotions froides sur la tête et sur les parties du corps que l'on peut atteindre. Contre la forme syncopale ou comateuse, on pratiquera des fustigations à l'aide de linge mouillés, jusqu'à ce que le malade soit revenu à lui. Contre la forme délirante, les compresses froides appliquées sur la tête et souvent renouvelées seront fort utiles. Si les affusions froides ou tièdes échouent, on pourra recourir au maillot humide, en recherchant des effets sédatifs. Si les spasmes gagnent l'appareil respiratoire, nous conseillons de pratiquer sur les membres, et notamment sur les cuisses, des frictions méthodiques et prolongées, à l'aide de compresses trempées dans l'eau froide ; dans les mêmes circonstances, les sacs à glace de Chapman, appliqués à la région dorsale de la colonne vertébrale, peuvent rendre de grands services. Contre les attaques compliquées d'anesthésie, les applications alternatives d'eau chaude et d'eau froide et même les fomentations chaudes produisent quelquefois de très heureux effets.

Si l'attaque a été provoquée par l'excitation d'une zone hystérogène, il faudra agir sur cette zone par les moyens appropriés.

Le traitement de l'état hystérique est plus difficile à diriger que le précédent. Il doit être long, varié et même, de temps en temps, interrompu par des intervalles de repos qui permettent aux malades de reprendre haleine.

Le traitement doit répondre à deux indications principales. Il faut combattre la névrose et modifier, d'autre part, les conditions organiques qui favorisent son explosion ou qui l'entretiennent.

L'anémie, la chlorose, certaines maladies diathésiques comme la goutte et le rhumatisme accompagnent souvent l'hystérie et constituent sinon la cause de la névrose, du moins un terrain très favorable à son éclosion et à sa durée. Ces maladies seront combattues par les applications hydrothérapiques déjà indiquées.

Pour agir sur la névrose proprement dite, il faut s'attaquer aux centres nerveux. Pour cela il faut procéder avec discernement et ne jamais formuler d'avance le procédé hydrothérapique qui doit être mis en usage avant d'être bien édifié sur la susceptibilité nerveuse des malades et sur la forme de la névrose. Les applications froides énergiques, comme la douche, produisant une violente perturbation de l'organisme, sont les plus indiquées et les plus employées. Mais il faut savoir qu'elles ne conviennent pas dès le début et peuvent provoquer des accidents, au nombre desquels est l'attaque. Il faudra donc, dans certains cas, faire précéder les applications froides d'une douche chaude ou tiède qui aura pour effet d'atténuer l'action trop excitantes de l'eau froide. En tout cas il faut, avant tout traitement, s'assurer de la topographie des zones hystérogènes, s'il y en a, et éviter toute application qui puisse les impressionner.

Le premier résultat qu'il faut viser dans le traitement hydrothérapique de l'hystérie, c'est l'apaisement de l'excitabilité réflexe médullaire ou ganglionnaire. Pour y parvenir, il est bon de soumettre les malades à des applications générales modérément froides au début, telles que : les immersions tempérées ou les affusions générales, les frictions dans un drap mouillé peu tordu, la douche tiède, etc., en un mot tous les modificateurs de la méthode sédative. Si ces divers procédés sont bien supportés, on pourra abaisser progressivement la température de l'eau, en ayant soin de faire des applications plus courtes et plus énergiques. Quelquefois, surtout quand il est nécessaire de produire une grande perturbation, on débute par une application très énergique dans laquelle l'eau froide, sous forme de douche ou de piscine, joue le principal rôle.

Dans la plupart des cas il faut, surtout au début du traitement, ménager la tête et diriger l'action de l'hydrothérapie vers la région inférieure du corps. A cet effet, on emploie les demi-bains avec frictions, les bains de siège, les bains de pieds, accompagnés d'une douche générale. Lorsque l'excitabilité anormale de la moelle épinière et du grand sympathique sera calmée et que le malade aura acquis plus de force de résistance, on pourra, sans inconvénient, faire des applications froides quotidiennes ; elles rendront alors d'immenses services. Sous l'influence de ce traitement hydrothérapique gradué, l'irritation ne tarde pas à être heureusement influencée et bientôt l'équilibre se rétablit dans toutes les fonctions du système nerveux.

Quelquefois la guérison ne se produit qu'après de longs intervalles d'excitation ou d'épuisement ; la malade se décourage et son système nerveux se trouve surmené. Il faut alors suspendre momentanément la cure hydrothérapique et attendre, pour recommencer, que les malades aient repris de nouvelles forces. Il n'est pas rare de voir une grande amélioration se produire pendant cette période de suspension. Mais, avant que les accidents reparaissent, il est nécessaire que les malades se soumettent de nouveau au traitement hydrothérapique pour obtenir une guérison complète à l'abri de toute rechute.

Tel est le traitement général, rationnel, de l'hystérie. A côté de ce traitement il est nécessaire d'en instituer un pour les divers accidents de la maladie dont il est essentiel de tenir compte, non seulement au point de vue de l'accident lui-même, mais à cause de l'importance morale que cet accident prend dans l'esprit du malade. Cela rentre également dans le traitement moral de la maladie. Pour le traitement auxiliaire, il est difficile de tracer des règles générales. Il doit varier avec les sujets et s'adapter à la nature des phénomènes morbides et à la susceptibilité des individus qui les présentent. Le traitement de l'hystérie, à ce point de vue, est très complexe, très variable, souvent très difficile; le médecin doit s'armer de patience et lutter toujours en soutenant habilement le moral de son malade qu'il faut absolument diriger et dominer. C'est là une condition indispensable pour arriver à un résultat satisfaisant.

## CHORÉE.

La *chorée*, dit Axenfeld, est une névrose complexe, à marche subaiguë ou chronique, fréquente surtout dans le jeune âge, ayant pour attribut principal caractéristique la production presque incessante de contractions musculaires involontaires, d'une extrême irrégularité, générales ou partielles, ou même un mélange de mouvements convulsifs et involontaires (1).

Le mot de chorée est un terme générique. C'est ainsi qu'il y a une chorée *rhythmée* (2), une chorée *électrique*, une chorée *rhumatismale*, *puerpérale*, etc. L'athétose est, si l'on veut, une sorte de chorée dont le siège anatomique semble être le même que l'hémichorée cérébrale, mais les mouvements qui la caractérisent sont tout à fait distincts de ceux que l'on rencontre dans la chorée vraie. Le nom de *danse de Saint-Guy*, *chorea sancti Viti*, s'applique en général à la chorée vulgaire, ou chorée de Sydenham, en sou-

(1) *Traité des névroses*, par Axenfeld, revu par Huchard.
(2) Voir *Hystérie*.

venir du médecin anglais qui l'a si bien décrite. Nous n'avons pas à nous occuper ici de savoir si le nom de danse de Saint-Guy ne s'appliquerait pas mieux à la chorée hystérique, nous n'avons qu'à constater le fait, et ce que nous dirons dans ce chapitre ne concernera que la chorée vulgaire.

L'on n'est pas encore fixé sur la pathogénie de la chorée. Dans les chorées symptomatiques de lésions de l'encéphale, les mouvements ne sont pas ceux de la chorée vulgaire. On ne saurait donc en tirer de déduction. Le siège anatomique est-il dans le cerveau, dans l'axe cérébro-spinal ou dans le système nerveux tout entier? Ces diverses opinions ont trouvé des défenseurs éminents; mais, de leurs travaux, il est difficile de tirer aucune conclusion ferme.

La chorée est surtout une maladie de l'enfance et principalement du sexe féminin. Cependant il y a une chorée des adultes et des vieillards qui peut revêtir la forme chronique. Elle survient chez les sujets nerveux et lymphatiques. Toutes les causes d'affaiblissement du système nerveux peuvent en déterminer l'éclosion. La croissance rapide, les études prématurées, le travail excessif, l'onanisme prédisposent à la chorée, laquelle apparaît alors sous l'influence d'une cause occasionnelle comme la peur, la colère ou une émotion vive. L'imitation a été citée également comme cause de la chorée, mais elle s'applique surtout à la chorée hystérique, et a été la cause de ces épidémies décrites au XIVe siècle, auxquelles on a appliqué pour la première fois le nom de danse de Saint-Guy.

La chorée peut être héréditaire; on la voit survenir chez la femme sous l'influence de la grossesse. Il est possible que certaines maladies, l'endopéricardite et l'anémie notamment, puissent l'engendrer, ainsi que les vers intestinaux; mais sa cause la plus plus fréquente est le rhumatisme articulaire. On ne saurait, depuis les remarquables travaux de MM. Sée et Roger, nier l'influence du rhumatisme sur cette névrose; il est vrai que certains auteurs, M. Joffroy entre autres, se sont élevés vivement contre les prétendus rapports du rhumatisme et de la chorée. Il y a place, croyons-nous, entre les deux opinions et nous pensons, avec MM. Brouardel et Raymond, qu'il faut admettre un moyen terme, et, en tous cas, constater la fréquence du rhumatisme articulaire aigu dans la chorée.

Si maintenant nous analysons les mouvements volontaires du

choréique, nous trouvons qu'ils s'effectuent chez lui, comme à l'état physiologique, par le travail synergique des muscles antagonistes. Mais ces muscles, mis en action par la volonté, sont contrariés, dérangés pour ainsi dire dans leur action par la contraction involontaire et inattendue des muscles agissant indépendamment de la volonté.

« Pour amener sa main dans une direction déterminée, dit Trousseau, le choréique n'y parvient qu'après beaucoup d'efforts ; s'il veut, par exemple, la mettre sur sa tête, il porte, après bien des détours, son bras en haut, se frappant le visage, le front, et, une fois là, il ne peut garder longtemps la position qu'il a prise. S'il cherche à saisir un objet qu'on lui présente, il lance sa main comme si son bras obéissait à l'action d'un ressort, puis il la retire en arrière avec la même brusquerie, n'arrivant pas jusqu'au but qu'il se propose d'atteindre, ou le dépassant, et ne l'atteignant, en définitive, qu'après de nombreuses tentatives ; et encore, s'il finit par toucher l'objet qu'il désire, c'est souvent en le renversant et en le lançant loin de lui. S'il l'a saisi, il va le lâcher tout à coup ; s'il le tient enfin, et si c'est, par exemple, son verre et qu'il veuille boire, il n'y parviendra qu'à grand'peine : ainsi que le dit Sydenham, avant d'y parvenir il fera mille contorsions, allant de droite et de gauche, jusqu'à ce que, le hasard lui faisant rencontrer ses lèvres, il avale la boisson d'un seul trait ; ou bien encore, il prend le verre entre ses dents et ne le lâche qu'une fois qu'il l'a vidé. »

Les symptômes de la chorée sont d'abord peu marqués, les troubles de la motilité ont un développement graduel, progressif et ne se traduisent, au début, que par une simple altération des mouvements volontaires. C'est ainsi que les enfants se montrent de plus en plus maladroits, s'animent en parlant, marchent d'une façon bizarre et désordonnée ; leurs traits se contractent convulsivement en produisant une grimace passagère. Puis les symptômes s'aggravent avec le temps et la maladie se généralise ; il existe alors, selon l'heureuse expression de Bouillaud, une véritable *folie musculaire* ; les muscles de la face, agités en tous sens par des mouvements opposés et rapides, donnent au visage les expressions les plus grotesques. Les sourcils, les paupières, les lèvres, les yeux même, sont tour à tour le siège de contractions involontaires, de telle sorte que la physionomie ne garde pas un seul instant la même expression.

La tête est elle-même agitée en tous sens; les membres supérieurs et inférieurs sont le siège de contractions irrégulières. La combinaison de ces mouvements incoordonnés engendre une démarche toute spéciale, des sauts, et provoque des enjambées, des écarts, des glissades, des projections du corps dans tous les sens, qui exposent les malades à des chocs dangereux ou à des chutes fréquentes.

Les troubles de la motilité se trouvent subitement exagérés, pour peu que le malade se sente observé ou s'observe lui-même. Le sommeil est profondément troublé, bien qu'il amène l'apaisement des mouvements désordonnés, et les malades tombent peu à peu dans une prostration excessive.

Les facultés morales sont également atteintes; le choréique devient tantôt irritable et capricieux, tantôt fantasque et taciturne. Parmi les troubles intellectuels qui peuvent aussi se manifester, il faut noter la diminution de la mémoire, une grande mobilité dans les idées, l'impossibilité de fixer l'attention et enfin des hallucinations quelquefois compliquées de délire maniaque.

On a signalé encore, du côté des fonctions digestives, des nausées, de la dyspepsie, de la constipation ; dans les voies respiratoires, de la dyspnée et des suffocations; et, du côté du cœur, des palpitations répétées pouvant amener l'hypertrophie.

Ces troubles, de nature si diverse, durent généralement pendant un temps assez long et amènent chez les malades, surtout chez les enfants, un affaiblissement constitutionnel contre lequel l'hydrothérapie rend de grands services.

**Du traitement hydrothérapique dans la chorée.** — Les meilleures indications thérapeutiques sont fournies par l'étude des causes qui ont produit la chorée, par l'expression symptomatique, par les conditions générales dans lesquelles se trouve le malade et enfin par la durée de la névrose.

Il ne faut pas croire que les douches froides et énergiques conviennent à tous les cas. Tout en reconnaissant leur efficacité, nous devons dire que, dans certaines formes de la chorée, au début surtout, elles occasionnent une excitabilité nuisible que ne produisent pas des douches plus légères et moins froides.

L'emploi du *bain de surprise* est un procédé détestable qui doit être rejeté, malgré les guérisons qui ont été obtenues par ce moyen, parce qu'il peut être la cause d'accidents sérieux. Il est bien préférable d'agir avec mesure et avec lenteur et de se rappeler qu'il convient de tonifier et non d'exciter. Pour procéder ainsi, on pourra employer sans inconvénient les affusions, les piscines, et les douches plus ou moins froides qui rendront alors tous les services qu'on est en droit d'attendre.

A ces moyens généraux qui commencent par une douche légère et même tempérée pour finir par une douche tonique, froide et énergique, il faut joindre l'usage de l'eau à l'intérieur, les bains de pieds chauds à eau courante avant la douche, et surtout les exercices de gymnastique raisonnée.

Les causes de la maladie, et les conditions organiques qui l'entretiennent, peuvent donner lieu à certaines modifications dans le traitement général. Ainsi, s'il existe une anémie ou une cachexie très prononcées avec affaiblissement du système musculaire, il faut relever l'organisme et, par conséquent, recourir aux applications excitantes qui donneront à l'économie plus de résistance et plus d'énergie. Cette méthode sera rejetée si la chorée tient à une impressionnabilité excessive du système nerveux; dans ce cas on emploiera avec succès les douches à percussion légère et progressivement froides, les lotions, les affusions, les piscines, les frictions, les divers maillots, etc.

Ces moyens conviennent parfaitement chez les enfants, pour combattre les mouvements involontaires et irréguliers qu'on observe au début de la maladie. L'usage des bains de mer et des applications franchement excitantes a souvent pour effet d'augmenter la maladie chez les jeunes choréiques ; il est nécessaire de signaler ce fait pour éviter toute méprise.

Les femmes enceintes choréiques supportent bien, en général, les applications froides ; néanmoins, il faut agir avec précaution, lorsque la chorée est sous la dépendance de la grossesse.

Lorsque la chorée est liée à la diathèse rhumatismale, le traitement hydrothérapique est plus compliqué. Il faut combiner le calorique et le froid, afin d'agir avec plus de sûreté sur toutes les fonctions de l'organisme et sur celles de la peau notamment. On n'attaquera les désordres de la motilité qu'après avoir modifié l'état général du malade. Dans ce but, on aura recours à la douche chaude générale, à l'étuve à la lampe et à tous les moyens qui permettent d'élever la chaleur animale, en évitant, autant que possible, les sudations. On se trouvera bien aussi du maillot sec et surtout du maillot humide non prolongé. L'usage de ces divers procédés prépare merveilleusement à l'action de l'eau froide dont les effets curatifs sont incontestables, si l'application en est faite avec mesure et discernement. On étudiera le degré de résistance que le malade peut opposer à l'action du froid; on surveillera les réactions et on pourra se dispenser de recourir au calorique si les applications froides ne provoquent pas un surcroît d'excitabilité du système nerveux.

Nous ferons remarquer en terminant que la chorée s'accompagne quelquefois de lésions cardiaques, et qu'alors il est indispensable d'agir avec prudence et ménagement. Il n'y a pas, dans ce cas, comme on pourrait le croire, contre-indication absolue au traitement hydrothérapique, mais celui-ci doit être surveillé de très près et le malade suivi avec beaucoup d'attention.

En résumé, la chorée est une névrose toujours heureusement modifiée par l'hydrothérapie et essentiellement justiciable de cette méthode thérapeutique. Si elle résiste à ce traitement, on peut en conclure qu'il y a une lésion organique latente, dont la chorée n'est que l'expression.

## ÉPILEPSIE. — MAL COMITIAL.

Le caractère essentiel de tous les accidents comitiaux, c'est la perte de connaissance brusque et l'amnésie consécutive.

L'*épilepsie* est composée d'attaques plus ou moins convulsives et d'intervalles pendant lesquels les malades ont l'apparence de la santé. Elle apparaît de bonne heure, quelquefois même pendant la première enfance.

Les attaques convulsives le plus souvent sont généralisées, quelquefois elles se localisent plus spécialement d'un seul côté. Elles sont souvent précédées d'un état psychique particulier, d'insomnie ou au contraire d'un sommeil profond, de morosité, d'irascibilité, etc. Il y a rarement une *aura* sentie.

L'attaque débute par une perte de connaissance subite, accompagnée de chute; la face est pâle, et quelquefois on constate un cri. Puis la crise proprement dite apparaît, divisée en périodes tonique et clonique. Elle est accompagnée d'une légère élévation de la température du corps, fait important à noter et qui permet d'affirmer qu'on est en présence d'une véritable attaque d'épilepsie. Les convulsions sont suivies d'un coma profond. Le réveil se fait insensiblement et il ne reste de l'attaque qu'une courbature et un mal de tête plus ou moins violents. Cependant, à la suite des crises, on observe souvent des accès de manie, des impulsions irrésistibles et de la démence.

Les attaques peuvent ne revenir qu'à des intervalles très éloignées; mais quelquefois elles se rapprochent tellement qu'elles s'enchevêtrent, pour ainsi dire. Elles constituent ainsi ce que l'on a appelé l'état de mal comitial, dans lequel la température s'élève quelquefois à une grande hauteur.

L'attaque convulsive n'est pas la seule manifestation de la maladie. Il y a d'autres sortes d'accès, tels sont l'*absence* et le *vertige*.

**Absence épileptique. — Vertige.** — Sans signes précurseurs, au milieu d'un acte quelconque, survient une perte de connaissance, accompagnée de pâleur et de fixité du regard. Le malade cesse d'agir, ou parfois continue automatiquement ce qu'il fait. Le retour à la connaissance vient de lui-même. Les absences sont quelquefois extrêmement courtes et rapides, à peine peut-on s'en apercevoir si l'on n'est pas très attentif.

Le vertige constitue un degré de plus que l'absence. Outre la suspension de la conscience, il y a quelques contractions fibrillaires, quelquefois émission involontaire d'urine. Il peut être accompagné ou suivi de délire; chez les épileptiques, on rencontre les individus que Lasègue a décrits sous le nom d'exhibitionnistes ainsi que ceux que l'on surprend en flagrant délit de vol à l'étalage. Ces actes sont toujours empreints du même caractère. Ils sont automatiques, inconscients et de courte durée. Ils peuvent être remplacés à un moment donné par de véritables accès convulsifs.

Nous citerons, sans nous arrêter, les formes d'épilepsie auxquelles on a donné le nom d'épilepsie procursive et d'automatisme ambulatoire et nous arrivons aux troubles mentaux.

Nous avons parlé des troubles intellectuels passagers qui survenaient au moment des attaques. En dehors de ces troubles il peut survenir de véritables accès de délire soit dépressif, soit expansif, avec excitation cérébrale, agitation, loquacité, ou fureur impulsive irrésistible et très dangereuse. Les accès de délire peuvent se substituer aux attaques convulsives et constituer seuls la maladie pendant un certain temps, c'est ce qu'on appelle l'*épilepsie larvée* que Morel a si bien décrite. Enfin le délire épileptique peut conduire à l'idiotie et à la démence.

Nous ne parlerons pas ici des épilepsies partielles, symptomatiques, qui ne sont que des phénomènes provoqués par des irritations directes comme dans l'épilepsie jacksonienne, ou réflexe, comme dans l'épilepsie vermineuse ou d'origine paludéenne, ainsi que nous en avons vu plusieurs fois des exemples. Il ne s'agit là, pour ainsi dire, que d'attaques épileptiformes plutôt que de véritable épilepsie.

L'épilepsie véritable est une maladie essentiellement chronique qui dure le plus souvent toute la vie. Elle n'est pas absolument incurable, mais les cas de guérison sont rares; on en a néanmoins rapporté quelques-uns. En tous cas on peut, par un traitement approprié, éloigner les accès et même les suspendre. Le bromure de potassium, à ce point de vue, a donné des résultats étonnants.

L'application de l'hydrothérapie au traitement de cette affection est entourée de difficultés qu'il faut bien connaître. Lorsque l'épilepsie est caractérisée par de grandes attaques ou lorsqu'elle est compliquée de délire et d'aliénation mentale, l'hydrothérapie est, dans la plupart des cas, inefficace et peut être même très nuisible si elle est employée sans précaution; il est donc préférable de s'abstenir.

L'hydrothérapie peut, au contraire, être utilement employée quand l'épilepsie est caractérisée par l'*absence* ou le *vertige*. Dans ces cas, comme dans l'épilepsie larvée, il faut, pour procéder avec méthode, chercher à modifier l'excitabilité des centres nerveux. Dans ce but, nous conseillons de commencer le traitement en employant des douches mobiles, courtes, légères et très peu froides; on n'arrivera à l'eau froide que par gradation et qu'après avoir cherché à atténuer l'excitabilité provoquée par le froid, à l'aide d'une application préalable de calorique. La douche mobile, facile à régler et alimentée à la fois par de l'eau chaude et de l'eau froide, est le meilleur de tous les procédés hydrothérapiques. Pendant l'application, il est prudent d'allonger le malade sur un lit spécial pour éviter tout accident.

On pourra employer aussi avec avantage l'hydrothérapie contre l'hystéro-épilepsie, cet état complexe et mal défini où l'on observe un mélange de symptômes qui tiennent à la fois de l'hystérie et de l'épilepsie. Nous avons eu à nous louer de son intervention dans un grand nombre de cas, et, nous n'hésitons pas à en conseiller l'emploi en recommandant toutefois de procéder avec une grande prudence.

## ÉCLAMPSIE.

L'*éclampsie* est une névrose qui se manifeste par des crises analogues à celles de l'épilepsie, et contre laquelle l'hydrothérapie peut et doit être employée ; elle est causée par un trouble de nutrition localisé, le plus souvent, dans le bulbe et dans la partie supérieure de la moelle-épinière. Elle coïncide avec la présence d'albumine dans les urines, et semble être le résultat d'une infection d'origine gravidique.

Pour combattre l'éclampsie, on emploie tous les moyens que nous avons conseillés contre l'épilepsie et contre l'hystérie. Toutefois, contre la crise elle-même, l'hydrothérapie est à peu près impuissante. C'est surtout dans l'intervalle des crises qu'il faut agir si l'on veut administer les applications hydrothérapiques capables d'apaiser l'excitabilité des centres nerveux intéressés. La grossesse n'est pas une contre-indication à l'hydrothérapie; seulement, elle exige que les applications ne soient pas trop énergiques, et que le traitement soit conduit sans secousses et avec une grande précaution. Il faut recourir à la douche mobile à température variable si l'on veut obtenir d'heureux résultats.

## HYPOCHONDRIE.

Nous n'avons à nous occuper ici, bien entendu, que de l'hypochondrie sans délire, c'est-à-dire de cette forme de l'hypochondrie dans laquelle l'intelligence est conservée, et que l'on peut appeler *état hypochondriaque*. Pour nous, cet état maladif est une névrose cérébrale dépendant d'une altération de nutrition du cerveau amenant une surexcitabilité excessive de certains éléments nerveux.

Les troubles intellectuels qui la caractérisent ne sont que le produit réflexe de phénomènes qui se passent dans d'autres parties de l'organisme, phénomènes de nature objective le plus souvent, mais qui peuvent paraître quelquefois purement subjectifs et devenir, par suite, insaisissables. Seul le malade, en raison de sa disposition cérébrale, peut en être impressionné; et c'est cette impressionnabilité morbide qui constitue précisément la maladie.

Chez l'hypochondriaque, la moindre sensation détermine sur certains points du cerveau une impression bien marquée ; et comme, dans quelques circonstances, cette sensation est insaisissable, même pour le médecin le plus sagace, le malade est à tort accusé d'être atteint de cette maladie que Molière a si bien personnifiée dans le rôle d'Argan.

La maladie imaginaire, telle que la comprennent les gens du monde, n'existe pas. Il peut arriver que le médecin ne saisisse pas le point de départ des souffrances qu'accuse le malade, et que, par suite, il soit disposé à nier l'existence de la maladie. Agir ainsi, c'est commettre une erreur et une faute. L'hypochondriaque est un malade dont il faut écouter le récit, si l'on veut bien se rendre compte de son état. Les idées qu'il exprime et surtout les souffrances qu'il éprouve sont vraies; seulement l'interprétation qu'il donne est le plus souvent erronée et, en tous cas, toujours à son désavantage, de sorte que les phénomènes morbides les plus simples prennent dans son esprit des proportions exagérées. Ce trouble des facultés d'observation est sous la dépendance d'une irritation spéciale des centres nerveux de l'encéphale, qui engendre l'hypochondrie.

D'un tempérament essentiellement nerveux, les hypochondriaques présentent tous les signes d'un caractère impressionnable et irrésolu. Toujours anxieux, tourmentés à l'excès, ils n'ont d'autre occupation que de penser à eux et à leur maladie; ils décrivent avec la plus grande minutie les affections dont ils se croient atteints et parlent à qui veut les entendre des détails les plus intimes de leur existence. Il faut que le médecin soit patient, persévérant et dévoué, s'il veut lutter avec succès contre cette perversion de l'état intellectuel qui fausse le jugement du malade sur la nature et la gravité de ses souffrances.

Les sensations éprouvées par les hypochondriaques tiennent à des troubles du système nerveux périphérique ou viscéral. Ces troubles peuvent être liés à des désordres fonctionnels ou organiques; mais, ainsi que nous l'avons établi tout à l'heure, il faut, pour que l'hypochondrie soit caractérisée, qu'il y ait altération de nutrition de l'organe nerveux central et, par voie de suite, une prédisposition psychique bien accentuée.

Les troubles nerveux fonctionnels, surtout ceux qui sont du ressort du grand sympathique, et qui, par conséquent, se rencontrent dans les appareils de la digestion, de la circulation, de la génération, etc., constituent les principales sensations qui engendrent les idées hypochondriaques. Quant aux causes qui peuvent produire l'état cérébral capable de les développer, elles sont les mêmes que celles qui produisent la neurasthénie.

On rencontre dans l'hypochondrie des symptômes communs à toutes les maladies du système nerveux; toutefois il en est quelques-uns qui n'existent que dans cette névrose; telles sont les craintes perpétuelles qu'éprouvent les malades au sujet de leur santé. Certains malades croient que leur cerveau se dilate ou se vide; quelques-uns sentent que leurs idées leur échappent, qu'ils n'ont plus leur tête à eux et qu'ils vont devenir fous. D'autres se plaignent de troubles de l'estomac, des intestins et croient ne rien digérer; chez ces derniers, la constipation est souvent un phénomène habituel. On a remarqué que la syphilis, ainsi que son traitement par le mercure, jouait un grand rôle chez les hypochondriaques. Bien des syphilitiques, en effet, se croient plus volontiers victimes du remède que du mal lui-même. Quelquefois, à ces divers symptômes viennent se joindre de l'analgésie, de l'anesthésie, de la dysphagie, des douleurs intercostales s'étendant au dos et aux hypochondres et tous les phénomènes qu'engendre l'état névropathique. Ajoutons que l'hypochondriaque donne à tous les symptômes une interprétation erronée qui révèle un esprit frappé et une raison affaiblie.

Quelle que soit l'idée fixe que nourrissent les hypochondriaques, ils sont en proie à une continuelle agitation, gémissent perpétuellement et se croient à chaque instant sur le point d'étouffer; quelques-uns, torturés par d'atroces douleurs, appellent la mort à grands cris, mais, dans la plupart des cas, les malades reculent devant la résolution d'attenter à leurs jours. Ils n'osent prendre aucune détermination, deviennent très exigeants pour leur entourage et se complaisent dans un égoïsme très accusé. Nous ne nous arrêterons pas davantage sur les symptômes de l'hypochondrie. Nous ajouterons simplement que les personnes atteintes de cette maladie peuvent être le jouet d'hallucinations ou d'illusions sensorielles de toutes sortes.

Le plus souvent, l'état hypochondriaque revêt la forme chronique. Cependant, certains sujets très nerveux et très impressionnables peuvent présenter des périodes d'exacerbations dont il faut tenir compte. Dans tous les cas, c'est une des maladies que l'hydrothérapie modifie avec le plus d'efficacité.

**Du traitement hydrothérapique dans l'hypochondrie.** — Avant de commencer l'hydrothérapie, il est nécessaire de placer le malade dans un milieu différent de celui dans lequel l'affection s'est développée. Après avoir analysé avec soin tous les désordres dont il est tourmenté, il faut chercher à lui en expliquer l'évolution et les causes, l'engager à suivre scrupuleusement les conseils qu'on lui donnera et lui démontrer que, dans le traitement qui va commencer, la responsabilité du médecin doit être couverte par sa confiance et sa soumission. Telles sont les conditions morales dans lesquelles le malade doit être placé pour favoriser l'action du traitement.

L'application de l'hydrothérapie au traitement de l'hypochondrie est réglée tout à la fois par la forme de la névrose, par les causes qui la produisent et par les conditions générales de l'organisme qui en favorisent le développement. Parmi ces dernières, celles qu'on rencontre le plus souvent sont : l'anémie, la chlorose, les maladies diathésiques, les intoxications et les empoisonnements. Nous avons déjà indiqué le traitement qui convient dans chacune de ces maladies.

Contre les modifications fonctionnelles ou organiques qui sont le point de départ de la maladie, le traitement variera selon les indications que nous allons donner. Si l'état hypochondriaque est dû à une névralgie, à une affection de l'estomac, du foie, de la vessie, de la matrice, etc., il faudra combattre ces troubles par les modificateurs hydrothérapiques qui conviennent à ces maladies et que nous décrirons en étudiant les affections de chacun de ces organes. Mais si l'hypochondrie a son origine dans l'existence d'une lésion organique, l'influence du traitement hydrothérapique sera nécessairement réduite, et nous pouvons affirmer, d'ores et déjà, que, dans quelques-uns de ces cas, il sera impuissant.

Quant au traitement qui doit être dirigé contre l'état hypochondriaque, c'est-à-dire contre le trouble de nutrition du cerveau, il varie suivant la forme de la névrose.

On aura recours aux effets sédatifs, si l'excitabilité cérébrale est très développée et s'il existe des exacerbations vives et fréquentes. Au début, il est utile d'employer des applications générales tempérées, auxquelles on ajoutera de temps à autre des applications froides, en ayant soin de localiser spécialement ces dernières à la partie inférieure du corps, dans le but d'exercer une action dérivative. On emploiera à cet effet les demi-bains froids, pendant lesquels des frictions énergiques seront exercées sur les membres; en même temps, un aide administrera des affusions tempérées sur la tête; on utilisera aussi, dans le même but, les bains de siège froids ou les bains de pieds froids à eau courante.

Si les symptômes de perversion ou d'épuisement dominent la scène morbide, on emploiera l'eau froide et on aura recours de préférence à la piscine, à la douche froide à percussion légère et au bain de cercles. Si l'estomac est en bon état, on ordonnera en même temps au malade de boire de l'eau froide dans la journée. Il devra en outre, pour favoriser la cure, se livrer aux exercices corporels.

Quelques indications modifient cependant ces prescriptions générales. Ainsi, par exemple, si l'hypochondrie coïncide avec une affection des voies génito-urinaires, et notamment avec la spermatorrhée, et que ce trouble de sécrétion soit dû à une excitation du système nerveux, il faudra se garder de faire des applications froides excitantes du côté du siège, de peur d'augmenter la spermatorrhée qui frappe vivement l'imagination du malade et devient, par suite, une cause puissante d'hypochondrie. Dans ce cas spécial, tout en faisant des applications générales froides, on aura soin de ne provoquer, du côté des organes atteints, que des effets sédatifs ou du moins très légèrement excitants.

L'hydrothérapie donne des résultats plus rapides dans le traitement de l'hypochondrie, lorsque la température extérieure est froide : le printemps, l'automne et même l'hiver lui conviennent. Cependant l'été est préférable si les malades ont une constitution délicate.

Comme le traitement de l'hypochondrie doit être longtemps suivi, il faut, pour éviter de surmener les malades, les engager à se reposer de temps en temps, et, fait important, il n'est pas rare de voir les accidents nerveux s'améliorer, et même la guérison survenir pendant ces périodes d'interruption.

## MÉLANCOLIE. — NOSTALGIE.

Il ne peut être question ici que de la *mélancolie simple*, c'est-à-dire celle dans laquelle les symptômes ne s'accompagnent pas de délire. L'autre forme, appelée aussi *lypémanie*, rentre dans le cadre de l'aliénation mentale.

La mélancolie est caractérisée par une susceptibilité psychique exagérée, rendue maladive par des impressions internes ou externes et provoquant chez la personne qui en est atteinte un grand mécontentement d'elle-même et de la méfiance contre ce qui l'entoure. L'hypochondrie puise sa source dans l'individu lui-même ; le mélancolique, lui, est surtout influencé par ce qui se passe dans le milieu où il vit. « Celui qui ne saura ou ne pourra borner jusqu'à un certain point, dit M. Colin, l'exercice de sa sensibilité au champ de ses relations soit de famille, soit de société, qui voudra se créer une plus grande somme d'impressions en les cherchant en dehors de son milieu, celui-là, s'il est d'un caractère faible, courra grand risque de devenir mélancolique. » C'est ainsi que certains hommes de génie, tels que Lucrèce, Horace, Plutarque, Pascal, Gœthe, Byron, Beethoven, etc., et surtout Jean-Jacques-Rousseau, sont devenus de véritables mélancoliques.

Presque toutes les passions, et notamment l'amour, l'orgueil et la jalousie, peuvent conduire à la mélancolie. Parmi les autres causes, il faut encore signaler les chagrins, la perte d'une personne chère, les désillusions, la solitude, la misère, l'abus des jouissances de la vie, les changements de position sociale, les déceptions, l'influence du milieu dans lequel on se trouve placé, etc.

Visant cette dernière influence, M. Colin appelle l'attention des médecins sur la fréquence de la mélancolie chez le jeune soldat arraché à ses foyers et chez le lycéen interné dans un collège. C'est à cette forme de mélancolie qu'on a donné le nom de *nostalgie*.

Pour savoir quel effet produisent sur l'organe de l'intelligence ces différentes causes, il faudrait dépasser le cadre que nous nous sommes tracé. Obligés de nous restreindre, contentons-nous de présenter quelques traits qui permettent de choisir le traitement hydrothérapique le plus rationnel. Et d'abord nous dirons que les mélancoliques sont presque tous anémiques. En raison de cette particularité, nous sommes tout disposés à attribuer la maladie qui nous occupe, d'une part, à une anémie de l'encéphale, et, d'autre part, à une parésie cérébrale, se révélant par une perversion ou par un épuisement de la puissance nerveuse.

La mélancolie simple occasionne une profonde tristesse, frappe les facultés affectives de notre être sans troubler l'intelligence. Impressionnable à l'excès et d'une extrême versatilité de caractère, le mélancolique se laisse facilement dominer par les sensations les plus diverses, passe de la gaieté la plus vive à la douleur la plus poignante. Par une étrange bizarrerie, les hommes de génie présentent une aptitude toute spéciale à cette affection, et ce qu'il y a de remarquable chez ces natures d'élite, c'est que leur caractère irritable s'adoucit, s'apaise et s'égaye souvent sous l'influence d'un simple éloge ou d'un témoignage d'admiration. Cette disposition de l'esprit que l'on rencontre chez les mélancoliques peut être considérée comme une mine féconde où le médecin attentif trouvera de grandes ressources thérapeutiques. C'est, en effet, souvent par l'emploi de ces moyens qu'il pourra réveiller l'espoir chez les mélancoliques, les faire persévérer dans leur traitement et finalement les conduire jusqu'à la guérison.

Cette guérison est plus facile à obtenir lorsque la maladie se rattache à des causes occasionnelles que lorsqu'elle a pour origine unique l'irritabilité du caractère. Dans ce dernier cas, c'est plutôt un état mental spécial qu'une maladie proprement dite qu'il faut soigner; et dans l'espèce, pour atteindre le but proposé, le praticien doit accepter et se déterminer à jouer le rôle de médecin moraliste. Quoi qu'il en soit, quand un malade présente une profonde tristesse provenant d'un motif nettement déterminé, se rattachant à une idée dominante, mais sans aucune altération des facultés intellectuelles, le médecin doit intervenir; car, dans ce cas, la guérison est possible et même certaine.

La mélancolie exerce une certaine influence sur le développement d'un certain nombre de maladies aiguës et chroniques; elle prédispose l'organisme affaibli à contracter les maladies épidémiques, et, de plus, il est incontestable qu'elle pousse au suicide.

Il ne faut pas confondre l'hypochondriaque avec le mélancolique. Le mélancolique est triste, mais il ne craint pas la mort et parfois même il la désire; l'hypochondriaque est triste également, mais sa pusillanimité est extrême et la peur de mourir vient sans cesse troubler son esprit.

**Du traitement hydrothérapique dans la mélancolie.** — Un traitement hydrothérapique à domicile est absolument insuffisant. Il faut, avant tout, que le malade change de milieu, s'installe dans un établissement spécial on s'arrange pour vivre dans des conditions sociales qui ne puissent lui rappeler celles où il s'est trouvé jusqu'alors. Quand le malade est débarrassé de ses idées tristes, il éprouve une certaine répugnance à rester là où l'amélioration s'est produite; il faut alors l'engager à voyager, ou à changer de résidence. Nous avons souvent réussi en procédant ainsi, et nous pensons qu'il est nécessaire, surtout quand la maladie conserve ses caractères les plus alarmants, de varier les milieux dans lesquels le traitement hydrothérapique peut être suivi.

Pour bien apprécier la susceptibilité du malade, on peut commencer la cure en employant de l'eau tempérée, mais on devra arriver promptement à l'eau froide. La douche en pluie ordinaire, la douche à colonne, la douche à lames concentriques, la douche générale en jet, le col de cygne, le bain de cercles, la piscine à eau dormante ou avec flot, peuvent être tour à tour employés. Il faut varier l'intervention de ces procédés, dont le but est de combattre l'asthénie générale et la parésie du cerveau, et avoir soin de leur adjoindre, suivant les circonstances, les applications locales qui peuvent agir directement sur les troubles spéciaux que présente parfois cette maladie.

Il faut que le malade sache bien que c'est de sa constance et de sa régularité dans le traitement que dépend en partie la guérison; de son côté, le médecin ne doit pas se laisser dominer par les désespoirs d'un patient dont le système nerveux est perverti. S'il parvient à le soutenir dans la lutte qu'il a entreprise, il verra le plus souvent ses efforts couronnés de succès.

## PSYCHOPATHIES.

Il faut entendre par *psychopathies* certains états d'esprit non accompagnés de délire, mais qui indiquent cependant un véritable état maladif de l'intelligence, du moins en ce qui concerne certains côtés de son application ou de son exercice.

Les malades, en dehors de leur état d'esprit particulier, semblent jouir de la santé et se comportent, dans la vie courante, comme des individus bien portants et raisonnables. Tels sont les scrupuleux, les malades atteints de la manie du doute, les obsédés, les malades à idée fixe, les protestataires, les agoraphobes, les persécutés, etc.

Hors la psychose spéciale, on ne trouve pas chez eux de troubles intellectuels. Il n'y a pas de délire proprement dit et il faudrait bien se garder de classer ces malades parmi les aliénés. Tout au plus pourrait-on leur appliquer l'étiquette familière de « toqués », dont on se sert si volontiers et si facilement dans le monde pour désigner les individus mal équilibrés et bizarres. Mais ce défaut d'équilibre et cette bizarrerie d'idées ne sauraient constituer une tare cérébrale, et les psychoses dont nous parlons peuvent se rencontrer chez les individus les plus intelligents.

Quoi qu'il en soit, ces malades sont tous ou des dégénérés, ou des neurasthéniques ou des hystériques, et leur psychopathie est en rapport avec un défaut de nutrition des centres nerveux. Dans quelles conditions ce défaut de nutrition agit-il, et pourquoi agit-il dans un sens plutôt que dans un autre? voilà ce que nous ne saurions dire ici, nous réservant d'étudier plus tard cette question dans un mémoire spécial. Mais ce que nous pouvons dire et affirmer, c'est que, chez tous ces malades, il y a altération de nutrition par anémie ou par auto-intoxication. Beaucoup d'entre eux, en effet, en dehors de l'anémie, présentent des troubles dyspeptiques : ils sont pâles, maigres et ont tous l'aspect d'individus qui souffrent d'une altération de la nutrition générale.

C'est à ce titre que nous revendiquons pour l'hydrothérapie le traitement des maladies psychopathiques. C'est à la douche froide, courte et énergique, qu'il faudra de préférence s'adresser comme étant le procédé de traitement le plus tonique et le plus reconstituant : on ne renoncera à son emploi que si l'on se trouve en présence de contre-indications spéciales tenant à la constitution de l'individu ou à sa susceptibiité. C'est ainsi que, si les phénomènes psychopathiques étaient accompagnés d'une trop grande excitation et qu'il y eût indication de calmer le malade tout en le tonifiant, ce qui est très fréquent chez les neurasthéniques, ainsi que nous l'avons vu, c'est à la combinaison de l'eau tiède et de l'eau froide qu'il faudra avoir recours, suivant les règles que nous avons établies en parlant de la neurasthénie. De même, si l'on a affaire à des rhumatisants ou à des goutteux, il sera nécessaire de tenir compte de ces complications et concilier les médications de la névrose avec celles que nous impose la diathèse. Nous ne saurions terminer ces recommandations sans dire que les psychopathes sont, parmi tous les malades soumis au traitement hydrothérapique, ceux qui exigent le plus de soin et le plus d'attention.

## GOITRE EXOPHTHALMIQUE. — MALADIE DE BASEDOW OU DE GRAVES.

L'explication physiologique de la maladie de Graves n'a pas encore été donnée. Une foule de théories ont été émises, mais aucune d'elles, jusqu'à présent, n'a été vérifiée. Le seul point où l'on semble être d'accord actuellement est de considérer la maladie comme une névrose, qu'on croit être du grand sympathique.

Les symptômes cardinaux de la maladie consistent dans l'apparition du goitre, de l'exophthalmie et de la tachycardie accompagnée de palpitations. Dans ces derniers temps, à cette triade symptomatique on a ajouté le tremblement.

La tachycardie est le phénomène primordial ; néanmoins nous avons vu des cas dans lesquels, elle s'est montrée après les autres accidents. Le pouls, au moment des crises d'abord, puis d'une façon permanente, bat de 100 à 160 fois par minute. Quant aux palpitations elles surviennent par accès, et quelquefois avec une grande violence.

L'apparition du goitre est précédée de pulsations thyroïdiennes. Cette tumeur se développe lentement et ne prend jamais un énorme développement. Elle est régulière et symétrique, et présente des alternations de gonflement et d'affaissement.

Quant à l'exophthalmie, c'est le symptôme le plus frappant, celui qui a donné son nom à la maladie et, qui apparaît presque toujours au début de la maladie, précédée de picottements insupportable dans les paupières. Le degré de l'exophthalmie, comme le volume du goitre et l'intensité des palpitations varient suivant les crises et les circonstances.

Le tremblement est régulier, rapide même, plus marqué aux membres supérieurs, mais il finit le plus souvent par se généraliser. Ces phénomènes peuvent se manifester à la fois chez la même personne; mais il arrive parfois que quelques-uns d'entre eux font défaut et que la maladie est, par ce fait, privée des principaux caractères qui permettent de reconnaître son existence. Cette allure *fruste* doit être signalée, parce que, dans certains cas, elle peut occasionner une méprise dangereuse. A côté de ces symptômes cardinaux viennent se placer une quantité d'autres symptômes secondaires qui peuvent apparaître dans le cours de l'affection.

Du côté de la digestion, ce sont les vomissements, une diarrhée paroxystique et opiniâtre, mais non accompagnée de coliques ni d'anorexie. On constate aussi quelquefois de la boulimie et des accès de fringale.

Une toux sèche avec accès de dyspnée n'est pas rare. Mais c'est du côté du système nerveux que les troubles sont les plus variés et les plus fréquents, depuis les simples névralgies jusqu'à la paraplégie et même jusqu'au délire. Les malades sont très impressionnables; leur parole est vive et saccadée; la face a une expression de colère; ce sont essentiellement des émotifs, ressentant avec exagération les moindres impressions psychiques.

De Graefe a décrit du côté des yeux un phénomène qui serait pathognomonique. Il y a dissociation entre le mouvement élévatoire de la paupière supérieure et le mouvement élévatoire du globe oculaire; les deux mouvements, qui ordinairement coïncident, ne s'exécutent plus parallèlement. C'est un signe important à constater, car il peut aider au diagnostic de la maladie qui, souvent, est fruste et peut passer inaperçue.

Chez la femme, le goitre exophthalmique s'accompagne souvent d'une diminution ou d'une suppression des règles.

Dans quelques cas rares, il survient de véritables ménorrhagies.

A tous ces symptômes il faut joindre des troubles de calorification. Les malades se plaignent, en effet, d'une sensation de chaleur intolérable, sans que le thermomètre cependant indique une élévation de température bien notable. Dans certains cas, néanmoins, il y a réellement augmentation de chaleur, surtout aux mains, aux pieds, derrière le cou et les oreilles. Une anémie plus ou moins marquée peut accompagner toute la scène symptomatique qui se termine par la cachexie et l'œdème des membres, par suite de l'asystolie amenée par les palpitations. Quelquefois le goitre exophthalmique se complique d'autres affections nerveuses systématisées, telles que le tabès, l'hystérie, le délire des persécutions et l'excitation maniaque, etc. Dans d'autres circonstances, il vient lui-même compliquer ces diverses maladies. On s'est demandé dans ces derniers temps si un lien mystérieux unissait ces affections si différentes en apparence, nous croyons cette hypothèse admissible ; mais au lieu de supposer que l'une est la conséquence de l'autre, nous aimons mieux admettre que leur apparition simultanée ou successive dépend de la disposition spéciale de la personne qui est frappée.

La marche de la maladie est quelquefois insidieuse. Son évolution est lente et sa durée peut être fort longue. Cependant il y a des cas aigus, Trousseau en cite un exemple remarquable, et nous en avons nous-même constaté quelques-uns.

Le goitre exophthalmique peut guérir, cela est indiscutable, et nous pourrions citer de nombreux exemples de guérison. Le pronostic n'est donc pas absolument grave ; il ne le devient que lorsqu'il existe de sérieuses complications. Ajoutons que l'on a remarqué plusieurs fois que cette singulière affection disparaissait momentanément sous l'influence d'un retour des règles ou d'une grossesse.

Le traitement hydrothérapique longtemps continué à toujours donner les meilleurs résultats ; c'est ce qui explique la fréquence relativement grande des malades de ce genre dans les établissements hydrothérapiques.

Mais il faut que les malades sachent que la guérison n'est possible qu'à la faveur d'une grande persistance dans l'emploi des applications hydrothérapiques. Le procédé le plus efficace est la douche mobile, froide, de courte durée — 15 à 20 secondes — et le plus souvent généralisée. Si elle est mal supportée, il faudra élever la température jusqu'à ce que la tolérance soit établie, ou bien la remplacer momentanément par des lotions pratiquées avec précaution. Lorsque, sous l'influence de ce procédé légèrement tonique, le malade aura repris quelques forces, on augmentera l'énergie de la douche, et on abaissera la température de l'eau si cela est nécessaire. Arrivé à cette période du traitement, on pourra faire intervenir les applications spéciales, destinées à combattre les désordres dominants. C'est ainsi qu'on utilisera les bains de siège froids et courts, les douches utérines, les bains de pieds chauds, les douches chaudes dans les régions inférieures, etc. contre l'aménorrhée; les bains de pieds froids à eau courante contre les ménorrhagies, les douches hépatiques ou spléniques contre les engorgements du foie et de la rate, les douches écossaises contre les douleurs, les demi-maillots ou les ceintures humides contre les troubles de l'appareil digestif; les sacs à glace, les affusions sur la colonne vertébrale contre les palpitations.

## ASPHYXIE LOCALE ET GANGRÈNE SYMÉTRIQUE DES EXTRÉMITÉS.

Cette maladie, décrite pour la première fois par Raynaud, est une sorte de névrose vaso-motrice, caractérisée par un spasme ou une crampe des vaso-constricteurs pouvant entraîner, suivant le degré de ce spasme, la syncope locale, l'asphyxie et la gangrène.

La syncope locale est parfaitement compatible avec la santé. Certaines personnes l'éprouvent sous l'influence du froid, d'autres sous une influence nerveuse. Le doigt ou les doigts pâlissent et se refroidissent, la sensibilité disparaît, et cet état donne la sensation de *doigt mort* qui peut persister, sans douleur, pendant un temps variable.

L'asphyxie locale constitue un degré de plus de la maladie. Il y a une teinte cyanosée d'intensité variable, des marbrures veineuses, s'accompagnant de douleurs quelquefois très pénibles avec sensation de brûlure, d'élancement ou d'engourdissement.

La gangrène symétrique a un début variable, constitué tout d'abord par la combinaison de la syncope et de l'asphyxie; puis une phlyctène apparaît qui, se rompant, laisse le derme à nu. Au bout d'un certain temps la plaie laissée par la phlyctène se cicatrise et les parties se raniment. Quelquefois aussi la gangrène apparaît d'emblée, sèche, sans phlyctène.

Quoi qu'il en soit, la maladie est une maladie à répétition qui revient par crises successives. Elle affecte le plus souvent les doigts ou les orteils, elle frappe également le nez et les oreilles. Sa terminaison est ordinairement favorable, même dans les cas graves.

Dans cette maladie il y a resserrement spasmodique des petits vaisseaux d'origine nerveuse. Il s'agit ici d'une névrose du grand sympathique. Ce n'est pas à vrai dire une maladie, mais bien un syndrome analogue à la sclérodermie pouvant apparaître dans d'autres maladies plus complexes. Comme le spasme des vaisseaux qui produit la maladie est sous la dépendance d'une irritation médullaire, il faut, pour instituer un traitement logique de l'affection, chercher avant tout à apaiser l'irritabilité de la moelle. C'est dans ce but que Raynaud avait préconisé les courants continus. Quant à nous, nous n'avons toujours eu qu'à nous louer de l'hydrothérapie dans cette affection.

Quand il y a simplement syncope locale, c'est à la douche froide que nous avons recours autant que possible. Elle doit être générale, courte et en jet brisé, et il est bon de la promener légèrement le long de la colonne vertébrale. Chez les sujets trop impressionnables nous élevons légèrement la température de l'eau et nous avons recours à l'eau tempérée ou à l'eau tiède, administrée suivant ces mêmes préceptes. La douche froide peut moins facilement s'employer lorsque la cyanose et l'asphyxie ont fait leur apparition, la douleur et l'hyperesthésie qui les accompagnent ne permettant souvent pas au malade de la supporter. Dans ces cas, c'est à l'eau tiède, quelquefois même chaude, qu'il faut avoir recours, et proportionner la percussion de la douche au degré de tolérance des parties malades. Il arrive même, dans quelques cas, que l'intolérance soit telle qu'on soit obligé d'éviter soigneusement, en douchant, les parties atteintes par la maladie. Du reste le traitement de celle-ci doit être avant tout un traitement général; la localisation de la douche sur les extrémités malades, est très rarement nécessaire.

# CHAPITRE IX

## MALADIES ORGANIQUES DU CERVEAU, DE LA MOELLE ÉPINIÈRE ET DES NERFS.

L'hydrothérapie ne peut lutter en aucune façon contre une lésion matérielle définitive du tissu nerveux. Pas plus qu'aucune médication, elle ne saurait avoir la prétention de reconstituer les éléments détruits. Ce n'est donc pas sur ce terrain qu'il faut se placer pour décider son intervention.

Mais si, tout en restant impuissante contre l'essence même d'une affection organique, l'hydrothérapie peut agir de façon à atténuer ou modifier les conséquences de cette affection, et même en ralentir la marche envahissante, l'on comprendra de quelle utilité elle peut être pour le praticien.

C'est à ce titre seulement que l'hydrothérapie peut intervenir dans le traitement des affections nerveuses organiques. Nous n'ignorons pas que, dans l'espèce, l'administration de l'hydrothérapie est très délicate et presque toujours entourée d'écueils. Cependant les résultats obtenus, par cette méthode de traitement, sont assez satisfaisants pour légitimer son intervention.

Parmi les affections organiques, les unes tiennent à une affection des vaisseaux, l'hémorrhagie, par exemple, avec ses conséquences. Dans ce cas, l'intervention de l'hydrothérapie ne peut être justifiée que pour faciliter la résorption du caillot ou pour combattre les accidents qui sont la conséquence de l'hémorrhagie.

A côté de ce groupe s'en trouve un autre qui nous intéresse davantage ; nous voulons parler de ces processus irritatifs, à marche lente, qui débutent toujours dans le tissu conjonctif interstitiel, et que l'on a décrits sous le nom générique de sclérose du tissu nerveux.

Ces affections sont difficiles à arrêter dans leur marche progressive ; toutefois nous nous demandons s'il n'est pas possible, en traitant la maladie énergiquement à son début, d'entraver son évolution. Certains faits, dont le nombre est considérable et que nous avons eu l'occasion d'observer, nous permettent de penser que cette manière de voir est admissible ; ils justifient l'intervention de la méthode hydrothérapique et prouvent que la guérison est possible. Malheureusement les malades ne connaissent pas, à ce moment, la gravité de leur état, et il leur répugne même de recevoir des soins pour une maladie qu'on ne fait que soupçonner. Ils ne consentent à être traités que lorsque l'altération est très avancée, alors qu'il n'y a presque plus de chance de guérison. Si nous insistons sur ce point, c'est que, comme nous l'avons dit tout à l'heure, nous avons la ferme conviction que l'hydrothérapie peut rendre de grands services dans les scléroses du tissu nerveux, si elle est employée dans la période initiale du mal.

Après les maladies scléreuses, nous examinerons les lésions nerveuses tenant à une compression du voisinage, comme certaines tumeurs qui font leur évolution dans le tissu nerveux. Nous indiquerons ce que peut l'hydrothérapie contre les troubles fonctionnels que provoquent ces productions anormales.

Mais avant de rechercher quelles sont les indications hydrothérapiques que comportent les affections nerveuses dont nous venons de parler, il est nécessaire d'examiner deux états morbides qui sont comme les pierres d'assises de toutes les affections organiques du cerveau, de la moelle épinière et des nerfs ; nous voulons parler de l'anémie et de l'hyperhémie des centres nerveux.

## DE L'HYPERHÉMIE DES CENTRES NERVEUX.

Pour bien étudier cet état pathologique et pour bien apprécier le rôle thérapeutique de l'hydrothérapie, il importe de faire une distinction dans la congestion des centres nerveux entre la forme active et la forme passive, qui fournissent souvent des indications curatives complètement opposées.

L'hyperhémie active se produit presque toujours sous l'influence de causes que nous pouvons apprécier. Parmi les causes extérieures, il faut noter les transitions brusques de température ou de tension atmosphérique, le froid vif ou l'insolation. Les veilles, les fatigues intellectuelles, les émotions violentes, les excès, sont aussi des causes déterminantes. Mais la congestion active des centres nerveux dépend surtout d'autres causes plus permanentes que celles que nous venons d'énumérer, se montrant de préférence chez certaines personnes et à un certain âge. La constitution pléthorique est justement accusée de favoriser le développement de cet accident, mais le véritable coup de sang n'arrive guère que chez les individus qui ont l'apparence apoplectique.

Ces malades se plaignent de douleurs dans diverses parties de la tête, de bourdonnements d'oreilles, de vertiges et de troubles de la vue. Puis, tout d'un coup, sous l'effet d'une des causes que nous avons énumérées tout à l'heure, les phénomènes s'accentuent, la véritable fluxion active se produit avec un ensemble de symptômes qui peut, dans certains cas, simuler une véritable hémorrhagie cérébrale, et qui détermine presque toujours une altération de l'intelligence, de la sensibilité et du moueement. Quand cette scène morbide se manifeste il ne faut nullement songer à faire intervenir l'hydrothérapie : elle est absolument contre-indiquée. Plus tard, on pourra l'employer pour modifier la circulation cérébrale et pour prévenir les rechutes qui sont très fréquentes.

Pour éviter le retour de cette hyperhémie, l'usage de l'hydrothérapie, combiné avec une hygiène appropriée, peut, en effet, rendre des services. En excitant dans de justes limites l'activité circulatoire, les applications froides peuvent s'opposer au développement de la stase sanguine qui est toujours à redouter et qui se produit d'autant plus facilement que la contractilité vasculaire tend à s'épuiser. Dans cet ordre d'idées, il faut éviter les réactions violentes, préserver la tête de tout effet excitant et diriger les applications vers la partie inférieure du corps. Les frictions agissent mieux que les douches, à moins que ces dernières ne soient très légères, très courtes et précédées d'un bain de pieds chaud ou d'une douche chaude dirigée sur les extrémités. Dans certains cas, on pourra utiliser le bain de siège chaud suivi d'un bain de siège froid extrêmement court. Ce procédé, en favorisant l'apparition des hémorrhoïdes et en produisant une dérivation au profit du cerveau, peut rendre de grands services ; nous l'avons employé plusieurs fois avec assez de succès.

Si l'on suppose que l'hyperhémie est le résultat d'une activité anormale des fonctions dévolues aux centres nerveux, on se trouvera bien des affusions ou des douches tempérées qui, en apaisant l'excitabilité morbide du système nerveux, atténuent l'activité circulatoire qui en est la conséquence.

En dehors de ces applications, les effets de l'hydrothérapie sont très incertains, quelquefois même dangereux. Ce mode de traitement convient mieux, en revanche, à la congestion passive qui atteint de préférence les centres nerveux situés à la base du crâne et la moelle épinière.

Cette congestion passive peut être due au dégorgement incomplet des vaisseaux qui parcourent ces parties du système nerveux ; l'oxygénation est alors diminuée et la réparation des tissus se trouve insuffisante. Si l'engorgement des vaisseaux est dû à un obstacle mécanique et notamment à une maladie du cœur ou des poumons, il ne convient pas de recourir à l'hydrothérapie. Les résultats heureux que l'on peut obtenir ne compensent pas les dangers auxquels on expose les malades.

Mais quand la congestion passive résulte d'une parésie des vasomoteurs ou d'un affaiblissement de la force contractile du cœur, l'hydrothérapie, employée avec discernement et avec mesure, peut être très utile. Dans ce cas, la congestion passive présente symptomatiquement plutôt les caractères de l'anémie des centres nerveux que ceux de l'hyperhémie, puisque le sang veineux, accumulé et non renouvelé pendant un certain temps dans une région, est impropre à la nutrition des tissus et favorise même leur excitabilité. Par conséquent, on pourra employer, pour remédier à cet état morbide, certaines applications froides, capables de réveiller la contractilité des vaisseaux ou du cœur sans produire son épuisement. Les lotions, les affusions, les douches légères et généralisées conviennent parfaitement dans ce cas.

Si la congestion est plus prononcée dans la moelle épinière, avant d'employer ces applications générales, il faudra pratiquer des lotions froides et courtes sur la colonne vertébrale ou promener sur cette région une douche chaude légère presque dépourvue de percussion. De cette façon, l'hydrothérapie peut être employée utilement; mais si l'on redoute des poussées inflammatoires ou s'il existe des altérations dans les vaisseaux, il faut être très circonspect.

Il est bien entendu que nous ne parlons pas ici des congestions médullaires qui apparaissent à la suite de fièvres graves, mais bien de ces congestions lentes dont la persistance peut être le point de départ d'une myélite, d'une méningite ou d'un épanchement dans les enveloppes de la moelle.

Quant aux congestions qui peuvent frapper les troncs nerveux, elles réclament le traitement hydrothérapique formulé dans le chapitre consacré à la thérapeutique des névralgies et des névrites.

## DE L'ANÉMIE DES CENTRES NERVEUX.

Nous ne voulons pas parler de l'anémie passagère, de l'ischémie d'ordre réflexe qui peut résulter d'une émotion morale vive ou d'une excitation d'origine périphérique. Cette anémie rentre dans la série des troubles vaso-moteurs que l'on rencontre chez les anémiques.

Nous voulons traiter ici de l'anémie qui succède forcément, soit à une distribution insuffisante et constante du liquide nutritif, soit encore à une nutrition incomplète, comme cela a lieu lorsque le sang n'a pas les qualités nécessaires pour satisfaire complètement aux lois des échanges organiques.

Les causes les plus fréquentes de l'anémie cérébrale sont : les hémorrhagies considérables, les métrorrhagies puerpérales, les maladies de longue durée, les fièvres graves, les affections pestilentielles, la chlorose et la plupart des maladies diathésiques ou organiques qui provoquent des troubles circulatoires. C'est ainsi que, dans les affections anciennes du cœur, alors que les contractions deviennent faibles et insuffisantes et que le sang tend à séjourner dans les parties déclives, les centres nerveux, sont, par leur position, alimentés moins abondamment, et trahissent, par suite, des signes d'anémie.

Nous ferons remarquer en passant que l'anémie du cordon spinal est rare ; à part quelques cas provoqués par certaines intoxications, on en voit rarement des exemples bien authentiques. En revanche la congestion passive s'y rencontre bien plus fréquemment. Du reste, dans les affections du système nerveux central, on est forcé de reconnaître que les symptômes de l'anémie et ceux de la congestion passive ont entre eux une grande analogie qui s'explique aisément puisque dans ces deux cas les éléments nerveux pèchent par insuffisance de nutrition.

L'anémie des centres nerveux s'annonce tout d'abord par des phénomènes d'excitation, de courte durée en général. Des douleurs articulaires, des crampes et des fourmillements se montrent très souvent et les forces musculaires s'affaiblissent par suite de l'épuisement de l'influx nerveux ou de la nutrition insuffisante de de la fibre musculaire. Il survient de l'anesthésie et quelquefois aussi de la paralysie ou des convulsions. L'attention du malade est difficile à fixer ; son caractère devient très irritable, le moindre effort intellectuel le fatigue, ses idées se troublent et son esprit est parfois accablé par des conceptions délirantes. Il existe toujours des vertiges non suivis de chute ou des étourdissements, des palpitations, de l'étouffement, des troubles de l'estomac et parfois une insomnie insupportable. Les sens sont altérés, et il n'est pas rare d'observer des bourdonnements d'oreilles et des illusions de la vue. L'activité musculaire peut être modifiée à son tour, et l'on constate assez souvent des spasmes, des contractures, des tremblements ou de l'ataxie locomotrice. Quand l'anémie se localise de préférence dans la moelle, on remarque d'abord un accroissement de l'excitabilité réflexe, suivi parfois d'une pseudo-paraplégie, et une atonie des organes influencés par les filets nerveux médullaires chargés de régler leur nutrition.

Dans certains cas, notamment à la suite d'hémorrhagies abondantes, la période d'excitation est assez courte et peut passer inaperçue ; alors l'intelligence semble foudroyée d'emblée et la motilité comme la sensibilité peuvent être troublées rapidement.

L'identité des symptômes rend, au premier abord, la confusion possible entre l'anémie des centres nerveux et la congestion passive ; il faut, pour distinguer ces deux états et pour rencontrer la véritable source des indications curatives, étudier avec soin la constitution du malade, analyser toutes les fonctions, et rechercher les conditions qui ont présidé au développement de la maladie. Les différences qui existent entre les troubles qui surviennent quand le malade est debout et ceux se manifestant quand il est dans une position horizontale, l'influence des aliments ou des boissons, l'état du cœur et du pouls, fourniront en pareil cas des renseignements utiles et nécessaires.

Dans les cas d'anémie cérébrale très profonde, le tissu nerveux tombe dans cet état de dépérissement qu'on appelle le ramollissement blanc ; en même temps, il se produit des épanchements sous-arachnoïdiens qui prennent la place de la substance cérébrale. Ce sont là des conséquences graves que l'on doit s'efforcer de prévenir par un traitement convenablement dirigé.

Lorsque l'anémie cérébrale est liée à un état général, il peut se produire, par moments et temporairement, un certain degré d'hyperhémie dans le cerveau dû à la trop grande quantité de sang apporté à un moment donné. On constate alors une impression douloureuse qui peut se manifester ou augmenter après l'administration de médicaments toniques ou après l'usage d'une médication trop excitante. On voit donc avec quelle prudence on doit combattre l'anémie cérébrale.

L'hydrothérapie nous offre de puissantes ressources contre cette maladie et contre l'état général auquel elle est liée. En principe, comme en fait, les applications hydrothérapiques qui conviennent le mieux dans l'anémie du cerveau et de la moelle sont les applications froides capables d'activer la circulation, de favoriser les échanges de matière et, finalement, de reconstituer toutes les forces de l'organisme. Mais il faut bien se garder de provoquer dès le début des réactions violentes, dont l'effet serait de produire une excitation excessive des centres nerveux et, par suite, un épuisement considérable. Il faut donc tout d'abord employer des applications légères, ne jamais commencer avec de l'eau trop froide, éviter de provoquer une grande perturbation et chercher à relever les activités organiques sans provoquer la moindre secousse.

En conséquence, ce n'est que lorsque, par une série d'applications successives, on sera parvenu à rendre l'organisme capable de répondre sans fatigue à l'attaque du froid, et que le refoulement du liquide sanguin dans la profondeur des viscères ainsi que son retour vers la surface cutanée s'accompliront sans difficulté, que l'on pourra recourir à des applications froides plus excitantes et commencer l'usage des douches en pluie sur la tête et sur la colonne vertébrale.

On pourra aussi, pour faciliter l'apport du liquide sanguin dans le cerveau, employer le sac à glace de Chapman. On le remplit de petits morceaux de glace et, après l'avoir fermé hermétiquement, on le place sur la partie cervicale de l'épine dorsale, en ayant soin de le maintenir dans cette position. Les premières applications de ce sac ne doivent pas être de longue durée si l'on veut éviter les accidents, assez légers du reste, que peut produire l'arrivée trop rapide du sang dans un cerveau anémié; elles devront être d'un quart d'heure environ; on les prolongera peu à peu si le malade les tolère facilement, et on pourra, à la fin du traitement, laisser l'appareil en place pendant une heure entière.

Il nous paraît vraisemblable que les effets obtenus par ce mode de traitement doivent être attribués, au moins en grande partie, aux actions réflexes qui sont mises en jeu. L'application de la glace donne lieu tout d'abord à une excitation du système nerveux soumis à son impression; si l'application continue, les nerfs vaso-moteurs qui émergent des ganglions ou des centres nerveux influencés perdent peu à peu leur contractilité et s'épuisent. Dès lors, la dilatation des vaisseaux se manifeste et le sang arrive en plus grande abondance.

Quelle que soit, du reste, la théorie que l'on adopte, ce qu'il y a d'incontestable, ce sont les bons résultats obtenus en pareils cas, au moyen du sac à glace, dans l'anémie cérébrale.

### MALADIES DU CERVEAU ET DE LA MOELLE ÉPINIÈRE DUES A UNE LÉSION DU SYSTÈME CIRCULATOIRE.

Il nous serait facile, en insistant sur la physiologie pathologique et sur la séméiologie de l'hémorrhagie des centres nerveux et de l'hémorrhagie cérébrale en particulier, de démontrer que le traitement hydrothérapique n'est pas applicable à ces maladies.

Quelques médecins pensent que ce mode de médication peut favoriser la résorption de l'épanchement sanguin et contribuer au rétablissement de la circulation dans les régions du cerveau ou de la moelle qui ont été atteintes. Cet effet thérapeutique peut être assurément obtenu; mais nous ferons remarquer qu'il ne peut l'être qu'à l'aide d'applications excitantes. Et comment, dès lors, peut-on être assez sûr du procédé employé pour ne pas dépasser le but et pour ne pas provoquer, notamment, une déchirure des vaisseaux ou des tissus que l'on voulait réorganiser?

Bien que quelques médecins réclament l'intervention de l'hydrothérapie dans ces cas difficiles, il nous est impossible, malgré leur incontestable autorité, d'admettre que cette médication soit indiquée dans l'hémorrhagie des centres nerveux ; car notre expérience personnelle nous a démontré que l'intervention de cette méthode de traitement était inutile et parfois nuisible.

D'autre part, si nous devons faire toutes réserves et proscrire l'usage de l'hydrothérapie quand le malade est sous l'influence d'une hémorrhagie récente, nous pouvons, en toute conscience, conseiller ce traitement quand les poussées congestives sont éteintes et qu'il ne reste d'autres traces du mal que les troubles de la sensibilité et du mouvement. Son action excito-motrice peut être fort utile pour modifier les hémiplégies, les paralysies, les contractures, les tremblements, les atrophies, les anesthésies et les désordres qui atteignent les voies génito-urinaires ou les voies digestives. Dans ces cas, la douche mobile est le procédé que nous préférons. On peut, en effet, la diriger avec une grande facilité, l'alimenter avec de l'eau à toutes les températures, et lui donner la force de percussion qui convient le mieux. On aura soin de diriger le jet, surtout au début, vers la partie inférieure du corps ; il faudra éviter les réactions violentes, préparer, s'il le faut, par une douche chaude générale, l'effet de l'application froide, et faire exécuter à la fin de l'opération un massage approprié.

### RAMOLLISSEMENT DU CERVEAU ET DE LA MOELLE ÉPINIÈRE.

Le ramollissement cérébral est caractérisé par la nécrose du tissu encéphalique. Cette dégradation est due à une obstruction artérielle produite, le plus souvent, par une thrombose ou par une embolie.

Le ramollissement du cerveau se révèle par une expression symptomatique qui varie suivant que l'altération dépend de l'une ou de l'autre de ces deux causes, et aussi suivant le siège de l'accident.

Dans le premier cas, les symptômes sont mobiles, mal accusés, et des aggravations brusques succèdent presque toujours à des intervalles de bien-être qui peuvent être considérés comme un temps d'arrêt dans l'évolution du mal. Sous l'influence d'une nutrition cérébrale défectueuse, les facultés intellectuelles se troublent, le caractère devient extrêmement irritable, la mémoire s'affaiblit graduellement, et, après une série d'accès d'excitation, le système nerveux se pervertit et s'épuise. Si l'on fait intervenir l'hydrothérapie avant que les altérations histologiques soient bien accentuées, on peut rendre de grands services aux malades; mais si l'on ne se décide à recourir à cette méthode de traitement que lorsque le tissu cérébral est sérieusement envahi, il faut s'attendre à n'obtenir que des résultats thérapeutiques insignifiants.

L'obstruction vasculaire qui est produite par une embolie se révèle par une expression symptomatique qui ressemble en tous points à celle de l'hémorrhagie cérébrale, dont on ne la distingue que par les circonstances dans lesquelles elle se produit et par l'état spécial du malade qui est atteint.

En présence d'une telle situation, et pour les mêmes raisons que dans les cas d'hémorrhagie cérébrale, le médecin doit se borner à exercer une mission de surveillance, et l'emploi de l'hydrothérapie nous semble inutile.

## MALADIES INFLAMMATOIRES CHRONIQUES DU SYSTÈME NERVEUX. — SCLÉROSES.

La sclérose est caractérisée par l'hypergenèse des éléments de la névroglie, le développement du tissu conjonctif, et la dégénération des éléments nerveux qui finissent par s'atrophier. La nature du processus morbide n'est pas encore bien établie ; cependant les auteurs sont à peu près d'accord pour considérer la sclérose comme la conséquence d'une inflammation chronique du système nerveux. La sclérose peut être disséminée, elle constitue alors ce que l'on appelle la sclérose en plaques ; ou bien elle peut être systématisée et se localiser dans les cordons nerveux homogènes qu'elle envahit progressivement.

Nous allons examiner successivement les effets de la sclérose dans l'encéphale et dans la moelle.

### ENCÉPHALITE CHRONIQUE. — SCLÉROSE DE L'ENCÉPHALE.

La sclérose de l'encéphale est une forme d'encéphalite à marche essentiellement chronique, aboutissant à l'induration cérébrale. Elle existe toujours sous forme de noyaux isolés, disséminés sans ordre dans la substance cérébrale, variables par le nombre et par le volume.

Les phénomènes primitifs, de nature congestive, sont caractérisés généralement par des douleurs fixes, des céphalalgies, des vertiges, des névralgies et des douleurs irradiées. Ces symptômes se manifestent d'une façon intermittente et correspondent exactement aux poussées congestives ou inflammatoires qui se produisent dans la partie malade. A ces désordres viennent s'ajouter des troubles qui intéressent à la fois les viscères et le système moteur. Il peut arriver que la maladie s'arrête dans sa marche progressive et ne dépasse pas, comme expression symptomatique, les phénomènes dont nous venons de parler. Lorsqu'on peut soupçonner cette évolution spéciale, il faut se hâter d'intervenir, car la moindre hésitation peut être fort nuisible. Nous pouvons affirmer que l'hydrothérapie produit les meilleurs effets quand il s'agit de combattre ces symptômes de la première heure.

Lorsque la lésion anatomique est produite, les symptômes qui la caractérisent sont constants et consistent dans l'abolition plus ou moins complète de la fonction physiologique dévolue à la partie frappée par la néoplasie. C'est ainsi qu'apparaissent les troubles fonctionnels de l'intelligence, depuis l'affaiblissement de cette faculté jusqu'au délire. C'est aussi sous l'influence de ces lésions multiples et variables, quant à leur siège, que se montrent les troubles de la vue, les paralysies de la face et des paupières, les modifications de la voix et de la parole, la dyspnée, la toux, la difficulté de la déglutition, et ces altérations fonctionnelles ou autres qui se localisent dans certains viscères. Les troubles du mouvement se traduisent par des paralysies générales ou localisées, par des contractures, des spasmes, des tremblements ou de l'incoordination motrice. Le pouvoir réflexe est le plus souvent augmenté, et la sensibilité peut présenter des troubles variés, depuis l'hyperesthésie la plus vive jusqu'à l'anesthésie la plus absolue.

Ce n'est que dans des limites restreintes qu'il est permis d'utiliser l'hydrothérapie contre cette affection, lorsqu'elle est bien caractérisée. Si l'on observe chez le malade des symptômes d'excitation indiquant l'envahissement ou l'imminence de l'altération, on peut avoir recours tout d'abord aux applications sédatives ; seulement, comme dans cette affection la circulation est souvent ralentie, il importe de faire intervenir les applications excitantes, en évitant toutefois de provoquer des réactions violentes. Dans le principe, on aura recours à des affusions ou à des douches tempérées qu'on refroidira graduellement, si l'excitabilité du malade le permet. Les applications froides les plus favorables sont celles qui sont faites avec la douche mobile. La douche en pluie, surtout quand il existe des phénomènes congestifs, peut déterminer des accidents regrettables, il faut la proscrire. Le mouvement de réaction devra être fort peu prononcé, provoqué spécialement vers les parties inférieures du corps et rendu plus facile par des applications préalables d'eau chaude faites sur les jambes et sur les pieds.

L'hydrothérapie est incapable d'arrêter la maladie quand elle est entrée dans sa période d'invasion : il faut reconnaître ce fait. Mais, plus tard, quand l'altération est bien limitée et que les forces générales ont besoin d'être ravivées, on peut avoir recours à cette médication qui, sans agir sur la nature du mal, peut cependant apaiser l'intensité des symptômes qui le caractérisent et rétablir l'équilibre dans quelques fonctions de l'organisme.

## MYÉLITES SYSTÉMATISÉES.

### TABES DORSALIS. — ATAXIE LOCOMOTRICE.

La genèse anatomique du tabès est encore inconnue et les auteurs ne sont pas d'accord sur le processus qui aboutit aux lésions observées. Nous ne pouvons ici étudier ce sujet et chercher à savoir si la maladie débute dans la moelle ou dans les nerfs périphériques, et si elle a une marche descendante ou ascendante ; qu'il nous suffise de dire que le *tabes dorsalis* établi est, pour la plupart des neurologistes, caractérisé principalement par une sclérose des cordons postérieurs de la moelle.

Symptomatiquement, le tabès se divise en trois périodes : 1° la période des symptômes céphaliques et des douleurs fulgurantes; 2° la période de l'ataxie ; 3° la période paralytique.

Il est inutile de mettre en relief le caractère des phénomènes qui appartient aux trois périodes que nous venons d'indiquer; ils sont parfaitement connus. Nous dirons seulement que quelques auteurs, dans le but de faciliter le diagnostic du tabès, ont enrichi la séméiologie de cette maladie de quelques symptômes qui leur ont paru pathognomoniques et au nombre desquels se trouvent le signe d'Argyll Robertson, l'abolition du réflexe rotulien et le signe de Romberg. Ces symptômes ont certainement une grande importance, surtout quand ils se trouvent associés aux douleurs fulgurantes et à l'ataxie du mouvement ; mais, comme on les rencontre également dans quelques maladies organiques ou fonctionnelles du système nerveux cérébro-spinal, ils deviennent, par ce fait, des points de repère incertains et ne conservent leur infaillibilité que lorsqu'on est bien fixé sur leur nature, leur origine et leur évolution. Ils ont été mis de côté par quelques neurologistes, à l'exception toutefois de l'abolition du réflexe rotulien qu'ils considèrent comme un signe certain quand cette abolition est permanente. Nous reviendrons du reste sur cette question si intéressante quand nous aurons émis notre opinion sur la curabilité du tabès.

A notre point de vue, cette maladie n'est pas fatalement incurable et nous avons observé un certain nombre de faits qui viennent à l'appui de notre affirmation. Parmi eux nous pouvons citer notamment celui d'un malade qui est tabétique depuis 1860, chez lequel les symptômes morbides sont très difficiles à reconnaître et qui peut s'occuper de ses affaires et de ses relations mondaines, comme s'il avait une santé parfaite.

Quelques médecins ont même publié des observations de guérison. Mais ces observations sont contestées par M. Charcot. Pour lui, ces cas de guérison ne s'appliqueraient qu'à de faux tabétiques. Cependant on a cité des malades qui avaient vu disparaître, pendant leur vie, tous les symptômes tabétiques et chez lesquels on trouva néanmoins à l'autopsie les cordons postérieurs sclérosés. Ces malades avaient gardé leur maladie, mais ils avaient vu disparaître tous ses symptômes. Cette situation est intéressante à analyser, et explique pourquoi les malades ainsi favorisés ont cru à une véritable guérison. Nous croyons aussi à cette pseudo-guérison ; mais pour l'expliquer, on est forcé de reconnaître que les symptômes observés dans le tabès ne sont pas toujours liés intimement à la dégénérescence sclérotique, que plusieurs dépendent plutôt des troubles secondaires amenés par le développement du processus pathologique et qu'ils se manifestent à l'occasion de l'affection principale et à côté d'elle.

Cependant, il est difficile de croire que la dégénérescence et la destruction de certaines parties des cordons de la moelle n'amènent pas de troubles dans le territoire organique qui leur appartient, et dès lors notre opinion est battue en brèche. Mais ne peut-on pas supposer, pour la défendre, que, si la maladie s'arrête dans sa marche, ce qui est possible, il ne s'établisse une sorte de circulation nerveuse supplémentaire, collatérale, comme il s'en établit une dans les vaisseaux sanguins lorsque l'un d'eux est obstrué, circulation supplémentaire qui expliquerait comment les fonctions nerveuses peuvent reparaître dans une moelle même en partie détruite. Du reste, il a été démontré, par plusieurs exemples, qu'un nerf qui a perdu ses propriétés peut les retrouver quand on le sectionne. Sans vouloir discuter comment peut s'effectuer cette restitution fonctionnelle et rechercher si elle est due à une restauration anatomique ou à une action inhibitoire, ne peut-on, par voie d'analogie, comparer ce qui se passe à la suite de la destruction du trajet nerveux par la sclérose à ce qui arrive après la section de ce nerf? Nous nous contenterons de poser la question, sans avoir la prétention de la résoudre.

En tous cas, ce qu'il est permis de dire, et qui semble incontestable, c'est qu'un grand nombre de symptômes observés dans le tabès ne lui appartiennent pas en propre. Les douleurs fulgurantes, les paralysies, l'ataxie même se rencontrent dans d'autres maladies et même chez les simples neurasthéniques. Du reste, la neurasthénie accompagne le tabès comme elle accompagne presque toutes les maladies organiques, ce qui explique comment on peut, chez de simples neurasthéniques, observer des symptômes qui semblent appartenir à des maladies organiques.

Ces considérations ont pour but de démontrer qu'on peut améliorer l'état des tabétiques et quelquefois même obtenir pour eux une pseudo-guérison. Du reste à mesure que la maladie est plus connue et que les malades sont mieux étudiés, on arrive à reconnaître d'une part que les faux tabétiques présentant tous les signes du vrai tabès sont assez nombreux ; et, d'autre part, que les véritables ataxiques peuvent quelquefois être guéris au moins en apparence.

Assurément, il y a quelques années encore, on n'aurait pas osé formuler de tels pronostics ; et, si on le peut aujourd'hui, c'est qu'il est reconnu que certains symptômes de la maladie ne sont souvent que le résultat d'actions réflexes secondaires provoquées par la lésion et que, par suite, ils peuvent être améliorés ou guéris. Ces symptômes sont très nombreux et l'on peut toujours espérer les modifier et les faire même disparaître, en diminuant, par une médication appropriée, l'excitabilité réflexe médullaire qui les fait naître. Nous allons voir comment l'hydrothérapie nous offre les moyens d'obtenir ce résultat.

**Traitement hydrothérapique dans le tabes dorsalis.** — Ce que nous avons dit des symptômes du tabès et de la possibilité de les combattre avec succès, justifie l'emploi de l'hydrothérapie dans cette maladie cruelle et douloureuse. Au reste, ce mode de traitement, est de ceux qui sont les plus utilisés contre elle. Il nous reste à indiquer comment il convient de l'employer.

Et d'abord, toutes les considérations que nous avons exposées au sujet de la neurasthénie concernant l'adaptation de la méthode à chaque malade, subsistent lorsqu'il s'agit de l'appliquer aux tabétiques. Il faut savoir, en effet, que si la maladie est organiquement toujours la même, les malades, en revanche, ne se ressemblent pas, et présentent des différences dont il faut se rendre compte si l'on veut agir avec efficacité.

L'un des points les plus importants, au point de vue de l'application de l'hydrothérapie, est de s'informer du degré de sensibilité cutanée des malades, car beaucoup d'entre eux ont de l'irritation spinale et, comme conséquence, une hyperesthésie poussée quelquefois à un très haut degré. C'est surtout pendant la première période de la maladie, la période des douleurs fulgurantes, que cette hyperesthésie existe. Pendant la période ataxique, elle est plus rare et disparaît souvent, à moins que, ce qui arrive parfois, les douleurs fulgurantes ne persistent pendant cette seconde période. On pourrait donc pour ainsi dire *à priori*, bien que cette proposition n'ait rien d'absolu, établir deux catégories de malades : ceux chez lesquels les symptômes algiques sont prépondérants et ceux, au contraire, chez lesquels l'ataxie domine la situation.

Ces derniers supportent en général très bien l'eau froide. La douche froide de 10 à 15 secondes, en jet brisé, est pour ainsi dire l'application qui se rapporte le mieux au but que l'on recherche. Son effet, franchement tonique et stimulant, réveille la circulation et l'innervation et donne les meilleurs résultats. Mais, chez les hyperesthésiés, on ne saurait employer un pareil procédé. Outre qu'il constituerait un véritable supplice par l'impression pénible et douloureuse qu'il provoquerait, il serait, la plupart du temps, impossible à appliquer. Chez ces malades, il faut avant tout chercher à calmer les phénomènes d'irritabilité médullaire, et c'est avec la douche tiède qu'on y arrive le mieux. Celle-ci doit être générale, d'une température de 35° environ, donnée avec une percussion légère et d'une durée maximum de une à deux minutes. Il est bon, lorsque l'irritation spinale est très vive, de recourir également à l'affusion tiède, c'est-à-dire avec de l'eau à 35°, dirigée le long de la colonne vertébrale. Cette affusion peut être faite avec une grosse éponge que l'on exprimera plusieurs fois de suite au niveau de la nuque, afin que l'eau coule le long du rachis, ou mieux avec un appareil à douche, col de cygne ou pomme d'arrosoir, disposé de façon que l'eau arrive sans percussion sur la colonne vertébrale. Le jet d'eau tiède est ainsi promené de bas en haut tout le long de l'axe spinal.

Ce procédé est essentiellement sédatif et calmant, et nous a toujours donné d'excellents résultats. Il va sans dire que dès qu'on le peut, c'est-à-dire, dès que l'irritation spinale est apaisée et que la sensibilité de la peau le permet, il faut refroidir la douche progressivement et arriver à l'eau froide, que l'on administre d'abord sur les parties inférieures, pour remonter ensuite au tronc et aboutir finalement sur la colonne vertébrale qu'on doit toujours percuter très légèrement.

Tel est le traitement que, sauf dans les cas exceptionnels, nous employons contre le tabès. Une de ses principales conséquences est d'apaiser l'excitabilité réflexe, si accusée chez les malades, de remédier aux troubles de nutrition et de modifier avantageusement les perturbations diverses qui siègent dans la sphère d'action du grand sympathique. Cependant, lorsqu'il existe de violents accès de suffocation, comme cela arrive quand la sclérose intéresse le bulbe, il faut être très prudent et, en tous cas, éviter de faire des applications froides dans la partie supérieure du corps.

Il existe, en dehors des indications générales, certaines indications spéciales importantes. Ainsi, contre les douleurs fulgurantes intenses et fréquentes, on joint au traitement général l'usage des douches écossaises localisées. Souvent l'ataxie locomotrice ne présente pas d'autres symptômes saillants que ces phénomènes douloureux; elle peut rester longtemps stationnaire dans cette période, et, ainsi que nous l'avons vu parfois, diminuer ou disparaître même, en ne laissant après elle que des troubles sans importance et sans gravité. Nous tenons à dire que c'est à l'association des applications chaudes et des applications froides que nous avons dû ces heureux résultats. On combat l'anesthésie très prononcée avec une douche froide courte sur la région frappée d'insensibilité, avec des frictions froides très énergiques ou avec des douches alternatives. On traite les douleurs constrictives du tronc par les demi-maillots ou la ceinture humide.

Enfin, lorsqu'on a à craindre des poussées congestives vers les centres nerveux supérieurs, il faut faire des applications révulsives sur la partie inférieure du corps, et se garder de recourir aux procédés qui dépendent de la méthode excitante, avant que les phénomènes d'excitation aient complètement disparu.

## MALADIE DE FRIEDREICH. — ATAXIE HÉRÉDITAIRE.

La maladie de Friedreich est une affection absolument constitutionnelle et héréditaire, qui ressemble par ses symptômes à la sclérose en plaques, au tabès et à la chorée. Cette maladie est plus grave que le tabès, ne guérit jamais, provoque toujours une véritable dégradation de l'organisme, et, dans sa marche progressive impitoyable, ne laisse au malade que quelques instants de repos. On doit intervenir pendant les périodes de rémissions qui sont plus ou moins longues et, tâcher d'améliorer certains symptômes de la maladie, notamment les troubles de la marche et l'incoordination des mouvements. A ce point de vue, l'hydrothérapie peut rendre des services, et son action doit être tentée. Pour le choix des procédés et les modes d'application, on se guidera sur ce que nous avons dit à propos du tabès.

### ATROPHIE MUSCULAIRE PROGRESSIVE.

L'atrophie musculaire progressive, dont Aran et Duchenne ont donné les premiers la description, est une maladie qui débute généralement par la main et envahit successivement plusieurs régions. Elle commence par un affaiblissement des muscles et aboutit à une impuissance absolue qui est due à l'atrophie des masses musculaires. Le caractère clinique de cette atrophie consiste en ce qu'elle est distribuée irrégulièrement, se localisant tantôt dans tous les muscles envahis du territoire nerveux, tantôt dans quelques-uns d'entre eux ; elle peut même ne frapper dans un seul muscle que quelques-unes de ses fibres. Quant à la paralysie, elle n'est causée que par l'atrophie du système musculaire ; elle vient progressivement et n'est complète que lorsque le muscle est tout à fait atrophié. L'excitabilité électrique du muscle subsiste en effet tant qu'il y a des fibres intactes. Il n'existe pas de troubles de la sensibilité. Il y a quelquefois en même temps paralysie nerveuse, mais ce n'est qu'une complication de la maladie. Celle-ci reste étroitement liée au système musculaire.

Son étiologie est très obscure. Rare dans l'enfance, elle n'apparaît en général qu'à l'âge adulte. La fatigue musculaire et les travaux manuels ne semblent être que des causes occasionnelles. Il en est de même du traumatisme, du froid et de l'humidité. Quant aux intoxications comme le saturnisme, qui produisent des atrophies musculaires, elles ne sauraient produire la maladie dont nous parlons.

Longtemps cette maladie a été considérée comme ayant une origine périphérique, localisée uniquement dans la fibre musculaire. Mais depuis Cruveilhier, il a été reconnu que cette affection est toujours accompagnée d'une atrophie des racines antérieures de la moelle épinière. La lésion primitive de la maladie paraît se développer dans les cornes antérieures de la substance grise. La lésion, une fois constituée, semble irrémédiable ; mais, au début, le mal peut quelquefois être modifié et enrayé.

L'hydrothérapie, à ce point de vue, rend de grands services dans cette maladie, et c'est aux applications toniques et excitantes qu'il faut avoir recours, autrement dit aux applications froides. C'est donc à la douche froide, courte et énergique qu'il faudra autant que possible s'adresser. A son défaut on emploiera le drap mouillé ou les affusions froides. Si le malade ne peut, par suite d'une susceptibilité particulière, les supporter, on élèvera un peu la température de l'eau, on commencera, s'il le faut, par de l'eau tiède, mais il ne faudra pas oublier qu'il s'agit de tonifier et de stimuler l'organisme, et que, par conséquent, on devra toujours s'efforcer d'arriver à l'eau froide.

## SCLÉROSE LATÉRALE AMYOTROPHIQUE.

Cette maladie, confondue autrefois avec l'atrophie musculaire progressive, en a été distraite par M. Charcot qui en a fait un type spécial. Elle se distingue anatomiquement de la première en ce que, la lésion atteint non seulement les cornes antérieures mais se propage, en les dégradant, dans les cordons latéraux de la moelle.

Cette maladie a, on le comprendra, plusieurs symptômes communs avec la précédente; tel, entre autres, l'atrophie musculaire. Seulement, dans la sclérose latérale, l'élément paralytique nerveux, qui n'a dans l'atrophie simple qu'une importance secondaire, a, au contraire, une importance considérable; quant aux troubles sensitifs qui sont absents dans la maladie d'Aran-Duchenne, ils apparaissent au contraire dans la sclérose latérale avec des caractères très accentués. Il existe des douleurs spontanées, des engourdissements et des fourmillements, et, par la pression, il est facile de provoquer des douleurs.

Il y a impuissance motrice, mais ici le degré d'atrophie musculaire ne suffit pas à l'expliquer; et, pour en comprendre la production, il faut faire intervenir la paralysie d'origine nerveuse. En outre l'atrophie frappe la totalité des masses musculaires et peut déterminer ainsi la paralysie d'un membre tout entier.

Bientôt apparaissent des contractions fibrillaires, la rigidité, puis enfin la contracture. Les mouvements sont accompagnés de trépidation épileptoïde, et les membres prennent des attitudes vicieuses dues à la fois à l'atrophie de certains muscles et à la contracture de certains autres.

A l'encontre de la maladie d'Aran-Duchenne, la marche du

processus est rapide; quelquefois il survient un temps d'arrêt et la maladie reste stationnaire, mais quelquefois le processus reprend son évolution, atteint souvent le bulbe et prend dès lors un caractère très menaçant.

L'étiologie de la maladie est très obscure, et les causes mal déterminées. On sait par contre que sa terminaison est toujours fatale. Mais elle peut être enrayée dans sa marche envahissante et atténuée dans ses manifestations, du moins si l'on a soin de l'attaquer au début de son apparition. Nous sommes persuadés qu'il est possible d'apaiser l'excitation nerveuse et qu'on peut régulariser la circulation sanguine dans la moelle, avant que le travail de prolifération ait commencé. Il n'est pas extraordinaire, alors même que les phénomènes congestifs semblent prononcés, de dégager, à l'aide d'applications révulsives, la région hyperhémiée. Mais nous devons dire qu'ici on se heurte à de très grandes difficultés, et ce n'est qu'exceptionnellement que nous avons vu le traitement hydrothérapique arriver à un résultat satisfaisant. Néanmoins on doit l'essayer, ne dût-on obtenir que de faibles résultats. On arrive toujours, en tous cas, à pallier certains phénomènes d'ordre réflexe qui, bien que ne dépendant pas directement de la lésion elle-même, n'en sont pas moins pénibles et douloureux. Ne dût-on obtenir qu'un simple soulagement, dans une maladie aussi terrible et aussi impitoyable, il ne faut pas hésiter de faire intervenir l'hydrothérapie.

### TABÈS DORSAL SPASMODIQUE.

Le tabès dorsal spasmodique ne saurait, du moins dans l'état actuel de la science, constituer une entité morbide bien définie, ce n'est qu'un syndrome dégagé par Erb et M. Charcot, du groupe des myélites chroniques et dont le siège anatomique et physiologique est souvent très difficile à préciser.

Le tabès spasmodique est dominé cliniquement par la parésie des membres inférieurs, par les contractures et des spasmes musculaires accompagnés d'une trépidation qui peut être spontanée, mais qu'il est également facile de provoquer en relevant brusquement avec la paume de la main la pointe du pied ou l'extrémité des orteils. La maladie, cantonnée au début dans les membres inférieurs, peut néanmoins s'étendre dans la suite aux membres supérieurs.

En tout cas il n'y a pas de troubles de sensibilité, ni de troubles urinaires comme dans le tabès ataxique, et la maladie ne semble pas atteindre la nutrition générale.

Dans le tabès spasmodique, l'hydrothérapie offre des ressources, surtout au début de la maladie ; elle peut contribuer à enrayer le processus pathologique, mais on ne saurait comparer les résultats obtenus, dans ce cas, par cette médication avec ceux que l'on obtient dans le tabès dorsalis, et qui sont comme nous l'avons démontré si souvent satisfaisants.

C'est encore aux procédés toniques et excitants, à la douche froide, au drap mouillé ou aux affusions froides qu'il faudra recourir. Ce sont ceux qui nous ont le mieux réussi. Les malades atteints de tabès spasmodique supportent en général très bien l'eau froide, et il y a rarement lieu de recourir à l'eau tempérée pour les y habituer.

Si cependant l'excitabilité réflexe médullaire était par trop exagérée, il serait bon de faire précéder l'application froide d'une application tiède prolongée dont l'effet sédatif sur le centre nerveux spinal pourra être d'un utile secours.

## PARALYSIE INFANTILE.

La cause première de la paralysie infantile semble être une maladie infectieuse qui, d'après M. Marie, atteindrait la moelle par l'intermédiaire du système vasculaire. Les autres causes, froid, traumatisme, dentition, etc., ne seraient que des causes occasionnelles.

Elle est caractérisée anatomiquement par une atrophie des cellules nerveuses des cornes antérieures de la moelle avec développement du tissu conjonctif.

« Chez un enfant, garçon ou fille, normalement conformé, ne présentant à la naissance aucun trouble de motilité et dont l'âge varie de quelques jours à quatre ans, plus souvent de un à trois ans, éclate soudain, sans cause appréciable et en pleine santé, un état fébrile d'une durée de vingt-quatre heures à quelques jours (rarement plus de huit) accompagné quelquefois de symptômes convulsifs, et immédiatement suivi de paralysie du mouvement avec conservation de la sensibilité. Souvent complète et généralisée dès le début, cette paralysie, qui n'atteint que par exception les membres supérieurs isolément et qui affecte presque toujours la forme paraplégique, éprouve bientôt une rémission dans son étendue et dans son intensité, elle se retire de certaines parties où elle s'était d'abord montrée, et se fixe, en se localisant de plus en plus, dans d'autres, qui se trouvent dès ce moment (et alors que l'organisme est en voie d'accroissement) vouées à l'atrophie, aux déformations, en un mot aux divers désordres qu'engendrent, d'une part, les altérations de nutrition et l'impuissance motrice prolongée, d'autre part, la prédominance de l'action des muscles sains sur celle des muscles paralysés. » Telle est l'image résumée et fidèle de la maladie, empruntée à la thèse de M. Laborde (1).

Comme on le voit, si le début de la maladie a une forme aiguë, celle-ci affecte bientôt une allure essentiellement chronique, et ce n'est que pendant la période de régression des symptômes, avant que la lésion anatomique finale soit définitivement constituée, que l'on peut espérer agir avec utilité. En effet, si cette maladie, arrivée du moins à la période chronique, ne tue pas, elle laisse néanmoins des traces indélébiles et des infirmités incurables.

C'est donc au moment où les paralysies semblent être arrêtées dans leur marche qu'il faut intervenir par des moyens stimulants sur les muscles intéressés. Les frictions froides excitantes avec un linge mouillé, les affusions et les douches froides pourront rendre de grands services pour combattre les manifestations locales et pour modifier l'état général qui est toujours compromis. Quand la lésion est bien établi, les efforts thérapeutiques deviennent inutiles ; il faut donc se hâter d'intervenir.

### PARALYSIE SPINALE ANTÉRIEURE CHRONIQUE.

Cette maladie, appelée également polio-myélite antérieure chronique est une affection dont le pronostic, en général, est très grave, bien que, cependant, elle soit susceptible de s'arrêter quelquefois dans son développement. Cependant Erb a décrit de cette maladie une variété qu'il appelle forme mixte, et qui échappe à la gravité du pronostic dont nous venons de parler. Elle se distingue de la maladie de Duchenne en ce que la paralysie n'est jamais complète et se réduit à la parésie. Celle-ci évolue avec lenteur, peut débuter par les membres supérieurs ou par les membres inférieurs. L'atrophie peut atteindre les muscles en tout ou en partie,

(1) Laborde, Thèse de Paris, 1864.

et ceux-ci sont douloureux à la pression. Du reste, on ne trouve pas de troubles trophiques du côté des téguments, pas d'ataxie ni de contracture.

La maladie semble avoir une tendance à la guérison spontanée. Son traitement est celui des myélites en général. Ici l'hydrothérapie peut rendre de grands services. C'est à ses procédés excitants qu'il faudra avoir recours, à la douche froide, au drap mouillé et aux affusions.

### MYÉLITES DIFFUSES CHRONIQUES.

Dans toutes les variétés de myélites diffuses chroniques, l'hydrothérapie ne saurait être utilisée tant qu'il y a des phénomènes d'excitation, symptômes de poussées inflammatoires ; si l'on intervient il faut manœuvrer avec une prudence excessive. Mais il n'en est pas de même lorsque la maladie est arrivée à la forme essentiellement chronique. Si l'hydrothérapie ne peut avoir d'action réelle pour modifier les lésions établies et définitives de la moelle qui ne semblent pas sujettes à amélioration, elle a en revanche une influence heureuse sur la nutrition qui est profondément troublée et sur les forces qui sont toujours amoindries. En outre, elle aide à faire disparaître certains phénomènes réflexes, purement fonctionnels, qui accompagnent la maladie. Les applications seront choisies parmi celles qui n'ébranlent pas trop l'organisme, et elles seront faites prudemment afin de ne pas réveiller les poussées inflammatoires. Les affusions tièdes, progressivement refroidies, et les douches légères appliquées avec les mêmes précautions, pourront intervenir d'une manière avantageuse. Elles relèveront les forces du malade, l'aideront à supporter son mal et modifieront favorablement la nutrition générale qui est toujours compromise par une maladie qui n'a aucune tendance à rétrocéder.

### SCLÉROSE EN PLAQUES.

Dans la sclérose en plaques, la maladie ne gagne pas de proche en proche comme dans les myélites. Il apparaît des plaques dans tous les points du système nerveux, sans qu'il y ait liaison apparente entre les diverses lésions. Celles-ci se montrent dans le cerveau, dans la moelle, et même dans le système périphérique.

Le symptôme capital de la maladie est le tremblement ; il

peut atteindre tous les muscles et ne cesse que lorsque le malade est au lit. Il est provoqué uniquement par les mouvements volontaires et n'a pas lieu au repos se différenciant en cela de celui de la paralysie agitante et se rapprochant davantage de celui de la chorée. Mais il ne gêne pas, comme dans celle-ci la direction des mouvements. Il existe en même temps des troubles de la vue, de l'embarras de la parole et des phénomènes mentaux pouvant aller de la perte de la mémoire jusqu'au délire.

Nous ne pouvons pas ici décrire tous les phénomènes qui peuvent s'observer dans la sclérose en plaques. Ces phénomènes sont multiples et très variés, suivant les régions envahies par le processus morbide. C'est ainsi qu'on peut observer de l'atrophie, des contractures, de la paralysie et de l'ataxie, des troubles spasmodiques et même des attaques apoplectiformes. En un mot toute la symptomatologie des maladies de l'axe cérébro-spinal peut se rencontrer.

La maladie est très lente dans sa marche ; elle peut se prolonger pendant de longues années si la région bulbaire n'est pas atteinte.

Le pronostic est, en général, assez sombre. Cependant on a cité des cas où la maladie s'était sensiblement amendée et très heureusement. Le médecin ne doit donc pas désarmer ; il faut qu'il lutte par tous les moyens possibles pour obtenir une modification favorable. Du reste, ce que nous avons dit de la guérison ou de l'amélioration possible de la sclérose postérieure subsiste ici, avec des chances moindres, bien entendu, puisqu'il s'agit de foyers multiples et dispersés. Comme dans toutes les maladies organiques du système nerveux, il est possible de faire disparaître les phénomènes secondaires et concomitants, et, par cela même, on peut espérer entraver la maladie et modifier l'état général du malade. Le traitement sera appliqué dans les mêmes conditions que pour le tabès, en tenant compte de la susceptibilité particulière du malade et en ayant toujours pour but, tout en calmant son excitabilité réflexe, de le tonifier et de le fortifier. C'est-à-dire que l'on emploiera, si la chose est possible, les applications froides; si le malade ne peut supporter le froid, on aura recours aux applications tièdes progressivement refroidies, sous forme de douche, principalement, et, à défaut de douche, sous forme d'affusions.

## PARALYSIE GÉNÉRALE.

Depuis les travaux modernes, la paralysie générale relève des inflammations diffuses du système nerveux cérébro-spinal. Sa coïncidence fréquente avec le tabès a été souvent, dans les Sociétés savantes, un sujet de discussion; on s'est notamment demandé si les deux maladies ne faisaient pas une seule entité morbide. L'opinion la plus admise aujourd'hui semble être que ce sont deux maladies distinctes marchant parallèlement, pouvant même relever de la même cause, comme la syphilis, par exemple, ainsi que l'a fort bien exposé M. Fournier, mais n'ayant pas de lien anatomique commun.

Est-il possible d'intervenir utilement dans le cours de la maladie pour en empêcher le processus et en atténuer les manifestations? Assurément oui. En effet, bien que nous ayons affaire à une maladie grave, nous savons qu'elle est sujette à des rémissions fréquentes qui permettent dans certains cas, d'espérer une guérison. On dira que, dans ces derniers cas, la maladie n'était pas bien confirmée et que l'on n'avait pas affaire à une véritable paralysie générale. Ce que Baillarger a décrit sons le nom de *manie congestive*, n'est-il pas autre chose qu'une paralysie générale arrêtée à ses débuts et à forme expansive? Nous le penserions volontiers. Quoi qu'il en soit, il est démontré qu'il est possible d'atténuer certains symptômes de la paralysie générale, même de les faire cesser et quelquefois de supprimer leurs effets.

Dans la paralysie générale, il y a deux formes principales à considérer : une forme expansive avec délire ambitieux et excitation maniaque, et une forme dépressive avec délire mélancolique ou hypochondriaque et prédominance des phénomènes de dépression intellectuelle.

Dans la première forme, il est nécessaire de pallier l'excitation qui domine la scène morbide. Dans ce but, les bains, les douches tièdes prolongées, les affusions tempérées sont tout indiqués et donnent des résultats satisfaisants.

Dans la forme dépressive au contraire, mélancolique, hypochondriaque ou stupide, c'est aux applications excitantes que l'on doit avoir recours. Les bains froids, la douche froide et les affusions donnent les meilleurs résultats. Ils agissent comme toniques et dérivatifs, et doivent être employés avec régularité et persévérance.

## DES NÉVRITES PÉRIPHÉRIQUES.

Les névrites peuvent reconnaître plusieurs causes : le traumatisme d'abord, puis l'inflammation et le froid ; mais les névrites se développent souvent sous l'influence des maladies infectieuses et des intoxications ; elles apparaissent quelquefois sous forme de paralysies à la suite de certaines maladies infectieuses. A propos des intoxications nous avons parlé de ces névrites, dont le type est fourni par celles qui sont dûes à l'intoxication alcoolique. C'est dans le groupe des névrites périphériques par intoxication que se rencontrent les formes principales du pseudo-tabès, qu'il faut savoir distinguer du tabès vrai dont il se sépare par l'absence de quelques phénomènes fondamentaux, par la marche et principalement par la terminaison de la maladie qui est non seulement susceptible d'amélioration mais même de guérison.

M. Déjerine a démontré, en effet, à l'aide d'observations cliniques, suivies d'autopsies, que les symptômes de la sclérose des cordons postérieurs pouvaient être produits par des lésions des nerfs périphériques, sans que la moëlle épinière pût être mise en cause. Il a proposé de désigner cette nouvelle forme d'ataxie sous le nom de *nervo-tabès périphérique*, par opposition à l'ataxie de cause médullaire (1). Voici, selon lui, quelques signes pouvant servir à les différencier.

Dans le tabès périphérique, ou pseudo-tabès, il existe un signe qui, a une valeur diagnostique considérable, c'est que les masses musculaires sont douloureuses à la pression ; il en est de même pour les gros troncs nerveux des membres. Un autre signe propre à différencier le tabès périphérique, c'est l'absence de myosis et du signe d'Argyll Robertson, qui semble être un des caractères du tabès d'origine centrale.

L'évolution du pseudo-tabès aboutit à une période stationnaire, de durée variable, au bout de laquelle, le plus souvent, les symptômes rétrocèdent peu à peu et peuvent même finir par disparaître. En général le tabès périphérique évolue rapidement, cependant il y a des exceptions, car il existe des formes lentes.

Il y a encore une autre variété de névrites : ce sont celles qui se présentent dans les maladies des centres nerveux, soit que les

(1) *Comptes rendus de l'Académie des sciences*, 1883.

nerfs soient altérés par voie de continuité, soit qu'on trouve entre les lésions centrales et les lésions périphériques des parties nerveuses indemnes de toute altération. Il y a même des cas où la maladie commence par les nerfs et suit une marche ascendante pour gagner les cordons postérieurs de la moelle qui ne sont en somme que le prolongement, dans celle-ci, des racines postérieures des nerfs. Enfin on les rencontre dans certaines maladies chroniques, comme la tuberculose, la syphilis et le rhumatisme.

En somme, les névrites, à part les cas de traumatisme ou d'inflammation de cause externe, comme la névrite *a frigore*, sont le produit d'une irritation toxique relevant soit d'un agent extérieur introduit dans l'économie, soit d'un poison élaboré dans l'organisme.

Lorsque la névrite est localisée, ce qui est le cas pour la première classe des névrites dont nous venons de parler, c'est surtout sur les muscles irradiés par le nerf que la maladie se fait sentir. Ils diminuent de consistance et de volume, et perdent leur contractilité. La sensibilité est également atteinte : on peut constater de l'hyperesthésie ou de l'anesthésie, des fourmillements, de l'engourdissement, des crampes et des douleurs spontanées très violentes généralement exaspérées par les mouvements. Enfin la peau, altérée dans sa nutrition, peut présenter des éruptions de diverses sortes; nous désignerons notamment le zona qui est un type de ces éruptions dans la névrite intercostale. Les névrites disséminées appartiennent au groupe des intoxications et des maladies infectieuses. Nous ne nous en occuperons pas ici, renvoyant le lecteur au chapitre consacré à ces affections. Nous en dirons autant pour les névrites liées à une maladie de l'axe cérébro-spinal.

Quand elle ne se termine pas par résorption ou par suppuration, la névrite donne lieu à une sclérose qui atrophie les éléments nerveux et les fait disparaître, de sorte que le nerf est remplacé par un cordon de tissu conjonctif. La conséquence est la paralysie et l'atrophie des muscles animés par le nerf. Quand la maladie suit une marche ascendante, et que le processus morbide menace d'envahir un plus ou moins grand nombre de nerfs, il est nécessaire d'intervenir promptement et énergiquement.

Dans la période douloureuse, on a recours à l'usage du calorique immédiatement suivi d'une application froide. Les maillots, les étuves, la douche écossaise sont indiqués; mais, pour être efficace, le traitement devra être suivi longtemps.

S'il existe des phénomènes de paralysie et d'atrophie, sans

douleurs, on aura recours aux procédés excitants et surtout à la douche froide énergique suivie de massage ou de frictions, ou à la douche alternative localisée. Enfin, les maillots secs ou humides seront indiqués quand on constatera de la contracture musculaire au voisinage de la région malade.

### MÉNINGITE SPINALE CHRONIQUE. — PARALYSIE ASCENDANTE. SYRINGOMYÉLIE.

Parmi les symptômes de la méningite chronique de la moelle épinière, les plus tenaces et les plus saillants sont les phénomènes douloureux, la difficulté qu'éprouve le malade à se tenir debout ou à marcher et les contractures musculaires. Pour les combattre, on peut recourir à l'hydrothérapie qui, par ses agents analgésiques, sédatifs et excitants, fournit au médecin une série de combinaisons thérapeutiques extrêmement utiles quand on est appelé à lutter contre une affection si difficile à guérir.

L'hydrothérapie peut être aussi avantageusement employée contre les accidents que laisse après elle la paralysie ascendante aigue ou maladie de Landry. Dans ces cas particuliers, on a recours le plus souvent aux procédés excitants.

Cette méthode de traitement peut enfin rendre de grands services aux malades atteints de la maladie de Morvan que quelques auteurs désignent sous le nom de syringomyélie et qui a été fort bien décrite par M. Bruhle dans sa thèse inaugurale. La syringomyélie a été menacée dans son autonomie par M. Zambaco, qui la considère comme une expression de la lèpre. Beaucoup de médecins ont accueilli avec faveur l'opinion de notre distingué confrère de Constantinople et sa communication à l'académie de médecine, nous a remis en mémoire un fait observé par nous il y a très longtemps. Dans le courant de l'année 1864, nous avons donné des soins à un malade qui, après avoir eu un panaris à la suite duquel il perdit une phalange, fut pris de troubles sensitifs nombreux, parmi lesquels nous constatâmes une sensibilité tactile maladivement exagérée et une anesthésie très marquée qui l'empêchait d'apprécier les variations de température. On aurait pu lui brûler la plante des pieds et il ne pouvait pas supporter le plus léger chatouillement dans cette région. A ces symptômes étranges s'ajoutaient des douleurs fulgurantes et des troubles moteurs spéciaux, qui nous firent croire à l'existence d'une ataxie locomotrice. M. Brown-Séquard, appelé à donner son avis sur ce cas particulier, fit un examen attentif de la sensibilité cutanée, écouta avec soin le récit des antécédents du sujet soumis à notre observateur et nous dit : Votre malade est atteint de la lèpre. Ce diagnostic nous étonna ; mais aujourd'hui nous le comprenons. Ajoutons que le malade fut très amélioré par l'hydrothérapie ; nous l'avons vu, il y a quelques années, il est âgé et jouit, malgré les infirmités de la vieillesse, d'une santé relativement satisfaisante.

### DE QUELQUES ALTÉRATIONS MATÉRIELLES SPÉCIALES DU SYSTÈME NERVEUX.

Les altérations dont nous voulons parler ici sont produites par des tumeurs qui se développent dans le tissu nerveux lui-même ou dans les parties environnantes. Nous savons que les tumeurs peuvent être sous la dépendance d'une diathèse, d'une intoxication ou d'une altération quelconque du sang, et se développer sous forme de cancer, de tubercule ou de gomme. Or, la résolution de ces tumeurs ne peut être obtenue que lorsqu'elles sont d'origine syphilitique ou quand elles dépendent d'une altération du sang curable ou tout au moins susceptible d'amélioration. Dans ces circonstances, et sauf contre-indications, on aura recours aux applications hydrothérapiques excitantes et résolutives et notamment à la douche froide, à la douche chaude et aux sudations. Dans un grand nombre de cas, nous avons eu à nous louer des effets de l'hydrothérapie pour combattre les désordres nerveux occasionnés par la présence d'une gomme, soit dans le rachis, soit à la base du crâne.

En général, l'espèce de tumeurs qui nous occupe se développe lentement et ne manifeste parfois sa présence que fort longtemps après sa période de formation ; cependant, dans la plupart des cas, la tumeur, après un temps plus ou moins long, se révèle par des phénomènes dont il faut connaître l'origine et l'évolution si l'on veut intervenir judicieusement.

Quand la tumeur suit toutes ses phases de développement et qu'elle arrive à produire une cessation de fonctions dans le centre ou dans le tronc nerveux atteint, la médecine est désarmée et ne peut pas réparer les dégradations produites. Il faut donc intervenir dès que les premiers symptômes apparaissent ; à ce moment l'hydrothérapie peut, à l'aide de ses applications résolutives, agir sur la tumeur et arrêter, au moins pour un certain temps, son évolution. Elle peut aussi calmer l'excitation nerveuse et s'opposer, dans une certaine limite, à la production des phénomènes congestifs qui accompagnent cette excitation. Ce que nous avons dit précédemment doit suffire pour édifier le praticien sur la nécessité du traitement hydrothérapique et sur son mode d'application.

### ALIÉNATION MENTALE.

Pendant longtemps on a administré la douche froide en pluie aux aliénés indociles, pour les dompter et vaincre leur résistance. A cette douche correctionnelle, essentiellement inhumaine, on a substitué une douche thérapeutique plus rationnelle, mais tout aussi inefficace que la première. En opérant cette transformation, on n'a pas assez étudié le rôle que l'hydrothérapie peut jouer dans le traitement de la folie, et l'on a eu tort de croire que la douche froide est le procédé qu'il faut exclusivement employer chez les aliénés. Cette erreur doit être vigoureusement combattue, et nous devons d'ores et déjà déclarer que la douche en pluie froide doit être proscrite et que la douche froide en jet brisé doit être appliquée avec mesure et maniée avec une grande réserve. Dans la thérapeutique des maladies mentales il est préférable de recourir à l'eau tempérée qui peut être employée sous forme de douches, d'affusions ou d'immersions.

Pour appliquer la médication hydrothérapique chez les malades frappés d'aliénation mentale, il faut procéder méthodiquement et faire dépendre le choix du modificateur à employer, des indications spéciales que présente chaque cas particulier. Si l'on soupçonne une tendance à la congestion encéphalique, il est imprudent d'essayer l'eau froide. Si, au contraire, le délire paraît lié à une ischémie cérébrale, comme il est aisé de le constater chez les déprimés, les mélancoliques ou les hypochondriaques, on peut et l'on doit recourir aux douches, aux frictions ou aux affusions froides et mieux aux immersions froides de courte durée. Toutefois, même dans les cas les plus favorables, il faut commencer avec la plus grande prudence et observer toujours une sage progression dans l'application des procédés mis en usage. En général, les aliénés supportent bien l'eau froide et, en raison de leur tolérance que la maladie rend exceptionnelle, ils ne révèlent sous l'influence de la douche aucune de ces impressions que les autres sujets fournissent toujours au médecin. Il faut donc être très circonspect et éviter de provoquer chez les aliénés affaiblis un grand refroidissement qui pourrait amener dans les organes internes une répercussion fâcheuse. Cet accident est à craindre chez les malades atteints de paralysie générale, ainsi que nous l'avons fait pressentir en étudiant cette redoutable affection et chez les mélancoliques abattus, presque tous indifférents à l'impression de l'eau froide et présentant en général, les signes d'une profonde anémie.

Chez les aliénés à délire expansif, semblant dépendre d'un état d'hyperhémie cérébrale, c'est aux procédés sédatifs qu'il est nécessaire d'avoir recours. Dans ce cas c'est aux applications froides prolongées ou aux applications tièdes qu'il faut s'adresser. Les applications froides ont souvent des inconvénients et sont difficiles à régler. Nous préférons de beaucoup l'eau tiède, en douche ou en immersions prolongées. Avec l'eau tiède on agit en toute sécurité. Elle ne présente pas d'inconvénients et comme son action sédative est très manifeste nous pouvons sans arrière-pensée en préconiser l'emploi.

Nous ne saurions attribuer à l'hydrothérapie un rôle prépondérant dans le traitement des maladies mentales. Nous ne la recommandons que dans certains cas, pour combattre certains phénomènes bien déterminés. En dehors de l'excitation ou de la dépression générale, elle peut aider à combattre l'insomnie, certains troubles digestifs; elle peut contribuer ainsi à soutenir et à relever les forces de l'organisme. C'est un rôle modeste, vis-à-vis de l'aliénation mentale; mais il a sa valeur et ne doit pas être négligé.

# CHAPITRE X

## DE QUELQUES AFFECTIONS CONVULSIVES DU SYSTÈME NERVEUX.

Nous n'avons pas l'intention de revenir, dans ce chapitre, sur les névroses générales convulsives que nous avons étudiées plus haut. Nous voulons seulement dire quelques mots de certaines convulsions isolées auxquelles on a donné le nom de *tics*, de ces névroses particulières que l'on appelle *crampes professionnelles*, des *contractures* et des *tremblements*.

### TICS CONVULSIFS.

Dans la description de cette névrose généralement connue sous le nom de *tic*, nous établirons, tout d'abord, avec Trousseau, une distinction entre le *tic douloureux*, véritable névralgie accompagnée de mouvements convulsifs épileptiformes, et le *tic non douloureux*, ou espèce de chorée partielle, qui se rencontre fréquemment et qui est caractérisé par des mouvements convulsifs, involontaires, inconscients et non douloureux.

*Tics douloureux.* — Cette affection est, comme on le sait, caractérisée par des convulsions extrêmement douloureuses des muscles de la face ; elle occupe généralement toujours le même siège, les branches terminales de la septième paire, la douleur envahit subitement telle ou telle partie du visage, sans être précédée d'aucun signe qui puisse en faire prévoir l'apparition.

Dans le tic douloureux, la douleur est toujours accompagnée de convulsions, ce qui lui a fait donner par Trousseau le nom de névralgie épileptiforme *convulsive*.

Ces convulsions peuvent être cloniques ou toniques. Les premières qui sont les plus fréquentes, consistent en secousses instantanées qui impriment à la face les contorsions les plus bizarres ; elles sont toujours remplacées par des intervalles de repos. Les secondes sont caractérisées par un spasme persistant qui frappe certains muscles, et qui produit, lorsqu'il siège dans un des côtés de la face, une déviation permanente de ce côté. Ce spasme peut être confondu avec une paralysie de la face localisée dans le côté opposé. Mais il est facile de distinguer ces deux affections à l'aide de l'exploration électrique. Au surplus, il suffit de se rappeler que, dans la paralysie, les muscles paralysés sont mous et souples, tandis qu'ils sont rigides et saillants dans la convulsion tonique.

Cette forme, très rare, sans gravité au point de vue du pronostic, est cependant inquiétante au point de vue des difficultés que l'on éprouve pour en obtenir la guérison. Toutefois, même dans cette forme, c'est l'hydrothérapie qui, nous le croyons, a donné jusqu'à présent les meilleurs résultats.

Quant à la forme classique, c'est-à-dire au véritable tic douloureux, caractérisé par des secousses apparaissant brusquement sous forme de paroxysmes, pouvant ne durer qu'une seconde ou se prolonger jusqu'à deux minutes, il ne faut pas, à son égard, partager l'opinion désespérante de Trousseau, et dire avec lui qu'il ne guérit jamais sans retour ; nous pourrions citer des faits rassurants à cet égard.

Le traitement auquel nous avons recours en général, parce que c'est celui qui nous a toujours semblé donné les meilleurs résultats, consiste en une sudation avec l'étuve à la lampe, immédiatement suivie d'une douche froide et courte, en jet ou en pluie ; les douches de vapeur, les fumigations et la douche écossaise nous ont également rendu de grands services, mais, nous le répétons, dans l'espèce, c'est le traitement que nous venons d'indiquer qui a toujours été le plus efficace. Il est bon d'ajouter que, dans quelques cas, rares il est vrai, les douches froides nous ont suffi pour combattre cette affection.

*Tics non douloureux.* — Ces troubles convulsifs, qui ne sont autre chose que des chorées partielles, consistent en des contractions rapides, instantanées, involontaires et presque toujours limitées à un petit nombre de muscles, particulièrement à ceux de la face. Ces sortes de convulsions peuvent affecter aussi les muscles du cou, du tronc et même des membres. Quelques individus atteints de cette affection ont un clignotement de la paupière qui revient à chaque instant ; d'autres éprouvent un tiraillement convulsif de la joue, de l'aile du nez ou de la commissure des lèvres, ressemblant au spasme labié des névropathes dont il diffère par ses allures intermittentes et qui produit une grimace toute particulière; quelques-uns n'éprouvent rien du côté des muscles de la face, seuls les muscles de la tête et du cou sont atteints. Ce sont alors des contorsions brusques et passagères du cou, des hochements de tête, des soulèvements d'épaules, en un mot, toutes sortes de mouvements impossibles à décrire et plus bizarres les uns que les autres.

Ces tics, absolument indolores ont une allure essentiellement chronique. Ce qu'il y a de singulier dans cette affection, c'est qu'elle frappe l'attention de tout le monde avant que le malade s'en soit aperçu, car les contractions involontaires, sont la plupart du temps inconscientes, et il peut se passer un temps assez long avant que le malade sache qu'il est atteint de cette infirmité. Chez les enfants les tics changent souvent de forme, et peuvent se succéder. Ils disparaissent et reparaissent sans raison appréciable. A l'âge de la puberté on les voit souvent disparaître. Mais il n'en est pas de même dans l'âge adulte, soit que les tics se trouvent être la continuation de tics contractés dans l'enfance, soit qu'ils aient apparu à une période ultérieure. Les tics, dans l'âge adulte, sont d'une ténacité désespérante. Ajoutons qu'ils sont parfois liés à des phénomènes qui les compliquent et en exagèrent la manifestation. C'est ainsi que le tic entre autres complications s'accompagne quelquefois d'une véritable chorée laryngée, et que les malades, en même temps qu'ils présentent une contraction involontaire d'une partie de la face, se mettent à pousser un cri aussi involontaire que la contraction faciale elle-même.

Ces tics sont souvent héréditaires. Dans tous les cas, en remontant à la source, on finit toujours par découvrir, soit chez l'individu lui-même, soit parmi ses ascendants ou ses collatéraux, l'existence de quelques névroses ou de quelques affections des centres nerveux.

Quoique ne s'accompagnant pas de douleurs, on comprend combien cette affection est pénible tant pour ceux qui en sont atteints que pour ceux qui les entourent. Du reste, si la guérison complète est rare, il est bon de savoir que la maladie est sujette à rémission et à atténuation, aussi doit-on faire tous ses efforts pour lutter contre elle et tâcher d'apporter un soulagement aux malades qui en sont atteints. Prise au début, on peut en dirigeant la volonté du malade, ou en modifiant ses impressions psychiques enrayer la maladie; il faut donc recourir à cette thérapeutique morale qui peut dans certains cas rendre de grands services et rendre plus efficace l'action curative des agents physiques.

Après avoir essayé contre cette névrose opiniâtre les divers modificateurs hydrothérapiques, nous sommes arrivés à reconnaître que le meilleur procédé est la douche en pluie et en jet. Après divers essais, nous avons toujours été obligés de recourir à son emploi, et de reconnaître sa supériorité sur les autres agents de l'hydrothérapie. Seulement, comme quelquefois le malade ne peut pas supporter sur la tête une eau aussi froide que sur le reste du corps, on projette sur la tête, une pluie avec de l'eau à 18° ou 20° pendant que le reste du corps est arrosé avec de l'eau froide. Quant à la piscine, elle est ici bien moins efficace que dans la chorée complète.

Nous devons dire si nous nous en rapportons à notre statistique que le nombre des succès est inférieur à celui des échecs, mais comme nous croyons que souvent les insuccès tiennent surtout au défaut de persistance des malades dans la durée du traitement, il ne faut pas être étonné de ces résultats. Dans tous les cas les efforts du médecin doivent tendre à persuader au malade qu'il ne faut pas se décourager trop vite et ne pas s'étonner si la guérison se fait attendre longtemps.

## DES CRAMPES.

Les crampes sont constituées par la contraction involontaire de certains muscles ou de certains faisceaux musculaires. Elles surviennent le plus souvent à l'occasion d'un mouvement ou d'une attitude trop prolongée ; elles durent au plus quelques minutes et peuvent se répéter plusieurs fois de suite.

Il y a chez certains individus, surtout chez les jeunes gens, de véritables aptitudes aux crampes, et lorsqu'elles se renouvellent souvent, elles constituent un état très pénible, car le sommeil, troublé par les douleurs, devient impossible. Bien que les crampes en elles-mêmes ne constituent pas une affection grave, il n'en est pas moins vrai qu'elles peuvent devenir une cause véritable d'ennui et de désagrément.

La fatigue est une des causes de leur apparition, mais une autre cause bien fréquente aussi est la croissance. En tous cas, elles semblent être un phénomène d'excitation nerveuse causée par un vice de nutrition habituel du système nerveux, et c'est à ce titre qu'elles sont justiciables d'un traitement hydrothérapique. Ce traitement sera celui qu'on applique en général aux malades fatigués ou épuisés, et à ce point de vue la douche froide mobile, en arrosoir ou en jet brisé, pourra rendre de grands services.

## SPASMES FONCTIONNELS. — CRAMPES PROFESSIONNELLES. — CRAMPES DES ÉCRIVAINS, DES PIANISTES, ETC.

La dénomination de crampe, qui a été donnée primitivement à cette affection, décrite d'abord sous le nom de *crampe des écrivains*, est défectueuse. Il n'y a aucun rapport à établir entre les crampes dont nous avons parlé plus haut et les *crampes professionnelles* qui sont des spasmes exclusivement provoqués par la mise en exercice des muscles intéressés. En outre, la dénomination de crampe des écrivains limite trop étroitement la maladie, car, s'il est vrai qu'on la rencontre fréquemment chez les écrivains, on la trouve aussi chez des personnes exerçant d'autres professions, comme les pianistes, les flûtistes, les employés du télégraphe, les peintres, les sculpteurs, etc. De plus, comme l'a fait remarquer avec raison Duchenne (de Boulogne), ces crampes n'ont pas toujours leur siège dans les muscles de la main ; elles peuvent se produire dans toutes les régions ; c'est pourquoi nous préférons de beaucoup, avec cet auteur, donner à cette affection la dénomination plus générale de *spasmes fonctionnels* ou *crampes professionnelles*.

La cause la plus fréquente de cette névrose est l'abus de certains mouvements musculaires ; mais cette cause, purement mécanique, n'est pas la seule ; il faut remonter à une cause plus générale et la rechercher dans l'état nerveux du malade et dans les troubles qui peuvent présenter les centres cérébro-médullaires. La véritable crampe des écrivains est caractérisée par un spasme, une contraction involontaire plus ou moins douloureuse des muscles fléchisseurs et extenseurs des doigts. Il est rare, dans ces cas, qu'il n'y ait pas eu, avant l'apparition de cette crampe, une période prodromique caractérisée par une sensation de fatigue dans les muscles de la main, sensation s'étendant jusque dans les muscles de l'avant-bras ; l'individu peut encore écrire, mais il est obligé, au bout d'un certain temps, de déposer la plume, et il finit par lui être absolument impossible de la tenir. C'est là une forme paralytique de cette affection, ayant pour cause déterminante la pratique exagérée de l'écriture, et constituée principalement par une parésie des muscles fléchisseurs et extenseurs des doigts, et plus particulièrement des trois premiers doigts.

A côté de cette forme, il en existe une autre à laquelle M. Jaccoud donne le nom de forme tremblante et qui est une véritable chorée. Au moment où l'individu veut écrire, ses doigts sont subitement agités de mouvements convulsifs, de tremblements plus ou moins intenses, qui le mettent dans l'impossibilité d'accomplir l'acte commencé. C'est un tremblement qui croît en intensité et en étendue, et qui peut gagner les muscles de l'avant-bras, du bras et même de l'épaule.

Enfin il est encore deux autres formes que peuvent revêtir ces phénomènes morbides : une forme ataxique et une forme spasmodique. La première est caractérisée par des contractions involontaires des muscles fléchisseurs et extenseurs des doigts, sans tremblement ni parésie ; la seconde est constituée par des crampes réflexes inégalement réparties dans les mêmes muscles.

Quelle que soit la nature et la forme de ces contractions, le désordre est toujours limité aux muscles de la main et de l'avant-bras, et ne se manifeste que pendant l'accomplissement de l'acte professionnel. Cette affection est grave, en ce sens qu'elle oblige la plupart du temps les personnes qui en sont atteintes à renoncer à la profession qu'elles exercent : il ne faut donc négliger, pour la combattre, aucun des moyens que la thérapeutique met à notre disposition.

La guérison de ces troubles nerveux est rare ; cependant des faits observés par nous démontrent qu'elle est possible. Dans ces cas heureux nous avons eu recours aux douches froides en pluie et en jet et aux douches écossaises prolongées. Mais il ne faut pas oublier que, pour combattre à la fois l'état général du système nerveux qui prédispose à la maladie et les troubles locaux qui la caractérisent, il faut que le traitement hydrothérapique soit méthodiquement appliqué et régulièrement suivi.

## DES CONTRACTURES.

La *contracture* musculaire est une contraction involontaire, plus ou moins persistante, quelquefois même permanente, caractérisée par l'endurcissement et le raccourcissement du muscle qui tend ainsi incessamment à rapprocher ses points d'insertion. C'est un état spasmodique, le plus souvent dû à une affection du système nerveux et particulièrement de la partie de ce système qui forme l'armature du muscle contracturé.

Lorsque la contracture est permanente, elle finit tôt ou tard par entraîner une atrophie graduelle des fibres musculaires, qui ne laisse à la longue subsister que la trame cellulo-fibreuse du muscle. Quand l'altération histologique est arrivée à ce point, elle produit cet état spécial qu'on désigne sous le nom de *rétraction*.

Il y a, entre la contracture et la rétraction, une distinction très nette à établir et qu'il importe de connaître pour bien préciser le traitement à employer. La rétraction, en effet, telle que nous l'entendons ici, échappe à tous les agents médicamenteux et à tous les modificateurs hygiéniques ; elle n'est accessible qu'aux moyens chirurgicaux, et ne doit pas être traitée par l'eau froide.

La contracture spasmodique, avec intégrité du tissu musculaire, est, au contraire, accessible à l'action des moyens médicamenteux et, en particulier, à celle de l'hydrothérapie.

On peut diviser, moins par leurs caractères physiologiques que par leur étiologie, les contractures en cinq espèces principales : 1° la contracture rhumatismale, ou *a frigore* ; 2° la contracture spasmodique proprement dite ; 3° les contractures que l'on pourrait appeler par action réflexe ; 4° certaines contractures spéciales dues à des lésions musculaires ; 5° enfin, les contractures de certains muscles qui sont dues à une paralysie des antagonistes.

1° Les contractures rhumatismales sont les plus douloureuses ; on les rencontre fréquemment dans la forme chronique du rhumatisme; elles suivent toutes les phases que traverse la diathèse elle-même. En pareil cas, il faut traiter d'abord l'affection primitive et combattre la douleur, qui accompagne toujours la contracture rhumatismale, par les moyens analgésiques que nous avons déjà indiqués. Les exemples les plus connus de ces sortes de contractures sont le lumbago et le torticolis, dont nous avons parlé à propos du rhumatisme.

2° La contracture spasmodique proprement dite résulte d'une affection irritative ou inflammatoire des centres nerveux et des troncs nerveux qui en émergent.

Elle est presque toujours une conséquence d'affections du système nerveux central ou périphérique et de maladies causées par les altérations du liquide sanguin. On la rencontre souvent chez les hystériques et les neurasthéniques. En étudiant les névroses, nous avons indiqué comment il convient d'employer l'hydrothérapie dans ces cas; nous n'y reviendrons pas. Quant à la contracture qui dépend d'une lésion des nerfs ou du cerveau, elle peut être traitée de la même manière; mais, dans ces cas spéciaux, il faut bien dire que les échecs sont plus nombreux que les succès. En revanche, les contractures produites ou entretenues par les altérations du sang cèdent à l'action thérapeutique de l'hydrothérapie.

3° Sous le nom de contractures par action réflexe on peut grouper toutes celles qui surviennent à la suite d'une irritation périphérique, comme on en observe, par exemple, chez les personnes qui ont des vers intestinaux ou une inflammation chronique des viscères, la tétanie des nourrices ou des nouvelles accouchées, ainsi que l'espèce de contracture décrite en 1870, par Duchenne (de Boulogne). Cette dernière survient à la suite de violences exercées sur certaines articulations, succède presque toujours à une arthrite légère ou à une simple douleur articulaire, et peut siéger indifféremment dans tous les muscles qui entourent l'articulation intéressée. Nous aurons l'occasion de revenir sur ce fait en étudiant la névro-myopathie périarticulaire.

Dans ces sortes de contractures, il importe, avant tout, de calmer l'irritation qui peut être considérée comme le point de départ de l'action réflexe morbide. Mais si l'on veut obtenir une guérison durable, il est nécessaire de modifier la susceptibilité maladive des centres nerveux. Pour atteindre ce but et combattre, par suite, la maladie dont il s'agit, l'hydrothérapie peut être appliquée en toute confiance.

4° Les diverses lésions musculaires, et notamment celles que provoque la syphilis, peuvent devenir aussi une cause de contracture que l'on peut combattre efficacement par l'hydrothérapie et le massage.

5° Dans la classe où se trouvent les contractures dues à la paralysie des muscles antagonistes, on peut placer celles qui se développent à la suite d'une compression d'un tissu musculaire et celles qui sont dues à des attitudes forcées ayant amené un raccourcissement permanent des fibres musculaires.

Contre ce dernier groupe de contractures, l'hydrothérapie est fort utile; et, sauf les contre-indications qui peuvent dépendre de l'état général du malade, la plupart des applications de cette méthode, notamment les frictions avec le drap mouillé ainsi que la douche mobile, produisent de très heureux résultats.

### CONTRACTURE DES EXTRÉMITÉS. — TÉTANIE.

Cette affection est une contracture intermittente, douloureuse, qui tourmente beaucoup les malades, bien qu'elle n'ait rien de grave en elle-même. Elle occupe presque toujours les muscles des membres, se rattache parfois à une maladie générale et ne dépend presque jamais d'une lésion des centres nerveux. Elle est partielle ou générale, selon qu'elle occupe un seul faisceau musculaire ou qu'elle est généralisée dans tous les muscles. Le plus souvent précédée de douleurs vagues, d'engourdissements ou de fourmillements, elle apparaît rarement d'emblée; chez l'enfant particulièrement, elle est presque toujours secondaire d'une autre affection et parfois épidémique. Elle atteint d'abord les extrémités, et principalement celles des membres supérieurs, faisant fléchir les doigts sur la main. Des doigts, elle passe au poignet, puis à l'avant-bras et au bras, quelquefois même elle envahit l'épaule. Dans les membres inférieurs, il est rare qu'elle s'étende jusqu'aux cuisses. On a cependant vu des cas où il y avait, sinon contracture, du moins raideur d'un grand nombre de muscles. Ajoutons qu'il y a des exemples de contractures des muscles de l'abdomen qui, par la position vicieuse qu'elles impriment au bassin, peuvent faire croire à une affection coxo-fémorale. On a vu aussi quelques cas de contracture de muscles isolés, atteignant généralement de préférence le biceps, le long supinateur et le coraco-brachial. On constate également quelquefois, au niveau des parties contracturées, un gonflement œdémateux, de la rougeur et de la chaleur. Tous ces symptômes s'exagèrent par moments, car la maladie procède par accès qui se reproduisent à des intervalles assez inégaux.

On ne confondra pas la tétanie avec le tétanos, car, dans ces deux affections, la marche de la contracture suit un sens inverse. Dans la première, elle commence par les extrémités; dans la seconde, elle ne les atteint qu'en dernier lieu.

La tétanie se montre généralement entre quinze et vingt ans. On la rencontre aussi chez les jeunes enfants; mais la puerpéralité a sur son développement une influence incontestable. Elle s'observe indifféremment dans les deux sexes, chez les sujets forts aussi bien que chez les sujets faibles, et c'est au froid et à l'humidité qu'il faut surtout l'attribuer.

L'hydrothérapie est très efficace contre cette affection; mais, pour qu'il en soit ainsi, il faut faire un choix judicieux parmi les procédés à employer.

Toutes les fois que la contracture est dominée par une excitation nerveuse très grande, on pourra employer une douche froide générale le matin, en ayant soin de ne pas percuter fortement, et le soir on aura recours à la piscine modérément froide. Pour calmer l'excitation, il faut que la douche soit sédative, par conséquent d'une durée relativement longue. Si, pour des raisons quelconques, pathologiques ou autres, l'individu ne peut supporter les applications froides prolongées, on aura recours à la douche tiède. Si la tétanie ne s'accompagne pas d'excitation nerveuse, c'est à la douche froide et courte que l'on donnera la préférence.

Quand la peau sera sèche et que le malade aura besoin d'être réchauffé, on pourra employer l'étuve à la lampe, la douche de vapeur, la douche chaude, le bain de vapeur ou le maillot, en ayant soin de faire suivre chacune de ces applications d'une friction froide et en donnant, dans la journée, une douche générale froide, à légère percussion.

Parmi les applications préalables de calorique destinées à favoriser l'effet de l'eau froide, le maillot appliqué le matin, nous a réussi mieux que les autres procédés ; le fait est assez important pour que nous n'hésitions pas à le signaler.

## DU TREMBLEMENT NERVEUX.

Le tremblement nerveux à forme chronique peut être essentiel ou symptomatique. Le tremblement symptomatique est sous la dépendance de certaines maladies du système nerveux ; il est souvent lié à des lésions cérébrales ou cérébro-spinales, comme les scléroses, les myélites, la péri-encéphalite, etc. ; il peut dépendre également de lésions périphériques localisées dans les muscles ou dans les nerfs ; et enfin, dans certains cas, il peut constituer à lui seul la manifestation la plus éclatante d'une intoxication ou d'une infection ; dans ce nombre il faut ranger les tremblements saturnin, mercuriel, syphilitique, etc.

De ces divers tremblements symptomatiques nous n'avons pas à nous occuper ici ; le lecteur trouvera, dans les chapitres concernant les maladies qui les produisent, les indications nécessaires à leur traitement.

Nous ne retiendrons donc ici que le tremblement nerveux proprement dit et le tremblement sénile, qui constituent une névrose essentielle bien caractérisée.

Ces deux espèces de tremblement sont d'ordre purement fonctionnel, dues à une modification dans la sphère d'action du système nerveux cérébro-spinal, modification vraisemblablement produite par une altération du sang. Dans les maladies nerveuses organiques, le tremblement qui, alors, est symptomatique, dépend d'une altération de la fibre nerveuse. Dans le tremblement essentiel, la fibre nerveuse n'est pas altérée dans sa composition intime, mais elle l'est dans son fonctionnement.

Dans les intoxications, dans les maladies infectieuses, dans la chloro-anémie, dans les maladies diathésiques, le tremblement nerveux simple est probablement dû à la présence dans le sang de toxines ou autres substances non éliminées par les émonctoires naturels. Il n'apparaît du reste, comme beaucoup de névroses fonctionnelles, qu'après des émotions vives, des chagrins, des troubles déprimants de l'esprit ou après des excès de toutes sortes. Il peut être considéré comme une véritable manifestation d'épuisement nerveux.

Quant au tremblement sénile, qui du reste peut être précoce et survenir avant la vieillesse, il est dû à un affaiblissement de l'innervation, affaiblissement qui est lié à l'usure naturelle ou anticipée de la fibre nerveuse.

De la genèse du tremblement nous pouvons facilement déduire le traitement qui convient le mieux à cette affection. C'est aux reconstituants que nous devrons nous adresser. A ce point de vue, la douche courte et froide est tout indiquée et c'est à elle que l'on doit avoir recours chaque fois qu'on le peut. Cependant il n'est pas toujours possible de l'employer, par suite de susceptibilités individuelles ou par le fait des conditions pathologiques coïncidentes où se trouve le malade. Dans ce cas, on fera bien de débuter par une douche tempérée, qu'il faudra remplacer le plus vite possible par la douche froide. Contre le tremblement sénile, cette précaution devra être prise avec d'autant plus de soin que ce tremblement est un indice de faiblesse physiologique ; aussi, avant d'instituer un traitement définitif, sera-t-il bon de procéder par tâtonnements successifs, et de ne se décider à demander à l'organisme affaibli un effort que lorsqu'il sera capable de le supporter.

Malgré les effets heureux de l'hydrothérapie dans le tremblement sénile, il ne faudrait pas trop se faire d'illusions sur sa curabilité; toutefois il est possible de l'améliorer sensiblement. Quant au tremblement nerveux, proprement dit, il est essentiellement curable quand il est pris à son début. Plus tard la guérison est beaucoup plus difficile; il faut donc se hâter et commencer le traitement le plus tôt possible, si l'on veut rendre au système nerveux et au système musculaire l'équilibre qu'ils ont perdu. Cette prompte intervention est aussi nécessaire pour combattre avec succès le tremblement qui accompagne souvent la parésie cérébro-spinale.

## MALADIE DE PARKINSON. — PARALYSIE AGITANTE.

La *paralysie agitante*, aujourd'hui généralement désignée sous le nom de maladie de Parkinson, est une affection nerveuse, qui commence par des phénomènes spasmodiques pour aboutir à la paralysie.

Au début le malade éprouve un sentiment de faiblesse générale et une tendance à trembler de la tête et surtout des membres. Ce dernier symptôme augmente graduellement; bientôt les régions épargnées finissent par être atteintes et le malade perd peu à peu la faculté de garder l'équilibre en marchant; son corps tout entier est agité et secoué continuellement; il ne peut exécuter aucun mouvement avec précision et se trouve hors d'état de tenir un objet entre ses doigts, de manger, et, en général, d'exécuter tous les petits mouvements qui réclament une grande exactitude. Par un effort de sa volonté, le patient réussit quelquefois à suspendre momentanément les oscillations morbides, mais cet apaisement n'est que de courte durée; l'agitation recommence aussitôt et elle devient parfois si accentuée qu'on ne peut l'arrêter, même en comprimant les membres très solidement. Ce phénomène prédomine souvent dans une moitié latérale du corps et quelquefois s'y fixe exclusivement, surtout au début de la maladie.

Quand le malade marche, il ne peut pas s'arrêter soudainement ou se retourner avec rapidité; son corps éprouve une sorte de propulsion involontaire, axec flexion en avant; il sautille, les coudes rapprochés du tronc, les avant-bras fléchis et il semble, comme le dit pittoresquement Trousseau, courir après son centre de gravité qui lui échappe. Quand il s'arrête, l'attitude du malade est caractéristique, l'immobilité relative dans laquelle il reste et l'absence complète d'expression dans la physionomie lui donnent l'allure d'un homme en bois traversé de haut en bas par une tige de fer. Quand il veut recommencer à marcher, c'est avec une peine et une lenteur extrêmes qu'il reprend son mouvement de progression. Le sommeil ne calme pas toujours cette agitation qui augmente de plus en plus; le malade ne peut s'alimenter que difficilement, et les fonctions finissent par être épuisées.

Les causes et le siège de cette singulière affection sont à peu près inconnues. Quelques auteurs ont voulu lui trouver des relations intimes avec le rhumatisme; mais cette opinion ne repose sur aucune donnée sérieuse. Ce qui est plus certain, c'est que la maladie de Parkinson fait souvent explosion à la suite d'une grande émotion, après une vive impression de froid, ou sous l'influence d'une irritation particulière des nerfs périphériques.

Cette affection peut débuter brusquement, mais le plus souvent elle est précédée d'une période prodromique pendant laquelle le malade éprouve des douleurs, des sensations de fourmillement ou d'engourdissement accompagnées d'une grande lassitude.

Quelques médecins ont observé des malades chez lesquels la paralysie agitante a guéri à peu près complètement; et ce résultat les a engagés à admettre une paralysie curable, qu'ils ont appelée fonctionnelle, et une paralysie incurable, qu'ils ont placée sous la dépendance d'une lésion organique. Nous acceptons ces faits de guérison, puisqu'ils sont rapportés par des gens dignes de foi et il ne nous répugne pas d'admettre la distinction qu'ils ont cherché à établir, puisque, en définitive, cette distinction existe pour la chorée, qui présente de grandes analogies avec la maladie dont nous parlons en ce moment. Mais, en reconnaissant une paralysie agitante fonctionnelle, qu'il nous soit permis d'ajouter qu'elle doit être bien rare; car, jusqu'à présent du moins, nous n'en avons pas vu beaucoup d'exemples.

Il est possible que cette maladie soit d'abord caractérisée par une excitabilité considérable des éléments organiques qui sont à la base du crâne. Si le trouble de nutrition que provoque l'excitabilité morbide ne détermine aucune altération histologique, les désordres moteurs sont purement fonctionnels et peuvent être arrêtés. Mais si les tissus subissent une désorganisation matérielle, les phénomènes deviennent permanents et ne disparaissent qu'incomplètement.

L'hydrothérapie peut être employée contre cette pénible maladie; mais à la condition de ne recourir que très rarement aux procédés excitants. Il ne faut pas, en effet, que l'impression reçue par le malade détermine des mouvements de réaction violents; par conséquent l'eau employée ne devra pas être très froide; si on ne peut disposer que d'une eau à basse température, son application devra être précédée de l'emploi du calorique, afin d'atténuer l'excitabilité qu'elle fait naître.

Si, plus tard, le système nerveux devient moins impressionnable et le système musculaire plus fort, on pourra alors recourir aux applications froides de la méthode hydrothérapique et l'on obtiendra alors d'heureux résultats.

Quand nous sommes appelés à diriger le traitement hydrothérapique chez un sujet atteint de la maladie de Parkinson, nous commençons toujours par une douche légère et modérément froide, à l'aide de laquelle il nous est possible de mesurer le degré de résistance du malade, sans lui imposer la moindre fatigue. Lorsque son impressionnabilité perd de son acuité, nous abaissons le degré de l'eau, et nous remplaçons, selon les circonstances, la douche par des frictions ou des affusions froides. Quelquefois l'intervention du calorique est toujours nécessaire, soit pour calmer des douleurs trop pénibles à supporter, soit pour apaiser l'excitabilité persistante du système nerveux; dans le premier cas, nous recommandons de préférence la douche écossaise, et dans le second la douche tempérée ou les demi-maillots suivis de frictions froides. Lorsque les fonctions névro-motrices ne sont pas trop troublées, on peut employer la douche froide, peu percutante, en la faisant précéder d'une légère douche tempérée promenée sur les côtés de la colonne vertébrale. En agissant ainsi, on peut modifier d'une façon avantageuse les phénomènes morbides d'une maladie qui est un véritable supplice.

# CHAPITRE XII

## DE QUELQUES AFFECTIONS DOULOUREUSES DU SYSTÈME NERVEUX.

### NÉVRALGIES.

La *névralgie* est un trouble fonctionnel caractérisé par une douleur, intermittente ou continue, localisée dans toute l'étendue ou dans une partie limitée des troncs ou des rameaux nerveux.

La névralgie n'est pas toujours une maladie essentielle et indépendante ; elle n'est souvent que le symptôme d'une autre maladie, un syndrome, comme on dit aujourd'hui, destiné à guider le médecin dans ses investigations.

L'anatomie n'a rien enseigné de précis sur la nature de la névralgie, et l'on est obligé, pour expliquer la pathogénie de cette affection douloureuse, de s'en tenir aux hypothèses. Les divers auteurs qui ont écrit sur ce sujet ont émis chacun leur théorie. Nous ne pouvons ici discuter ces doctrines qui sont toutes plus ou moins admissibles. Cette discussion nous entraînerait trop loin dans le domaine de la pathologie. On nous reprochera peut-être même de trop nous avancer sur ce terrain, dans un livre qui, en définitive, n'est avant tout qu'un traité de thérapeutique. Nous nous bornerons donc à résumer en quelques mots les diverses opinions émises sur la nature et la pathogénie des névralgies.

Pour les uns, la névralgie est toujours le résultat d'une inflammation ou d'une congestion d'un nerf. Pour d'autres, la douleur névralgique est produite par l'irritation du nerf. Valleix, et quelques auteurs après lui, disent que la névralgie dépend d'une altération de la fonction nerveuse, et avouent simplement que la cause nous échappe. Enfin il est une autre explication donnée par Roche, simple hypothèse, sans fondement solide et qui ne repose que sur une vue de l'esprit. D'après cet auteur, la névralgie tiendrait à l'inégalité de répartition le long d'un nerf de l'influx nerveux qui s'accumulerait en un point donné, et donnerait ainsi naissance au phénomène douleur.

De toutes ces théories, les trois premières sont les plus en rapport avec les connaissances physiologiques et pathologiques actuelles; mais elles ne s'appliquent pas à tous les cas.

Assurément la névrite produit la névralgie, mais il y a des névralgies sans névrite; dès lors il serait difficile d'expliquer, en adoptant la théorie de l'inflammation, l'apparition soudaine de certaines névralgies, arrivant quelquefois sous une simple influence suggestive, et de se rendre compte de leur disparition non moins subite. La congestion et l'irritation ont été avec juste raison invoquées pour expliquer la névralgie; mais il est des cas où l'on ne trouve aucune trace de congestion ni d'irritation, et l'on est forcé alors de se demander s'il n'existe pas, en dehors de nos connaissances, une influence mystérieuse, d'ordre dynamique, inhibitoire ou autre, qui fait sentir ses effets sans qu'il soit possible de les analyser ni de les discuter.

Qu'il nous soit permis cependant d'émettre une opinion sur cette question de pathogénie, en formulant une hypothèse qui peut servir de guide dans le choix et même dans l'application du traitement des névralgies.

Tout le monde admet que, pour que le système nerveux fonctionne bien, il faut que sa nutrition soit normale et régulière. Si elle est troublée, le système nerveux le sera également, et il manifestera sa souffrance par un désordre fonctionnel qui sera en rapport avec la nature du nerf altéré. Or pour que, dans un nerf sensitif notamment, il y ait douleur, il faut que ce nerf éprouve un accroissement d'excitabilité. Nous savons d'autre part que cet accroissement peut être dû à une suractivité circulatoire, comme celle qui se produit à la suite d'une paralysie des nerfs vasomoteurs, ou bien à une altération quelconque dans la qualité du liquide sanguin. Nous ne serions donc pas éloignés de croire que la névralgie peut se développer, en dehors des causes extérieures bien entendu, par suite d'une véritable altération du sang. Les névralgies, comme les névrites, consécutives aux intoxications ne reconnaissent pas d'autres causes.

En parlant de la neurasthénie nous avons suffisamment insisté sur la production des phénomènes douloureux qui dérivent de cette influence; nous n'y reviendrons donc pas.

Étant donné ce mode de pathogénie de la névralgie, nous devons retrouver, dans l'étiologie de cette affection, toutes les causes qui peuvent agir de la façon que nous venons d'indiquer sur la nutrition des nerfs.

Les causes des névralgies peuvent donc d'abord être divisées en deux classes : celles qui agissent sur la nutrition des nerfs en modifiant la qualité du sang et celles qui agissent en en modifiant la quantité.

Mais à ces deux grandes classes de causes s'en ajoutent d'autres qui sont des causes occasionnelles, causes dont le mode d'action échappe le plus souvent, mais dont l'influence est incontestable. De ce nombre sont : d'un côté, l'âge, le sexe, la profession, les saisons, les variations atmosphériques ; d'un autre côté, les tumeurs, le traumatisme, la compression des nerfs, etc.

Les causes qui agissent par modification dans l'apport de la quantité de sang sont généralement d'origine réflexe et agissent en paralysant les nerfs vaso-moteurs. Le froid n'agit pas autrement quand il produit des névralgies. Il en est de même des névralgies qui résultent d'abus fonctionnels, et de celles qui sont déterminées par les maladies d'organes plus ou moins éloignés, par les vers intestinaux ou par des causes morales ; quant aux névralgies qui sont produites par la suppression des règles, ou par la disparition d'exutoires entretenus depuis longtemps, elles peuvent être attribuées à la répartition plus grande de la quantité de sang dans l'économie, par suite de la non-utilisation de celui qui était dépensé par ces règles ou ces exutoires.

Parmi les causes qui agissent par suite de modification apportée dans la qualité de sang, se trouvent les maladies diathésiques et infectieuses, les intoxications, l'anémie, la chlorose, les cachexies, etc.

Toutes les névralgies, quelle que soit leur origine, ont des ressemblances si grandes qu'il est très difficile de découvrir leur nature par l'aspect seul de leurs manifestations. On sait bien que la chlorose occasionne souvent la névralgie des trijumeaux, que, dans la cachexie palustre, le nerf ophthalmique est fréquemment le siège de la douleur ; que, dans la diathèse rhumatismale, la névralgie occipitale et la névralgie sciatique sont assez communes, mais on ne peut réellement être édifié sur la nature de la maladie qu'en recherchant avec soin les causes qui la produisent.

Ce n'est qu'après avoir reconnu la véritable cause du mal que l'on pourra instituer un traitement rationnel et efficace. Les faits que nous pourrions citer sont très nombreux; ils peuvent servir à démontrer que le meilleur traitement qu'on puisse employer contre les névralgies curables est le traitement hydrothérapique.

Les observations de nos confrères et les nôtres sont si concluantes, qu'il est impossible d'avoir le moindre doute à cet égard. Mais, en revanche, si tous les hydropathes sont d'accord quand il s'agit d'affirmer les bienfaits de l'hydrothérapie dans les névralgies, nous devons dire qu'ils sont très divisés quand il s'agit de choisir et d'indiquer les agents hydrothérapiques qui doivent concourir au traitement. Les uns préconisent exclusivement l'étuve sèche suivie d'une application froide, les autres l'emmaillotement, les bains de vapeur, les bains russes, les bains maures, les fumigations; quelques médecins enfin ont simplement recours à la douche froide, à la douche écossaise ou à la douche tempérée.

Il est incontestable qu'on a obtenu des succès à l'aide de chacun de ces procédés divers, et nous sommes les premiers à le reconnaître. Mais comme ces procédés n'ont pas le même degré de puissance et que même quelques-uns d'entre eux peuvent produire certains accidents, il nous a paru nécessaire de les essayer tous, pour bien déterminer les cas où ils peuvent être employés et ceux où l'on doit les proscrire. Il est aisé de comprendre que cette source d'indications et de contre-indications doit être recherchée dans l'observation clinique. Ainsi, nous avons souvent remarqué que certains cas de névralgies rebelles à l'étuve sèche guérissaient sous l'influence des douches écossaises, que d'autres étaient très promptement et très heureusement modifiés par l'étuve, alors que l'emmaillotement et les bains de vapeur avaient complètement échoué. Ces résultats variables, obtenus par l'emploi de divers modificateurs hydrothérapiques, indiquent évidemment qu'il est nécessaire de bien choisir le modificateur. Nous savons bien que la guérison de certains troubles fonctionnels du système nerveux est quelquefois le fait du changement de médication, et que, dans l'espèce, on peut supposer que le deuxième agent employé n'a d'autre avantage sur le premier que de venir après lui. Mais on nous accordera, pensons-nous, qu'il n'en est pas toujours ainsi et que ces guérisons exceptionnelles ne sont pas assez nombreuses pour se permettre de livrer au hasard le choix du procédé hydrothérapique qui doit être employé.

Lorsqu'on est en présence d'un malade atteint de névralgie, le premier résultat qu'il faut rechercher est la disparition ou, tout au moins, la diminution de la douleur. Les moyens hydrothérapiques qu'on peut employer dans ce but sont : l'étuve sèche, la douche écossaise, le maillot, les bains et douches de vapeur, les bains russes, les bains maures, les douches filiformes et certaines applications plus ou moins froides. Nous nous plaisons à reconnaître, dans certains cas, les heureux effets de quelques médications usuelles, telles que les injections sous-cutanées, les vésicatoires, les frictions de toute espèce, le chlorure de méthyle, le stipage, etc., mais nous leur préférons les modificateurs hydrothérapiques dont l'action est en général plus inoffensive, plus prompte et plus sûre. L'avantage que nous reconnaissons à ces derniers, dans la *sciatique* particulièrement, est basé sur un grand nombre de faits bien observés; car on n'envoie les malades dans nos établissements qu'après avoir essayé sans succès toutes les médications qui peuvent être faites à domicile.

Au surplus, ce qui nous fait placer l'hydrothérapie en première ligne dans la thérapeutique antinévralgique, c'est qu'on peut, à l'aide des divers modificateurs dont se compose cette puissante médication, combattre tout à la fois l'élément douleur et l'état pathologique de l'organisme qui donne lieu à la souffrance nerveuse.

Dans l'énumération des moyens destinés à combattre les névralgies, on a du remarquer que nous faisions une grande part aux agents qui servent à l'application du calorique ; mais nous nous hâterons d'ajouter que le véritable traitement analgésique repose sur l'association du calorique et du froid. Sans doute, l'emploi isolé du chaud et du froid peut rendre de très grands services dans les névralgies, mais les résultats que l'on obtient en agissant ainsi sont très incomplets. Nous pourrions certainement citer un grand nombre de faits attestant l'heureuse influence de la douche froide, par exemple, dans les névralgies ; mais nous sommes forcés de déclarer que, dans certaines circonstances, ce moyen est tout à fait impuissant. Tout le monde sait que le calorique employé isolément est un agent très usité pour calmer les souffrances des nerfs, et il n'est besoin, pour se convaincre de cette vérité, que d'examiner ce qui se passe tous les jours devant nos yeux. L'emploi seul du calorique réussit, en effet, quelquefois, lorsque les douleurs sont fugaces ou légères; mais lorsque les douleurs sont rebelles ou entretenues par une affection générale, on échoue le plus souvent ; et, si l'on veut persister dans l'emploi exclusif de la chaleur, on peut amener des accidents et provoquer un grand affaiblissement de l'organisme. C'est pour éviter tous ces inconvénients et pour répondre à toutes les indications que réclament les affections douloureuses des nerfs, qu'il importe d'employer simultanément l'eau froide et la chaleur. Le véritable traitement analgésique, celui qui peut être employé dans tous les cas avec de grandes chances de succès, repose sur l'association de ces deux agents.

Dans ce traitement, on peut employer, ainsi que nous l'avons déjà dit, tantôt l'étuve sèche ou le maillot, tantôt la vapeur ou la douche écossaise. Pour notre compte, nous n'hésitons pas à donner la préférence à la douche écossaise, parce qu'on peut régler son application, parce qu'elle est très efficace et parce qu'elle ne provoque jamais, quand elle est bien maniée, les accidents que l'on remarque parfois après l'application des autres procédés.

La douche écossaise dont nous nous servons habituellement est une douche mobile en arrosoir alimentée par deux conduits garnis à leur intersection d'un système de robinets qui permet d'avoir immédiatement de l'eau à toutes les températures. Quand il s'agit de combattre une névralgie, on projette sur la partie douloureuse de l'eau chaude, dont on règle tout de suite la température sur la tolérance du malade. Quand le malade est acclimaté à cette sensation de chaleur, on élève lentement et graduellement la température, en ayant soin de conserver chaque fois le même degré pendant quelques secondes, puis l'on augmente et l'on continue ainsi jusqu'à ce que la région douloureuse soit suffisamment échauffée. On projette alors rapidement, légèrement et brièvement sur la même partie de l'eau froide, et l'on termine l'opération par une douche froide générale. Quelquefois une simple douche écossaise suffit pour calmer la douleur même la plus vive ; si le but n'est pas atteint, on peut sans inconvénient faire usage d'une seconde douche écossaise dans la journée. Seulement il est important que la durée de la douche chaude ne dépasse pas six, huit ou dix minutes, afin d'éviter toute fatigue aux malades.

L'étuve sèche, suivie d'une application froide, est un moyen analgésique fort précieux ; mais son application n'est pas toujours exempte d'accidents. Elle peut notamment provoquer une grande exaspération chez certains malades, ou amener chez d'autres une fatigue excessive. Elle peut occasionner des syncopes ou déterminer chez quelques femmes une congestion utérine bien caractérisée. Nous savons bien qu'avec de la prudence et de l'habileté on peut éviter la fatigue et la syncope ; mais il n'est pas facile d'arrêter l'exaspération nerveuse chez un malade dont le système nerveux est déjà excité et d'empêcher le développement d'une congestion chez les femmes disposées à cette maladie. C'est pour ces raisons que nous avons dû renoncer, dans certains cas, à l'étuve sèche et donner la préférence à d'autres procédés de calorification, notamment à la douche écossaise. Malgré ces contre-indications de l'étuve sèche, nous devons reconnaître que cet agent est extrêmement utile et produit de très heureux résultats quand il est employé avec discernement.

Nous avons déjà dit, dans le chapitre consacré à l'étude de ce dernier procédé, qu'il avait l'avantage de déterminer sur la peau tous les degrés de l'excitation, depuis le simple réchauffement jusqu'à la révulsion la plus vive. Si nous appelons de nouveau l'attention sur ce point, c'est pour dire que c'est bien dans les maladies dont nous nous occupons en ce moment qu'on peut utiliser cette action. On sait que l'étuve sèche consiste à développer autour du corps une chaleur artificielle dont la température varie suivant le désir de l'opérateur, entre 40 et 70° centigrades. Cette possibilité de faire varier la température de l'étuve au gré du médecin permet d'employer cet agent du calorique contre les douleurs de formes diverses; il importe seulement de bien régler l'intensité de la chaleur provoquée. Ainsi, les douleurs suraiguës sont très soulagées quand l'étuve ne dépasse pas 45° centigrades et que l'application est longuement supportée ; tandis que les douleurs subaiguës réclament une température bien plus élevée. Seulement, dans ce dernier cas, le médecin doit procéder lui-même à l'application, afin de surveiller attentivement tous les effets.

Il résulte donc de ce que nous venons de dire, que l'étuve sèche, malgré les quelques inconvénients qui accompagnent parfois son application, est un moyen très utile contre certaines affections douloureuses du système nerveux.

Les bains de vapeur, les fumigations, les bains russes, les bains maures ont certainement rendu de bons services dans les mêmes circonstances, mais ces moyens divers, dont l'application est encore incertaine, ne peuvent pas être facilement réglementés et ne conviennent qu'à un certain nombre de malades. Nous leur préférons la douche de vapeur *loco dolenti* qui est très efficace.

Quant aux douches filiformes, nous n'avons pas obtenu des effets analgésiques assez constants, à l'aide de leur emploi, pour nous permettre une appréciation raisonnée. Nous pouvons dire cependant que la valeur thérapeutique de cette sorte d'acquapuncture est très incertaine.

Quant au maillot, nous croyons pouvoir dire qu'il ne mérite pas tous les reproches qui lui ont été adressés. Il a déterminé des accidents, c'est incontestable, et nous aurions mauvaise grâce à ne pas l'avouer; mais en recherchant les causes de ces accidents, on peut les attribuer, ce me semble, à l'abus immodéré que l'on fait de ce modificateur hydrothérapique.

On a tort, selon nous, de l'employer aveuglément sans se demander s'il n'existe pas de cas dans lesquels il est contre-indiqué. En prenant cette précaution qui nous paraît si naturelle et si simple, on pourra se convaincre que ce moyen, dont l'efficacité est incontestable dans certaines névralgies, peut être préjudiciable aux malades qui sont disposés aux congestions internes.

Nous ne pouvons pas, dans cette énumération des moyens analgésiques, ne pas mentionner les applications froides. Sans parler de l'irrigation continue et des sacs à glace dont tout le monde connaît l'action, nous devons dire que, dans certaines névralgies, les douches froides simples suffisent pour obtenir la guérison, et il nous paraît superflu d'ajouter que leur effet est d'autant plus accentué que le malade est plus affaibli. Ce moyen doit, en outre, être utilisé après la guérison de ces névralgies, si l'on veut consolider cette guérison et prévenir les rechutes. Nous devons signaler aussi, comme pouvant donner de bons résultats, la douche tempérée et la douche alternative.

Nous venons d'exposer la série des moyens hydrothérapiques dont on peut faire usage pour combattre les affections douloureuses des nerfs. Il importe maintenant de préciser, autant qu'il est possible de le faire, les conditions dans lesquelles on doit choisir de préférence l'un ou l'autre de ces modificateurs. Il est évident que ces conditions ne peuvent être bien déterminées qu'à l'aide de l'observation et c'est en nous inspirant de cette idée que nous pourrons indiquer aux médecins l'agent hydrothérapique qui convient à chaque cas particulier. Si le lecteur veut compléter cet enseignement en prenant connaissance des faits auxquels nous faisons allusion, il le pourra, en consultant le *Traité d'hydrothérapie* publié par l'un de nous (1).

(1) *Traité d'hydrothérapie*, par le Dr Beni-Barde. G. Masson, éditeur.

Contre la névralgie greffée sur un état anémique ou sur un état nerveux caractérisé par un épuisement de la force nerveuse, on peut employer sans inconvénient, et avec grande chance de succès, la douche froide pure et simple. Si ce moyen ne réussit point, on aura recours à la douche écossaise, à la douche de vapeur et à l'étuve sèche, dont il faudra surveiller attentivement l'application.

Contre la névralgie compliquée d'un état d'excitation de la force nerveuse, on pourra recourir au maillot, aux bains de vapeurs humides, aux bains russes, aux bains maures; mais il sera nécessaire de terminer l'opération par une application froide, moins excitante que la douche en pluie ou en jet, telle qu'une immersion, une affusion, une douche en nappe ou mieux la douche tempérée.

Contre la névralgie entretenue par un état diathésique, comme l'herpétisme, le rhumatisme, la goutte, et par les intoxications ou les maladies infectieuses, etc., on pourra employer les divers analgésiques dont nous venons de parler; mais il faut se rappeler que, si l'on veut obtenir une modification sérieuse et efficace, il faudra joindre aux applications du calorique l'eau froide intus et extra. C'est surtout ainsi qu'il faudra traiter ces névralgies ophthalmiques qui dépendent d'un empoisonnement paludéen et ces névralgies cardiaques que l'on croit à tort dépendre d'un trouble du cœur et qui ne sont que des douleurs intercostales localisées au niveau de la région où se trouve cet organe.

On trouvera, du reste, dans le chapitre consacré à l'étude des diathèses, des intoxications et des maladies infectieuses, les divers procédés qu'il convient d'employer dans le traitement de ces maladies.

Dans les cas, enfin, où la névralgie est compliquée de phénomènes convulsifs, anesthésiques, paralytiques ou atrophiques, le modificateur analgésique est la plupart du temps insuffisant; il faut absolument recourir, en outre, aux applications froides qui produisent une action excitante et résolutive, et à la douche alternative dont l'effet est très efficace quand il existe de semblables complications.

Tel est le résumé des indications générales qui doivent présider à l'application du traitement hydrothérapique dans les affections douloureuses du système nerveux.

## MIGRAINE. — CÉPHALÉE. — IRRITATION SPINALE.

La *migraine* est une espèce particulière de céphalalgie, se manifestant par accès, à forme unilatérale, siégeant le plus souvent sur l'orbite, le front, les tempes et l'occiput, et s'accompagnant de troubles variés, principalement du côté des voies digestives.

Nous n'exposerons pas ici la physionomie générale d'un accès de migraine, dont tous les phénomènes sont parfaitement connus. Nous nous contenterons de dire seulement quelques mots sur la nature et le siège véritable de la maladie.

Dans un mémoire que l'Académie de médecine a couronné (1), l'un de nous a cherché à prouver que presque tous les auteurs sont d'accord pour considérer la migraine comme une névralgie. Il n'y a entre eux de dissidence que lorsqu'il s'agit de préciser le siège de cette névralgie. Nous nous rallions sans hésitation à l'opinion du professeur Axenfeld qui considérait la migraine comme une névralgie cérébrale, parce que cette manière de voir est seule capable d'expliquer l'évolution de tous les phénomènes qui peuvent se développer dans un accès d'hémicranie.

La migraine est presque toujours la manifestation d'un état général diathésique. Quelquefois elle peut longtemps constituer la seule révélation de cet état, mais il est rare qu'au bout d'un certain temps on n'observe pas de nouveaux symptômes de la diathèse venant alterner avec la migraine. Les migraineux doivent être observés et analysés avec soin, si l'on veut bien apprécier la cause de leur mal et savoir à quelle diathèse il faut le rattacher. Parmi ces diathèses, les plus fréquentes sont l'herpétisme, le rhumatisme et la goutte. Il faut savoir aussi qu'on rencontre la migraine chez des descendants d'épileptiques ou d'aliénés, qu'elle peut être une manifestation de l'impaludisme, de l'anémie et de toutes les maladies qui affaiblissent la nutrition cérébrale. Les excès et toutes les causes amenant un affaiblissement de l'organisme peuvent en favoriser le développement. Elle est souvent liée à certains troubles gastriques ; la coïncidence de la migraine avec la dyspepsie est chose fréquente et il est probable que ces deux phénomènes essentiellement différents dépendent d'un seul et même état diathésique. En tous cas, et quelle que soit l'opinion

(1) Beni-Barde, *De la Migraine*.

que l'on adopte sur la nature et le siège de la maladie, il faut rechercher avec soin les causes générales qui la déterminent si l'on veut être en mesure de prescrire un traitement efficace. C'est en combattant les causes de la maladie qu'on a des chances d'arriver à la guérir.

La *migraine ophthalmique*, sur laquelle a insisté M. Charcot, est une forme de migraine dans laquelle l'accès se limite à des accidents nerveux visuels. Elle est caractérisée par de l'hémiopie ou par l'apparition d'un scotome central, précédés ou suivis d'un mal de tête quelquefois très violent. Elle peut être monoculaire ou frapper les deux yeux, mais, dans les deux cas, l'acuité visuelle reste à peu près normale.

L'accès de migraine ne relève pas de l'hydrothérapie, mais il n'en est pas de même de la prédisposition à la migraine. C'est en s'adressant à la diathèse ou à l'état nerveux dont elle est la manifestation que l'on arrivera à éloigner les accès.

Les douches froides ont, à ce point de vue, surtout quand le malade est soumis à un régime hygiénique approprié, rendu de véritables services ; elles doivent être la base du traitement, à moins que la susceptibilité exceptionnelle de l'individu oblige le praticien à élever la température de l'eau. En tous cas, ce sont les effets toniques de l'hydrothérapie qu'il faudra rechercher et, pour qu'ils soient efficaces, le traitement devra être longtemps continué. Il ne faut pas oublier qu'on est en présence d'un état général, le plus souvent constitutionnel, et que ce n'est qu'avec de la patience et de la persévérance qu'on peut arriver à un résultat satisfaisant. Le traitement hydrothérapique doit être considéré par les migraineux comme un régime hygiénique qu'il faut suivre très longtemps, si l'on veut atténuer les accès, modifier la diathèse qui les entretient et les troubles digestifs qui les accompagnent.

Nous devrions, en bonne logique, étudier ici l'*irritation spinale*, cette migraine de la moelle, la *névralgie cardiaque* qui escorte parfois l'hypertrophie du cœur, et surtout la *céphalée* de la croissance, qui condamnent au repos intellectuel un grand nombre de jeunes gens et de jeunes filles. Mais cette étude a été faite, avec le développement qu'elle comporte dans la partie de cet ouvrage consacrée aux maladies diathésiques, aux maladies de la nutrition et surtout aux névroses. Nous y renvoyons le lecteur.

## NÉVRO-MYALGIE. — MYALGIE. — DERMALGIE.

La névralgie, nous l'avons vu, est essentiellement caractérisée par l'existence de points douloureux perçus sur le trajet des cordons nerveux. Lorsque la douleur atteint les filaments des rameaux nerveux qui s'épanouissent dans les muscles et que ceux-ci même deviennent douloureux, on se trouve en présence de ce que l'on appelle la *névro-myalgie*. Dans ce cas, la douleur n'est point localisée à des points fixes, elle est beaucoup plus étendue et peut se manifester dans un ou plusieurs muscles.

Quand la douleur atteint les ramuscules nerveux du derme ou de la peau dans une partie plus ou moins grande de son étendue, cette douleur constitue ce qu'on appelle la *dermalgie*.

Le nom de *myalgie* désigne l'affection douloureuse des muscles que l'on observe, par exemple, chez ceux qui, pour la première fois, se livrent à la gymnastique, à l'escrime et à l'équitation ; elle est due à un effort excessif des fibres musculaires. Elle appartient en propre au tissu musculaire, le système nerveux n'y participe qu'indirectement. Cette douleur disparaît du reste assez rapidement, et n'exige l'intervention du médecin que chez les gens faibles ou maladifs.

Dans certaines circonstances, la névro-myalgie et la dermalgie peuvent se compliquer de crampes, de contractures, de déchirures, d'atrophie ou de dégénérescence musculaire, paralyser le jeu des articulations et provoquer même l'impuissance motrice.

Ces divers phénomènes, qu'ils apparaissent isolément ou qu'ils soient groupés ensemble, peuvent n'être que des symptômes de l'affection comprise sous le nom de *rhumatisme musculaire* ; mais ils peuvent aussi se développer en dehors de toute influence rhumatismale ; et, quoique les manifestations présentent une grande analogie dans les deux cas, nous ne pensons pas que la nature du mal soit la même et que, par conséquent, le traitement doive être identique.

Ces affections douloureuses peuvent se présenter dans toute leur simplicité en dehors de toute autre affection ; dans ce cas, elles disparaissent assez rapidement sous l'influence des douches froides. Si elles sont liées à un affaiblissement de l'organisme, sans complication contre-indiquant le traitement hydrothérapique, ou bien si elles sont accompagnées de spasmes, de contractures ou d'atrophie musculaire, c'est encore à la douche froide qu'il faut recourir. Seulement l'application doit être énergique et suffisamment prolongée.

Lorsque la diathèse rhumatismale existe et entretient la névromyalgie, la douche froide appliquée seule peut échouer ; il faut, pour réussir, la faire précéder de la douche chaude, de l'étuve sèche ou du maillot, en un mot appliquer à l'espèce le traitement général de la diathèse.

Il est donc important, avant d'instituer le traitement hydrothérapique, de bien étudier la nature des affections douloureuses de cette nature ; c'est dans l'évolution des phénomènes morbides, le genre des causes productrices, les antécédents et la constitution du sujet que l'on pourra puiser les éléments d'une bonne thérapeutique.

Nous pourrions citer un grand nombre de faits pour démontrer l'utile intervention du calorique associé à l'eau froide dans ces phénomènes morbides que l'on désigne sous la rubrique de rhumatisme musculaire, mais l'espace nous manque pour faire cette énumération qui serait peut-être trop fastidieuse pour le lecteur.

Il nous suffira d'ajouter que si les diverses applications du calorique, telles que les étuves ou les maillots, peuvent rendre de réels services, la douche écossaise, administrée suivant les règles que nous avons formulées, est certainement le modificateur hydrothérapique qui a le moins d'inconvénients et qui offre le plus de ressources.

# CHAPITRE XII

## DE QUELQUES AFFECTIONS PARALYTIQUES DU SYSTÈME NERVEUX.

L'hydrothérapie a été indistinctement essayée dans toutes les paralysies. Son intervention a été souvent suivie de succès; parfois, au contraire, elle a été inutile, et même, dans quelques cas spéciaux, elle a été nuisible.

Avant donc de conseiller l'hydrothérapie contre les paralysies, il est essentiel de connaître quelles sont celles de ces affections qui sont justiciables de cette médication, et celles dans lesquelles elle ne doit pas être employée.

Lorsque la paralysie dépend d'une lésion organique des centres nerveux ou d'une altération indélébile des nerfs et des muscles, elle est incurable ; dès lors, l'hydrothérapie est impuissante. Cependant, même dans les cas les plus rebelles à la thérapeutique, elle a pu arrêter, au moins d'une façon provisoire, les progrès de la lésion; mais on est forcé de reconnaître que ses applications, tout en modifiant quelques phénomènes morbides présentés par les maladies, n'ont exercé aucun effet thérapeutique sur l'affection elle-même.

Nous laisserons de côté pour le moment les paralysies d'origine organique; nous ne parlerons ici que de celles qui peuvent être améliorées ou guéries par l'hydrothérapie, et qui ne dépendent, par conséquent, d'aucune lésion matérielle appréciable. Grâce aux progrès de la physiologie et de la pathologie nerveuse, nous sommes aujourd'hui en mesure d'expliquer scientifiquement la pathogénie de quelques-unes de ces affections paralytiques et d'en tirer les données nécessaires à toute bonne thérapeutique.

Le premier caractère général qui nous frappe, dans ces états morbides, c'est qu'ils ont presque tous comme base l'*asthénie*, c'est-à-dire l'affaiblissement des diverses actions organiques et de toutes les résistances vitales. Aussi concevons-nous facilement déjà qu'il y aura là un immense champ d'action pour les effets toniques et reconstituants de la méthode hydrothérapique. Mais faisons remarquer tout de suite que cette asthénie que nous invoquons n'est point toujours produite par un affaiblissement général de l'organisme, elle peut n'appartenir qu'à un système, à un organe ou même à un tissu. Elle peut être, en un mot, localisée.

Prenons, par exemple, une cachexie toxique avancée. Elle favorise, dans presque tous les organes, le développement des congestions passives qui entravent les échanges organiques. Cette cause générale, qui puise son existence dans une altération qualitative du liquide sanguin, amène toujours l'asthénie de l'élément vivant, c'est-à-dire de la cellule organique et peut produire la paralysie.

Prenons, maintenant, une malade atteinte de chlorose. Elle a, comme toutes les chlorotiques, le sang pauvre en globules, en albumine et riche en eau. Les diverses fonctions ne sont, chez elle, ni plus ni moins altérées que chez les autres. Seulement le système nerveux peut être frappé d'une façon spéciale et traduire son altération par le développement de phénomènes paralytiques plus ou moins localisés, résultant, selon nous, d'une asthénie locale. Cette asthénie limitée est favorisée, il est vrai, par la maladie générale ; mais, dans la plupart des cas, cette dernière est insuffisante par elle-même pour produire la paralysie.

Prenons enfin un homme bien portant, chez lequel les fonctions s'accomplissent avec une grande régularité et qui, par conséquent, jouit d'une santé parfaite. Supposons que, s'étant exposé au froid avec d'autres personnes, il soit, le seul du groupe, atteint de paralysie. Dans ce cas, la paralysie ne peut être expliquée que par une cessation de fonction du nerf moteur frappé, ou bien du centre d'où vient ce nerf, ou bien encore du muscle où il va aboutir. En d'autres termes, on doit l'attribuer à une asthénie locale, indépendante d'une affection générale et préparée par une de ces idiosyncrasies que l'on rencontre souvent, même chez les personnes qui se portent bien. En considérant ces trois types d'asthénie, il serait intéressant d'en déduire les données d'un traitement; cette étude sera faite dans un instant.

Peut-être est-il bon, avant d'aller plus loin, de faire nos réserves sur ce mot asthénie, que nous sommes loin de comprendre à la façon des vitalistes. Les forces vitales, pour nous, sont intimement liées aux tissus qui fonctionnent. Or la fonction dévolue à tout tissu ne peut exister qu'à la condition essentielle que les échanges organiques soient normalement effectués. Pour que l'intégrité des lois de la nutrition soit absolue, il faut que la circulation soit intacte dans tous ses modes. Le vaisseau doit jouir de toutes ses propriétés et le liquide de toutes ses qualités. Que l'une de ces conditions soit troublée, que le liquide soit altéré dans ses qualités ou dans sa quantité, que le vaisseau ait perdu l'une de ses propriétés physiologiques, la contractilité, par exemple, et nous dirons qu'il y a asthénie dans ce cas ; car, avec la lésion de nutrition, les forces vitales ont diminué.

Les degrés de l'asthénie sont infiniment variés. Les trois types que nous venons de choisir seront pour nous les points culminants d'une même chaîne, autour desquels nous pourrons grouper pathogéniquement tous les états voisins. Nous trouverons, en première ligne, les cachexies avancées, qu'elles tiennent à un état organique ou à un empoisonnement chronique; les altérations dans la qualité du sang, parfois la présence même du poison dans le liquide nourricier, les lésions mécaniques de la circulation, l'abolition de la contractilité vasculaire : autant de causes pouvant produire la paralysie, à des degrés différents, il est vrai, frappant sans distinction la sensibilité comme la motilité.

Au second groupe se rattacheront les paralysies dues à l'hydrémie, à la chlorose, à l'anémie, à la grossesse et aux maladies chroniques et aiguës.

Le dernier groupe comprend toute une série de paralysies dont les causes sont connues, mais dont le mécanisme n'est point encore éclairci. Et parmi ces causes, dont l'action indéterminée peut agir directement sur les centres nerveux, sur les nerfs et sur les muscles, nous trouvons l'épuisement, les excès, les passions, le froid, l'humidité, la foudre. Parmi les paralysies de cet ordre, sont celles qui succèdent au froid ou à l'irritation d'un nerf périphérique, agissant par action réflexe sur les centres nerveux. C'est de même dans ce groupe que l'on doit placer les paralysies hystériques dont le mode de production échappe à l'investigation, et qui semble être le résultat d'une action d'ordre purement dynamique.

Quels sont les divers modes de production de ces paralysies?

Sans entrer dans des détails trop précis, et en négligeant certains actes intermédiaires, nous pouvons dire que la volition est sous la dépendance du cerveau, que la transmission et la décharge d'influx ressortissent à la moelle, surtout aux cordons nerveux et aux nerfs moteurs, et que la contraction musculaire dépend de l'irritabilité du tissu propre à cette contraction.

Nous mettons de côté pour le moment la coordination des mouvements, acte complexe auquel participent la sensibilité musculaire, la substance grise de la moelle et peut-être même le cervelet.

Au point de vue des sensations, nous pouvons dire aussi que leur développement est en rapport direct avec l'épanouissement nerveux qui les perçoit, que la transmission de ces sensations dépend à la fois de l'état des nerfs sensitifs et de la moelle, et qu'enfin la perception de ces sensations se fait dans le cerveau.

La même analyse peut être appliquée au nerf grand sympathique ; il n'y a rien de changé, si ce n'est le point de départ et les voies de transmission qui sont augmentées. Or, connaître le mécanisme intime d'une paralysie, c'est déterminer le rouage qui fait défaut. Sous ce rapport donc, les paralysies diffèrent entre elles quant à leur phénomènes intimes. Ce fait est essentiel au point de vue pratique, car ces différences se traduisent par des symptômes qui rendent le diagnostic de l'affection très précis. Il peut donc y avoir des paralysies du mouvement : par cessation ou défaut de transmission de la volonté ; par défaut ou diminution de production de l'agent nerveux moteur ; par défaut de transmission de l'influence centrale au système névro-musculaire ; par défaut d'action du système névro-musculaire sans compter les paralysies d'origine inhibitoire.

Dans la sphère de la sensibilité, il y a paralysie : quand la sensibilité ne peut être développée ; quand elle ne peut être transmise ; quand elle ne peut être perçue.

Nous parlerons plus tard des paralysies du sympathique.

En résumé, la paralysie que nous étudions peut être constituée soit par une perturbation dans l'action nerveuse, soit par une altération de l'action musculaire.

Après avoir étudié d'une façon générale les causes et le mécanisme de ces paralysies, il importe, au point de vue du traitement local, de rechercher si, sous l'effet d'une de ces causes, la paralysie a une tendance à se localiser sur une partie déterminée du système nerveux. Un seul de ces états paraît être d'origine cérébrale : c'est la paralysie hystérique.

La paralysie arrive brusquement et disparaît de même, souvent sans cause appréciable et parfois sous l'impression d'une émotion vive qui rétablit alors l'innervation cérébrale en défaut. Les faits sont nombreux; quelques-uns même sont frappants. Un obus tombe dans une salle de paralytiques; une seule était hystérique, elle seule recouvre la volonté momentanément éteinte et se met à courir. La paralysie avait disparu.

Les paralysies de la périphérie ne sont point absolument rares; il en est surtout une espèce extrêmement fréquente : c'est l'analgésie des éléments périphériques que l'on rencontre chez les chlorotiques. Il n'est pas une chlorotique chez laquelle on ne trouve, en des points très variables, la sensation à la douleur plus ou moins disparue. Quant à la paralysie saturnine, la question de sa pathogénie est encore très controversée, les uns la faisant dépendre des centres nerveux, les autres en faisant le résultat de l'action toxique du plomb sur les nerfs périphériques ou sur les muscles eux-mêmes. Nous devons ajouter que les uns et les autres trouvent de bons arguments à l'appui de leurs thèses.

Certaines des paralysies en question peuvent donc se localiser dans l'encéphale ou dans un point de la périphérie, mais c'est dans l'axe rachidien que nous devons rechercher le plus souvent le siège de ces phénomènes morbides.

La moelle se compose de deux éléments nerveux bien distincts : la cellule active et la fibre conductrice dépouillée de toutes ses enveloppes protectrices. Le réseau capillaire qui entoure le cordon spinal est proportionné à l'importance de la fonction de chacun de ses départements ou de ses centres. Riche, abondant, serré, il établit une circulation active dans tout l'axe nerveux. Les voies d'arrivée sont faciles et le sang artériel peut se distribuer sans rencontrer de grands obstacles. Il n'en est plus de même pour les voies de retour, et le dégorgement veineux ne s'opère pas avec la même facilité. La disposition anatomique des artères indique que les centres nerveux médullaires ont besoin d'un approvisionnement de sang considérable pour que leur vitalité reste intacte ; celle des veines démontre que ces mêmes centres sont exposés à être le siège de congestions nombreuses et variées.

Pour que le muscle perde son irritabilité, il faut qu'il soit absolument privé de sang ; il n'en est pas de même pour la moelle car une simple altération dans la qualité ou dans la quantité de ce liquide peut modifier et même faire disparaître promptement son fonctionnement. De plus, il ne nous répugne pas de croire que la cellule nerveuse est l'élément le plus facilement attaqué. En effet, outre le rôle de transmission qu'elle peut avoir, elle a une activité propre puissante. Elle transforme en mouvement l'acte psychique de la volition. Travaillant plus, elle a besoin de bien plus de matériaux nutritifs. Aussi tous les troubles de nutrition retentiront d'abord sur elle, et ils auront pour conséquence la diminution ou l'abolition complète de l'excitabilité.

Nous retenons donc comme conclusion que le siège des paralysies est souvent dans la moelle; que la lésion nerveuse peut être localisée ou généralisée dans l'axe rachidien; que, parmi les éléments constitutifs de la moelle, les cellules paraissent le plus facilement atteintes et qu'après avoir perdu leurs propriétés elles sont longues à les reconquérir, parce qu'elles demandent pour leur manifestation une nutrition parfaite dans tous ses modes.

Le but que nous poursuivons est de chercher les indications de l'hydrothérapie dans certaines formes de paralysies. Nous avons pu voir déjà que, dans un grand nombre de cas, nous pouvions d'abord agir favorablement sur la cause productrice. L'étude du mécanisme des paralysies et du siège des lésions qui les produisent nous indique que le traitement général peut trouver un puissant auxiliaire dans un traitement local. A quels signes est-il possible de reconnaître ces paralysies dont nous parlons? Comment peut-on les distinguer entre elles? Telles sont les diverses questions à résoudre et, pour atteindre ce but, il est nécessaire d'exposer la séméiotique des paralysies sans lésion matérielle.

**De la paralysie dans les cachexies.** — Dans une cachexie avancée, la paralysie est ordinairement le résultat de l'asthénie générale, qui frappe toutes les fonctions. Elle peut être également due, il est vrai, à l'existence de névrites périphériques, mais nous ne nous occupons ici que des paralysies d'ordre purement dynamique. Dans ces paralysies il existe tout d'abord une période d'excitation qui peut avoir une durée variable, mais plus la marche de la cachexie est rapide, plus la dégradation fonctionnelle s'accentue et, en dépit des résistances individuelles, la paralysie se développera à un instant donné. La lutte est souvent longue. Certaines causes attaquent l'économie lentement; d'autres, au contraire, frappent avec une rapidité qui nous surprend souvent.

En général, la cause agit d'autant plus vite qu'elle attaque plus rapidement le tissu nerveux dans sa nutrition; de là les degrés les plus variés de la paralysie, depuis le simple trouble moteur jusqu'à l'abolition complète de toutes les propriétés motrices et sensibles du tissu innervé.

La fonction nerveuse, nous l'avons déjà dit, n'est point soumise aux mêmes lois que les autres fonctions organiques. Quand l'économie n'est plus à même de suffire à sa dépense, il y a déchéance fonctionnelle.

Les paralysies cachectiques se reconnaissent à certains caractères généraux que nous allons retracer rapidement. L'invasion de la paralysie n'est pas brusque; la contractilité, comme la sensibilité, se dégrade insensiblement; il y a, dans la marche de la maladie, comme des périodes de repos, et les phénomènes d'excitation sont plus rares que dans les paralysies dont nous parlerons plus loin. Les fourmillements et les douleurs font souvent défaut. Les spasmes, les contractures s'observent parfois au début. La contractilité et le pouvoir réflexe sont toujours diminués et il existe, comme caractéristique de ces états, une extrême faiblesse du système musculaire. La fonction nerveuse, atteinte dans une ou plusieurs régions, souffre dans toutes ses manifestations. La volonté n'est plus suffisante; la cellule nerveuse n'a plus sa puissance d'action; les terminaisons nerveuses ne transmettent qu'imparfaitement les sensations qu'elles reçoivent. Que la cause continue son action, et à des lésions fonctionnelles pourront succéder des lésions matérielles; dès lors l'état paralytique sera définitivement constitué.

Dans cette évolution morbide, les indications sont précises; les fonctions organiques sont perturbées, l'une d'elles est frappée d'inertie et l'organisme entier succombe. Il faut alors se hâter de réveiller les actions vitales et lutter activement contre l'asthénie envahissante. Dans toutes les paralysies d'origine toxique, l'hydrothérapie rend d'immenses services. Celles qui ont pour cause une cachexie organique sont toujours notablement améliorées par un traitement sagement dirigé.

Mais c'est ici surtout que le tact médical est nécessaire. Il ne faut jamais perdre de vue, dans ces états profonds d'asthénie, que si, adaptée aux forces du malade, la médication peut être salutaire, poussée plus loin elle peut, au contraire, devenir funeste.

Nous commençons ordinairement le traitement par des frictions avec un drap mouillé fortement tordu, que nous remplaçons bientôt par une douche froide, courte et énergiquement appliquée.

Lorsque ces procédés sont insuffisants, il faut faire intervenir, suivant les indications individuelles, l'étuve à la lampe, le maillot sec suivi de frictions et l'eau chaude sous forme de douches. Une règle générale est impossible à établir ; ce qu'on doit demander à l'hydrothérapie, c'est son action dépurative et son action reconstituante : ce sont ces deux points qu'il importe de ne pas perdre de vue.

Il ne faut pas croire que la guérison soit toujours la règle dans ces affections, car nous avons vu souvent l'hydrothérapie échouer contre elles. Néanmoins cette médication compte de nombreux succès et, si l'on veut lutter avec avantage, il ne faut pas attendre pour agir qu'il y ait une altération organique des centres nerveux ou que la force de résistance du malade soit épuisée.

**Des paralysies par anémie.** — Les hémorrhagies abondantes, quelques maladies aiguës, comme la fièvre typhoïde, la diphthérie, etc., certaines maladies chroniques, telles que la chlorose, la scrofule, la syphilis, etc., produisent presque toujours un état anémique qui enlève au sang ses éléments réparateurs, ralentit le fonctionnement des organes et produit parfois la paralysie. Il existe donc des paralysies par anémie ; dans cette classe peuvent prendre place certaines paralysies hystériques. Nous n'entendons pas parler, bien entendu, de ces paralysies hystériques dont toute la cause semble dépendre d'un état psychique particulier ; mais il paraît certain que la chlorose, chez la femme, est une prédisposition puissante à l'hystérie. Elle semble même parfois être la seule cause déterminante des manifestations convulsives, car on voit souvent les accès hystériques survenir au milieu d'une chlorose et disparaître avec elle. Qu'une paralysie arrive après une de ces crises que nul ne pourrait séparer de l'hystérie la plus pure, dirons-nous que la paralysie est exclusivement hystérique ? Non ; la manifestation convulsive a déterminé l'état paralytique, mais cet état a été en quelque sorte préparé par l'anémie. Et la preuve, c'est que l'amélioration rapide de la chlorose a bien plus de retentissement sur la paralysie que tous les antispasmodiques employés contre la névrose hystérique.

Nous admettons que l'asthénie générale due à l'anémie n'est point suffisante, le plus souvent, pour produire la paralysie ; il faut, en outre, l'intervention d'une cause déterminante, comme une crise nerveuse, par exemple, ou une asthénie locale plus prononcée que l'asthénie générale, pour amener la paralysie. Le fait que nous citions tout à l'heure vient à l'appui de notre opinion ; il nous montre un accès convulsif déterminant la paralysie sur un terrain tout préparé par la chlorose.

Souvent la paralysie arrive après des hémorrhagies abondantes ; mais bien d'autres causes occasionnelles, telles que le froid, l'humidité, les passions, les excès, le surmenage, peuvent aussi déterminer une paralysie dans certains organes préalablement disposés.

Ainsi donc, quelle qu'en soit la source, l'état anémique prédispose à la paralysie, mais il ne suffit pas pour la produire ; il faut une cause déterminante qui en provoque l'apparition.

La paralysie par anémie atteint d'abord, de préférence, les extrémités. C'est le point le plus éloigné pour la transmission nerveuse, qui est alimenté le moins facilement et qui perd le plus de calorique à son contact avec l'extérieur. Les conditions sont donc mauvaises pour que la fonction nerveuse s'effectue régulièrement.

L'engourdissement et le fourmillement des extrémités sont les premiers symptômes. Puis l'impuissance motrice et les troubles de sensibilité apparaissent. La perturbation envahit successivement les différentes parties du corps en se rapprochant toujours des organes centraux et en augmentant d'intensité dans les régions primitivement frappées. La marche est progressive, la paralysie s'étend et elle devient plus intense si on ne cherche pas à l'arrêter. Le pouvoir réflexe et la contractilité diminuent de plus en plus. En un mot, tous les phénomènes qu'on observe attestent que la force nerveuse est affaiblie.

Dans les paralysies de cette sorte, l'utilité du traitement hydrothérapique s'impose d'elle-même, et nous pourrions citer de nombreux exemples à l'appui de l'heureuse influence qu'il exerce contre cet état morbide. Un traitement tonique et reconstituant a toujours donné une amélioration et souvent des guérisons incontestables. C'est aux applications excitantes qu'il faut avoir recours dans ce cas, et notamment à la douche froide générale en pluie et en jet.

**Des paralysies fonctionnelles.** — C'est dans cette classe particulière que l'on trouve, à côté d'une série d'états incomplètement étudiés et mal définis, ces affections paralytiques qui succèdent à des excès de tout genre, aux chagrins profonds, aux passions violentes. Quelques auteurs veulent les dénommer paralysies par épuisement. Nous nous rallions à l'opinion de ceux qui leur attribuent une origine anémique et qui pensent que les dépenses exagérées du système nerveux n'arrivent à l'épuisement de la fonction qu'après avoir appauvri le sang. Le traitement qui convient à ces affections doit donc être celui qui pourra le mieux reconstituer les activités organiques. A ce titre, l'hydrothérapie peut être sans crainte mise au premier rang des médications à employer. Nous pourrions citer un grand nombre de faits attestant l'action reconstituante et excito-motrice de cette méthode curative.

Dans ce groupe se placent aussi ces paralysies à explosion soudaine, comme celles qui apparaissent quelquefois dans l'hystérie. La foudre, la frayeur, une émotion vive, peuvent causer des paralysies et abolir dans toutes les parties du corps la sensibilité et la contractilité musculaire. Ces paralysies apparaissent d'emblée et peuvent disparaître avec la même rapidité ; elles affectent toutes les formes, résistent souvent à tous les traitements et guérissent quelquefois spontanément. Dans ces paralysies hystériques, l'usage des applications toniques et excito-motrices de l'hydrothérapie ne suffit plus. Il faut modifier le traitement à chaque instant et l'adapter quotidiennement à la forme que peut prendre la névrose qui cause la paralysie. Quand la paralysie guérit, elle est parfois instantanément remplacée par des phénomènes convulsifs qui disparaissent à leur tour après l'apparition de certaines douleurs. Cette succession de désordres morbides est presque toujours favorable au malade et ne commande pas la suspension du traitement. Il faut, au contraire, le continuer, en ayant soin de le modifier pour combattre à la fois la névrose générale et les symptômes dominants.

Les faits de paralysies hystériques guéries par l'hydrothérapie sont très nombreux, et il n'est pas besoin d'en faire ici l'énumération pour démontrer l'influence favorable que le traitement hydrothérapique exerce sur ces désordres morbides.

**Paralysies réflexes ou d'origine périphérique.** — Les paralysies d'origine périphérique, se produisant par l'intermédiaire d'une série d'actions réflexes, sont les plus intéressantes et, en même temps, les plus difficiles à connaître. Elles ont, comme on le sait, pour point de départ une irritation périphérique qui, agissant sur les centres, détermine une abolition du mouvement dans la partie du système nerveux qui est en rapport avec ces centres. Les plus communes se développent sous l'influence du froid ou d'une douleur.

Les irritations périphériques que fait naître le froid déterminent la paralysie très brusquement, sans sensation préalable de fourmillements et d'engourdissements, sans phénomènes indiquant le moindre trouble dans les fonctions du cerveau et de la moelle épinière. La marche de cette paralysie est très rapide, mais son siège est extrêmement variable, et l'on voit souvent des éléments paralysés reprendre leurs fonctions à côté de tissus qui sont frappés d'impuissance, après avoir conservé leur intégrité pendant la première période de la maladie.

La guérison de ces paralysies est relativement rapide ; cependant, dans certains cas, le retour des propriétés vitales est difficile à obtenir, et il faut agir énergiquement, pour soustraire les centres nerveux au développement possible de phénomènes inflammatoires. L'hydrothérapie peut être fort utile, et son action curative se manifeste parfois très promptement. Mais, d'après nos observations, il convient, pour rendre le traitement plus efficace, de faire précéder les frictions ou les douches froides, qui suffisent dans beaucoup de cas, d'une application de calorique faite à l'aide des maillots, des étuves ou de l'eau chaude.

Quant aux paralysies qui se produisent sous l'influence d'une irritation périphérique autre que celle que détermine le froid, il convient de leur appliquer un traitement plus complexe. Il faut, d'une part, faire disparaître l'irritation périphérique qui a donné lieu aux actions réflexes morbides et apaiser, d'autre part, l'excitabilité maladive des centres, qui facilite le développement des phénomènes paralytiques. C'est pour répondre à cette seconde indication que l'hydrothérapie doit intervenir; il faut seulement avoir le soin de n'employer au début que des applications tempérées, qu'on refroidit graduellement, selon la résistance ou la susceptibilité du malade.

Ces paralysies, dans lesquelles rentre la paraplégie par action réflexe, dont l'existence a été si bien démontrée par M. Brown-Séquard, ne débutent pas instantanément et leur marche est presque toujours progressive. On rencontre rarement des phénomènes d'excitation, des fourmillements ou des douleurs ; les troubles paralytiques sont rarement complets ; la vessie et le rectum ne sont presque jamais atteints. Enfin, et c'est là un des caractères importants de cet état morbide, la paralysie s'améliore ou guérit quand l'irritation périphérique qui l'a produite s'est améliorée ou guérie.

Nous avons indiqué comment il convient d'appliquer d'une manière générale le traitement hydrothérapique dans les paralysies. Nous avons même signalé les modifications que chaque cas particulier exige dans l'administration des procédés mis en usage. Sur ce dernier point, il nous est difficile d'être très explicite, car tout dépend ici de la constitution et de la susceptibilité du malade. Si la connaissance de la maladie doit donner les indications du traitement hydrothérapique en général, c'est l'étude attentive du malade qui doit guider le médecin dans le choix et dans l'application des procédés spéciaux.

# CHAPITRE XIII

## NÉVROSES CUTANÉES ET MALADIES DE LA PEAU.

Nous voulons, en commençant ce chapitre, parler de quelques névroses ou manifestations nerveuses cutanées qui, bien que souvent liées à d'autres manifestations morbides, se présentent néanmoins parfois, du moins en apparence, parfaitement indépendantes de toute maladie générale. Ces troubles nerveux méritent donc une mention particulière.

**Hyperesthésie cutanée.** — Souvent produite par une altération histologique des centres nerveux et particulièrement des colonnes postérieures de la moelle épinière, l'hyperesthésie cutanée peut encore être occasionnée par les nombreuses maladies dues à une altération de la nutrition générale, comme la goutte, le rhumatisme et la chloro-anémie. Elle apparaît aussi dans certaines maladies fonctionnelles du système nerveux et notamment dans l'hystérie. Elle peut se présenter enfin isolément, constituer un état morbide particulier, réclamant par suite un traitement spécial; ce n'est que de cette dernière forme qu'il peut être question ici.

Presque toujours localisée dans une partie limitée de la surface cutanée, elle reconnaît pour causes principales la chaleur, le froid et l'humidité.

Elle consiste essentiellement en une exaltation d'une ou de plusieurs des sensations tactiles dont la peau est le siège; le plus souvent, elle n'intéresse que la sensation de contact, mais elle peut aussi atteindre les sensations de douleur et de température. Ces diverses hyperesthésies peuvent exister isolément; mais, d'autre part, on voit quelquefois l'hyperesthésie du toucher coïncider avec l'analgésie ou avec l'abolition du sens de la température. Selon certains auteurs, elle est due à une accumulation anormale du sang dans les vaisseaux qui entourent l'épanouissement des nerfs sensitifs; cette accumulation exalte toutes les propriétés vitales des tissus intéressés et augmente par suite leur sensibilité. Le spasme des éléments contractiles du derme peut aussi produire l'hyperesthésie en apportant une certaine gêne à la circulation et en favorisant en certains points la stagnation du sang veineux ; cette accumulation pathologique joue le rôle d'un corps étranger et détermine l'excitation et, par suite, l'hyperesthésie des éléments nerveux qui sont en contact avec elle. L'hyperesthésie résulte donc, si l'on admet ces deux interprétations, d'une congestion due à une parésie des nerfs vaso-moteurs, ou d'une irritation des nerfs sensitifs par le sang veineux qui, ne pouvant vaincre la résistance créée par le spasme des tissus dermiques, séjourne dans ces tissus et finit par éveiller l'excitabilité des filets sensitifs, comme le ferait un corps étranger.

Ce double mode de production de l'hyperesthésie est utile à connaître si l'on veut faire des applications hydrothérapiques rationnelles. Il y a d'abord une distinction à établir, au point de vue du traitement de l'hyperesthésie, suivant qu'il existe concurremment une exaltation ou une diminution du sens de la température.

Quand l'hyperesthésie du sens de contact coïncide avec une diminution ou une abolition du sens de la température, ce qui a lieu quand il existe un spasme des vaso-moteurs, on devra faire des applications hydrothérapiques dans lesquelles le calorique et l'eau froide seront tour à tour utilisés. On emploiera les étuves, les maillots et surtout l'eau chaude, qu'on fera suivre d'une application froide, animée d'une percussion assez forte.

Quand, comme dans la paralysie des vaso-moteurs, l'hyperesthésie du sens de contact coïncide avec une exaltation du sens de la température, elle est presque toujours accompagnée de rougeur, d'hypersécrétion ou d'éruption dans la région cutanée où elle s'est développée.

Dans cette forme d'hyperesthésie, il est préférable d'employer les immersions tempérées et les douches peu froides, courtes et légères, de manière à ne provoquer que des réactions légères destinées à fortifier la peau sans épuiser l'activité de ses diverses fonctions.

**Anesthésie cutanée.** — L'anesthésie cutanée n'est pas rare ; elle peut, comme l'hyperesthésie, dépendre d'une altération matérielle ou fonctionnelle des centres nerveux, d'une diathèse, comme celle de l'arthritisme, d'une intoxication ou d'un état constitutionnel comme dans la chlorose. Elle peut aussi se présenter isolément, indépendante de toute affection générale, et constituer un état morbide parfaitement déterminé. Cette distinction est parfaitement admissible, car tout le monde sait qu'il est possible de produire artificiellement des anesthésies locales, limitées à certaines régions de la périphérie, et que l'on obtient avec certaines substances, comme le chloroforme, l'éther ou la glace. La périphérie du système nerveux peut donc perdre son impressionnabilité sans que les cordons nerveux, la moelle et les centres nerveux soient altérés.

L'anesthésie cutanée intéresse rarement toute la surface du derme : elle peut occuper la moitié du corps, comme dans l'hystérie, les cuisses et le ventre, comme dans le rhumatisme, les extrémités, comme dans l'ataxie locomotrice ; mais quand elle n'est pas l'un des symptômes d'une lésion ou d'un trouble fonctionnel des centres nerveux, elle s'établit généralement dans la partie de la périphérie nerveuse sur laquelle a agi la cause qui l'a produite.

L'anesthésie cutanée proprement dite coïncide souvent avec la perte du sens de la douleur et du sens de la température ; elle est toujours liée à un spasme des vaso-moteurs qui se trouvent dans la région où elle siège. C'est pour cette raison que quelques physiologistes considèrent l'anesthésie périphérique comme une conséquence du défaut de sang que provoque le spasme des vaso-moteurs, spasme qui, en privant les nerfs sensitifs du liquide nourricier et en entravant les échanges chimiques, abolit ou diminue les propriétés vitales des tissus.

Il est facile d'apprécier exactement l'anesthésie des sensations tactiles ; on peut constater l'analgésie en piquant la peau avec des épingles ou une pointe fine ; on peut apprécier le degré d'abolition du sens de la température à l'aide du thermomètre ; on peut enfin apprécier celui de l'anesthésie cutanée proprement dite avec l'esthésiomètre.

Convenablement appliquée, l'hydrothérapie combat avec succès l'anesthésie cutanée ; la douche froide dirigée sur la région insensible, les frictions énergiques pratiquées avec des serviettes ou un drap mouillé peuvent, en déterminant, par suite de la réaction, un appel de sang dans la partie anesthésiée, contribuer à rétablir l'intégrité des propriétés vitales ; pour obtenir ce résultat, on est quelquefois obligé de combiner le calorique à l'eau froide. Aux étuves et aux maillots que l'on peut employer dans quelques cas, nous préférons la douche écossaise ou alternative immédiatement suivie d'une douche froide générale, qui a pour effet de régulariser la circulation dans toute l'étendue du réseau capillaire cutané.

Quand l'anesthésie siège à la plante des pieds, on emploie avec succès le bain de pieds à eau courante, en ayant soin de faire arriver sur la partie insensible des jets d'eau alternativement chaude et froide. Nous avons eu souvent à nous louer de cette application localisée, et nous pouvons en recommander l'emploi contre l'anesthésie plantaire.

**Névroses vaso-motrices cutanées.** — Les névroses cutanées vaso-motrices intéressent à la fois la peau et ses glandes, et elles concordent en général avec une parésie ou un spasme des nerfs vaso-moteurs. Les transpirations abondantes que l'on observe chez les personnes dont la puissance nerveuse est affaiblie, cette coloration rouge subite que l'on remarque chez d'autres en certains points de la peau, ne reconnaissent évidemment point d'autre cause que la parésie des vaso-moteurs. Les excitants du sympathique suppriment ces colorations, font disparaître l'élévation de température qui les accompagne, ainsi que les hypersécrétions glandulaires qui se manifestent dans la même région. Bien que ces névroses cutanées dépendent presque toujours d'un état nerveux général produit, soit par des excès, soit par des intoxications, il est certain que les médicaments ayant une action tonique et galvanisante sur les vaso-moteurs ont seuls de l'action sur ces affections. Par conséquent l'hydrothérapie, qui possède toutes ces propriétés au plus haut degré, trouve ici son application. Il faut, pour réussir, avoir recours aux douches froides très légères, aux affusions sans percussion, aux lotions ; en un mot, à des applications susceptibles de tonifier le malade sans l'exposer à la fatigue.

Les pâleurs subites que l'on remarque chez certaines personnes nerveuses sont généralement produites par un spasme des nerfs vaso-moteurs qui, en chassant le sang des vaisseaux, décolore les tissus. A ce spasme succède un relâchement qui, en favorisant le retour du sang, rend à la région intéressée sa coloration et sa température normales ; si ce relâchement est considérable, il peut donner lieu à une parésie d'assez longue durée.

Ces phénomènes de relâchement et de contraction des vaisseaux peuvent se produire en même temps que l'hyperesthésie ou l'anesthésie cutanées, mais ils peuvent aussi exister indépendamment l'un de l'autre et, par conséquent, nécessiter un traitement spécial. Les douches froides à forte percussion suffisent quelquefois; mais elles déterminent une réaction violente qui amène après elle l'épuisement des nerfs trop excités. Pour cette raison, il est préférable de recourir à des frictions énergiques avec un drap mouillé fortement tordu. Si les fonctions de calorification sont affaiblies et si le malade éprouve toujours une sensation de froid, il est préférable de donner une douche prolongée, suivie d'une douche chaude légère modérément froide. Dans le courant du traitement, il sera souvent fort utile de recourir aux immersions tempérées.

Les différentes lésions qui siègent dans les centres nerveux et dans les nerfs amènent des troubles de nutrition et de sécrétions qui ont fait croire à l'existence de nerfs spéciaux décrits par MM. Brown-Séquard et Samuel. Ces troubles, fort bien décrits par M. Dieulafoy, peuvent intéresser la peau, les muqueuses, le tissu cellulaire, les glandes, les muscles, les articulations, les os et les viscères. Ils se traduisent par des éruptions, des atrophies, un développement anormal des tissus, des nécroses, des troubles de sécrétions et des pertes de substance. Ces diverses altérations, dans lesquelles l'irritabilité fonctionnelle du système nerveux joue un rôle prépondérant, sont connues sous le nom de *trophonévroses* et se cantonnent assez souvent dans la partie supérieure du corps.

A ces états pathologiques se rattache cette sorte d'entité morbide décrite sous le nom d'asphyxie locale, ou gangrène symétrique des extrémités, et que nous avons déjà eu l'occasion de décrire.

## MALADIES DE LA PEAU.

Dans le chapitre consacré aux maladies chroniques, nous avons cherché à indiquer le rôle que jouent les diathèses dans l'évolution de ces maladies. Nous devons insister de nouveau sur cette importante question de pathologie générale, afin d'en dégager les préceptes qui doivent présider à l'application de l'hydrothérapie aux affections cutanées.

Parmi les médecins qui emploient actuellement le mot diathèse, dit M. Legendre, les uns y attachent la signification d'*état morbide* apparent ou latent, les autres désignent seulement sous ce nom une *prédisposition* générale à contracter un certain nombre de maladies qui sont supposées avoir un lien commun (1). La première

(1) *Traité de médecine*, publié sous la direction de MM. Charcot, Bouchard, Brissaud. G. Masson, éditeur, 120, boulevard Saint-Germain.

de ces opinions, qui confond la diathèse et la maladie, trouve ses défenseurs naturels dans l'école de Montpellier ; la seconde, qui ne voit dans la diathèse qu'une prédisposition, est adoptée par l'école de Paris et notamment par M. Bouchard qui appelle la diathèse, un *tempérament morbide*.

Autrefois, on admettait un grand nombre d'états diathésiques ; aujourd' hui ce nombre est très restreint, M. Bouchard n'en reconnaît plus que deux : l'arthritisme et la scrofule. M. Lancereaux a fait la même sélection ; mais il donne le nom d'herpétisme aux manifestations morbides que M. Bouchard a groupées sous le pavillon de l'arthritisme, en ayant soin toutefois d'en séparer la goutte et le rhumatisme aigu, et, en fixant les racines de son arbre herpétique dans le système nerveux (1) ; M. Hallopeau, de son côté, reconnaît trois diathèses : la scrofule, l'arthritisme et l'herpétisme (2). Pour lui, l'herpétisme ou dartre, est essentiellement caractérisé par la disposition qu'a l'organisme de contracter certaines maladies cutanées évoluant de la même manière et ayant entre elles des liens de parenté faciles à apprécier. Nous devons ajouter que M. E. Besnier, le savant dermatologiste, n'accepte qu'avec la plus grande réserve le groupement de M. Hallopeau.

Nous ne pouvons pas étudier ici complètement la question que soulève l'étude de l'arthritisme et de l'herpétisme, et examiner notamment s'il vaut mieux séparer ces deux états diathésiques ou les confondre sous une même dénomination. Le problème est très difficile à résoudre, et si nous voulions l'examiner, il faudrait faire une disquisition interminable. Contentons-nous donc de dire ici qu'on peut, artificiellement du moins, séparer ces deux états diathésiques, en laissant à l'arthritisme les lithiases, l'obésité, le diabète, le rhumatisme chronique, ses névroses spéciales, et les affections cutanées qui accompagnent ces divers états morbides, et en considérant l'herpétisme comme un état constitutionnel, transmissible héréditairement, pouvant demeurer à l'état latent pendant plus ou moins de temps. Dans notre pensée, cet état morbide a pour expression caractéristique des affections cutanées dont la tendance aux récidives est habituelle ; mais il peut en même temps provoquer, du côté des membranes muqueuses, du système nerveux, du système circulatoire et des viscères, des

(1) Lancereaux, *De l'herpétisme*, in *Clinique médicale*.
(2) Hallopeau, *Pathologie générale*.

détreminations maladives diverses, coïncidant le plus souvent avec les manifestations extérieures.

Quelquefois les phénomènes de l'arthritisme s'unissent à ceux de l'herpétisme chez la même personne. Cette confusion peut jeter un certain trouble dans l'analyse de ce consensus morbide; mais elle n'a aucune influence sur le traitement de ces divers états, surtout au point de vue de l'hydrothérapie qui, grâce à la variété de ses procédés, peut être employée dans la plupart des manifestations de ces deux maladies diathésiques.

Nous avons indiqué déjà les divers agents hydrothérapiques qui conviennent aux nombreuses manifestations de l'arthritisme, il nous reste à signaler ceux qui nous semblent efficaces contre l'herpétisme.

En faisant des réserves sur la séméiologie de cette diathèse, nous venons de dire qu'elle peut être caractérisée de deux façons différentes: par des éruptions cutanées, sèches ou humides, ou bien par des névroses et par des affections viscérales siégeant de préférence dans les muqueuses. Ces dernières manifestations ont, dans leur évolution, une allure spéciale difficile à apprécier lorsqu'elles ne sont pas accompagnées de manifestations cutanées, jusqu'au jour où, dans le cours de la maladie ou bien à sa période terminale, on voit apparaître une éruption caractéristique.

Quand on emploie l'hydrothérapie contre la diathèse herpétique, il faut bien se convaincre que, pour atteindre le but, c'est-à-dire pour arrêter la maladie, et même la prévenir, il est nécessaire de provoquer une sorte de transformation de l'organisme, de régulariser l'innervation et la circulation qui sont toujours troublées, de faciliter les sécrétions et l'hématose cutanée, d'activer l'absorption et de favoriser tous les actes de la nutrition. Ce que nous avons dit sur l'intervention de l'hydrothérapie dans l'arthritisme peut servir d'indication dans la thérapeutique de l'herpétisme. Nous y renvoyons le lecteur.

Dégagés de cette obligation, nous sommes ainsi conduits à ne nous occuper ici que de l'emploi de l'hydrothérapie dans les maladies de la peau. Notre intention n'est pas de passer en revue toutes les maladies cutanées, encore moins de les classer, estimant qu'il vaut beaucoup mieux, au point de vue qui nous occupe, connaître la cause qui a fait naître telle ou telle affection, que de savoir distinguer une papule d'une vésicule. Préoccupés d'indiquer à l'hydrothérapie la place qui lui convient dans cette thérapeutique spéciale, nous aimons mieux abandonner le camp des entologistes et rester avec les médecins praticiens.

Le prurigo, l'érythème, le psoriasis, l'eczéma, etc., peuvent dépendre d'une influence cosmique, ou trouver leur origine dans un agent extérieur, inerte ou animé. Nous n'avons pas besoin d'indiquer le traitement qui convient le mieux à ces manifestations dont les causes sont bien déterminées ; il est, croyons-nous, suffisamment connu. Nous signalerons seulement le cas particulier de certains malades qui, après avoir été guéris de la gale, croient toujours en être atteints. Ce sont des galophobes qu'il faut traiter comme des hypochondriaques et soumettre, par conséquent, au traitement hydrothérapique.

Quand les affections cutanées sont le résultat d'un trouble de l'innervation, elles doivent être traitées par les procédés hydrothérapiques usités contre les névroses; mais il est indispensable, pour obtenir un résultat satisfaisant, de recourir à des modificateurs spéciaux que nous allons indiquer dans un instant, en parlant des dermato-neuroses.

Enfin lorsque nous aurons à combattre les affections cutanées qui sont liées à une viciation du sang, comme dans l'arthritisme, l'herpétisme, la scrofule, etc., ou comme dans les maladies qui dépendent d'une intoxication ou d'une infection, il faudra tout d'abord mettre en usage les agents que nous devons conseiller dans ces diverses maladies et leur adjoindre d'autres procédés hydriatiques dont les effets curatifs ont été plusieurs fois constatés.

Dans cette voie, on peut recommander le simple pansement à l'eau qui consiste dans l'application de compresses tièdes recouvertes de toile cirée, le maillot humide général ou local suivi d'une ablution tiède, le bain continu ou les piscines prolongées, en ayant soin que la température de l'eau puisse, selon les circonstances, varier entre 33° et 38° environ, les bains et les douches de vapeur, etc. Les frictions et les douches froides produisent quelquefois une certaine amélioration, mais elles provoquent assez souvent une irritation cutanée difficile à éviter. Par contre, on peut tirer parfois un grand parti de cette irritation spéciale, comme dérivatif, quand on est en présence d'une affection catarrhale de nature diathésique. Sous l'influence de cette poussée congestive artificielle et essentiellement passagère, la muqueuse est quelquefois délivrée de sa fluxion. Que de catarrhes pulmonaires, gastro-intestinaux, vésicaux et utérins guérissent de cette façon!

Quand la maladie cutanée est à son déclin, il faut employer l'hydrothérapie, même avec ses procédés excitants, pour remonter les forces de l'organisme, régulariser les fonctions de la peau et prévenir les manifestations internes qui se produisent quelquefois après la disparition de l'éruption.

Qu'il nous soit permis d'insister sur ce dernier effet pour prouver combien sont chimériques les craintes de ceux qui pensent que l'hydrothérapie employée contre les maladies de la peau est capable d'occasionner des répercussions dangereuses.

## DERMATO-NEUROSES.

Les dermato-neuroses sont des affections cutanées dues, dans la pluralité des cas, à une perturbation du système nerveux central ou périphérique, se manifestant par un trouble des fonctions de la peau ou par une altération de son tissu. Quelquefois l'influence de la viciation du sang vient joindre son effet nocif à la perturbation physique ou morale du système nerveux. Dans tous les cas, que la dermato-neurose soit isolée ou qu'elle se trouve liée à une influence diathésique, l'hydrothérapie peut être utilisée avec avantage.

Autrefois, les dermatologistes ne lui empruntaient que ses procédés d'immersion et bannissaient indistinctement toutes les douches de leur thérapeutique usuelle. Leur hostilité contre ces derniers modificateurs avait sa raison d'être à une époque où l'hydrothérapie, du moins en France, était presque exclusivement représentée par la douche froide et par les piscines alimentées avec de l'eau à basse température. Aujourd'hui cette proscription n'est plus légitimée. Grâce à l'introduction dans la méthode hydrothérapique de l'usage des piscines tempérées et surtout des douches à températures variées, nous avons pu instituer une médication sédative spéciale qui vient d'être mise en relief par quelques dermatologistes et qui fait jouer à l'hydrothérapie un rôle important dans certaines affections cutanées.

Il y a longtemps déjà, Vidal avait utilisé les douches tempérées à percussion légère, dirigées pendant quelques minutes (de 3 à 6) sur les côtés de la colonne vertébrale pour combattre l'excitabilité réflexe de la moelle épinière à laquelle il attribuait certains troubles fonctionnels ou trophiques de la peau. Nous avons traité ainsi plusieurs de ses malades, et, tout en reconnaissant la valeur de ces moyens thérapeutiques, nous n'avions formulé aucune conclusion.

Depuis quelque temps la question a été reprise, et la douche tempérée ou même légèrement chaude, c'est-à-dire alimentée avec de l'eau à une température variant, selon les cas, entre 33° et 38° et administrée pendant un temps qui peut durer de 3 à 6 minutes, a été de nouveau essayée et l'on a choisi pour champ d'expérience les dermatoses prurigineuses. Jusqu'à présent ces sortes d'affections étaient invariablement traitées par les bains et les piscines tièdes, qui, le plus souvent, ne produisaient que des résultats incertains. M. L. Jacquet a eu l'idée, le premier, de substituer à ces immersions la douche tempérée. Inspirés par lui, nous avons pu faire de nombreuses expériences et traiter avec succès un certain nombre de malades à l'aide de ce procédé hydrothérapique.

Qu'il nous soit permis de faire connaître en quelques mots la genèse de cette question essentiellement pratique.

Dans un travail qui avait pour but d'établir la pathogénie de la lésion cutanée dans certaines dermatoses, M. L. Jacquet a reconnu que cette lésion est secondaire et il a signalé qu'elle apparaît le plus souvent à la suite d'un traumatisme (contusion, grattage, frictions, etc.) intéressant l'enveloppe tégumentaire. Mais il a remarqué que pour qu'il en soit ainsi, c'est-à-dire pour que la lésion apparaisse, il faut que le malade qui a subi le traumatisme provocateur, ait un système nerveux déséquilibré et un système cutané tout disposé aux troubles fonctionnels et aux troubles trophiques. Guidé par ses recherches (1), il eut l'idée de traiter par la douche sédative, à l'exclusion de tout autre moyen, l'une de ces dermatoses, et c'est au lichen plan qu'il donna la préférence pour commencer ses expériences.

Disons tout de suite que le succès vint confirmer ses prévisions (2) et ajoutons, pour venir à l'appui de la thèse soutenue par notre distingué confrère, que, dans un cas où les méthodes classiques avaient échoué, nous pûmes constater, chez le malade que M. Jacquet nous avait confié, la diminution de l'excitabilité nerveuse et l'apaisement du prurit suivi, à quelques jours de distance, de la disparition de l'éruption cutanée.

Depuis les premières communications que fit M. L. Jacquet à la

(1) L. Jacquet, *De la pathogénie de quelques dermatoses artificielles* (*Ann. de derm.*, 1890).

(2) *Bull. de la Société de derm. et de syphil.*, 1891-1892.

Société de dermatologie, nous avons traité avec lui de la même manière et avec le même succès une douzaine de malades atteints, pour la plupart, de formes graves, déjà soignés infructueusement par les méthodes classiques. D'un autre côté, M. Ernest Besnier et M. L. Brocq nous ont confié un certain nombre de malades que nous avons également traités par les mêmes procédés. Parmi eux, il en est plusieurs chez qui la dermato-neurose, éteinte en apparence, récidiva à plusieurs reprises dès l'abandon des douches, pour s'évanouir de nouveau sous leur action ; preuve péremptoire, semble-t-il, que la sédation ne tenait nullement à l'évolution spontanée de la névrose, mais était, à proprement parler, tenue en bride par l'influence hydrothérapique (1).

Une seule d'entre ces malades résista au traitement ; elle éprouva pourtant une amélioration notable qu'aucune médication antérieure n'avait pu lui procurer, mais la guérison définitive ne put être obtenue.

L'action curative de ce mode de traitement du lichen plan est intéressante à connaître ; elle justifie notamment dans une certaine mesure les vues théoriques auxquelles nous avons précédemment fait allusion et suffit, pour le dire en passant, à démontrer l'origine névropathique si longtemps contestée du lichen de Wilson.

Ces résultats heureux que nous venons de citer devaient en faire prévoir de semblables dans les autres dermato-neuroses. M. L. Jacquet, dès sa première communication, les avait prévus et annoncés ; depuis lors nous avons eu l'occasion de les vérifier dans deux cas de lichen simple (névro-dermite circonscrite de Brocq et L. Jacquet), dans plusieurs cas de prurigo et dans deux cas d'eczéma généralisé.

Quelques dermatologistes, suivant l'exemple de M. L. Jacquet, ont eu recours à cette méthode de traitement qui a le triple avantage d'être efficace, inoffensive, et relativement simple. M. Ernest Besnier, tout en faisant quelques observations critiques sur les vues théoriques de son élève M. L. Jacquet, l'a employé à diverses reprises et s'en est montré satisfait.

Dernièrement M. L. Brocq (2) a mis soigneusement en relief les réserves nécessaires qui doivent être faites sur l'action curative

(1) Voyez en particulier l'obs. Page, in *Ann. de derm. et de syph.*, 1893.
(2) L. Brocq, *Les douches chaudes dans les dermatoses prurigineuses.*

de la douche tempérée ou chaude dans certaines dermatoses ; il a en outre signalé les difficultés, plus grandes qu'on ne l'eût supposé tout d'abord, que présente le maniement de ce moyen thérapeutique, difficultés qui, d'après lui, expliquent certains échecs de la méthode, mais il a rapporté à son actif de nouveaux succès véritablement saisissants dans un certain nombre de dermato-neuroses prurigineuses violentes, les prurigos les plus divers, le prurit rectal et les névro-dermites diffuses.

En tenant compte des considérations qui précèdent, nous pouvons affirmer que les douches chaudes ou tempérées peuvent être employées avec confiance pour combattre avantageusement les dermatoses qui ont une allure et un caractère névropathiques, et en particulier les dermatoses prurigineuses. Leur application ne saurait encore, d'après MM. E. Besnier, Brocq, L. Jacquet et d'après nous-mêmes, être réglée par une formule invariable. Comme dans toutes les maladies nerveuses, le traitement doit toujours être basé sur la susceptibilité et le degré de résistance du patient. Toutefois on peut dire, ce que l'un de nous a déjà exprimé dans les *Annales de dermatologie* (1), que ce sont les douches tempérées et modérément percussives qui paraissent convenir à la majorité des malades; on devra les renouveler tous les jours dans les cas d'intensité moyenne, deux fois par jour quand le nervosisme sera très accentué, plus souvent encore au besoin si l'exaspération devient excessive. Ce procédé de traitement s'est toujours montré inoffensif, car l'on ne saurait vraiment considérer comme une complication et un danger les quelques troubles nerveux (névralgie intercostale, zona, lassitude musculaire, etc.), que M. L. Jacquet a mentionnés chez certains de ses malades au moment même de l'accalmie produite par les douches, troubles nerveux qu'il regarde, à tort ou à raison, comme résultant d'une sorte de déplacement ou de transfert de l'influx nerveux pathologique.

Ces considérations générales bien établies, nous allons consigner ici le résultat de nos expériences, et, afin qu'il n'y ait pas de malentendu, nous exposerons avec le plus de détails possible notre manière de procéder.

Et d'abord, au point de vue de la rapidité avec laquelle l'amélioration survient, nous avons pu noter, chez les malades, des différences très sensibles ; et ces différences ne sont pas, comme

(1) Materne, *Ann. de derm. et de syph.*, juin 1892.

on pourrait le croire, en rapport avec l'intensité de l'éruption, mais bien avec la nature de la tare nerveuse préexistante et l'état nerveux concomitant. C'est du moins ce que nous avons toujours observé en ce qui concerne le lichen plan. Ce fait semble donc donner raison à ceux qui n'admettent cette maladie que comme une manifestation secondaire et qui voient avant tout, dans l'affection cutanée, le nervosisme qui l'accompagne. Plus la dermatose trouve un terrain prédisposé, plus elle semble rebelle au traitement. C'est ainsi que chez les malades à hérédité nerveuse très prononcée, la maladie résiste bien plus que chez ceux qui ont des antécédents moins accentués. Pour la même raison, la maladie est bien plus tenace chez les individus qui, par suite de leur situation sociale, sont exposés à une irritation nerveuse continue. Le souci des affaires, les préoccupations, les chagrins, etc., sont autant de causes qui tendent à tenir le système nerveux en état d'irritabilité constante et à perpétuer la maladie cutanée. Il y a là l'explication d'un fait qui nous a beaucoup intrigués au début de nos essais et qu'il importe de signaler. Nous avons dit que les premiers résultats obtenus par nous chez les malades de M. L. Jacquet avaient été surprenants par la rapidité avec laquelle l'amélioration était survenue. Chez les malades qui suivirent et qui nous avaient été confiés par M. Ernest Besnier, les résultats furent moins prompts, et nous étions étonnés de trouver, chez certains d'entre eux, une grande résistance au traitement. Or les premiers étaient des malades d'hôpital, les seconds étaient des malades de la ville. On pouvait donc être tenté de tirer cette conclusion, qui semble un peu paradoxale, que la douche agit suivant les conditions sociales de l'individu qui est soumis à son action. Mais en réfléchissant un peu, il est facile de déduire de notre observation que, si les malades d'hôpital sont moins rebelles au traitement, c'est que ces malades sont, en général, des gens dans la vie desquels la nervosité ne joue qu'un rôle très amoindri, pour la plupart des gens du peuple, manouvriers, travailleurs qui mènent une existence pour ainsi dire terre à terre et que les raffinements de la civilisation n'ont pas énervés. En outre, chez ces sujets, on ne rencontre que rarement une tare héréditaire au point de vue purement nerveux.

Chez les malades de la ville, au contraire, les conditions sont toutes différentes. Il est d'abord très difficile de les astreindre à une hygiène sévère et à un traitement régulier. Les nécessités mondaines, ou, à leur défaut, les occasions fournies par le milieu social dans lequel ils vivent, les font se départir à tout moment, sous un prétexte quelconque, de la ligne de conduite qu'on leur a tracée. Dans les grandes villes surtout, les obligations professionnelles, les ennuis, les préoccupations, sont pour eux une source continuelle d'énervement et d'irritation. Dès lors la cause originelle de la dermatose se trouvant toujours en activité, contribue à entretenir celle-ci et même à la renouveler au fur et à mesure qu'elle tend à disparaître.

Ces considérations, que nous croyons justes, peuvent venir à l'appui de la thèse des dermatologistes qui considèrent le lichen plan comme d'origine nerveuse. Le traitement de cette maladie démontre, ou du moins semble démontrer, que cette conception n'est pas purement théorique. Ceci dit, il nous reste à indiquer quel est le traitement hydrothérapique auquel nous avons eu recours et quelles sont les règles qui nous ont guidés dans son application.

Partant de ce principe que le lichen plan pouvait être considéré comme la manifestation d'un état d'irritabilité du système nerveux général, nous devions appliquer à cette maladie un traitement hydrothérapique essentiellement sédatif. Or, il y a longtemps que nous avons observé que le procédé le plus capable d'obtenir la sédation du système nerveux, est la douche tiède générale à la température de 35° centigrades, l'eau étant projetée au moyen d'une grosse pomme d'arrosoir débitant un fort volume d'eau, de façon à mouiller, pour ainsi dire, tout le corps à la fois. Il faut, pour que cette douche tempérée ait une action calmante très prononcée, que sa force de percussion soit très atténuée et que sa durée soit de trois à cinq ou six minutes environ. Si l'on dépasse cette limite, on court le risque de provoquer, chez certains malades, une fatigue, et, à sa suite, un énervement capables de troubler l'effet sédatif déjà produit et de réveiller ainsi d'une façon fâcheuse l'irritabilité du système nerveux. Après cette application le malade ne doit pas être frictionné, mais simplement essuyé le plus légèrement possible. Tel est, selon nous, le procédé hydrothérapique qui convient le mieux pour combattre le lichen plan et la plupart des dermato-neuroses.

Il est bien entendu que cette manière de procéder n'est pas absolue et que dans ces affections spéciales, comme du reste dans toutes les maladies nerveuses, il faut, pour rendre le traitement efficace, tenir compte à la fois de la forme du mal et surtout de la susceptibilité des malades.

Nous avons recommandé de choisir, pour alimenter cette température sédative, de l'eau dont la température puisse osciller autour du trente-cinquième degré centigrade, parce que cette douche est celle qui, dans la pluralité des cas, donne une impression indifférente, ne procurant à l'organisme ni la sensation du froid, ni celle du chaud. Son action sédative tient en grande partie à cette particularité. Cependant quelques malades, et notamment ceux qui ont des troubles sensitifs de la peau, ne peuvent pas supporter facilement cette température ; les uns la trouvent trop chaude, les autres la trouvent trop fraîche. Il faut alors, pour les premiers, abaisser légèrement la température de l'eau, et l'augmenter au contraire pour les seconds. L'essentiel, encore une fois, est d'obtenir une température indifférente et même agréable. Dans l'application de ce traitement, il faut toujours savoir adapter le moyen thérapeutique à la capacité, à la tolérance ou à la sensibilité des malades. Quelques-uns d'entre eux peuvent supporter des douches froides ; mais il faut user de ce procédé avec prudence et ne l'employer qu'après la disparition des symptômes prurigineux, autrement l'on risque de voir reparaître les poussées congestives avec les démangeaisons qui les accompagnent. Certains malades, longtemps soumis au traitement sédatif, réclament instinctivement et peu à peu l'élévation de la température de l'eau ; on peut satisfaire à ce désir sans crainte, car la douche chaude n'a pas, dans l'espèce, l'inconvénient de la douche froide ; elle peut, selon le mode employé, tonifier ou calmer le malade et elle ne l'expose pas à un retour offensif de la dermato-neurose. Dans cette voie, on peut même substituer, dans quelques cas, à la douche chaude la douche de vapeur qui convient bien à ceux qui redoutent les effets de la percussion.

Lorsque les malades atteints de lichen ou de toute autre affection cutanée présentent des accidents dans des régions que la douche générale ne peut pas facilement atteindre, on adjoint à celle-ci les procédés hydrothérapiques qui peuvent convenir à ces localisations. C'est ainsi qu'on a recours et avec grand succès, au bain de siège à eau courante, à la douche périnéale et surtout à la douche hémorrhoïdale, qui calme admirablement les démangeaisons et les névralgies anales.

Il y a encore un autre procédé dont nous nous sommes égalementment bien trouvés, principalement dans les cas où les malades ne pouvaient, pour une raison ou pour une autre, supporter la moindre percussion.

C'est une douche donnée avec une pomme d'arrosoir, à travers laquelle passe une eau très divisée, ne provoquant pour ainsi dire aucune percussion, sorte de douche baveuse, ressemblant autant à une affusion qu'à une douche, tiède, fraîche ou chaude, selon les cas, administrée le long des gouttières vertébrales, de haut en bas, et parallèlement à l'axe spinal, d'une façon oblique et presque tangentielle à la surface du dos et d'une durée de 3 à 6 minutes. Cette douche, dont nous avons déjà parlé à propos de l'irritation spinale, laquelle est souvent l'origine de diverses affections cutanées, agit directement sur la moelle dont elle calme l'irritabilité maladive et nous a parfois donné d'excellents résultats.

Tels sont les divers procédés hydrothérapiques qui peuvent être employés contre les dermato-neuroses et notamment contre le lichen plan qui est la plus tenace et la plus pénible de toutes. Leurs effets curatifs se manifestent parfois très rapidement ; dans d'autres circonstances ils sont lents et même très lents à paraître. Quand le cas est favorable, l'amélioration se produit dès les premiers jours ; mais si la dermatose est ancienne, si surtout le nervosisme est très accentué et si la constitution du malade est profondément altérée, il faut un temps relativement assez long pour obtenir la guérison.

Les malades chez lesquels le traitement semble agir avec lenteur éprouvent néanmoins toujours un grand sentiment de bien-être qui persiste plusieurs heures après la douche. Ce soulagement qu'ils ressentent et qu'ils apprécient est un encouragement pour eux et leur permet d'attendre avec confiance le moment où ils seront délivrés de leur mal.

Dans tous les cas, nous pouvons conseiller ce traitement sans arrière-pensée et sans réserve ; il est inoffensif, et nous ne craignons pas de dire que s'il ne guérit pas infailliblement, du moins il soulage toujours.

# CHAPITRE XIV

## DE QUELQUES MALADIES CHRONIQUES DE L'APPAREIL LOCOMOTEUR.

Les maladies de l'appareil locomoteur que nous allons étudier peuvent se diviser en trois groupes :

1° Celles qui se rattachent au tissu musculaire avec ses dépendances ;

2° Celles qui envahissent les articulations ;

3° Celles qui attaquent les os.

Dans ce chapitre, nous laisserons de côté toutes les affections qui tiennent aux maladies du système de l'innervation dont elles ne sont que les symptômes et dont elles dépendent absolument. Ces affections ont été étudiées lorsque nous nous sommes occupés des maladies du système nerveux. Nous en dirons autant des maladies qui tirent leur origine d'une altération du système circulatoire. Nous n'aurons donc à nous occuper ici que des maladies dépendant d'une altération des tissus constituant l'appareil locomoteur proprement dit.

### DE LA FAIBLESSE MUSCULAIRE.

Ce que nous voulons décrire ici sous la dénomination de faiblesse musculaire, c'est l'impuissance motrice relative, inhérente au tissu lui-même, sans altération morbide de la fibre musculaire.

Une surcharge graisseuse cache parfois à l'œil la faiblesse du système ; mais l'épuisement rapide, la fatigue qui suit immédiatement le travail, nous révèlent une situation anormale, alors surtout que l'innervation ne peut être rendue responsable des troubles de l'appareil locomoteur. C'est là ce qu'on pourrait appeler la faiblesse ou la parésie essentielle.

La faiblesse musculaire repose presque toujours sur un état organique héréditaire ou acquis ; elle se développe généralement sur un terrain dénué de résistances vitales et trop souvent favorable à l'explosion d'un grand nombre d'affections; il est l'indice d'un état constitutionnel défectueux. Lutter contre la faiblesse musculaire, c'est placer l'individu dans des conditions meilleures de résistance, c'est combattre certains états organiques qui ne sont pas, il est vrai, la maladie, mais qui, à un moment donné, peuvent en devenir le plus puissant facteur.

Elle est commune dans la première enfance; elle accompagne généralement le rachitisme, et est souvent, dans cette maladie, la cause de déformations du squelette; elle se rencontre chez les scrofuleux et chez certaines femmes chlorotiques. L'entretien et le développement de la puissance musculaire remplissent dans l'organisme un rôle que nous croyons utile de rappeler en quelques mots. La contractilité n'est pas la seule propriété dévolue au muscle. Dans son intérieur il se produit des combustions très actives qui donnent lieu à une production de chaleur. Si la chaleur se dégage, elle se transforme en mouvement; si elle reste dans l'organisme, elle sert à activer les fonctions organiques. La faiblesse musculaire est donc un obstacle sérieux à la nutrition et au jeu régulier des organes. Elle peut même être le point de départ d'accidents sérieux. Il y a de véritables déviations de la colonne vertébrale provoquées par la contraction de certains muscles en dehors de toute lésion osseuse, et qui auraient pu être évitées si la masse musculaire antagoniste n'avait pas été frappée d'impuissance. C'est surtout pendant la période de croissance que se produisent ces scolioses, alors que les os n'ont pas encore leur structure définitive et peuvent se prêter à cette déformation.

En résumé, la faiblesse musculaire a toujours pour point de départ un organisme débilité. Elle est une menace constante pour l'avenir, elle a pour effet d'affaiblir la nutrition générale et peut parfois provoquer de sérieuses altérations.

Il est donc nécessaire, pour combattre ces dispositions maladives, de réveiller toutes les fonctions de l'économie en sollicitant d'une manière spéciale la contractilité musculaire.

Or l'hydrothérapie, par ses effets reconstituants et par ses effets excito-moteurs, peut rendre d'éminents services. On aura recours, dans ce but, aux applications générales froides et aux applications locales fortement excitantes.

Une hygiène appropriée, une bonne alimentation, un exercice

convenable, le massage et la gymnastique sont d'utiles adjuvants et complètent les effets curatifs de l'hydrothérapie.

Pour que le traitement hydrothérapique soit efficace, il faut qu'il soit suffisamment prolongé. Dans quelques circonstances, et surtout dans la première période de la maladie, son action est rapide; mais lorsqu'il existe des accidents mécaniques, tels que des contractures musculaires, des déviations de la colonne vertébrale, etc., il faut quelquefois beaucoup de temps pour obtenir la guérison.

Le procédé que nous employons de préférence pour le traitement de la faiblesse musculaire consiste dans l'application biquotidienne de douches générales froides énergiques et courtes, en ayant soin d'insister sur les régions affaiblies.

## PARALYSIE MUSCULAIRE.

La paralysie musculaire, envisagée en elle-même, dépend le plus souvent d'un trouble de l'innervation, mais elle peut être produite également et d'une manière absolue par l'altération de structure du muscle.

Les paralysies dites essentielles, succédant soit à des fièvres graves, soit à des symptômes de rachitisme; les paralysies provoquées par un refroidissement, ou même débutant à l'improviste sans aucune forme douloureuse ; les paralysies produites par une inactivité fonctionnelle de longue durée et localisées dans un ou plusieurs groupes musculaires ; les paralysies pour lesquelles des troubles de nutrition ont été invoqués avec toute probabilité comme cause efficiente, peuvent être traitées par l'hydrothérapie. Il en est de même de ces paralysies dans lesquelles les altérations du sang entravent la nutrition de la substance musculaire, ainsi qu'on le voit à la suite des fièvres graves, du scorbut, du choléra, de la dysentérie, de la diphthérie et de diverses intoxications.

L'hydrothérapie intervient efficacement dans la cure de ces états spéciaux en ranimant la circulation, en réveillant la contractilité musculaire, en régularisant et en ravivant toutes les forces de l'organisme. Les procédés thérapeutiques dont nous disposons répondent surabondamment à ces indications.

Il a été cité des paralysies de nature hystérique, anémique ou réflexe qui se localiseraient sur certains muscles ou même n'affecteraient que quelques faisceaux fibrillaires; ces paralysies, selon M. Brown-Séquard, seraient dues à une ischémie réflexe. Or les phénomènes réflexes morbides ne se reproduisent, en général, que lorsque les centres nerveux sont trop excitables. Il faut donc, pour obtenir la disparition du phénomène, enlever, d'une part, la cause périphérique, et modifier, d'autre part, l'excitabilité des centres nerveux. C'est surtout pour répondre à cette dernière indication qu'il faudra recourir à l'hydrothérapie, et nous avons vu quel est le procédé qu'il convient d'employer lorsque nous avons étudié le traitement des névroses. Nous dirons seulement ici que les réactions violentes doivent être évitées avec soin, surtout au début du traitement, à moins que l'état anémique du malade ne réclame d'urgence l'application de la méthode excitante.

Quant aux lésions musculaires par embolie de vaisseau, il n'y a lieu à faire intervenir l'hydrothérapie que lorsqu'il s'agit de fournir à l'économie des moyens de résistance.

### DE L'INFLAMMATION DES MUSCLES.

Contre une myosite aiguë à marche franche, comme celle qui succède à un traumatisme ou toute autre cause, l'hydrothérapie n'a guère à intervenir ; il n'en est pas de même pour l'inflammation des muscles affectant une marche chronique. Cette dernière, que l'on observe surtout chez les individus surmenés, se trouve presque toujours liée à un affaiblissement général de l'organisme, ainsi que cela se voit, par exemple, dans les convalescences de certaines maladies aiguës ou dans certaines cachexies. Sans doute, les applications antiphlogistiques peuvent rendre des services dans la période aiguë de l'inflammation musculaire ; mais leurs effets sont limités et ne donnent, la plupart du temps, que des résultats insignifiants. C'est surtout dans la forme chronique que la méthode hydrothérapique, par sa double action reconstituante et résolutive, obtient ses plus grands succès.

Quand l'inflammation chronique n'a déterminé qu'un simple trouble de nutrition, on peut, par de légères applications toniques générales et locales, donner des forces aux malades et activer l'échange de matières qui semble interrompu dans l'intérieur des masses musculaires intéressées. L'observation quotidienne révèle la constance de ces résultats. Mais quand l'inflammation a donné naissance à des tissus de nouvelle formation, il est indispensable de joindre à l'action reconstituante de l'hydrothérapie son action résolutive. A cet effet, on combinera les applications froides avec le calorique, et on utilisera les douches froides localisées, ainsi que les douches alternatives.

En présence des abcès musculaires qui s'observent chez les individus épuisés, chez les convalescents ou chez les scrofuleux, le rôle de l'hydrothérapie est plus important que certains médecins ne semblent le croire. Dans ces cas, l'état général du malade doit être surveillé avec soin, et, pour le maintenir à un certain degré de puissance, les applications froides, courtes et énergiques seront d'une grande utilité. Au surplus, l'état local ne saurait être négligé, et nous avons souvent constaté son amélioration à la suite d'un traitement hydrothérapique approprié. Les abcès froids qu'on rencontre chez ces malades ont, en général, une marche très lente; les bords de la plaie qui est produite sont toujours calleux ; la suppuration se perpétue et devient une cause puissante d'affaiblissement pour un organisme déjà débilité. On peut, avec l'hydrothérapie, non seulement mettre l'économie tout entière en état de lutter contre le mal, mais encore tenter de faire naître sur place des réactions vives ayant pour effet de transformer l'inflammation chronique en un processus aigu capable d'amener la guérison.

## ATROPHIE MUSCULAIRE.

L'altération de la fibre contractile du muscle qui en amène l'atrophie peut naître sur place, provoquée par des causes agissant directement sur lui, ou bien elle peut être consécutive à une altération de l'innervation de ce muscle causée, soit par une maladie de la substance grise des cornes antérieures de la moelle, soit par une maladie des nerfs qui relient le muscle à la moelle, c'est-à-dire au centre trophique.

Avant les recherches de l'école anatomo-pathologique française, les atrophies musculaires étaient rangées dans la classe des paralysies et considérées comme des maladies essentielles. La découverte de lésions médullaires dans les maladies caractérisées par de l'atrophie ou un arrêt de développement, comme l'atrophie progressive et la paralysie infantile, amena une réaction complète, et, jusqu'à ces dernières années, on crut que toutes les atrophies musculaires étaient d'origine spinale et avaient pour cause une lésion des cornes antérieures de la moelle.

MM. Lichtheim et Debove, en 1878; MM. Déjérine et Landouzy, en 1884, publièrent des autopsies négatives, et depuis, les travaux de MM. Charcot, Cohnheim, Erb, Eulenburg, Leyden et Möbius ont prouvé que la moelle et les nerfs périphériques pouvaient être indemnes. A côté des amyotrophies spinales, il y avait donc des myopathies primitives dont le type est la paralysie pseudo-hypertrophique ou myosclérosique qui a été trouvée et décrite par Duchenne.

D'autres affections myopathiques ont été décrites depuis lors, entre autres l'atrophie musculaire progressive de l'enfance de Duchenne, celle à forme juvénile d'Erb, l'atrophie héréditaire de Leyden, et l'on s'est demandé s'il s'agit d'espèces morbides distinctes ou de simples variétés d'une seule maladie, s'il faut les faire rentrer dans le même cadre ou les distinguer comme le font MM. Déjérine et Landouzy en deux classes : les myopathies hypertrophiques et les myopathies atrophiques. M. Charcot et les auteurs allemands ne les considèrent que comme des modes d'évolution différents d'une même affection, à cause de la combinaison fréquente de l'hypertrophie et de l'atrophie.

Pendant la période que nous venons de rappeler, et où la théorie de la pathogénie spinale dominait exclusivement, l'un de nous (1) a publié un *Mémoire* sur une affection à laquelle il donna le nom de *névro-myopathie périarticulaire*, et dans laquelle l'atrophie musculaire est le symptôme le plus remarquable, sans qu'on puisse le rattacher à aucune lésion cérébrale ou médullaire. Nous reviendrons plus loin sur ce sujet.

Les atrophies musculaires doivent donc se diviser, ainsi que l'a bien établi M. Raymond, en atrophies *myopathiques*, atrophies *myélopathiques* et atrophies *neuropathiques*.

Le type des atrophies myélopathiques est constitué par l'atrophie musculaire progressive de Duchenne, à laquelle viennent se joindre la paralysie infantile et la paralysie spinale de l'adulte. Les atrophies neuropathiques sont celles qui sont consécutives aux altérations des nerfs périphériques et qu'on rencontre principalement dans certaines intoxications.

Les atrophies d'origine myopathique sont toujours des atrophies circonscrites. Certaines atrophies neuropathiques peuvent également être circonscrites. Au contraire, les atrophies d'origine mé-

(1) Beni-Barde, *De la névro-myopathie périarticulaire*. Paris, 1872.

dullaire sont toujours progressives. Elles ne se limitent pas à un muscle ou à un groupe de muscles, elles ont une tendance à s'étendre de proche en proche. De même on observe, dans les myélopathies, des atrophies à forme diffuse.

L'atrophie musculaire peut reconnaître des causes extérieures à l'individu, ayant agi sur le muscle atrophié ou sur le nerf qui l'anime. Parmi ces causes se trouvent les traumatismes, les compressions ou le surmenage des muscles. Pour certaines atrophies circonscrites, ces causes peuvent suffire, surtout pour la forme myopathique. Mais dans les atrophies progressives et diffuses, il faut, en dehors de la cause périphérique extérieure, une influence agissant sur le système nerveux central : sclérose, infection ou intoxication.

Les atrophies de cause locale peuvent reconnaître pour cause la compression d'un muscle qui, gêné dans sa nutrition, ne peut se réparer et se rénover comme doit le faire physiologiquement tout organe sain. Il en résulte une dégénérescence de la fibre musculaire, pouvant aboutir à la sclérose ou à la cirrhose. Il en est de même dans les cas d'inflammation du muscle, soit que cette inflammation résulte d'un traumatisme, soit qu'elle dérive d'une propagation par voie de continuité de l'inflammation d'un organe voisin. L'inactivité du muscle semble être également une cause d'atrophie, c'est ce qui arrive à la suite de fractures des os, ou de maladies articulaires ayant nécessité l'immobilité des membres.

Les atrophies consécutives à des paralysies hystériques et si bien mises en lumière par M. Charcot, rentrent dans ce cas. Quelle que soit la théorie admise pour expliquer le mécanisme de l'atrophie dans ces circonstances, il n'en est pas moins incontestable qu'on la voit apparaître.

L'atrophie musculaire se manifeste symptomatologiquement par une diminution de volume et de consistance du muscle. Celui-ci peut quelquefois, par suite de prolifération du tissu conjonctif, conserver sa saillie et son apparence, mais le cas est rare ; en tous cas, la consistance n'est plus la même. Presque toujours il y a diminution de volume. Quant aux troubles fonctionnels, ils sont constitués par de la gêne d'abord, puis par de la paralysie ; en outre l'excitation galvanique diminue en proportion du degré d'atrophie.

L'atrophie circonscrite dure tant que persiste la cause qui l'engendre. Celle-ci disparue, il est possible de faire recouvrer au muscle sa faculté primitive, si toutefois la dégénérescence n'est pas produite par les lésions irréparables.

Dans l'atrophie circonscrite de cause locale, la paralysie est la conséquence de l'atrophie et varie suivant le degré de cette atrophie. Il n'en est pas de même dans les atrophies d'origine nerveuse où la paralysie précède l'atrophie, que la lésion siège dans le nerf moteur lui-même, ou dans la moelle épinière.

Nous nous sommes occupés, au chapitre des maladies nerveuses, des atrophies d'origine médullaire ou d'origine nerveuse périphérique. Leur traitement relève de la maladie qui les a provoquées et nous n'avons qu'à renvoyer le lecteur à ce que nous avons dit du traitement de l'atrophie musculaire progressive, de la paralysie infantile et des névrites périphériques. Nous n'avons l'intention ici que de parler du symptôme atrophie et du traitement qui lui convient.

Quand l'atrophie est le résultat d'une lésion ou d'un trouble des centres nerveux ou des nerfs, on emploiera les procédés hydrothérapiques qui sont indiqués au chapitre des affections nerveuses correspondantes. Nous dirons toutefois ici que, dans le cas où l'atrophie est le résultat d'une altération du tissu cérébral ou médullaire, le rôle de l'hydrothérapie doit se borner à exercer une action excito-motrice sur le tissu musculaire dégradé, et ne doit pas aller au delà. Mais cette méthode thérapeutique ne peut rien, bien entendu, contre des lésions consommées et contre un état organique placé dans des conditions spéciales. Si l'on veut obtenir quelques résultats, il faut l'employer à une période rapprochée du début.

Quand l'atrophie est le résultat d'une cause extérieure ayant agi sur le muscle, il faut employer, pour réveiller la contractilité de l'organe, des applications excitantes. La douche froide, localisée sur le muscle atteint, est le procédé qui convient le mieux. A son défaut on peut employer les frictions excitantes avec une serviette mouillée, ou les affusions locales. L'atrophie peut être également le résultat d'une ischémie produite par une excitation des nerfs vaso-moteurs. Si cette excitation est produite par un trouble curable, l'hydrothérapie peut intervenir favorablement. C'est ainsi que des atrophies musculaires dues à des névralgies ont disparu complètement sous l'influence du traitement hydrothérapique. Nous employons, dans ces cas, la douche écossaise, et, lorsque les douleurs sont calmées, nous avons recours à des douches froides très excitantes.

Lorsque le muscle a été le siège d'un processus irritatif, suite de traumatisme, inflammation, compression, etc., l'hydrothérapie peut également être mise à profit. Dans ce cas, s'il y a simplement atrophie, les douches froides, excitantes, sont indiquées. Mais s'il y a, outre l'atrophie, dégénérescence et transformation de la fibre musculaire, il faut associer à la douche excitante les applications résolutives telles que la douche chaude, le maillot ou la sudation locale, et la douche alternative. Il ne suffit pas en effet de réveiller la contractilité du muscle, il faut s'efforcer en même temps de faire résoudre les produits de néoformation.

## PARALYSIE PSEUDO-HYPERTROPHIQUE.

Cette maladie est caractérisée cliniquement par une augmentation de volume des masses musculaires de certaines régions, et par un état de parésie des mêmes muscles. Mais, en réalité, si la saillie du muscle augmente, ce n'est pas qu'il y ait une véritable hypertrophie de la fibre contractile ; au contraire, l'invasion de la graisse et du tissu conjonctif, qui donne cette apparence hypertrophiante, ne fait que masquer une véritable atrophie de la substance musculaire. Il s'agit donc, comme le dit M. Raymond, d'une véritable myopathie atrophiante progressive, qui revêt souvent le type familial et peut s'associer aux autres formes de l'atrophie musculaire progressive.

Toutes ces myopathies, ajoute-t-il, ne sont peut-être que les variantes d'une seule et même maladie dont le germe est le fruit de l'hérédité.

M. Charcot classe cette affection parmi les amyotrophies d'origine périphérique. A l'inverse de la maladie de Duchenne, qui est d'origine centrale, elle appartient au groupe des myopathies primitives ; quelle que soit la lésion nerveuse, elle intéresse primitivement le tissu musculaire.

Jusqu'à présent, on n'a pas trouvé de traitement efficace de la paralysie hypertrophique. C'est une maladie très rebelle et si l'on veut essayer de l'hydrothérapie, il faut s'en rapporter à ce que nous avons dit au sujet de l'atrophie musculaire progressive.

## MALADIE DE THOMSEN.

La maladie décrite par Thomsen est caractérisée par un spasme musculaire qui se produit au début des mouvements volontaires. C'est une maladie qui semble toujours d'origine héréditaire, les membres d'une même famille en étant souvent simultanément atteints.

Elle consiste en un spasme indolore qui ne peut être provoqué que par le mouvement volontaire. C'est aux membres qu'il se manifeste le plus fréquemment, mais les autres muscles peuvent être également atteints.

Lorsque le malade se lève pour se mettre en marche, les muscles mis en jeu entrent brusquement en contraction, comme tétanisés; les membres sont immobilisés, incapables de tout mouvement. Cette rigidité musculaire dure à peine quelques secondes et la marche devient possible et s'opère de façon normale. Si le malade s'arrête et qu'il veuille se remettre en marche, le même phénomène se reproduira. Dans certains cas, la contraction est si brusque que le malade peut être projeté par terre.

Pour tous les mouvements, le même phénomène de contraction subite se produit et dans les mêmes conditions. Chaque fois que l'action d'un muscle est nécessaire pour accomplir un mouvement, ce muscle entre immédiatement et brusquement, pour un instant très court, en contraction tétaniforme. Ajoutons qu'en général les muscles sont notablement hypertrophiés.

Cette maladie est relativement rare et sa nature n'a pas encore été reconnue. Cependant nous devons citer une autopsie récente pratiquée par M. Déjérine et dans laquelle il a trouvé le système nerveux central et périphérique intacts, d'où il est permis de conclure que la maladie rentre dans le groupe des myopathies.

Elle se présente chez des sujets à tempérament nerveux, et l'hydrothérapie peut arriver non pas à la guérir, mais à en atténuer les effets. Dans ces cas, c'est la douche froide, courte et en jet brisé qui semble le mieux réussir, à part bien entendu les cas où les sujets ne peuvent la supporter sans excitation. Dans ce cas, c'est à l'eau tiède qu'il faut avoir recours dans les conditions que nous avons étudiées en parlant du traitement général des maladies nerveuses.

### NÉVRO-MYOPATHIE PÉRIARTICULAIRE.

Nous n'avons pas l'intention, sous ce titre, de décrire une maladie nouvelle. En l'adoptant, nous n'avons que l'intention d'indiquer un ensemble de phénomènes déjà connus qui ont entre eux des relations particulières. Ces phénomènes se manifestent par des douleurs nerveuses et musculaires, par de la myosite, par de la contracture, de la paralysie et de l'atrophie; ils se localisent et se groupent autour d'une grande articulation, mais simulant la périarthrite, ils respectent presque toujours les tissus articulaires et affectent, dans leur évolution, une allure toute spéciale.

Les altérations qu'on observe ne dépendent jamais d'une lésion cérébrale ou médullaire; elles ont leur point de départ dans les muscles ou dans les nerfs périphériques. Presque toujours le début de ces phénomènes coïncide avec l'intervention de causes extérieures et plus particulièrement le traumatisme et le froid. Dans tous les cas que nous avons observés, il existait toujours, avant l'intervention des agents extérieurs, une altération du sang ou un état diathésique en puissance. C'est ainsi que nous avons pu apprécier l'influence du rhumatisme, de la scrofulose, de quelques cachexies et même de quelques névroses dans la manifestation et surtout dans la permanence relative de ces désordres.

C'est toujours au traitement hydrothérapique que nous avons eu recours pour combattre cette affection. Les résultats que nous avons obtenus sont assez satisfaisants pour qu'il nous soit permis d'en conseiller l'emploi dans des cas pareils; mais il importe de bien établir le diagnostic de cette affection, si l'on veut agir efficacement.

Par l'exécution passive des mouvements, on s'assurera que les articulations autour desquelles sont groupés tous ces phénomènes sont exemptes de toute altération.

On devra rechercher s'il existe une lésion nerveuse pouvant agir comme cause déterminante; il faudra en outre savoir si le point de départ est une altération de tissu ou un simple trouble de l'innervation et de la circulation.

Il restera enfin à examiner la part qui revient au traumatisme, à l'humidité, au froid, aux efforts, aux positions vicieuses, etc., et à rechercher si l'on est en présence d'une simple altération du sang ou d'un état diathésique.

Si la scène morbide est dominée par les phénomènes douloureux, ce qui a lieu presque toujours au début de la maladie, surtout quand il existe une influence rhumatismale, il faut recourir aux applications analgésiques, et, parmi elles, c'est à la douche écossaise ou à la douche de vapeur que nous donnons la préférence.

Si les phénomènes convulsifs l'emportent sur tous les autres, les maillots humides, suivis de frictions froides très énergiques, conviennent parfaitement.

Quand les fibres musculaires sont relâchées ou atrophiées et les membres atteints d'impuissance motrice, il faut employer les douches froides fortement excitantes.

Si l'inflammation laisse après elle des exsudats dont le développement a pour effet de s'opposer à la fonction régulière des muscles, il faudra associer le calorique à l'eau froide, employer la douche alternative et recourir quelquefois à de légères sudations, dans le but de favoriser la résorption des produits morbides.

Enfin, si l'affection est compliquée d'une altération du sang, d'une névrose ou d'un état diathésique, comme le rhumatisme ou la scrofule, il faudra recourir aux applications hydrothérapiques qui sont indiquées dans ces diverses maladies.

Les malades que nous avons traités par l'hydrothérapie, en suivant, dans l'application de ce traitement, les indications qui précèdent, ont presque tous été guéris. Quelques-uns, il est vrai, ont vu reparaître les symptômes de leur maladie, tantôt localisés autour de l'articulation primitivement atteinte, tantôt autour d'une autre ; mais, après un nouveau traitement hydrothérapique méthodiquement suivi, les phénomènes morbides disparaissaient et les malades retrouvaient une santé parfaite.

## DES MALADIES ARTICULAIRES.

Les maladies chroniques des articulations se développent, en général, chez des sujets soumis à l'influence de certaines diathèses parmi lesquelles la goutte, le rhumatisme et la scrofule jouent un rôle important. Il est également des arthropathies en rapport avec certains états nerveux, et dont le type est l'arthropathie tabétique. Ces causes si variées ne frappent pas le tissu articulaire de la même façon, et les processus morbides qu'elles engendrent ne se développent pas de la même manière. Il suffit d'avoir sous les yeux une tumeur blanche du genou de nature scrofuleuse et une de ces arthrites sèches comme en offrent les rhumatisants, pour comprendre que tout doit différer dans la marche de la maladie.

Dans ces affections si variées, le traitement hydrothérapique peut être employé avec profit et, en les étudiant séparément, il nous sera plus facile d'indiquer le mode d'application le plus convenable. Nous pouvons, cependant, dire ici qu'il doit à la fois s'appliquer à l'état constitutionnel et à l'état local. Si les lésions ne sont pas trop avancées et que le tissu ait conservé un peu de vitalité, on pourra, par des applications excitantes locales, arrêter ou prévenir la désorganisation. Mais ce traitement limité ne saurait donner de bénéfice réel si l'on n'essayait pas, en même temps, de reconstituer l'organisme à l'aide d'applications toniques générales.

## DE L'ENTORSE.

Dans l'entorse, suivant le degré de violence de la cause productrice, les muscles, les gaines tendineuses, les ligaments et les parties fibro-synoviales peuvent être déchirés. Quelle que soit l'étendue de la lésion, l'entorse se manifeste par de la douleur, un gonflement quelquefois compliqué d'ecchymose et une gêne plus ou moins prononcée des mouvements. Ces accidents peuvent donner naissance à de l'inflammation, laisser une roideur articulaire ou une faiblesse dans les ligaments, rendant les mouvements difficiles : ils peuvent aussi servir de point de départ à une manifestation diathésique. L'hydrothérapie peut être utile dans ces trois circonstances, mais il importe de savoir choisir le procédé.

Dans toute entorse récente, l'indication capitale est de combattre la douleur et le gonflement et de prévenir l'inflammation consécutive. Pour atteindre ce double résultat, il n'est pas de meilleur agent que l'eau froide. On l'emploie sous forme de bain local, de compresses ou d'irrigation continue.

La température de l'eau, dans le bain local, doit être de 10° à 12° centigrades ; cependant on pourra débuter avec de l'eau à 15° ou 17° chez les malades trop impressionnables. La durée de l'immersion variera nécessairement suivant l'intensité du mal. Généralement on laisse le membre dans le bain tant que la sensation de chaleur morbide persiste et tant que le malade éprouve du soulagement. On doit cependant éviter de produire un trop grand refroidissement dans les parties malades ; en effet, bien que l'on se propose d'empêcher tout mouvement de réaction, il ne faut cependant pas dépasser le but et détruire la vitalité des tissus.

Le bain froid n'est pas toujours commode à administrer ; il peut, en outre, dans certains cas, occasionner un refroidissement trop prononcé ; il importe donc de savoir qu'il peut être avantageusement remplacé par des compresses froides que l'on place sur l'articulation malade et que l'on renouvelle dès qu'elles s'échauffent. L'eau dont on se sert doit, autant que possible, être très froide, à moins que les phénomènes inflammatoires ne soient très accentués, auquel cas il convient mieux de l'employer à une température un peu plus élevée tout en restant froide.

Ces compresses ainsi renouvelées ont une action très manifeste contre la douleur, le gonflement et l'inflammation qui accompagnent l'entorse. Seulement, comme il faut les renouveler tous les quarts d'heure environ, ce qui est difficile pendant la nuit, on les remplace quelquefois avec avantage par des irrigations continues d'eau froide à l'aide des appareils spéciaux que nous avons décrits.

L'hydrothérapie est encore très utile pour faire disparaître ces empâtements consécutifs à l'entorse qui séjournent longtemps autour des articulations blessées, et pour donner de la force aux ligaments et aux muscles affaiblis par un long repos. Si l'on veut atteindre ce double résultat, c'est aux applications excitantes, à la douche alternative et surtout à la douche froide localisée qu'il faut avoir recours. C'est encore dans ce cas que les frictions et le massage sont employés avec succès.

Nous avons dit que l'entorse pouvait être le point de départ de manifestations diathésiques. Sans parler des lésions articulaires graves que l'entorse peut occasionner chez les sujets scrofuleux, cet accident est en effet souvent le point de départ d'une manifestation rhumatismale bien accusée, et c'est ainsi que s'explique la longue durée de certaines entorses.

Si l'on ne tient pas compte de ce fait et que l'on continue l'usage de douches froides locales, voire même du massage, les douleurs s'exaspèrent souvent, le gonflement augmente et les mouvements deviennent plus difficiles. Dans ces circonstances, il faut employer la douche écossaise, et soumettre le malade à un traitement hydrothérapique général antirhumatismal, pour favoriser et compléter l'action des applications locales.

## DE L'HYDARTHROSE CHRONIQUE.

Cette maladie est caractérisée anatoniquement par des lésions de la synoviale et par un épanchement séreux dans l'articulation. Cet état de choses peut durer longtemps sans que les lésions s'aggravent. Mais il faut savoir que cette maladie guérit très difficilement et peut même s'aggraver quand elle est abandonnée à elle-même.

De toutes les médications mises en usage pour la combattre, il n'en est pas, croyons-nous, qui produise des résultats aussi remarquables que l'hydrothérapie, lorsque l'emploi des procédés est subordonné aux indications suivantes.

Quand l'hydarthrose se présente dans toute sa simplicité, et surtout lorsque le malade est anémique, ce qui est très fréquent, la douche froide générale, précédée d'une douche froide localisée sur l'articulation malade, est le procédé hydrothérapique qui convient le mieux. La douche générale devra être de courte durée et assez énergique. Quant à la douche locale, elle sera appliquée, surtout au début, avec une grande modération ; la percussion sera légère dans les premières séances, elle ne devra augmenter que progressivement, et elle n'atteindra un certain degré de puissance que lorsque le malade sera bien habitué à son action. Quelquefois, sous son influence, l'hydarthrose chronique repasse à un état subaigu ; son apparition est ordinairement le point de départ de la résorption du liquide. Si l'effet de la douche locale est lent à se produire, ou si le malade ne peut supporter l'impression du froid, on pourra employer des douches écossaises ou alternatives localisées sur l'articulation malade.

Si le malade est rhumatisant ou scrofuleux, on cherchera à provoquer une certaine excitation à la peau soit à l'aide de la douche écossaise, soit à l'aide des maillots partiels ou des étuves suivis d'une application froide ; en même temps, on se trouvera bien de l'usage de l'eau en boisson, afin d'activer les sécrétions de l'organisme.

Nous avons employé également avec succès les compresses froides excitantes appliquées à plusieurs reprises sur les articulations malades ; mais, si bienfaisants que soient les procédés locaux, il est indispensable, dans les maladies de ce genre, de recourir en même temps à des applications générales.

## DE L'ARTHRITE.

L'arthrite est une maladie des plus variables dans ses symptômes. Qu'elle se rattache ou non à un état diathésique, elle peut frapper plusieurs articulations à la fois. Nous ne parlerons pas des arthrites nombreuses qui tiennent à la scrofule ou au rhumatisme, et dont il a été question à propos des diathèses. Nous ne parlerons pas également des arthrites qui se rattachent à des états généraux graves, comme la morve, le farcin, etc., pas plus que de celles qui se relient à la blennorrhagie; nous ne parlerons que des arthrites qui peuvent nous fournir quelques indications de traitement.

Considérée au point de vue où nous nous sommes placés, l'arthrite ne suit pas l'évolution d'une inflammation régulière. Alors même qu'elle apparaît avec des symptômes très aigus, il n'est pas rare de la voir s'arrêter et rétrocéder. Quelquefois l'inflammation prend un caractère subaigu; parfois même, si l'on n'emploie pas un traitement assez énergique, elle devient rapidement chronique et se termine par une hydarthrose ou bien se transforme en tumeur blanche. C'est au médecin, appelé à intervenir dans une cure aussi délicate, à saisir les indications du traitement local et à mettre ensuite en usage les moyens les plus capables de soutenir convenablement l'état général.

L'hydrothérapie a des procédés de traitement très efficace pour juguler l'inflammation. Sans produire de déperditions organiques, comme les sangsues et les saignées, elle peut arriver, avec ses agents antiphlogistiques ou sédatifs, à apaiser l'état inflammatoire. L'hydrothérapie est plus efficace encore, peut-être, lorsque l'arthrite tend à devenir chronique. Outre l'action révulsive qu'elle peut exercer par certains procédés spéciaux, elle peut aussi, en excitant la vitalité des tissus, et en entretenant la nutrition générale dans de justes limites, faciliter la résolution de l'altération locale.

Contre l'état aigu, on emploiera les compresses fraîches souvent renouvelées, les manchons d'eau ou l'irrigation continue. On renouvellera l'eau le plus souvent possible pour éviter la réaction, tout en laissant cependant un certain intervalle entre les applications afin de ne pas éteindre la vitalité des tissus.

Contre l'état chronique, la médication hydrothérapique doit être à la fois générale et locale. Le calorique et le froid combinés ensemble pourront rendre de grands services pour reconstituer l'organisme. Quant aux applications locales, elles peuvent se faire à l'aide de compresses excitantes, de douches de vapeur, de douches froides et de douches alternatives.

Une remarque qu'il est nécessaire de faire, c'est que ce traitement est souvent fort long. Il peut être aussi utilisé avec avantage contre ces affections articulaires spéciales, décrites par M. Duplay sous le nom de périarthrites.

## DE LA TUMEUR BLANCHE.

Cette forme de l'arthrite chronique, qui est presque toujours sous la dépendance de la diathèse scrofuleuse ou de la tuberculose, est toujours grave, car il se produit rapidement, dans les tissus articulaires, un travail de désorganisation qu'il est difficile d'arrêter. Lorsque ce travail est avancé, le seul espoir que l'on puisse avoir, c'est qu'il survienne un processus régressif qui permette aux tissus nouvellement formés de s'organiser. La tumeur blanche aboutit alors à l'ankylose, et, par suite, à la seule guérison possible. La marche de la maladie est quelquefois très rapide; il est donc nécessaire d'intervenir promptement et énergiquement pour se rendre maître de l'inflammation, et pour éviter, s'il est possible, la désorganisation des tissus, ou, en tout cas, pour provoquer la production d'une ankylose.

Pour atteindre ce but, l'immobilisation de l'articulation malade est, sans doute, un moyen efficace qui a fait ses preuves, mais il occasionne toujours un affaiblissement général qu'il faut éviter, si l'on veut que l'organisme puisse réagir contre le mal et favoriser la guérison. C'est dans ce but que l'on conseille aux malades une bonne alimentation, les toniques de toutes sortes, l'exposition au grand air et enfin l'hydrothérapie.

Pour entretenir l'activité des organes et en faciliter les fonctions, c'est aux applications reconstituantes générales de la méthode, et surtout à la douche froide en pluie et en jet, que l'on a recours avec le plus de succès. Il sera bon de faire, de temps en temps, usage du calorique. Les motifs qui nous déterminent à faire ce choix, sont les mêmes que ceux qui nous ont engagés à les conseiller contre la scrofulose et le rhumatisme.

L'hydrothérapie peut être encore utilisée contre les manifestations locales qui constituent la tumeur blanche. Quand il existe des phénomènes inflammatoires, on a recours, sans inconvénient, aux compresses froides ou fraîches souvent renouvelées. Quand le processus chronique est commencé, on peut essayer de l'arrêter en se servant de compresses excitantes appliquées deux ou trois fois par jour, ou bien de la douche écossaise dont nous avons eu beaucoup à nous louer dans ces circonstances; si la désorganisation est assez avancée et la vitalité des tissus amoindrie, on peut, par une douche froide localisée, ramener en partie la circulation dans les régions malades, faciliter une nouvelle organisation et contribuer à la terminaison de la maladie en provoquant la formation de l'ankylose.

### DE L'ARTHRITE SÈCHE. — DE L'ANKYLOSE.

L'arthrite sèche constitue le plus ordinairement une des manifestations de la diathèse rhumatismale. Les lésions qui la caractérisent débutent, en général, par les cartilages et finissent par atteindre lentement et progressivement tous les tissus de l'articulation. Ces altérations peuvent être considérées comme le produit d'une régression et d'une transformation des différents tissus. Elles semblent plutôt résulter d'un processus atrophique que d'un processus inflammatoire.

Le marche de l'affection est essentiellement chronique. La première manifestation est de la douleur au niveau de l'articulation atteinte ; la déformation se montre ensuite. Cette maladie a peu de tendance à rétrocéder ; elle peut se limiter aux petites articulations et ne pas altérer sensiblement les fonctions locomotrices. Mais si elle attaque les grandes articulations, les troubles sont plus graves et plus sérieux.

Parmi les conséquences que détermine cette maladie, l'ankylose complète ou incomplète est celle qui apparaît avec le plus de constance ; on constate en même temps une certaine atrophie des muscles qui entourent la jointure.

Bien des traitements ont été essayés contre cette affection rebelle, et celui qui semble, jusqu'ici, avoir produit les meilleurs résultats est assurément le traitement hydrothérapique.

Si l'on est assez heureux pour intervenir au début de la maladie, on peut, à l'aide de la douche écossaise ou des sudations suivies d'une douche ou d'une friction froide, calmer les premiers accidents et entraver l'évolution histologique des tissus. Mais si le processus morbide a déjà produit la déformation articulaire, il faut, par un traitement général composé de sudations et d'applitions froides, favoriser les échanges organiques, activer les fonctions de la peau et relever les forces générales. En même temps on fera des applications excitantes sur les articulations malades, afin d'augmenter la nutrition dans les parties environnantes et pour prévenir l'atrophie. La douche froide locale, les frictions mouillées et les compresses excitantes répondent parfaitement à cette indication, et le manuel opératoire est le même que dans les affections précédentes. Si, par cette médication, on parvient à restaurer les parties atrophiées, on pourra essayer de combattre l'ankylose.

Nous ne parlons ici que de l'ankylose incomplète, la seule contre laquelle l'hydrothérapie puisse être utile. Par ses effets résolutifs, elle peut faire disparaître les exsudats et tous les produits morbides qui, accumulés autour de l'articulation malade, en gênent considérablement le jeu. Par ses effets sédatifs ou analgésiques, elle permettra l'exécution de certains mouvements sans éveiller de trop grandes douleurs.

Pour faciliter la résorption des produits morbides, il faudra employer les douches froides générales, précédées de douches, froides ou alternatives, localisées. Le malade boira de l'eau fréquemment et on le soumettra de temps en temps à l'usage des maillots ou des étuves afin d'activer les fonctions cutanées.

L'hydrothérapie peut rendre également de grands services en apaisant les douleurs que fait naître l'exécution des mouvements forcés, dans le redressement et la mobilisation que l'on pratique sur le membre malade pour lui rendre ses fonctions et sa position normale. Par son action antiphlogistique, en effet, elle permet de combattre les phénomènes inflammatoires qui se développent souvent à la suite de ces manœuvres.

Avant le redressement ou la mobilisation, on appliquera sur l'articulation malade une douche écossaise très prolongée ; ce moyen analgésique empêchera les grandes douleurs. Après l'opération, on appliquera sur la région intéressée des compresses froides souvent renouvelées pour prévenir les accidents inflammatoires.

A l'aide de ces précautions, on peut renouveler les manipulations deux fois par jour et, si ce traitement peut être longtemps et régulièrement continué, on pourra parvenir à faire disparaître ou tout au moins à modifier sensiblement cette triste infirmité.

## DES MALADIES DU TISSU OSSEUX ET DU PÉRIOSTE.

Sans parler de la syphilis, nous pouvons dire que la scrofule et la tuberculose sont les états constitutionnels les plus propres à développer les affections chroniques du tissu osseux ou de son enveloppe. Ces affections dépendent presque toujours d'une altération générale de l'organisme.

La cause occasionnelle de ces altérations est ordinairement le traumatisme. C'est chez les jeunes scrofuleux que nous voyons le plus souvent se développer ces redoutables périostites de l'enfance. La marche de l'affection est lente et sa terminaison est très variable. Plus grave encore est l'ostéite d'origine tuberculeuse. Sa marche est très rapide et la guérison bien difficile.

Dans l'ostéite, comme dans la périostite, l'hydrothérapie ne peut intervenir qu'à titre d'adjuvant des méthodes chirurgicales et comme agent antidiathésique et reconstituant.

Ce que nous avons dit à propos du rachitisme ou de l'ostéomalacie peut servir à bien préciser les indications nécessaires pour l'application de ce traitement.

### DÉVIATIONS DE LA COLONNE VERTÉBRALE. — MAL DE POTT.

Les déviations de la colonne vertébrale peuvent tenir à deux causes. Elles peuvent résulter d'une déformation du squelette lui-même par suite de maladie du tissu osseux ou des tissus articulaires. Le mal de Pott relève de cet ordre de causes, et l'hydrothérapie ne peut guère intervenir que lorsque la maladie est enrayée et qu'il s'agit de remédier aux conséquences de celle-ci ou encore pour combattre certains phénomènes concomitants.

Mais il y a un autre ordre de déviations qui tiennent au développement inégal des faisceaux musculaires qui ont pour destination de maintenir en place la colonne vertébrale, et que l'on rencontre si fréquemment, mais à des degrés divers, chez les adolescents au moment de la croissance. Par suite d'une nutrition inégale ou défectueuse des muscles, ceux-ci se développent plus les uns que les autres, quelques-uns même semblent s'atrophier, et il en résulte des déformations ; c'est alors que l'on voit apparaître des attitudes vicieuses du corps, des épaules de dimension inégale et même des déviations quelquefois très considérables de l'axe spinal.

Contre ce genre de déviations, l'hydrothérapie peut beaucoup, comme chaque fois qu'il y a défaut de nutrition dans l'économie. Par ses applications toniques elle peut rendre aux muscles faibles leur vitalité, leur contractilité et leurs forces, rétablir ainsi l'équilibre perdu et corriger, par suite, les déviations qui en sont la conséquence.

C'est donc aux procédés toniques qu'il faudra s'adresser, et à la douche froide en particulier. Dans ce cas, à moins de contre-indications spéciales tenant à la constitution du sujet, nous employons la douche en jet brisé, généralisée sur toute la surface du corps, de courte durée, et nous avons soin de la localiser quelques secondes sur les masses musculaires en souffrance. Nous remplissons ainsi les deux indications spéciales du traitement qui sont de réveiller la nutrition générale et de stimuler les faisceaux musculaires affaiblis ou atrophiés.

## CONTUSIONS. — TRAUMATISMES.

L'hydrothérapie peut être utile après certains traumatismes, coups, chute, contusion, etc. Par certains de ses procédés locaux elle a d'abord pour effet de ramener plus rapidement la circulation dans les parties contuses. En outre, ces traumatismes, parfois même très peu importants en eux-mêmes comme gravité, sont souvent la cause, chez les individus en puissance de diathèse, les rhumatisants surtout, de manifestations diathésiques auxquelles l'hydrothérapie peut remédier lorsqu'elles sont apparues, et dont elle peut même quelquefois prévenir l'apparition. Nous avons signalé ce fait à propos de tout traumatisme. C'est à ce point de vue que nous signalons l'utilité de l'hydrothérapie en ces circonstances. Quant au procédé à employer, il devra être en rapport avec la nature du traumatisme d'abord, et ensuite avec la prédisposition diathésique particulière à l'individu. C'est ainsi qu'on aura recours, suivant les cas, à la douche froide, à la douche tempérée, ou à l'association du calorique et du froid comme, par exemple, chez les rhumatisants, et nous ne saurions trop insister sur l'utilité, pour ceux-ci, de recourir immédiatement, après un traumatisme, à la médication hydrothérapique dans sa forme antidiathésique.

# CHAPITRE XV

## MALADIES CHRONIQUES DE L'APPAREIL DIGESTIF ET DE SES ANNEXES.

Nous n'avons pas l'intention de nous occuper ici des affections organiques du tube digestif. L'hydrothérapie ne saurait les guérir ; lorsqu'on l'emploie dans ces maladies, on ne peut espérer que relever les forces du malade ou apaiser quelques-uns des symptômes qui caractérisent ces affections. Nous consacrerons spécialement notre étude aux maladies fonctionnelles, idiopathiques, sympathiques ou symptomatiques des organes qui concourent à la digestion et aux névroses de chacun de ces organes. Le traitement hydrothérapique est parfaitement approprié à ces sortes de maladies ; nous allons le démontrer dans l'exposé qui va suivre.

### MALADIES DE LA CAVITÉ BUCCALE ET DU PHARYNX.

Le catarrhe buccal n'est souvent qu'un effet de propagation du catarrhe chronique de l'estomac. Quelquefois pourtant il peut se développer isolément et produit, surtout chez les fumeurs qui en sont atteints, des expectorations pénibles, de la fétidité de l'haleine, des perversions du goût et de l'olfaction, capables de provoquer l'hypochondrie, de troubler les fonctions de nutrition et de compromettre la santé. La plupart du temps, les malades qui sont atteints de cette infirmité ont besoin d'être tonifiés ; il sera, par conséquent, nécessaire, en leur conseillant une bonne hygiène, de les soumettre à l'usage des applications excitantes de l'hydrothérapie ; on devra, pour compléter le traitement, leur conseiller de boire souvent de l'eau froide.

Ces remarques concernent également l'hypersécrétion pathologique de la salive et du flux muqueux buccal, soit que la salivation dépende de quelque névralgie du trijumeau ou du facial, que le ptyalisme soit la conséquence de l'abus des mercuriaux, ou bien qu'on puisse le rattacher à des symptômes d'hystérie. Dans ces diverses circonstances, il est permis de compter sur l'action dérivative des procédés hydrothérapiques.

Contre l'exagération et la sécrétion salivaire qui accompagne certaines névroses, l'hystérie entre autres, il faut, avant tout, s'assurer de la cause de cette exagération et s'efforcer d'en pénétrer le mécanisme. En effet, des expériences de MM. Cl. Bernard et Brown-Séquard il résulte que la section des nerfs vaso-moteurs qui se distribuent dans les glandes salivaires produit une congestion de la glande qui a pour conséquence une augmentation dans la sécrétion de la salive. Cette hypersécrétion est, pour ainsi dire, le résultat de la paralysie du nerf grand sympathique ; si l'on excite ce nerf, la congestion disparaît et la sécrétion salivaire est tarie. On peut déduire de ces expériences que, lorsque le ptyalisme est dû à une affection qui compte la paralysie du grand sympathique parmi ses symptômes, on devra combattre l'hypersécrétion salivaire par une médication excitante, et, notamment, par les applications toniques de l'hydrothérapie.

Il résulte encore d'une expérience de Claude Bernard, que l'hypersécrétion salivaire peut être due à une excitation du nerf tympanico-lingual qui se rend à la glande sous-maxillaire. Or ce nerf, qui est un antagoniste des vaso-moteurs, dépend du système cérébro-spinal. Par conséquent, l'excitation de ce système, si fréquente dans les névroses, peut, par l'intermédiaire des branches qui lui appartiennent, suractiver les fonctions des glandes salivaires et déterminer une sécrétion pathologique. Dans ce cas, pour combattre ce phénomène morbide, il convient de préférer les méthodes sédatives aux méthodes excitantes. On emploiera, dans ce but, les applications hydrothérapiques qui apaisent la susceptibilité nerveuse.

En résumé, les applications excitantes, comme les actions sédatives de l'hydrothérapie, peuvent être fort utiles dans le ptyalisme. On conçoit donc que la guérison dépendra de la justesse qui présidera au choix du procédé à employer.

Enfin il est des formes de catarrhe chronique du pharynx, fréquentes chez les fumeurs, chez les gens adonnés aux spiritueux, chez les goutteux, les rhumatisants ou les herpétiques, qui constituent un mal pénible à supporter et difficile à guérir. Contre les cas de ce genre, l'action produite par des eaux médicamenteuses pulvérisées n'est pas toujours suffisante et l'on est forcé de recourir à l'intervention de modificateurs plus généraux et surtout plus efficaces. Dans cet ordre d'idées, diverses applications hydrothérapiques, et surtout celles qui reposent sur l'association du calorique et du froid, pourront rendre de grands services. On sait que les étuves, les maillots ou l'eau chaude, sous forme de douches, sont employés indifféremment pour surélever la chaleur de la peau et pour déterminer à sa surface une dérivation favorable aux organes internes hyperhémiés. Pour accentuer cette action thérapeutique dans les troubles dont il s'agit, il est nécessaire de faire suivre l'emploi du calorique d'applications froides, courtes, énergiques, capables d'activer la circulation capillaire de la peau, sans exposer le malade à un grand refroidissement.

On complétera le traitement en conseillant l'usage de l'eau en boisson, des bains de pieds chauds pris immédiatement avant la séance d'hydrothérapie et des compresses excitantes appliquées sur la partie antérieure du cou. Ces compresses, trempées dans l'eau froide, sont mises sur le cou et recouvertes avec de la flanelle ou du molleton, de manière à empêcher le contact de l'air. Ce maillot partiel est laissé en place quelques heures et produit, à la surface cutanée, une révulsion très manifeste que l'on prolonge en pratiquant des frictions froides sur le cou, dès que les compresses sont enlevées.

### MALADIES DE L'ŒSOPHAGE. — SPASMES DE L'ŒSOPHAGE.

En dehors des inflammations, des altérations de la muqueuse et des dégénérescences, l'œsophage peut, sous l'influence d'un excès d'excitabilité des nerfs moteurs, devenir le siège de désordres spasmodiques que l'on désigne sous le nom d'*œsophagisme*. Cette dysphagie spasmodique, produite en général par une série d'actions réflexes, succède parfois à des altérations de la gorge et du larynx et complique quelques affections de l'estomac; elle est le plus souvent l'expression symptomatique d'une névrose générale. Chez les femmes hystériques, elle peut être provoquée par des excitations utérines, et le fait seul de la grossesse en fournit des exemples. On l'observe aussi chez les personnes intoxiquées par l'alcool ou les narcotiques, on la rencontre aussi chez les rhumatisants et chez les individus qui ont des vers intestinaux.

En général, les personnes douées d'une grande susceptibilité nerveuse sont les plus sujettes à l'œsophagisme. Avec cette prédisposition les moindres causes, comme les émotions et les perturbations morales, sont capables de le provoquer. Du reste, comme la plupart des névroses, le spasme de l'œsophage présente des paroxysmes alternant avec des rémissions. Nous n'avons pas à décrire ici la forme de ces accès; ce qui est important, c'est de constater que les médicaments antispasmodiques exercent une médiocre influence sur cette maladie et que l'hydrothérapie la combat avec beaucoup plus d'efficacité.

Quelquefois, il est vrai, la douche froide en pluie et en jet fait cesser rapidement le spasme de l'œsophage ; cependant il est préférable, pour obtenir un résultat définitif et prévenir le retour de l'accident, d'employer d'abord des applications sédatives que l'on remplacera peu à peu, dans le cours du traitement, par des applications froides reconstituantes. Dans cet ordre d'idées, on pourra recourir aux frictions avec le drap mouillé, au maillot humide, à la douche localisée sur la partie antérieure de la poitrine; nous nous sommes bien trouvés également des piscines froides, surtout à la fin du traitement. En dehors de ces indications spéciales, il faut, pour que le traitement soit méthodique, que l'application de l'hydrothérapie et que le choix du procédé employé soient basés sur la nature de la névrose ou de la maladie qui détermine l'accident.

## MALADIES DE L'ESTOMAC.

**Gastrite chronique. — Catarrhe chronique de l'estomac.** — La gastrite et la dyspepsie ont longtemps été confondues, et certains auteurs voudraient encore faire dériver la dyspepsie de l'inflammation de l'estomac ; mais la tendance actuelle tend à séparer les deux maladies l'une de l'autre.

La gastrite, dans sa forme chronique, présente diverses variétés. Nous ne nous occuperons pas de la gastrite atrophique ni de la gastrite avec cirrhose, nous ne parlerons que de la gastrite chronique catarrhale, ou catarrhe chronique de l'estomac.

Cette maladie succède tantôt à la continuité ou à la récidive trop multipliée d'accidents aigus, tantôt elle s'établit d'emblée avec les caractères de la chronicité. Dans les cas, assez fréquents d'ailleurs, surtout chez les alcooliques, où des symptômes de diarrhée s'ajoutent à ceux qui dépendent de la production surabondante de mucosités dans l'estomac, des altérations de l'état général, avec caractère dépressif, ne tardent pas à compliquer le catarrhe gastro-intestinal. A cette complication viennent souvent s'ajouter des perversions psychiques qu'on a pu confondre avec l'hypochondrie proprement dite.

Indépendamment des prescriptions hygiéniques relatives au régime et à l'alimentation, l'hydrothérapie peut rendre de grands services dans le catarrhe chronique de l'estomac et même dans les états organiques qui en dérivent. Ce mode de traitement agit sur la surface cutanée, soit qu'il détermine de ce côté une révulsion au profit de la muqueuse, soit qu'il réveille sur la périphérie nerveuse des sensations capables d'activer les fonctions d'innervation et de circulation. Contre le catarrhe chronique de l'estomac et ses conséquences, les divers modes d'application de l'hydrothérapie sont les mêmes que ceux qui conviennent dans la dyspepsie dont nous allons nous occuper.

## DYSPEPSIE.

Il y a *dyspepsie* lorsqu'il existe un trouble ou une difficulté dans la digestion. Il n'est pas toujours aisé de préciser quel acte digestif, chez un dyspeptique, se trouve altéré ou en souffrance. Les conditions physiologiques d'une bonne digestion sont tellement complexes que le point de départ des irrégularités de ce travail échappe souvent à notre observation. A ne considérer que les organes proprement dits, le point de départ peut être dans l'estomac où commence la digestion, et dans l'intestin où elle se continue. Il y a donc une dyspepsie gastrique et une dyspepsie intestinale, bien que, dans la pratique, il soit souvent difficile de les séparer, les phénomènes gastriques et intestinaux se trouvant presque toujours enchaînés les uns aux autres.

Parmi les divers phénomènes de la dyspepsie gastrique, il y en a qui tiennent à l'altération des liquides sécrétés par l'organe, et d'autres qui sont en rapport avec l'innervation de cet organe.

En outre, le trouble stomacal peut donner naissance à des phénomènes douloureux et à des accidents plus ou moins éloignés, dépendant du fonctionnement défectueux de l'estomac.

Il se passe dans la dyspepsie des phénomènes chimiques dépendant des modifications de sécrétion du suc gastrique, et pouvant porter sur la quantité sécrétée de l'acide chlorhydrique, des acides organiques, de la pepsine et de la présure.

Quand il y a hyperacidité organique, il y a en même temps hypochlorhydrie. La digestion ne se fait pas ou se fait trop lentement; les aliments alors passent dans l'intestin insuffisamment digérés. Il en résulte des fermentations anormales et une production de toxines qui entrent dans la circulation.

Dans l'hyperacidité chlorhydrique au contraire, il y a peu de fermentations, mais il y a une augmentation de suc gastrique qui peut amener, par son acidité, des altérations de la muqueuse de l'estomac et des ulcérations. L'acide chlorhydrique, en effet, est indispensable à la digestion, mais, lorsqu'il est en excès, il irrite la muqueuse de l'estomac et provoque des phénomènes secondaires; cela constitue la *dyspepsie acide*.

Quant à la pepsine et à la présure, il est rare qu'elles disparaissent du suc gastrique en quantité suffisante pour que la digestion ne puisse se faire en présence de l'acide chlorhydrique.

Tels sont les troubles chimiques de la dyspepsie. Mais ces troubles chimiques n'existent jamais seuls et sont toujours accompagnés de troubles nerveux. Sans vouloir discuter si les troubles chimiques précèdent les troubles nerveux ou, ce qui est plus probable, si ce sont ces derniers qui sont la cause de l'irrégularité de la sécrétion stomacale, nous devons constater que, s'il n'y a pas de troubles chimiques sans troubles nerveux, il peut y avoir en revanche des troubles nerveux sans que la sécrétion stomacale soit sensiblement altérée. C'est ce qui a déterminé M. A. Robin à proposer une nouvelle dénomination à ce qu'on appelle aujourd'hui la dyspepsie hyperchlorhydrique, celle d'*hypersthénie gastrique*.

Parmi les troubles nerveux, il faut en distinguer de deux sortes: des troubles moteurs et des troubles sensitifs. Les premiers peuvent tenir du spasme comme le spasme du pylore, cause de certaines crises gastralgiques, ou bien de la parésie, ainsi qu'il arrive dans la *dilatation* de l'estomac. Souvent même ces deux ordres de phénomènes s'enchaînent, le spasme pylorique amenant une stagnation des aliments dans l'estomac qui est forcé ainsi de se distendre.

Les phénomènes sensitifs peuvent porter sur l'appétit et l'affecter à tous ses degrés, depuis l'anorexie jusqu'à la boulimie. Ils se manifestent également dans certaines dyspepsies, la dyspepsie acide notamment, sous forme de sensations douloureuses, quelquefois très pénibles et très violentes. La sensation de plénitude et de pesanteur à l'estomac, accompagnée ou non de renvois de gaz et d'aigreurs, est un phénomène très fréquent. On observe en outre quelquefois des douleurs gastralgiques et des crampes gastriques pouvant atteindre une violente intensité, et qui, suivant les individus, peuvent se manifester à des moments variés de la digestion. Ces crises, souvent développées par l'ingestion des aliments, peuvent être néanmoins observées en dehors de cette cause, telles sont, par exemple, les crises gastriques des tabétiques. Dans ces crises, qui souvent s'accompagnent de vomissements, l'hyperchlorhydrie semble jouer un grand rôle.

Dans la dyspepsie, il n'y a pas que l'estomac qui soit le siège de manifestations morbides. La maladie de cet organe s'accompagne presque toujours de phénomènes généraux et de troubles fonctionnels développés à distance.

Et d'abord l'estomac distendu peut amener directement la compression et l'irritation des organes avoisinants. C'est ainsi que le tympanisme amène des troubles dans les organes de la circulation et de la respiration, sous forme principalement de palpitations et de dyspnée. Mais il se produit également des phénomènes de nature réflexe, tels sont les maux de tête, les étourdissements, et surtout le vertige stomacal. Ces phénomènes se manifestent principalement chez les neurasthéniques où l'excitabilité réflexe est toujours exagérée. Enfin, une des conséquences de la dyspepsie est la production de toxines qui, pénétrant dans le torrent circulatoire, produisent les phénomènes que M. Bouchard a si magistralement décrits sous le nom d'auto-intoxications. Ces auto-intoxications amènent ensuite un trouble de la nutrition générale et contribuent à leur tour à l'apparition de certaines maladies.

Beau attribuait à la dyspepsie une grande importance dans la genèse des maladies, son opinion n'a jamais été combattue. Les auteurs modernes, tout en constatant ce fait, se sont efforcés d'analyser le mode de genèse de ces maladies et ont démontré que c'est au trouble de nutrition qui en est la conséquence que devait être attribuée la cause de bien des diathèses et des cachexies.

Les théories admises successivement au sujet de la dyspepsie ont fait admettre des séries de classification des différentes formes de cette maladie, et créé des types en rapport avec les connaissances cliniques et physiologiques du moment. Nous passerons sur les théories plus ou moins ingénieuses de Broussais, de Barras, de Chomel, de Beau et de Trousseau, pour arriver à la période moderne où l'analyse du contenu de l'estomac a permis de diviser les dyspepsies en deux grandes classes principales : la *dyspepsie nerveuse* et la *dyspepsie chimique*. C'est la classification à laquelle se sont arrêtés les auteurs modernes, entre autres MM. Sée, Bouchard, Hayem, Debove, etc.

Mais ces deux types ne sauraient être définitifs, la dyspepsie chimique semblant, dans la plupart des cas, pouvoir dépendre de phénomènes nerveux, et par conséquent être rattachée à la première. La dyspepsie serait donc toujours vraisemblablement d'origine nerveuse, à part bien entendu la dyspepsie qui serait sous la dépendance de la gastrite. En tous cas, dans leur forme clinique, il est souvent difficile de distinguer les deux variétés l'une de l'autre.

C'est dans la neurasthénie qu'on rencontre le plus souvent la dyspepsie, elle en constitue même souvent le symptôme prédominant. Du reste, que la neurasthémie soit ou non la cause de la dyspepsie, celle-ci provoque toujours, par sa persistance, des accidents de neurasthénie. Les deux états sont, pour ainsi dire, inséparables l'un de l'autre, que la dyspepsie soit ou non accompagnée de phénomènes chimiques. Ceux-ci n'interviennent, cliniquement, que pour imprimer à la maladie une forme particulière.

La dyspepsie, ainsi que nous l'avons dit, ne réside pas seulement dans les troubles gastriques. Par les symptômes nerveux qu'elle provoque et par les modifications de la nutrition générale qui en sont la conséquence, elle donne lieu, dans toute l'économie, à des troubles qui s'enchaînent avec les phénomènes locaux de la gastropathie. La nutrition générale de l'économie, comme l'a dit Andral, est en rapport avec l'intégrité des fonctions stomacales. La subordination mutuelle des centres nerveux circulatoire, respiratoire, et de cet autre centre de la vie organique constitué par le plexus solaire et les ganglions semi-lunaires, est presque une banalité à invoquer, tellement elle paraît légitime. Ajoutons à ces sympathies celles aussi spéciales du tégument externe, des appareils de la génération, de la sécrétion urinaire, sans excepter non plus la corrélation du trouble gastrique avec le fonctionnement des facultés morales et intellectuelles.

Les prédominances névropathiques de la dyspepsie comprennent, d'une part celles qui se caractérisent par un symptôme unique, tel que la toux, la dyspnée, l'aphonie, la névralgie intercostale, la palpitation, la céphalalgie, le vertige, la somnolence, le ptyalisme, la leucorrhée, l'exaltation ou l'impuissance du sens génital, etc., et, d'autre part, celles qu'on admet à titre d'espèces nosologiques circonscrites : l'hypochondrie, l'hystérie, l'aliénation mentale. Encore ces dernières ne peuvent guère aujourd'hui être admises, ainsi qu'on tendait à le faire autrefois, comme une conséquence de l'état gastrique, mais plutôt comme des maladies s'accompagnant de troubles digestifs. Personne aujourd'hui n'oserait plus soutenir que le siège de l'hypochondrie est dans le ventre, bien que souvent ce dernier soit le foyer d'accidents pouvant servir, sinon de point de départ, du moins de prétexte à la névrose.

Annoncer une perversion de la nutrition, c'est reconnaître en même temps et comme conséquence fatale l'insuffisance ou le défaut de l'hématose; par suite l'appauvrissement du sang, l'amaigrissement, la chute des forces, l'état cachectique. On doit donc rencontrer la dyspepsie dans le cours des états morbides où l'altération des qualités ou des proportions du sang tient la première place. C'est ce qui a lieu invariablement quand il faut étudier les troubles gastriques de la chlorose et ceux de l'anémie. Au même titre, les diathèses imprimeront tour à tour leur cachet à la dyspepsie, ou, par réciprocité, on les verra revêtir des caractères particuliers que leur communique cette prédominance symptomatique. Il y a donc à tenir compte de l'intervention des digestions imparfaites et de la spoliation de produits utiles à la sanguification qu'elles entraînent, non seulement au point de vue des névropathies, mais encore, et trop souvent, à cause de l'influence qu'elles exercent sur la marche des maladies diathésiques. Ce qu'il y a de certain, c'est que l'individu dyspeptique et anémié se trouve pour ainsi dire désarmé contre toutes les influences morbides qui peuvent l'assaillir. N'a-t-on pas aussi parfaitement constaté que les maladies épidémiques et endémiques attaquaient de préférence les sujets se nourrissant mal et soumis aux diverses influences de nature débilitante ? La démonstration du lien intime associant l'état des fonctions de l'économie est donc complète ; elle nous guidera dans le traitement de la dyspepsie.

Sans entrer dans les détails, si variables d'ailleurs, des formes gastropathiques, il nous suffit, pour notre usage, d'admettre deux types de dyspeptiques : l'un caractérisé par l'affaiblissement et la langueur de toutes les fonctions, dans lequel l'amoindrissement de la nutrition, de la calorification et des fonctions de la peau assombrit d'emblée le tableau ; le second, au contraire, relevant d'une impressionnabilité excessive du système nerveux chez des individus dont la physionomie mobile révèle un caractère irritable, et dont l'état névropathique semble se développer en raison directe de l'affaiblissement de la nutrition.

Parmi les complications douloureuses de la dyspepsie, il en est une, la gastralgie ou *cardialgie nerveuse* (*crampe d'estomac*), que sa marche intermittente a fait remarquer et dont Romberg a cherché l'origine dans une hyperesthésie soit du nerf vague, soit du plexus solaire. Rien, dans les divers degrés de cette névropathie, ne démontre quelle part distincte doit être attribuée au pneumogastrique ou à la névralgie cœliaque. On l'a attribuée également à l'irritation douloureuse de la muqueuse de l'estomac par l'exagération de sécrétion de l'acide chlorhydrique. Quoi qu'il en soit, c'est surtout chez les individus anémiques qu'on l'observe, et il n'y a pas dans l'espèce d'indication causale étrangère à celles dont nous avons déjà parlé.

Un autre accident assez commun de la dyspepsie est le *vertige stomacal*, si bien étudié par Trousseau et dont nous avons analysé le mode de production lorsque nous nous sommes occupés de la neurasthénie ; l'hydrothérapie est extrêmement utile en cette circonstance. Nous en dirons autant de la migraine sympathique d'une mauvaise digestion.

Quelle que soit la théorie que l'on admette comme origine de la dyspepsie, chimique ou névropathique, l'hydrothérapie est une des médications qui réussit le mieux contre cette affection.

Par son action périphérique elle agit d'abord directement sur l'estomac dont elle stimule les contractions et régularise le fonctionnement; elle permet en même temps de lutter contre les accidents parallèles et consécutifs, elle régularise la circulation et le divers fonctionnement des organes et, en remédiant ainsi au défaut de nutrition, contribue à rétablir le bon fonctionnement de l'organisme.

Mais pour obtenir de ce mode de traitement des résultats assurés, il faut tenir compte des considérations générales que nous venons d'exposer sur la dyspepsie.

Lorsque la maladie dépend d'une diathèse, goutte, rhumatisme ou herpétisme, on n'aura qu'à se louer de l'association du calorique et du froid. On emploiera sans inconvénient les étuves, les maillots ou l'eau chaude avant les applications froides, soit pour activer la circulation capillaire de la peau au détriment de la muqueuse stomacale, soit pour augmenter les fonctions de sécrétion et favoriser par suite les mouvements d'assimilation. On pourra compléter ce traitement en conseillant au malade un régime approprié, de l'exercice en plein air et l'usage de l'eau en boisson.

Quand il s'agit de combattre une dyspepsie symptomatique d'un état général plus complexe il faut que le traitement hydrothérapique soit principalement dirigé contre l'affection dont elle est un symptôme.

Mais la dyspepsie peut se présenter comme une maladie propre et pouvant être envisagée comme une entité morbide, abstraction faite de ses causes productrices. Dans ces conditions, le traitement varie suivant que l'affection se présente avec des phénomènes d'excitation, ou qu'elle est greffée sur un affaiblissement considérable de l'organisme. On comprendra qu'il ne puisse être le même dans les deux cas. Dans le premier, il vaut mieux employer les immersions tempérées, les lotions, les affusions et les douches tièdes, les maillots humides de courte durée et, en général, les applications qui ne provoquent pas une vive réaction. Si l'on emploie l'eau froide, il faudra, pour atténuer ses effets trop excitants, faire préalablement une application d'eau chaude générale ou locale, suivant les circonstances. Dans le second cas, c'est-à-dire lorsque la dyspepsie est escortée de phénomènes indiquant un affaiblissement considérable des forces de l'organisme, il faut recourir aux applications toniques et excitantes de l'hydrothérapie : l'affusion froide, la friction avec le drap mouillé, la douche en pluie et en jet et surtout le bain de cercles qui constitue le procédé le plus énergique et le plus efficace quand il est supporté par les malades.

Quelquefois, lorsque les fonctions de calorification sont amoindries, il faut faire intervenir le calorique pour rendre l'excitation de la peau plus facile et pour aider l'organisme à réagir contre le froid. Mais en résumé, dans les dyspepsies de cette espèce, c'est l'eau froide qui rend les plus grands services.

Telle est la formule générale du traitement hydrothérapique dans la dyspepsie. Cependant nous devons ajouter qu'elle est insuffisante surtout lorsque la maladie s'accompagne de phénomènes spéciaux, tels que névralgie, vomissements, constipation, etc., qui exigent l'intervention d'un traitement particulier venant s'ajouter au traitement général et qu'il est nécessaire de faire connaître.

**Altérations de la sensibilité. — Abolition. — Perversion. — Bou-**

limie. — **Polydipsie.** — Les différents troubles de la sensibilité qui accompagnent la dyspepsie sont de nature diverse. Ils se manifestent parfois par une anesthésie de la muqueuse qu'il est très difficile de faire disparaître et contre laquelle la douche générale froide et l'eau glacée à l'intérieur nous ont rendu de grands services. On ne peut cependant formuler un traitement précis contre cette perturbation de la sensibilité, sa thérapeutique étant entièrement subordonnée au traitement hydrothérapique qui convient à la maladie principale. Cette observation est aussi applicable à la perversion du goût, à la boulimie et à la polydipsie. En étudiant les névroses, nous avons indiqué le traitement hydrothérapique qui convient dans ces cas divers.

**Exaltation de la sensibilité. — Pyrosis. — Crampes d'estomac. — Gastralgie.** — Que l'exaltation de la sensibilité qui accompagne la dyspepsie se traduise par de l'hyperesthésie, du pyrosis, des crampes d'estomac ou de la gastralgie, que les phénomènes douloureux siègent dans le pneumogastrique ou dans les nerfs ganglionnaires, le traitement consiste toujours à joindre aux procédés généraux appropriés des applications spéciales sédatives ou analgésiques.

Les névralgies essentielles de l'estomac, les seules dont il soit question ici, sont très rarement calmées par les douches, les frictions ou les piscines froides ; dans la plupart des cas, il est nécessaire de joindre à ces modificateurs généraux l'intervention d'applications locales particulières.

Parmi ces dernières, il faut placer le demi-maillot ou la ceinture humide excitante et surtout la douche écossaise, localisée tour à tour sur la région épigastrique et sur la région dorsale de la colonne vertébrale. Le demi-maillot et la ceinture humide peuvent rester en place longtemps et leur application peut être renouvelée plusieurs fois dans la journée.

La douche écossaise doit être tout d'abord administrée avec de l'eau à 30°; on élève peu à peu la température jusqu'à 50° environ; puis, après une période de temps qui varie entre 5 et 10 minutes, on fait arriver rapidement un jet d'eau froide épanoui en éventail sur l'épigastre ou sur la région dorsale, et l'on termine l'opération par une douche générale froide et courte.

Si l'on juge opportun d'agir à la fois sur l'épigastre et sur la région dorsale, il faut donner deux douches écossaises distinctes et commencer par celle que l'on dirige sur l'estomac ; dans tous les cas, la force de projection devra être faible.

On se sert aussi, pour combattre ces phénomènes douloureux, des sacs à eau chaude de Chapman, appliqués sur le creux de l'estomac. Dans d'autres circonstances enfin, il est parfois nécessaire de recourir aux sudations, surtout quand la peau du malade est sèche, parcheminée et paralysée dans ses fonctions. De tous les procédés employés dans ce but, c'est l'étuve à la lampe que nous préférons, sauf contre-indication spéciale, parce qu'elle amène plus rapidement la transpiration et, par suite, l'apaisement plus rapide des douleurs. Elle doit toujours être suivie d'une douche froide générale.

Comme nous venons de le dire, c'est l'intervention du calorique, immédiatement suivie d'une application d'eau froide, qui constitue le procédé analgésique le plus efficace. Nous ajouterons que l'application d'eau froide doit être courte et peu énergique ; sans cette précaution, on court le risque de déterminer dans l'organisme un ébranlement qui ravive la gastralgie au lieu de l'apaiser.

**Anorexie.** — Tout le monde est d'accord pour reconnaître que l'hydrothérapie, dans ses applications excitantes, est d'une utilité incontestable pour combattre l'anoxerie ou défaut d'appétit, quand cet état morbide se trouve lié à la névrose de l'estomac étudiée dans ce chapitre. Nous n'insisterons donc pas sur ce point, nous dirons seulement quelques mots de l'anorexie hystérique et hypochondriaque.

L'hystérique devient anorexique parce que le travail de la digestion provoque des douleurs dans l'estomac dues très probablement à l'excitation de points hystérogènes disséminés dans cet organe. Chez le mélancolique ou l'hypochondriaque, l'anorexie se rattache soit à une cause psychique, soit à l'existence d'un profond dégoût pour les aliments.

Dans les deux cas, lorsque cette anorexie est traitée à son début, on peut espérer une guérison ; mais si cette perturbation fonctionnelle s'est transformée en habitude pathologique, le médecin doit s'attendre à rencontrer des résistances de tout genre et, malgré les soins les plus assidus et les plus dévoués, il n'obtiendra de résultats bien définis que si l'hystérique ou l'hypochondriaque est décidé à le suivre dans la voie qu'il a tracée. Chez ces malades, il en est de l'anorexie comme des autres symptômes. Si l'on rencontre chez eux l'habitude morbide qui les distingue et s'ils n'ont pas la volonté de se débarrasser du symptôme qu'on veut combattre, les supplications comme les menaces sont impuissantes et l'on n'obtient rien. Il faut donc, avant tout, étudier le moral du malade et voir si l'on trouve chez lui quelques ressources qui permettent de lutter contre la perturbation cérébrale qui domine cette triste situation. Nous plaignons le médecin qui traite de maladie fantaisiste cette obstination qu'il espère anéantir par des médicaments. Avec les hystériques il n'y a pas de faute à commettre. Il faut d'abord observer attentivement les malades, analyser leur caractère, deviner leur pensée et ne commencer les hostilités que lorsqu'on a bien choisi le terrain sur lequel la lutte doit être engagée. Les névropathes doivent être placés dans un milieu propice, il faut contre-balancer les influences parfois funestes de leurs parents, les diriger avec une ténacité implacable et leur imposer des obligations journalières, morales et physiques, qui, en modifiant leurs préoccupations maladives, leur fassent entrevoir la guérison. Dans ce traitement spécial et complexe, nous pouvons affirmer que, même dans les cas difficiles, l'hydrothérapie nous a permis de rendre de grands services aux malades atteints de ces perturbations ou perversions fonctionnelles.

**Flatulence. — Éructation.** — Contre ces troubles dyspeptiques dans la production desquels l'affaiblissement contractile des fibres musculaires de l'estomac joue un grand rôle, les toniques et excitants sont très indiqués. A ce titre, les applications froides de l'hydrothérapie peuvent être utilisées avec profit, notamment la douche en pluie, en jet ou en cercles, les frictions avec un drap mouillé et les piscines. Dans certains cas, la douche épigastrique, froide ou alternative, donnera de bons résultats. On pourra, en même temps, conseiller utilement au malade l'usage quotidien de la ceinture humide.

**Vomissement.** — Lorsque le vomissement est le symptôme direct d'une congestion active des centres nerveux, l'hydrothérapie doit être appliquée avec circonspection; il est même prudent parfois de s'abstenir complètement. Mais, en dehors de cette exception, qu'il soit le symptôme d'une affection organique ou fonctionnelle du tube digestif, qu'il constitue à lui seul une entité morbide bien définie, ou bien encore qu'il ne soit qu'un trouble sympathique résultant d'une action réflexe née en dehors de l'estomac, la plupart des applications froides, les maillots, les demi-maillots et même l'eau chaude sous forme de douche, exercent une influence incontestable sur le vomissement et le guérissent le plus souvent. Lorsque ces divers procédés sont insuffisants, on aura recours au bain de cercles, afin de provoquer une grande perturbation utile dans tout l'organisme. On emploiera encore la douche écossaise localisée sur l'estomac s'il existe des phénomènes douloureux, la douche épigastrique, froide ou alternative, quand on voudra réveiller la tonicité dans les parois de la première partie du tube digestif. Contre le vomissement nerveux, on obtient d'excellents effets du col de cygne dont le jet doit être dirigé pendant une minute environ sur la colonne vertébrale, et du sac à glace de Chapman, qui est le moyen le plus commode et le plus efficace.

On l'applique exactement sur la région dorsale de la colonne vertébrale. On peut le laisser en place d'une demi-heure à deux heures, selon la susceptibilité du malade et selon la ténacité du phénomène. Si le vomissement se produit au moment où le malade prend sa nourriture, on se trouvera bien d'appliquer le sac à glace avant le repas et de le laisser en place pendant toute sa durée.

**Diarrhée et constipation. — Atonie gastro-intestinale.** — Contre la diarrhée compliquant la dyspepsie, la ceinture humide excitante et la douche écossaise dirigée sur la région hypogastrique, ainsi que l'usage intermittent des étuves et du maillot sec nous semblent mériter la préférence sur les autres procédés.

Contre la constipation et l'atonie gastro-intestinale, le col de cygne dirigé sur la région lombaire, le bain de pieds froid à eau courante, court et administré sur la région plantaire, la douche hémorrhoïdale et enfin la douche ascendante animée d'une force de projection modérée, constituent les procédés les plus efficaces. A ces procédés il sera bon d'ajouter l'emploi de la douche froide générale et localisée avec une légère force de projection sur toute la région de l'estomac et du ventre.

**Accidents consécutifs de la dyspepsie. — Névralgies. — Migraine. — Vertige, etc.** — Ces phénomènes douloureux, résultant d'actions réflexes morbides ayant leur point de départ dans l'estomac, sont utilement combattus par l'hydrothérapie. Mais, comme nous avons déjà énuméré les divers procédés à employer dans ces cas, lorsque nous avons étudié les maladies du système nerveux, nous n'insisterons pas davantage sur ce point.

## DILATATION DE L'ESTOMAC.

Nous avons vu que la dilatation de l'estomac peut être une conséquence de la dyspepsie. Cette dilatation n'est qu'accidentelle,

elle est pour ainsi dire mécanique, comme celle qui succède au rétrécissement de l'orifice pylorique. Dans ces cas la dilatation de l'estomac n'est qu'un phénomène secondaire. Mais M. Bouchard a démontré qu'il existait une dilatation primitive, protopathique, permanente, amenant, par suite de la stase alimentaire et de la fermentation stomacale, une multiplicité de manifestations pathologiques, dues à une véritable auto-intoxication de l'économie. Dans cette variété de dilatation, les phénomènes subjectifs de dyspepsie font à peu près défaut, et il n'y a guère de sensation douloureuse au niveau de l'organe que lorsqu'il survient de la gastrite. La dilatation existe donc, du moins au début, à l'état latent, et, pour s'en apercevoir, il est nécessaire de la rechercher. Elle est due à un état d'asthénie du myogastre dépendant en général de vices inhérents à l'innervation, mais pouvant dépendre également de l'état même du muscle stomacal.

Les conséquences de la dilatation de l'estomac sont très nombreuses et très variées. Le foie peut être augmenté de volume et repousser le rein droit; du côté du système nerveux peuvent se rencontrer tous les phénomènes de la neurasthénie. Nous avons vu, en effet, que la dilatation de l'estomac figurait parmi les causes de cette névrose, celle-ci étant due, du moins dans ce cas, à l'intoxication du système nerveux, par suite des troubles apportés dans la nutrition générale. Ces troubles peuvent se manifester sur les téguments (acné, pityriasis, urticaire, etc.), sur l'appareil respiratoire sous forme de dyspnée, sur le cœur et en général sur les principaux organes de l'économie.

L'albuminurie n'est pas rare, de même que la peptonurie. Enfin M. Bouchard a appelé l'attention sur les phénomènes qui se produisaient du côté du squelette.

Le rachitisme et l'ostéomalacie peuvent s'y rattacher, mais une des manifestations les plus fréquentes est l'apparition de nodosités spéciales au niveau de l'articulation de la première et de la seconde phalange de la main.

Ces nodosités n'ont rien de commun avec celles qui dépendent du rhumatisme chronique; elles sont le signe propre de la dilatation de l'estomac et indiquent que cette dilatation est déjà ancienne.

Pour M. Bouchard, la dilatation de l'estomac dérive d'une prédisposition héréditaire tendant au relâchement de la fibre musculaire lisse, les autres causes ne seraient que secondaires et n'interviendraient que comme causes occasionnelles. De même, les troubles nerveux qui accompagnent la dilatation ne seraient également que secondaires. La névropathie principalement ne serait que la conséquence de la dilatation et ne saurait en être la cause. Nous devons dire toutefois qu'il y a une école complètement opposée qui ne reconnaît pas la dilatation préalable et n'en fait qu'une conséquence de la neurasthénie.

Quoi qu'il en soit, le traitement de la dilatation de l'estomac doit remplir deux indications : il doit s'adresser à la dilatation elle-même, à l'asthénie du myocarde, origine des troubles divers qui s'accompagnent, et aux manifestations qui en sont la conséquence. Pour le traitement de ces manifestations, nous n'avons qu'à renvoyer aux chapitres spéciaux qui les concernent, à la neurasthénie principalement et aux maladies de la nutrition qui sont la cause déterminante de cet état névropathique. Pour ce qui regarde la dilatation elle-même, il s'agit de provoquer dans la paroi stomacale une stimulation qui lui fait défaut naturellement.

La parésie musculaire de l'estomac sera combattue avec succès par la douche épigastrique froide ou alternative localisée sur la région. Ce sont les deux procédés les plus stimulants que nous offre la méthode hydrothérapique. S'il y a gastrite et douleurs, la douche écossaise rendra de grands services, de même que la ceinture humide et le maillot local. Il est bien entendu qu'il faudra en même temps tenir compte des phénomènes concomitants et du tempérament du malade, et combiner les procédés de façon à remplir toutes les indications spéciales. Certains dilatés notamment ne supportent pas, par suite d'une sensibilité exagérée, la douche sur la région stomacale. Chez ces derniers il est possible néanmoins d'agir sur l'organe, d'une façon moins énergique il est vrai, mais cependant efficace ; on applique la douche sur le dos et les lombes, au niveau de la partie postérieure de l'estomac. Ce moyen nous a fréquemment réussi, et nous engageons fortement, lorsque la douche épigastrique ne peut être appliquée, à y avoir recours en toute confiance.

## MALADIES DU CANAL INTESTINAL.

**Catarrhe chronique des intestins.** — Il existe un catarrhe intestinal. Dans la plupart des cas, il est le symptôme d'une maladie générale, et l'hyperhémie de la muqueuse de l'intestin en marque le début et la nature, quelle qu'en soit l'origine. C'est le catarrhe chronique des adultes, avec production abondante de mucus et de cellules épithéliales et dont le caractère des évacuations alvines est le symptôme principal.

Rarement la transsudation séreuse est très abondante ; dans beaucoup de cas, la diarrhée n'est que passagère et c'est une constipation tenace qui existe, ne laissant échapper qu'une faible quantité des matières excrémentiteuses enfermées dans l'intestin et présentant cet aspect gélatineux qui effraie parfois les malades. Souvent une flatulence excessive accompagne cette constipation ; il en résulte une gêne de la respiration et de la circulation, capable de provoquer des fluxions dangereuses sur divers organes, sur le cerveau notamment. Un pareil désordre retentit sur l'état moral des malades qui se désespèrent, se découragent et tombent parfois dans un abattement profond ; dès ce moment, le catarrhe chronique peut rapidement se transformer en catarrhe aigu.

Quand le catarrhe chronique de l'intestin est compliqué de météorisme et de constipation, il faut joindre aux applications reconstituantes, destinées à relever les forces de l'organisme qui sont toujours déprimées, les applications hydrothérapiques que nous avons conseillées contre la dyspepsie compliquée de météorisme et de constipation.

Pour combattre le météorisme, on emploiera une douche froide ou alternative localisée sur la région abdominale, les demi-maillots, la ceinture humide et le bain de siège alternatif. Pour combattre la constipation, on aura recours au col de cygne dirigé sur la région lombaire, au bain de pieds froid à eau courante administré sur la plante des pieds, à la douche hémorrhoïdale et à la douche ascendante.

Quand le catarrhe chronique se complique de diarrhée et que les forces de l'organisme s'épuisent, on doit recourir aux applications reconstituantes de l'hydrothérapie. Il faut qu'elles soient courtes et administrées de façon à ne pas amener un grand refroidissement. Aussi, pour éviter cet effet qui pourrait être nuisible, il est nécessaire de commencer le traitement par l'emploi du calorique sous forme de maillot sec, d'étuves et d'eau chaude. Ces opérations préliminaires ont pour effet de surélever la chaleur du corps et de préparer l'organisme à supporter utilement l'impression que produisent les applications froides. Les mêmes indications sont applicables aux cas de catarrhe intestinal chez les rhumatisants, les goutteux et chez les personnes placées sous l'influence d'une intoxication. Dans des affections analogues qui peuvent siéger dans une section quelconque du tube intestinal, dans la typhlite, dans la pérityphlite ou dans l'appendicite comme l'on dit aujourd'hui, l'hydrothérapie peut être appliquée sans d'autres réserves que l'acuité de la maladie et l'état diathésique ou cachectique du sujet.

**Des hémorrhoïdes.** — Un signe anatomique commun au catarrhe chronique de toutes les muqueuses, la dilatation des veines, se retrouve dans le catarrhe chronique de la muqueuse intestinale, sous forme d'état variqueux des veines du rectum qui, dans ce cas, participe à l'état catarrhal du gros intestin.

Les hémorrhoïdes sont souvent utiles chez les malades sujets aux congestions du cerveau. Certaines tendances à ces congestions ont pu même être améliorées par l'apparition d'hémorrhoïdes. Dans ce cas, il faut les respecter. En général, la thérapeutique des hémorrhoïdes doit se borner à des moyens palliatifs, capables de modérer le flux ou de remédier à la gêne que produisent ces tumeurs et la constipation qui les accompagne. Chez les sujets épuisés par des hémorrhagies anales répétées, il y aura lieu de remonter la constitution et de remédier à la tendance aux pertes fréquentes. A cet effet, on emploiera la douche en pluie, la douche mobile spécialement dirigée sur les parties supérieures du corps, le bain de siège froid prolongé et à eau dormante, le bain de pieds froid et à eau courante et la douche hémorrhoïdale froide à percussion légère et de longue durée.

Contre la gêne et la douleur que provoquent les hémorrhoïdes, on emploiera le bain de siège à eau tempérée, suivi d'une douche hémorrhoïdale peu froide et très prolongée. S'il existe un relâchement des sphincters de l'anus, on appliquera une douche hémorrhoïdale courte et froide.

**Névroses de l'intestin.** — Les remarques que nous ont suggérées les affections nerveuses de l'estomac peuvent se reproduire à propos des névroses de l'intestin, et nous nous en rapporterons, pour l'entéralgie, aux propositions précédemment développées à l'article de la dyspepsie. Il n'est guère facile en pathologie de distinguer des catégories exactes dans les diverses parties du tube digestif tellement les manifestations morbides de cet appareil sont solidaires et complexes ; mais on peut admettre que les mêmes causes engendrent les mêmes perversions dans l'intestin que dans l'estomac, et que le traitement dirigé contre les souffrances gastriques convienne dans sa formule générale aux souffrances intestinales. Ainsi dans les coliques de toute espèce, colique nerveuse, venteuse, saturnine, dans ces névralgies qui proviennent d'une altération de tissu ou d'une inflammation, dans ces affections douloureuses qu'on est en droit de rapporter à la goutte ou au rhumatisme, à l'arthritisme ou à l'herpétisme, à certaines intoxications ou à certains empoisonnements alors même qu'elles sont entourées de poussées congestives, on peut faire intervenir le traitement par l'hydrothérapie. Dans ces cas, comme dans les maladies de l'estomac on devra s'inpirer du degré, de la forme, de la durée de la douleur et des phénomènes qui l'accompagnent.

Contre les phénomènes douloureux qui peuvent siéger dans toute l'étendue du tube intestinal, il faut recourir aux applications combinées du calorique et du froid. Le maillot sec, l'étuve à la lampe et la douche écossaise *loco dolenti* sont les procédés qui réussissent le mieux. Si l'entéralgie est sous la dépendance de la diathèse rhumatismale, on emploiera de préférence l'étuve à la lampe ou la ceinture abdominale suivie d'une courte application froide; il sera aussi utile de provoquer de temps en temps une sudation et de soumettre le malade au traitement hydrothérapique qui est applicable à la diathèse rhumatismale. Ce que nous venons de dire s'applique également à l'herpétisme, à la plupart des affections constitutionnelles, aux intoxications, qui déterminent dans l'estomac et du côté des intestins une irritation des nerfs gastro-intestinaux qui est combattu avec succès par un traitement hydrothérapique dirigé à la fois contre l'état diathésique ou général ou contre l'état local.

A propos des névralgies de l'intestin, nous devons citer spécialement la névralgie du rectum très fréquente chez les neurasthéniques, les tabétiques et les hémorrhoïdaires, ainsi que la névralgie anale, laquelle se complique généralement de contractions douloureuses du sphincter, et qui est souvent provoquée ou entretenue par la présence de fissures ou simplement d'hémorrhoïdes.

Contre ces névralgies, nous employons avec succès les douches générales froides ou écossaises auxquelles nous adjoignons les bains de siège tempérés ou tièdes, de 4 à 5 minutes de durée et la douche périnéale ou hémorrhoïdale également, tiède et à faible percussion.

**Diarrhée. — Constipation. — Atonie intestinale.** — C'est aux applications froides de l'hydrothérapie qu'il faut avoir recours pour combattre ces désordres dont la véritable cause consiste surtout en une sorte d'atonie intestinale. Parfois elles suffisent seules à faire disparaître les accidents morbides ; d'autres fois il est utile de leur adjoindre les procédés spéciaux que nous avons indiqués contre le météorisme, la diarrhée ou la constipation qui accompagnent la dyspepsie. Néanmoins, nous ferons remarquer ici que la diarrhée peut dépendre d'une excitation du système nerveux cérébro-spinal ou d'un épuisement du nerf grand sympathique. Dans ces deux cas, le traitement hydrothérapique ne peut être le même ; contre le premier état, il faudra utiliser les applications sédatives, et, contre le second, les applications excitantes. Cette question pratique a été développée à l'article *De la dyspepsie* et au chapitre *Des névroses.*

**Dysentérie.** — Nous n'avons pas à revenir sur la dysentérie des pays chauds, dont nous avons parlé à propos de l'intoxication paludéenne. Nous ne parlerons ici que de la forme chronique de cette maladie. L'hydrothérapie ne peut guérir les altérations histologiques qui constituent la dysentérie ; mais, associée aux médications dirigées contre cet état morbide, elle favorise leur action curative, lutte avec avantage contre l'épuisement des forces, s'oppose à l'invasion de la cachexie et modifie les désordres nerveux qui peuvent atteindre la sensibilité ou le mouvement. Il importe de soumettre les malades aux applications toniques et reconstituantes de cette méthode de traitement, mais en ayant soin d'éviter toutes les manœuvres capables de produire un grand refroidissement. Il faudra, dans ces cas difficiles, donner une douche froide extrêmement courte et recourir à l'application préalable du calorique, si le malade ne réagit pas suffisamment contre le froid.

## MALADIES DES ORGANES SPLÉNO-HÉPATIQUES.

### MALADIES DU FOIE.

Nous ne nous occuperons, dans ce chapitre, bien entendu, que des maladies du foie justiciables de l'hydrothérapie. Dans les maladies organiques où il y a dégénérescence du tissu hépatique, l'hydrothérapie ne saurait, en général, intervenir efficacement.

Cependant nous pouvons dire que, dans les cirrhoses du foie, son intervention n'est pas toujours inutile. D'abord, par son action sur l'organe elle peut retarder la dégénérescence sclérotique ; en second lieu, elle peut intervenir pour aider l'organisme à ramener au cœur, par des circulations supplémentaires, le sang qui ne peut plus traverser le foie. Le pronostic des cirrhoses, en effet, n'est pas aussi fatal qu'on le supposait il y a quelques années, et si la guérison n'est pas possible, du moins peut-on espérer enrayer la maladie dans sa marche envahissante, et arriver à suppléer au fonctionnement partiel de l'organe malade.

Dans les dégénérescences graisseuse et amyloïde du foie qui se bornent à quelques éléments de sa texture, dans les cas, par exemple, où les excès de table, l'abus des boissons alcooliques, l'empoisonnement paludéen, l'arthritisme, la syphilis ont provoqué dans le tissu du foie des processus irritatifs plus ou moins importants, dans les hyperhémies qui accompagnent les maladies organiques les plus graves, dans les coliques hépatiques et contre les accidents qui se développent sous leur influence, dans le catarrhe des voies biliaires, dans l'ictère, dans les névralgies hépatiques de toute espèce, enfin dans ces états mal définis liés à une stase sanguine entretenue par les maladies d'un organe voisin, l'hydrothérapie bien dirigée peut rendre d'immenses services par les effets salutaires qu'elle exerce sur toutes les espèces de congestions du foie.

Congestion du foie. — La grande vascularisation du foie prédispose cet organe aux congestions. Ces congestions sont de deux sortes. Elles peuvent être dues à un excès d'apport sanguin par les vaisseaux afférents ; elles peuvent être également le résultat d'une entrave à la circulation dans les vaisseaux efférents. Au premier groupe on donne le nom de congestion active ou fluxion, au second celui de congestion passive ou de stase sanguine.

Parmi les causes de congestion active, on trouve l'irritation mécanique ou traumatique, l'activité organique excessive qui résulte du travail de la digestion à la suite de repas copieux, les écarts de régime, l'usage des boissons alcooliques, certaines perturbations nerveuses qui, en stimulant la contractilité de la veine porte et des artères hépatiques, accélèrent la circulation. Certaines affections de l'intestin, comme la dysentérie, agissent également sur le foie, soit par action réflexe, soit par l'intermédiaire de substances irritantes amenées par la veine porte. Dans les fièvres intermittentes la congestion du foie est très fréquente. La suppression des règles et d'un flux hémorrhoïdaire peut également déterminer une fluxion hépatique. Il y a également une fluxion d'origine nerveuse.

La congestion passive peut reconnaître également plusieurs causes. Elle peut être due à des maladies du poumon qui diminuent le champ de l'hématose, à des tumeurs intra-thoraciques comprimant la veine cave inférieure; mais, de toutes les causes, la plus fréquente est celle qui est due aux lésions des valvules cardiaques.

La fluxion hyperhémique du foie n'est justiciable de l'hydrothérapie que dans une certaine mesure; pour tirer un parti utile de cette médication, il faut que le médecin qui l'applique agisse avec prudence et précision.

La congestion passive, au contraire, est essentiellement modifiable par cette méthode thérapeutique. Le traitement est variable suivant la cause qui a donné naissance à l'affection.

*Congestion par fluxion irritative. — Congestion traumatique.* — Dans cette catégorie se trouve la congestion traumatique qui conduit si facilement à l'inflammation du foie, pouvant se terminer par un abcès. Nous n'avons jamais eu à traiter une pareille congestion par l'hydrothérapie ; nous ne pouvons donc nous prononcer sur ce point.

*Congestion due au travail de la digestion et à la nature des substances ingérées.* — Le travail de la digestion augmente l'afflux du sang dans la muqueuse gastro-intestinale et le foie est momentanément congestionné. Chez les personnes qui prennent une nourriture trop substantielle ou qui abusent des spiritueux, cette congestion passagère peut prendre l'importance d'un état maladif qu'il faut combattre.

Le processus morbide peut être arrêté au début de son évolution par l'application quotidienne d'une douche froide générale, courte et animée d'une certaine percussion. Mais si l'affection est ancienne, et surtout si elle est occasionnée par l'abus de l'alcool, il faut joindre aux applications générales les douches localisées sur la région hépatique. Si l'hyperhémie du foie est simple, la douche hépatique, telle que l'employait Fleury, peut suffire; mais s'il existe déjà de l'hypermégalie ou de l'hyperplasie, il faut remplacer la douche hépatique froide par la douche hépatique alternative. L'avantage de cette substitution nous a été démontré chez plusieurs malades.

*Congestion due à l'influence des pays chauds, à l'impalu-*

*disme.* — L'hyperhémie dépendant de l'action des climats chauds peut être guérie par les douches froides générales et par les douches hépatiques froides. Elle peut coïncider avec la dysentérie ; dans ce cas, il est prudent de ne pas exposer les malades à l'action d'un refroidissement trop prononcé. Si la douche froide ne peut être supportée facilement par suite de la faiblesse de l'individu, on emploiera au préalable une douche chaude ou l'étuve à la lampe, afin d'activer les fonctions de calorification qui, dans ce cas, s'épuisent facilement.

Les hyperhémies dues à l'influence du paludisme sont de même nature et réclament, à quelques exceptions près, l'intervention des mêmes modificateurs hydrothérapiques. Lorsque la congestion du foie se présente avec tous les caractères de l'atonie, sans lésions appréciables dans l'organe malade, la formule de Fleury, que nous exposerons tout à l'heure, est parfaitement applicable et peut être exécutée en tous points. Mais lorsque l'hyperhémie est entrée dans cette phase qui conduit aux altérations histologiques, et surtout s'il existe des complications nerveuses, le procédé de Fleury ne réussit plus et il faut recourir à d'autres applications dont nous parlerons plus loin.

*Hyperhémie par fluxion d'origine nerveuse.* — Cette congestion peut être due à une paralysie des vaso-moteurs ou à une surexcitation anormale des nerfs hépatiques. Dans le premier cas l'hyperhémie est d'origine paralytique ; le sang séjourne dans le foie parce que les vaisseaux sont dilatés. On peut, dans ce cas, avoir recours, pour la combattre, au traitement formulé par Fleury.

Le malade se place en face de l'opérateur, le corps légèrement incliné sur la gauche, le pied droit en avant et la cuisse un peu fléchie, pendant que le bras droit est relevé sur la tête et que la main gauche embrasse un objet quelconque qui sert d'appui au reste du corps. L'opérateur dirige la douche sur la région hépatique, en ayant soin de ne pas dépasser en haut le mamelon droit qui sert de limite au rebord supérieur du foie, et en descendant jusqu'à l'extrémité inférieure de l'organe dans l'hypochondre droit, ou même dans la fosse iliaque lorsque le foie est très volumineux. Il faut que cette douche soit froide, courte, d'une percussion légère, surtout au début ; on la fait suivre immédiatement d'une douche froide générale en pluie et en jet. Sous l'influence de cette application excitante, les vaisseaux se contractent par action réflexe et acquièrent une tonicité qui, en régularisant la circulation, s'oppose à la congestion.

L'hyperhémie résultant d'une excitation anormale des nerfs hépatiques qui émergent du système cérébro-spinal a été expliquée de diverses façons. D'après Cl. Bernard et Brown-Séquard, lorsque, sous l'influence d'une altération du sang ou de toute autre cause, les centres cérébro-spinaux sont excités, les nerfs efférents de ces centres participent toujours à cette excitation et trahissent cette influence morbide en augmentant l'activité fonctionnelle des organes auxquels ils se distribuent. C'est ce qui a lieu dans la congestion du foie due à une surexcitation anormale des nerfs hépatiques; sous cette influence, l'échange de matières est accéléré dans toutes les parties du foie ; il en résulte une augmentation de chaleur et un plus grand afflux de sang qui est le point de départ de l'hyperhémie.

Dans ce cas l'hyperhémie est augmentée par les applications excitantes; on doit commencer par donner au malade une douche tempérée, afin d'apaiser la susceptibilité nerveuse; on administre ensuite le col de cygne sur la colonne vertébrale, afin d'éteindre l'excitabilité réflexe de la moelle, puis on applique sur la région hépatique une douche écossaise assez prolongée, dans le but de calmer l'excitation locale qui est le point de départ de la congestion; celle-ci, lorsque l'excitation nerveuse est apaisée, disparaît presque aussitôt.

*Hyperhémie compensatrice due à la suppression d'un flux hémorrhagique.* — Cette congestion, assez fréquente chez les femmes à l'époque de la ménopause, cède facilement à l'emploi des douches hépatiques et des douches froides reconstituantes. Lorsqu'elle est due à la suppression des règles ou des hémorrhoïdes, il faut joindre aux applications précédentes l'usage des procédés capables de rétablir le flux hémorrhagique disparu, et pour lesquels nous renvoyons aux chapitres où il est question de l'aménorrhée et des hémorrhoïdes. En ce qui concerne la congestion qui se manifeste à la ménopause et qui est souvent accompagnée de coliques hépatiques assez fréquentes il faut recourir aux divers procédés qui apaisent les douleurs et à ceux qui permettent de diriger vers la peau le sang qui, avant l'âge critique, avait une autre direction et d'y produire une sorte de fluxion compensatrice.

## MALADIE DE LA RATE

Comme le foie, et en général les autres organes abdominaux, la rate peut être le siège d'une fluxion ou d'une stase sanguine. La stase splénique n'est pas justiciable de l'hydrothérapie lorsqu'elle a pour cause les maladies du cœur et du poumon, les lésions de la veine porte ou la cirrhose; mais il n'en est pas ainsi de l'*hyperhémie splénique* due à des causes infectieuses et particulièrement à l'intoxication palustre. Cette dernière cause, la plus commune, produit souvent l'hypertrophie, même dans la cachexie exempte de paroxysmes. On peut s'opposer à l'évolution de ce processus morbide, si l'on fait intervenir à temps le traitement hydrothérapique dont les procédés sont les mêmes que ceux qui ont été indiqués en étudiant la congestion du foie. Il n'y a de différence que dans la localisation de la douche splénique.

Pour recevoir cette douche, le malade présente le flanc gauche à l'opérateur et relève son bras de manière à dégager entièrement la région splénique. Comme la rate hypertrophiée n'a pas de limites fixes, on établit, à l'aide d'une percussion préalable, une ligne de démarcation qui circonscrit l'organe dans toute son étendue, et on administre la douche sur la surface circonscrite.

Contre une congestion légère, une douche froide, courte et à faible percussion, suivie d'une application générale, suffit le plus souvent; mais s'il existe, du côté de la rate, une hypertrophie ou une hyperplasie, il faut une douche splénique assez vigoureuse. Si l'on veut combattre une douleur locale, ou si l'on veut exercer sur l'organe une action résolutive énergique, on fait intervenir la douche chaude avant la douche froide; l'action thérapeutique due à l'association du calorique et du froid sera facilitée par un traitement hydrothérapique général, dans lequel on combinera le calorique et le froid.

La *leucocythémie* ou *leucémie*, qui consiste en une altération de la composition du sang caractérisée par la prédominance morbide des corpuscules sanguins incolores, est rattachée à l'hypertrophie de la rate. Pour l'école française, cette maladie ne constitue qu'un symptôme qui peut être attribué à certaines lésions et qui accompagne la plupart des cachexies. Quand elle est bien établie, à mesure qu'elle se développe davantage, elle devient à son tour la cause de nouveaux phénomènes morbides d'une certaine gravité.

L'appauvrissement progressif du sang en éléments colorés et le déclin général des fonctions et des forces qui en résultent, n'ont pu jusqu'à ce jour être améliorés que par l'hydrothérapie. Nous pensons que cette méthode de traitement sera d'autant plus efficace que la maladie sera plus rapprochée de son début. Dans tous les cas, c'est aux applications toniques et en particulier à la douche froide qu'il faudra recourir.

### PLÉTHORE ABDOMINALE.

La constitution sanguine, le tempérament bilieux, l'existence sédentaire, les passions tristes, concourent à l'étiologie présumée de la pléthore abdominale. Dyspepsie sans acidité gastrique ni douleurs manifestes, constipation, empâtement du ventre, sans ballonnement, mais donnant au palper la sensation d'épaississement du péritoine, des épiploons et du mésentère, signe de vénosité hémorrhoïdaire et, avec ces symptômes, communs à bien des affections abdominales, du malaise, une certaine tendance à l'abattement et même la congestion de l'encéphale : tel est le tableau à peu près uniforme sur lequel se modèle la notion de pléthore abdominale, en remarquant que cette maladie n'est pas encore suffisamment précisée pour ceux mêmes qui l'acceptent autrement qu'en puissance.

Les indications du traitement ne différeront pas de celles dont les affections du tube digestif nous ont fourni les éléments ; nous signalerons néanmoins les procédés hydrothérapiques qui semblent le mieux réussir.

Comme application générale, c'est la douche qui doit être préférée ; elle exerce une action très salutaire sur la circulation capillaire qui se trouve toujours compromise dans ce cas et qui a besoin d'être activée. Il convient de joindre à la douche certaines applications locales capables de favoriser la résolution des engorgements dont les organes contenus dans le bassin sont le siège. On emploiera à cet effet la ceinture humide excitante, le bain de siège froid à eau courante, court et suivi de frictions énergiques, le bain de siège alternatif et surtout le demi-bain, en ayant soin de faire pratiquer de rudes frictions sur les parties baignées. Les maillots et les étuves nous ont toujours paru moins efficaces que les procédés dont nous venons de parler.

# CHAPITRE XVI

## MALADIES CHRONIQUES DU CŒUR ET DE L'APPAREIL CIRCULATOIRE. MALADIES ORGANIQUES. — ARTÉRIO-SCLÉROSE.

Dans les maladies chroniques du cœur il importe d'établir une distinction. Il en est qu'on peut considérer comme des névroses de l'appareil circulatoire; il en est d'autres, au contraire, qui sont constituées par une altération histologique des organes de la circulation.

Les premières sont, en général, heureusement modifiées par l'hydrothérapie. Les secondes résistent, en tant qu'altérations organiques, à ce mode de traitement et constituent même, dans beaucoup de cas, une contre-indication à son emploi.

Il eût semblé téméraire, il y a quelques années, d'essayer l'hydrothérapie contre les affections organiques du système circulatoire. Cependant l'expérience a été faite; elle a prouvé, il est vrai, l'impuissance de la médication contre la lésion confirmée, mais elle a démontré qu'elle pouvait empêcher ou retarder l'apparition de cette lésion et combattre avec succès les phénomènes qui l'accompagnent ou qui en sont la conséquence.

Les affections organiques du cœur sont dues pour la plupart à l'artério-sclérose qui, après avoir débuté dans les artères, progresse rapidement le long de ces vaisseaux et finit par envahir les orifices et les valvules. Sans chercher à pénétrer le mystère qui entoure l'évolution de cette dégénérescence spéciale, disons que l'on trouve presque toujours, dans l'étiologie de cette maladie, l'infection et l'intoxication chronique. Il semble donc que c'est par le sang que le germe morbide est apporté dans les artères et dans le cœur. On pourrait donc admettre que l'altération de ces organes est une affection secondaire provoquée par la viciation du liquide sanguin.

Nous passerons rapidement sur les causes infectieuses qui peuvent produire l'artérite aiguë, laquelle dégénère souvent en artérite chronique. Disons toutefois que le rhumatisme et surtout le rhumatisme chronique, diathésique, paraissent jouer un grand rôle dans l'étiologie de l'artério-sclérose. Il en est de même de la syphilis, de l'alcool, du plomb et du tabac; l'arthritisme, l'herpétisme, la goutte et le diabète prédisposent également à la sclérose vasculaire et provoquent souvent son apparition. Quant à l'artérite des vieillards, elle peut résulter d'une série d'altérations du liquide sanguin capable de troubler la nutrition des vaisseaux et de provoquer leur dégénérescence.

Parmi les causes de l'artério-sclérose il faut faire figurer également l'auto-intoxication résultant d'un régime défectueux ou de troubles digestifs, le surmenage, la fatigue, les chagrins, et toutes les circonstances qui agissent en modifiant le processus normal d'assimilation et de désassimilation.

Quant à l'influence du système nerveux, elle peut s'expliquer de deux manières ; soit en déterminant un trouble trophique, soit, suivant la théorie de M. Huchard, en produisant un spasme vasculaire après lequel apparaît une hypertension artérielle qui a pour résultat d'épuiser et finalement de désorganiser les vaisseaux.

D'après ce que nous venons de dire de l'étiologie de l'artério-sclérose, il est permis d'en déduire que la lésion n'est pas fatale et qu'il est possible d'en prévenir jusqu'à un certain point l'apparition. C'est par l'hygiène et le traitement indiqué contre les maladies diathésiques et les intoxications qu'on doit essayer de lutter contre l'envahissement de ce processus morbide.

L'expérience nous a montré que ce n'était pas là une simple hypothèse et que cette manière de voir se vérifiait dans la pratique. Nous ne voulons pas dire par là qu'on peut toujours enrayer le processus. Il est des cas où malheureusement le médecin reste impuissant; mais il en est, en revanche, un très grand nombre où il est permis d'intervenir utilement et efficacement; et nous pouvons affirmer que, dans ces circonstances, l'hydrothérapie offre au praticien de précieuses ressources.

Pour instituer ce traitement on se guidera donc sur la cause générale à laquelle on croit pouvoir attribuer le mal, qu'elle se manifeste par un trouble de nutrition, une infection ou une intoxication et l'on agira en conséquence. Il faudra aussi, après avoir choisi les procédés hydrothérapiques destinés à combattre l'influence de la cause générale, chercher si, en se localisant dans un organe important, comme le cœur, les reins ou le cerveau, la maladie ne réclame pas l'intervention de procédés hydrothérapiques spéciaux.

Nous ne parlerons ici que des localisations cardiaques, qui se font généralement sur les orifices et les valvules de l'organe.

Est-il possible, dans les lésions valvulaires du cœur, d'intervenir utilement au moyen de l'hydrothérapie? Il est aisé, croyons-nous, de répondre à cette question. Dans les maladies du cœur il y a deux périodes principales à considérer : une période d'état ou de compensation, et une période d'asystolie. Dans cette dernière il est inutile et même dangereux d'appliquer l'hydrothérapie, mais il n'en est pas de même dans la période de compensation. On ne saurait évidemment songer à guérir, au moyen de l'hydrothérapie, les maladies du cœur. Ce n'est donc pas comme agent de guérison qu'elle peut intervenir. Mais, en revanche, nous savons qu'en agissant sur le système périphérique, on peut régulariser les fonctions du cœur, lutter contre les accidents dyspeptiques si fréquents chez les cardiaques, apaiser les suffocations et dissiper les congestions passives de certains organes.

Lorsque l'on emploiera l'hydrothérapie, il faudra toujours opérer avec une grande attention et une extrême prudence. S'il existe une forte hypertension il vaut mieux ne pas recourir à l'eau froide, du moins au début du traitement, parce qu'elle peut exagérer l'hypertension en provoquant le spasme des artères. Cette action convulsive est, il est vrai, passagère ; mais il est préférable de l'éviter, surtout chez les athéromateux.

Quand au contraire, chez les malades, on constatera un affaiblissement de la tension artérielle, des stases sanguines, de la paresse circulatoire et la plupart des troubles nerveux qui escortent cet état de choses, on pourra en toute confiance recourir à l'eau froide.

Mais, dans les deux cas, il sera prudent de débuter par des applications tièdes dont on diminuera progressivement la température, afin d'éviter à l'organisme une perturbation inutile. De toutes façons, quel que soit le procédé que l'on emploie, il faut, au début du moins, et jusqu'à ce qu'on soit bien fixé sur le degré de tolérance du malade, éviter de faire des applications trop excitantes. C'est pourquoi nous conseillons de ne pas débuter par l'eau froide. Nous nous sommes toujours trouvés bien de cette façon de procéder, et nous avons constaté souvent que l'on pouvait, au moyen des procédés que met à notre disposition la méthode hydrothérapique, sinon guérir, du moins rendre de grands services aux cardiaques en apaisant certains symptômes de leur maladie. Les considérations qui précèdent nous paraissent suffisantes pour expliquer les principes qui doivent présider à l'application de l'hydrothérapie dans les maladies du cœur et dans quelles conditions on peut, sans danger, et même avec avantage, recourir à son intervention.

## NÉVROSES CARDIAQUES. — TACHYCARDIE.

La *tachycardie* est caractérisée par une accélération anormale et souvent extrême des battements du cœur. Mais c'est un phénomène purement objectif, dont le malade n'a pas conscience, ce qui n'est pas le cas lorsqu'il a des palpitations.

Ce phénomène est-il dû à une excitation du grand sympathique, à une parésie ou à une influence inhibitoire du nerf pneumo-gastrique ou bien à l'action combinée de ces diverses causes? A l'heure actuelle l'on n'est pas encore édifié à ce sujet. Mais il est certain que ce trouble est d'origine nerveuse.

Il y a des tachycardies symptomatiques qui sont liées à certaines affections des nerfs périphériques, à quelques maladies des centres nerveux et notamment à celles qui intéressent le centre bulbaire. On la rencontre dans certaines névroses comme la neurasthénie, et la maladie de Basedow dont elle constitue un caractère principal. On la trouve encore liée à certains troubles nerveux émotifs, à des accidents dyspeptiques, ou à des troubles hépatiques et utérins. Elle apparaît également sous l'influence des maladies infectieuses et dans les intoxications.

Mais il existe aussi une tachycardie essentielle, dite paroxystique. Celle-ci est une véritable névrose survenant par accès et caractérisée par un affaiblissement plus ou moins marqué de la tension artérielle.

Par suite de l'hypotension sanguine qui se manifeste dans cette maladie, il se produit une série d'accidents dans les différentes sécrétions de l'économie. C'est ainsi, par exemple, que les différents émonctoires sont atteints, principalement le rein, et que les toxines ne sont plus éliminées suffisamment.

L'étude de cette maladie est relativement récente, et il est difficile de dire ce que l'on peut espérer du traitement hydrothérapique. L'expérience n'a pas permis encore de formuler un jugement définitif bien que nous ayons eu à nous louer de son intervention dans quelques cas. Néanmoins il nous est possible de dire que les procédés à mettre en usage sont les mêmes que ceux qui conviennent dans les palpitations.

## PALPITATIONS.

Les palpitations sont constituées par des battements fréquents, tumultueux et irréguliers du cœur, ressentis par le malade qui s'en trouve incommodé, ce qui les distingue des battements de la tachycardie.

Les *palpitations* semblent produites par une surexcitation des rameaux sympathiques des plexus cardiaques. Cette excitation peut reconnaître deux causes : une action mécanique, et une irritation provenant d'un centre nerveux. L'altération du sang, qui n'agit que par le trouble apporté dans la nutrition du système de l'innervation, rentre, par conséquent, dans la seconde catégorie.

Parmi les causes mécaniques, nous trouvons en première ligne : un obstacle à la déplétion du cœur, le rétrécissement aortique, les tumeurs exerçant une pression sur l'aorte, ou même sur le cœur, la distension de l'estomac par des gaz, etc.

Toutes les palpitations d'origine nerveuse, qu'elles accompagnent un état cachectique ou qu'elles soient consécutives à une hémorrhagie abondante, sont dues à un trouble de nutrition des centres nerveux, soit au niveau de la racine du sympathique, soit au niveau des ganglions qui envoient des rameaux au cœur. Donc toutes les maladies fonctionnelles du système nerveux dues à un vice de nutrition pourront présenter des palpitations parmi leurs symptômes, soit que ces maladies résultent d'un trouble de nutrition du système nerveux dépendant d'une altération du sang, soit que ce trouble de nutrition dépende, par action réflexe, d'une irritation périphérique. C'est dans le premier de ces deux groupes que doivent être rangées les palpitations provenant de l'abus du thé, du tabac, du café et de l'alcool et les palpitations provenant de l'hystérie, de la chorée, etc. Dans le second, se trouvent celles qui sont provoquées par la gastralgie, les vers intestinaux, les maladies de l'utérus et de l'ovaire, les émotions morales, les affections vives de l'âme, etc. L'anémie, la chlorose, certaines cachexies ne produisent des palpitations qu'en déterminant dans la nutrition des centres nerveux des troubles qui donnent naissance à des manifestations anormales du système nerveux. Comme dans l'hystérie, c'est par suite de la surexcitabilité du système nerveux que ces maladies donnent lieu à ce trouble cardiaque.

Les palpitations ne doivent éveiller d'inquiétude que lorsqu'elles sont symptomatiques d'une maladie du cœur. L'on peut, du reste, en pratiquant l'auscultation dans l'intervalle des accès apprécier exactement la situation du malade et savoir si elles sont purement nerveuses. Lorsqu'elles ont ce caractère, elles coïncident presque toujours avec d'autres perturbations du système nerveux et parfois leur intensité est si grande que les malades en sont effrayés.

Cet accident ne présente en général aucune gravité et l'hydrothérapie, appliquée avec discernement, peut être très efficace pour le combattre.

Contre les palpitations de la chloro-anémie, il convient d'employer, dès le début, les douches et les frictions froides. Souvent, pendant la première période du traitement, les malades voient leur malaise augmenter et leurs palpitations apparaître plus fréquemment; il ne faut pas tenir compte de cette aggravation passagère car la tolérance ne tarde pas à s'établir et les effets bienfaisants de l'eau froide se produisent bientôt après. C'est en somme, le traitement de l'anémie qu'il faut instituer, sans négliger de recourir en même temps aux procédés hydrothérapiques capables de rétablir l'équilibre dans les fonctions de l'innervation.

Les palpitations engendrées par une névrose ou par un état cachectique sont plus difficiles à faire disparaître et, pour les combattre, il faut avoir recours à un traitement hydrothérapique en rapport avec la névrose. Il faut régler la température de l'eau sur la susceptibilité des malades et procéder avec grande attention. On devra tôt ou tard recourir aux applications froides pour consolider ou achever la guérison, mais, au début du traitement, les applications modérément froides sont en général plus efficaces. Quelquefois, pour activer la guérison, on joint aux applications générales l'usage d'une douche légère assez longue et modérément froide dirigée sur la région cervicale; mais ce procédé n'est réellement utile que lorsque l'état général du malade est déjà amélioré. On peut aussi recourir à l'emploi des serviettes mouillées ou des sacs à glace qu'on applique pendant quelques instants sur la région cardiaque. Nous avons eu à nous louer aussi quelquefois de faire précéder la douche froide d'un bain de pieds chaud et assez prolongé.

### PARÉSIE DU CŒUR.

Lorsque la parésie cardiaque est la conséquence d'une lésion ou d'une dégénérescence du cœur et des vaisseaux, l'hydrothérapie est impuissante; elle est, au contraire, très efficace lorsque la maladie est due à un trouble de nutrition des centres nerveux dans lesquels le nerf vague prend son origine, surtout lorsque ce nerf, après avoir été longtemps et violemment excité, est atteint d'épuisement. Il en est de même lorsque le nerf pneumogastrique est épuisé sous l'influence de l'anémie ou d'une cachexie. Dans tous les cas, il faut faire des appplications froides générales, courtes et légères. Les lotions, les ablutions, les frictions, les douches rapidement administrées répondent parfaiement à l'indication thérapeutique.

### INTERMITTENCES DU CŒUR.

Dans les maladies organiques du cœur, les intermittences sont fréquentes; mais ce phénomène n'est pas l'apanage exclusif de ces sortes d'afféctions. On les observe aussi chez les intoxiqués, notamment chez les fumeurs. On les rencontre assez fréquemment chez les épuisés, les névropathes et chez les personnes dont le cerveau est ébranlé par les excès. Nous avons guéri beaucoup de malades de ce genre qui se croyaient atteints d'une maladie du cœur incurable. Ces intermittences tiennent à un trouble fonctionnel de l'innervation cardiaque analogue à celui qui provoque les accès de fausse angine de poitrine. Elles ne présentent pas de gravité et peuvent parfaitement guérir.

Les règles du traitement qui leur convient sont les mêmes que celles qui nous serviront pour instituer le traitement de l'angine.

### POULS LENT PERMANENT.

Cette maladie, à laquelle M. Huchard a proposé de donner le nom de maladie de Stokes-Adams, du nom des deux auteurs qui en ont les premiers étudié les caractères, est une entité morbide bien limitée, dans laquelle le ralentissement permanent du pouls constitue le symptôme capital, et qui entraîne à sa suite des troubles variés, principalement dans la sphère d'action du système nerveux.

Il ne faut pas confondre le pouls lent permanent, avec la bradycardie intermittente que l'on rencontre dans certains états pathologiques, notamment dans la dilatation du cœur, dans certaines altérations du sang comme l'anémie et les intoxications, dans certaines maladies nerveuses, dans certaines lésions du bulbe, etc. Il faut savoir, en effet, qu'il existe des individus parfaitement sains dont le pouls ne bat pas normalement plus de 30 à 40 fois par minute. Chez ces individus, la lenteur du pouls ne saurait constituer une maladie, puisque leur santé n'en souffre pas.

L'étiologie de cette affection est mal connue. Certains traumatismes du crâne semblent y prédisposer : de même l'athérome des artères, l'alcoolisme, la syphilis, le rhumatisme sont également des causes prédisposantes.

Quant à la pathogénie de la maladie, on n'a pas encore donné, pour l'expliquer, de théorie bien satisfaisante; il nous semble pourtant qu'on peut l'attribuer à un trouble de nutrition du bulbe agissant sur le cœur par l'intermédiaire du pneumogastrique.

Le pouls lent permanent est une maladie relativement rare et dont la terminaison peut n'être pas fatale. On en a observé quelques cas de guérison lorsque la maladie semblait être sous la dépendance d'une anémie grave.

Il est donc permis d'essayer contre cette maladie le traitement hydrothérapique, surtout lorsque l'on a droit de supposer que l'ischémie bulbaire est liée à un état général anémique.

Nous n'avons pas besoin d'indiquer ici les règles à suivre en pareil cas. Elles découlent naturellement de ce que nous avons dit du traitement de l'anémie. Nous ferons seulement observer que, comme dans l'espèce, on est forcé d'agir sur un organe des plus délicats, il faut procéder avec prudence, débuter par l'eau tempérée et ne recourir à la douche froide, qui devra être très courte, qu'après avoir aguerri le malade à la sensation du froid.

### ANGINE DE POITRINE.

L'angine de poitrine est une névrose cardiaque, dont la pathogénie est encore loin d'être élucidée; elle a un caractère essentiellement paroxystique, et sa manifestation la plus saillante consiste en une douleur rétro-sternale, accompagnée d'irradiations douloureuses et d'un sentiment d'angoisse très prononcé.

La douleur rétro-sternale siège vers la base du cœur, elle donne la sensation d'une griffe ou d'un poids qui oppresse et qu'on ne peut supporter. Cette douleur est parfois très violente et produit dans la région thoracique une étreinte extrêmement pénible ; elle peut exister seule, mais en général elle s'accompagne d'irradiations diverses dont les principales se manifestent du côté de l'épaule et du bras gauche.

Ces phénomènes sont le plus souvent accompagnés de sueurs profuses, de pâleur, de syncope et de cyanose. Nous devons faire observer qu'au milieu de tous ces désordres, le fonctionnement du cœur et des poumons n'est nullement altéré.

Il y a lieu, cliniquement, de distinguer deux sortes principales d'angine de poitrine : l'angine *vraie*, caractérisée, suivant M. Huchard par une altération des artères coronaires et du plexus cardiaque, et l'angine *fausse* produite par des causes multiples et variées qui ont toujours pour origine un trouble du système nerveux cardiaque.

Dans tous les cas, l'angine de poitrine, qu'elle soit symptomatique d'une affection organique ou qu'elle soit purement essentielle, constitue une véritable névrose du cœur ; seulement, dans les premiers cas, c'est une affection très grave qui peut entraîner la mort dans un accès ; dans le second, au contraire, la névrose est parfaitement curable.

De l'angine de poitrine vraie nous n'avons pas à nous occuper, elle ne saurait en rien, en effet, relever du traitement hydrothérapique. Il n'en est pas de même heureusement pour l'angine fausse.

Celle-ci peut se manifester au cours de certaines névroses. On la rencontre dans la neurasthémie, dans l'hystérie, dans certaines affections de la moelle. A l'encontre de l'angine vraie, qui ne se manifeste qu'à l'occasion d'un effort, toujours le même, chez le même individu, elle fait explosion à la suite de causes très variables. Les accès, au lieu d'être rares comme dans l'angine vraie, peuvent se reproduire tous les jours et même plusieurs fois par jour. En outre, la durée de chaque accès est beaucoup plus longue que dans l'angine vraie, dont les accès sont très courts.

L'angine fausse reconnaît très souvent pour cause des troubles gastriques dus à l'ingestion de certains aliments, et peut être provoquée par la sensation de faim. Elle peut aussi avoir une origine toxique, dont le type le plus complet nous est fourni par les fumeurs. Toutes ces angines de poitrine, malgré leur apparence souvent terrifiante, se terminent en général par la guérison.

Nous avons dit que la pathogénie de cette affection était encore obscure, mais les causes prédisposantes sont bien connues et leur nombre est assez considérable. En premier lieu il faut citer l'arthritisme et ses diverses variétés, la goutte, le diabète, le rhumatisme, puis certains agents d'intoxication, comme le café, le thé, l'alcool et surtout le tabac. Bien entendu, pour que ces poisons agissent, il faut qu'il existe chez le sujet cette certaine prédisposition individuelle qui est, du reste, nécessaire à l'éclosion de presque toutes les maladies; en effet l'on peut remarquer que ces agents provocateurs, lesquels occasionnent cette maladie chez certaines personnes, ne produisent aucun effet nuisible sur d'autres placées en apparence dans les mêmes conditions que celles qui sont frappées. En résumé, nous pouvons dire que les causes qui produisent la plupart des névroses cérébro-spinales sont toutes capables de provoquer la fausse angine de poitrine. Quant à la véritable angine, celle que MM. Potain et Huchard attribuent à un rétrécissement organique des artères coronaires, elle semble dépendre de l'artério-sclérose.

Nous ne pouvons pas ici discuter toutes les théories émises sur le mode de production de l'angine de poitrine, et dire s'il faut préférer la théorie vasculaire à la théorie nerveuse. La première semble s'appliquer surtout à l'angine vraie, la seconde à l'angine fausse, celle qui nous intéresse spécialement. Dans cet ordre d'idées, nous ne serions pas éloignés de penser que cette variété d'angine de poitrine reconnaît pour cause une lésion de nutrition siégeant dans la moelle allongée ou à la partie supérieure de la moelle épinière où se trouve l'origine du nerf sympathique. En effet, une excitation en ce lieu peut occasionner le phénomène initial de l'angine de poitrine, c'est-à-dire la névralgie cardiaque, qui est à son tour, et secondairement, capable de produire les autres symptômes. Ceux-ci semblent résulter de l'irradiation de la douleur cardiaque dans les filets nerveux qui rayonnent autour des ganglions cervicaux et surtout dans le plexus cervical, dans le plexus brachial, dans le nerf diaphragmatique et dans l'hypoglosse. L'excitation du sympathique nous donne aussi l'explication des palpitations souvent observées pendant les attaques; elle peut atteindre la moelle allongée, se propager ensuite jusqu'aux racines du nerf vague et par son intermédiaire, provoquer l'arrêt du cœur et la dyspnée.

Ce qui nous fait penser que le point de départ est dans le grand sympathique, et non dans le pneumogastrique, c'est que les symptômes qui sont sous la dépendance de ce dernier n'apparaissent qu'après les autres. La dyspnée, entre autres, ne s'observe souvent qu'à la fin de l'accès. Il semble donc que l'excitation ne s'étende que progressivement jusqu'au nerf vague qui, dans quelques cas, ne paraît pas même avoir été atteint. Nous croyons qu'elle débute dans le ganglion cervical inférieur, autour duquel tous les symptômes rayonnent. Généralement, la douleur commence au cœur pour atteindre ensuite le bras ; mais il peut arriver aussi que l'attaque d'angine débute par la douleur au bras ou dans la main. Nous dirons encore que l'on a vu la douleur se manifester en même temps ou successivement, dans la poitrine et dans la main, sans atteindre les nerfs du bras, ce qui prouve, entre parenthèse, que les symptômes douloureux de l'angine de poitrine sont tous d'origine réflexe.

En général, les attaques d'angine de poitrine surviennent brusquement et sans signes précurseurs. Elles sont caractérisées par une douleur siégeant derrière le sternum et s'accompagnant d'un sentiment d'angoisse et de constriction tel que le malade reste immobile, pâle, n'osant parler de peur de suffoquer. Une syncope ou de larges aspirations indiquent la fin de l'accès.

Les phénomènes douloureux s'étendent suivant certaines directions, variant avec les sujets et même avec les attaques, tantôt s'irradiant jusqu'à la mâchoire inférieure, tantôt jusqu'à l'épaule, au bras et à la main. D'autres fois encore, ils descendent vers le diaphragme et l'épigastre et peuvent s'étendre jusqu'à l'aine et aux cuisses. Enfin la douleur peut intéresser les filets du pneumogastrique qui vont à l'estomac et causer ainsi des éructations, des nausées ou des vomissements.

Dans l'intervalle des accès, la santé est généralement bonne. Assez espacées au début, les attaques finissent peu à peu par se renouveler tous les mois, toutes les semaines, tous les jours et même plusieurs fois dans la journée.

Si le pronostic de l'angine vraie est toujours grave, en revanche, celui de l'angine fausse ne l'est pas, puisque la guérison est la terminaison normale de cette affection.

L'hydrothérapie exerce sur elle une action très efficace.

Pour l'appliquer, il faut procéder méthodiquement ; reconnaître tout d'abord quelle est la cause prédisposante afin d'atténuer son influence, rechercher avec soin si l'angine est sous la dépendance d'une maladie de la nutrition, de la goutte, du diabète ou du rhumatisme, d'une névrose générale comme la neurasthénie, l'hystérie, l'épilepsie, ou d'une maladie organique du système nerveux comme le tabès et recourir aux procédés hydrothérapiques qui peuvent nous aider à combattre ces états morbides, en ayant soin, bien entendu, d'adapter leur application à la constitution du sujet et à sa susceptibilité.

En tout cas, il est prudent de commencer toujours par des applications légères et tempérées, et de n'employer l'eau froide qu'après avoir bien apprécié le degré de résistance de chaque malade. Il faudra éviter de diriger le jet dans les régions du corps où les crises semblent trouver leur origine et s'efforcer toujours d'accentuer le mouvement de réaction dans les parties inférieures qu'on pourra, du reste, favoriser par des bains de pieds chauds donnés avant la séance hydrothérapique proprement dite.

On emploiera de préférence la douche mobile parce qu'elle est facile à manier et à localiser. On insistera, nous le répétons, sur les membres inférieurs, et on ne généralisera l'application que lorsque le malade sera suffisamment acclimaté, et que l'on se sera assuré qu'on peut le faire sans inconvénient.

Il est inutile de dire que le traitement ne doit être appliqué que dans l'intervalle des attaques. Au moment de l'attaque même, il est difficile à employer et il vaut mieux s'abstenir.

Au surplus disons, en terminant, que le traitement de l'angine de poitrine doit s'associer à celui de la maladie qui en est la cause, que ce soit une névrose ou une diathèse, puisque l'angine n'est pour ainsi dire qu'une manifestation particulière de ces affections générales. A ce double point de vue, on peut adjoindre au traitement général l'eau en boisson, les frictions sèches et le massage qui peuvent rendre de grands services.

Le lecteur ne sera pas étonné de ne pas trouver ici la description des névralgies cardiaques, de la congestion et de l'hypertrophie du cœur qui sont si fréquentes dans la jeunesse à la période de la croissance. Nous en avons déjà parlé en étudiant la neurasthénie et les maladies qui dépendent d'un trouble de nutrition ; il est donc inutile de recommencer cette étude.

La même observation s'applique au goitre exophthalmique qui trouve sa place toute marquée au milieu des névroses et dont nous avons déjà fait une étude spéciale.

# CHAPITRE XVII

## MALADIES CHRONIQUES DE L'APPAREIL RESPIRATOIRE

Parmi les maladies chroniques des voies respiratoires, il faut distinguer celles qui sont de nature nerveuse et qui conservent ce caractère pendant toute la durée de leur évolution, et les maladies qui se traduisent par des troubles de circulation, de sécrétions, ou par des transformations histologiques intéressant les tissus des organes respiratoires.

Le premier groupe est du ressort de l'hydrothérapie ; le second, au contraire, ne peut bénéficier de cette méthode de traitement que dans certaines limites et présente même de nombreuses contre-indications.

### NÉVROSES DES VOIES RESPIRATOIRES.

Il ne peut être question ici des névroses respiratoires qui dépendent d'une affection organique, ni même de ces accidents passagers qui peuvent troubler provisoirement l'innervation du larynx, des bronches et des poumons. Nous ne nous occuperons que des désordres nerveux qui jouent un rôle prépondérant dans les névroses générales, comme l'aphonie et la toux chez les hystériques, ou la dyspnée chez les personnes atteintes d'un asthme essentiel.

### APHONIE.

L'aphonie, c'est-à-dire la perte plus ou moins complète du timbre et de la force de la voix, peut reconnaître trois sortes de causes : 1° un obstacle au mécanisme de la respiration, tel qu'une paralysie des nerfs intercostaux, l'asthme, la dyspnée, etc. ; 2° une oblitération du conduit aérien ou une altération de ses parois ; 3° une altération organique ou fonctionnelle des cordes vocales. Cette altération peut porter sur les muscles qui les mettent en jeu, ou sur les nerfs qui se rendent à ces muscles. Nous n'avons à étudier ici que l'aphonie qui est de nature purement nerveuse et qui n'est occasionnée que par une altération de fonctionnement du nerf pneumogastrique et principalement des nerfs récurrents qui en émanent. Cette névrose laryngée, qui s'observe dans l'hystérie et dans toutes les névroses générales, tient très probablement à une modification de nutrition de la moelle allongée produite au niveau de l'origine des nerfs vagues. Analogue à celle que nous avons vue se produire dans les autres névroses, cette modification de nutrition peut tenir à une altération du liquide nourricier comme dans les intoxications et les maladies infectieuses, ou à une modification de la quantité de sang destiné à alimenter la région de la moelle que nous venons d'indiquer, modification circulatoire dépendant le plus souvent d'actions réflexes. Dans cette dernière catégorie sont les aphonies produites par la présence des vers dans l'intestin, par la grossesse, par certaines affections génito-urinaires, etc., ou bien les aphonies causées par une irritation psychique, comme la frayeur, la colère, etc., survenant surtout quand le sujet est prédisposé ou en proie à une affection nerveuse fonctionnelle, telle que l'hystérie ou la neurasthénie. L'altération de nutrition, après avoir déterminé une augmentation de l'excitabilité réflexe des nerfs récurrents, finit par épuiser cette excitation et produit, secondairement, la paralysie ou la parésie des cordes vocales.

Tantôt l'aphonie nerveuse disparaît seule et parfois subitement; tantôt elle résiste longtemps à tout traitement. Elle peut affecter une forme périodique, et il n'est pas rare de l'observer au moment même de l'apparition des règles. La durée de cette maladie est indéterminée et sa marche capricieuse; mais elle se dissipe ordinairement peu à peu sous l'influence d'un traitement hydrothérapique bien dirigé. Par cette médication, on doit chercher à modifier l'altération du sang qui favorise l'anémie des cordes vocales et qui, par voie de suite, expose les malades à des extinctions de voix perpétuelles.

Pour obtenir un bon résultat, on utilisera les applications toniques, c'est-à-dire les frictions froides, les douches froides, les douches générales en pluie ou en jet, courtes et froides, les douches en cercles; en un mot, tous les procédés hydrothérapiques capables d'exercer sur tout l'organisme une action reconstituante. Si l'aphonie persiste, on pourra faire précéder les applications générales d'une douche localisée sur la partie antérieure de la poitrine et du cou, de compresses excitantes autour du cou, de l'inhalation de vapeur d'eau à l'aide d'appareils pulvérisateurs, du col de cygne dirigé sur la partie supérieure de la colonne vertébrale et enfin du sac à glace de Chapman appliqué sur la région cervicale. Ce dernier moyen, qui n'est applicable, dans l'espèce, que chez les malades anémiés et dont il faut surveiller l'action avec soin, a pour effet de faciliter l'arrivée du sang dans les parties qui en sont privées. Pour ne pas exposer le malade aux troubles qui résultent de l'arrivée trop rapide du sang dans les régions qui ont été longtemps privées de ce liquide, il faudra faire de courtes applications dans le principe et baser la durée des applications suivantes sur l'observation rigoureuse des résultats obtenus.

Si l'aphonie dépend d'une intoxication, les applications hydrothérapiques qui doivent être employées sont celles que nous avons indiquées en étudiant les intoxications chroniques.

Lorsque l'aphonie est liée à une névrose, il est nécessaire de recourir avant tout aux applications hydrothérapiques qui conviennent à cette névrose. Si elle résulte d'une action réflexe morbide, il faudra traiter comme il convient l'irritation qui a été le point de départ du trouble nerveux et modifier, par les procédés déjà indiqués, l'excitabilité réflexe des centres nerveux. Dans tous les cas, il sera bon de joindre à ces applications générales l'usage des moyens locaux dont nous avons déjà parlé.

## SPASME DE LA GLOTTE.

Cette névrose, si commune chez les enfants et si rare chez l'adulte et le vieillard, n'est qu'un syndrome, pouvant apparaître dans le cours d'autres maladies; elle peut être symptomatique d'affections du larynx dont nous n'avons pas à parler, ne devant nous occuper ici que du spasme de cause névropathique.

Le spasme de la glotte est considéré, depuis Trousseau, comme une convulsion à laquelle participent le larynx, le diaphragme et tous les muscles de la respiration. Il doit être considéré comme une névrose, et comme une forme de l'éclampsie infantile, due très probablement à un trouble de nutrition des centres nerveux situés au niveau de l'origine des nerfs du larynx, dans les nerfs récurrents ou les nerfs spinaux.

Chez l'adulte, il semble être, sous forme de vertige laryngé, une expression du mal comitial. On rencontre également le spasme laryngé chez les tabétiques et chez les hystériques.

Quand la suffocation est intense, elle peut produire l'épuisement du pneumogastrique, l'asphyxie et même l'arrêt du cœur.

Le spasme de la glotte est une maladie intermittente revenant par accès qui apparaissent sous l'influence d'un grand nombre de causes, telles que : la colère, la frayeur et des mouvements violents de déglution. L'hydrothérapie est très efficace contre cette affection mais ne peut être, bien entendu, appliquée que dans l'intervalle des accès. Pour réussir, il est nécessaire de ne pas soumettre les malades à des applications trop excitantes, afin de ne pas exagérer l'éréthisme général du système nerveux qui accompagne toujours le spasme glottique. D'autre part, comme le spasme de la glotte concorde presque toujours avec des symptômes d'atonie générale, il est prudent de ne pas faire un emploi exclusif des applications sédatives. On utilisera donc les lotions froides, les frictions avec le drap mouillé, les immersions courtes et les douches légères.

## TOUX NERVEUSE.

Cette toux, appelée aussi *toux hystérique*, est le résultat de convulsions spasmodiques produites, directement ou par action réflexe, dans les muscles expirateurs. Elle se distingue de la toux convulsive proprement dite et de celle de la coqueluche en ce qu'elle n'est jamais accompagnée, comme celles-ci, de ces spasmes violents qui causent des accès de suffocation ou de l'asphyxie.

La toux nerveuse est sèche, vibrante, et n'amène que très rarement l'expectoration de crachats muqueux. Elle ne s'accompagne jamais de spasmes violents et les phénomènes de dyspnée sont très peu accentués ; son apparition coïncide presque toujours avec des sensations de chatouillement dans le larynx. Elle survient par accès que séparent des intervalles de repos, et n'apparaît presque jamais pendant le sommeil. Elle s'accompagne parfois d'aphonie et même de vomissements.

La toux nerveuse est d'origine purement réflexe; les mouvements qui la provoquent sont le résultat d'une convulsion des muscles expirateurs, provoquée probablement par l'hyperesthésie de la muqueuse pulmonaire. Elle n'est aucunement liée aux affections catarrhales des bronches ; sa cause et son point de départ se trouvent dans les centres nerveux.

Cette maladie ou, pour parler plus exactement, ce syndrome qui n'est le plus souvent que l'expression d'un état général nerveux plus complexe, comme l'hystérie, disparaît généralement au bout d'un temps plus ou moins long, quelquefois même tout à coup, sans qu'on puisse saisir la cause de sa disparition ; elle est sujette à récidive comme tous les phénomènes nerveux. L'affection n'est pas grave par elle-même, mais cependant, quand les accès sont fréquents et compliqués de vomissements, elle peut exercer une influence funeste sur la santé générale, aussi est-il nécessaire d'intervenir.

L'hydrothérapie exerce une action incontestable sur la toux nerveuse. Lorsque l'affection n'est pas invétérée, on la voit disparaître assez facilement pendant la durée du traitement ; mais il arrive parfois que ce trouble nerveux ne s'apaise réellement qu'après sa cessation. Ce résultat n'est même pas rare, et nous devons le signaler pour éviter les fausses interprétations auxquelles donnent lieu la persistance de l'accident et la production tardive des effets thérapeutiques.

Les procédés hydrothérapiques qui nous ont paru les plus utiles sont ceux qui exercent une action tonique générale. Il est nécessaire, pour faciliter leur intervention, de leur adjoindre les applications hydrothérapiques qui produisent un effet révulsif dans les parties inférieures. Dans cet ordre d'idées, il convient d'administrer une douche froide, courte et très énergique, localisée sur la partie inférieure du corps et précédée d'un bain de pieds chaud à eau courante. Il importe que les malades soient massés ou frictionnés très énergiquement après chaque séance hydrothérapique, afin de faire dériver à la surface cutanée l'irritation qui a son siège dans la muqueuse bronchique. Quelquefois on est obligé de faire intervenir le calorique ; dans ce cas, on peut recourir à la douche chaude localisée sur la poitrine ou à l'usage du maillot sec. Ces deux procédés nous ont donné de meilleurs résultats que le maillot humide et que les étuves.

Il est inutile d'ajouter, pour compléter ce que nous avons à dire, que, lorsque la toux dépend d'une affection générale de l'organisme, c'est surtout contre cette affection générale qu'il faut diriger le traitement hydrothérapique. La même observation est applicable quand la toux nerveuse est le résultat d'une action réflexe pathologique.

DYSPNÉE. — ASTHME.

La dyspnée est un trouble morbide caractérisé par une gêne plus ou moins grande de la respiration. Bien des causes peuvent produire la dyspnée; elle peut être le résultat de maladies du larynx, des bronches ou du système cardio-artériel. Dans ces cas elle n'est que symptomatique. Nous ne nous arrêterons ici qu'à une variété de dyspnée, celle qui appartient à l'*asthme*.

Tous les auteurs considèrent l'asthme comme une névrose du pneumogastrique; contentons-nous de cette affirmation qui est généralement admise, sans nous occuper ici des opinions qui ont été formulées sur la nature et le mode de production de cette affection. Signalons pourtant ce fait, que son siège a été tour à tour placé par les auteurs qui ont traité cette question dans le bulbe et dans la moelle allongée.

Quoi qu'il en soit, l'excitabilité du centre nerveux intéressé peut être mise en jeu par diverses causes, centrales ou périphériques, mais il n'en est aucune dont l'efficacité soit constante. La cause véritable de l'asthme est une prédisposition particulière, héréditaire ou non, le plus souvent de nature diathésique, se confondant parfois avec la goutte, le rhumatisme, la migraine ou certaines éruptions cutanées. Trousseau a démontré en effet que chacune de ces affections pouvait être remplacée par l'asthme et, à leur tour, remplacer celui-ci. La même substitution peut se faire également entre l'asthme et certaines névralgies spéciales.

Les causes occasionnelles sont tout à fait individuelles. L'on sait que les conditions atmosphériques ont une grande influence sur l'asthme, mais le climat qui convient à un asthmatique peut, au contraire, être extrêmement défavorable à un autre. D'autres causes peuvent provoquer, directement ou par action réflexe, l'accès d'asthme. De ce nombre sont : les inhalations de vapeurs, de poussière, certains troubles gastriques, des émanations odorantes agissant sur le nerf olfactif, comme celles du foin et de l'ipécacuanha, une excitation cérébrale causée par une émotion vive, etc. Chez certains malades, chaque attaque d'asthme peut reconnaître une cause différente ; chez d'autres, au contraire, les accès ne sont provoqués que par une seule et même cause, toutjours invariable.

L'asthme est caractérisé, symptomatiquement, par une série d'accès survenant périodiquement, après des intervalles plus ou moins longs pendant lesquels l'individu est dans un état de santé à peu près complet. Les accès sont quelquefois précédés de prodromes, tels qu'une irritation des bronches et du larynx, quelquefois de la céphalalgie, mais le plus souvent ils surviennent subitement et, de préférence, pendant la nuit. Il est en outre un fait qui offre peu d'exceptions, c'est la régularité et l'invariabilité de l'heure à laquelle l'attaque revient.

Chez les mêmes individus, la marche de l'accès est constante, et chaque malade peut prévoir le plus souvent le moment où la dyspnée arrivera à son summum d'intensité. Le plus souvent, celle-ci survient rapidement et même parfois d'une façon instantanée; quelquefois pourtant elle est précédée de coryza, d'éternuement et de larmoiement, mais ce sont là des faits rares et exceptionnels.

L'accès est caractérisé par une gêne et une oppression considérables; le malade ressentant un besoin extrême de respirer court à la fenêtre et cherche à aspirer l'air à pleins poumons. Mais bientôt ses efforts sont impuissants, s'appuyant aux meubles, immobilisant ses bras, sa tête et ses épaules, il cherche, en donnant un point d'appui fixe aux muscles qui peuvent dilater sa poitrine, à produire une plus grande entrée d'air, la face devient turgescente et se couvre de sueur; les veines de la tête et du cou se gonflent, la respiration est sifflante et très pénible. Après une durée qui peut varier d'une à plusieurs heures, la dyspnée diminue, la respiration devient plus régulière et l'accès se termine par une petite toux amenant bientôt l'expectoration d'un liquide écumeux très aéré et l'émission d'nne urine trouble sédimenteuse qui annonce la fin de la crise.

Les autres symptômes de l'asthme essentiel sont trop connus pour que nous nous y arrêtions; nous nous contenterons de dire que la conséquence presque fatale de la répétition des accès d'asthme est l'emphysème pulmonaire, qui existe d'abord d'une façon transitoire et qui s'établit bientôt d'une façon permanente. Chez certaines personnes, les vieillards principalement, on constate pendant l'intervalle des accès, un catarrhe bronchique persistant qui produit de la gêne dans la respiration et qui provoque de l'expectoration.

L'asthme, dégagé de toutes complications cardiaques ou pulmonaires, peut guérir seul sans qu'on ait besoin de recourir aux ressources de la thérapeutique. Mais cependant, lorsque la multiplicité des accès et la prostration des forces exigent un traitement prompt et efficace, on peut avoir recours à l'hydrothérapie; ses procédés excitants, d'après nos observations, sont ceux qui exercent la plus heureuse influence sur la névrose qui nous occupe. Toutefois, il est indispensable de commencer avec précaution et de ne recourir aux douches froides énergiques que lorsque le malade est parfaitement acclimaté. Quand l'accès est imminent, on peut faire usage de bains de pieds à eau courante, alternativement chaude et froide, qu'on fait suivre immédiatement d'une application générale.

Lorsque les asthmatiques ne peuvent supporter ni la douche en pluie, ni la douche mobile dirigée sur la partie postérieure du thorax, il ne faut pas insister sur l'emploi du procédé, on doit alors lui substituer des applications moins stimulantes, et, en tous cas, si l'on persiste dans l'emploi de la douche froide, il faudra éviter de percuter la région que le froid impressionne si vivement et insister de préférence sur les pieds.

D'une façon générale, les applications froides de l'hydrothérapie conviennent parfaitement aux asthmatiques. Dirigées vers les parties inférieures, elles produisent une révulsion salutaire; appliquées sur toute la surface cutanée, elles exercent une dérivation manifeste et dégagent l'appareil pulmonaire; continuées pendant un certain temps, elles régularisent la circulation, apaisent l'irritabilité nerveuse et rétablissent l'équilibre dans toutes les fonctions organiques. Bien entendu elles ne doivent être appliquées que dans l'intervalle des crises. Quelquefois, surtout quand l'asthme est sous la dépendance de la diathèse arthritique, leur action thérapeutique est incomplète; il convient alors de leur associer le calorique et l'usage de l'eau en boisson à hautes doses.

## HOQUET.

Assurément cette affection ou plutôt ce phénomène nerveux, causé par une contraction spasmodique du diaphragme qui amène une inspiration brusque, est la plupart du temps peu grave et disparaît rapidement. Mais il faut savoir qu'elle peut être le symptôme d'un état nerveux général, et que, par sa persistance, elle peut devenir inquiétante pour la santé du malade. Dans l'hystérie le hoquet n'est pas rare et peut persister pendant des semaines, des mois et même des années. On a aussi rencontré chez les hystériques des épidémies de hoquet dont la propagation, dans ce cas, est due à l'imitation.

Nous avons eu l'occasion de constater plusieurs fois l'effet heureux de l'hydrothérapie contre cet accident nerveux. De tous les procédés, c'est le maillot humide, suivi de frictions énergiques, qui nous a paru le plus efficace. Nous avons eu aussi à nous louer des frictions avec le drap mouillé, de la ceinture humide, des affusions froides et du col de cygne dirigé sur la colonne vertébrale.

## ASTHME D'ÉTÉ, FIÈVRE DE FOIN (HAY FEVER), RHINO-BRONCHITE SPASMODIQUE, ETC.

La fièvre de foin, considérée par les uns comme une variété de l'asthme, par les autres comme une entité morbide spéciale, est une maladie spasmodique des voies respiratoires, se traduisant symptomatiquement par des accès de suffocation, et organiquement par une irritation congestive des muqueuses nasale, pharyngienne et bronchique.

Longtemps on l'a considérée comme une maladie d'été causée par les émanations du foin. Celles-ci la provoquent en effet, mais l'apparition de la maladie en hiver et en dehors de toute émanation du foin, a fait abandonner la dénomination trop spéciale d'asthme d'été et de fièvre de foin. C'est pourquoi on préfère la désigner sous le nom de *rhino-bronchite.*

A cause de l'identité de quelques-uns de ses caractères pathologiques avec ceux de l'asthme, on a coutume de la confondre avec cette dernière affection. C'est un tort, car elle s'en distingue par différents points. Ne pouvant pas entrer dans des considérations détaillées sur la pathogénie de cette affection, nous dirons, avec M. Herbert, que, pour que la fièvre de foin se développe, il faut que l'action de certains agents cosmiques, l'exposition au soleil et les odeurs végétales ou animales qui la provoquent ordinairement, soit favorisée par une prédisposition individuelle.

Trousseau et Gueneau de Mussy, en raison de la relation fréquente qui existe entre cette maladie et la goutte, n'hésitent pas à considérer la rhino-bronchite comme une manifestation de l'arthritisme. Cette opinion concorde avec nos observations. Par un hasard assez étrange, tous les cas observés par nous se sont développés chez des goutteux. Nous sommes donc fondés à croire que l'arthritis prédispose l'organisme à contracter cette maladie. Toutefois nous devons faire des réserves et dire que quelques auteurs n'accordent pas à la goutte cette influence pathogénique. Quoi qu'il en soit, il est incontestable que cette maladie est fréquemment observée dans les famille d'arthritiques.

Dans tous les cas, nous pouvons affirmer que la médication hydrothérapique se montre très souvent efficace contre cette affection. A cause des conditions organiques dans lesquelles se trouvent les malades qui en sont atteints, il faut recourir à des applications capables d'exercer tout à la fois une influence générale et locale. Dans ce but, on doit employer tout d'abord des douches générales courtes et froides, en insistant d'une manière toute spéciale sur les parties inférieures du corps, et compléter l'effet de l'eau froide par des frictions énergiques. Si ce procédé impressionne trop les malades, on aura recours aux applications préalables du calorique.

Nous avons eu à traiter un certain nombre de malades atteints de rhino-bronchite spasmodique, ou y étant sujets, et nous avons toujours remarqué que le traitement hydrothérapique était plus efficace quand il était pratiqué avant l'apparition des crises qu'au moment de leur explosion. Nous connaissons, en effet, un certain nombre de malades qui, depuis plusieurs années, grâce à un traitement hydrothérapique commencé dès le printemps, ont pu éviter le retour de leur asthme qui apparaissait toujours au commencement de l'été. Lorsqu'ils négligeaient de suivre ce traitement préventif, l'asthme revenait impitoyablement et nécessitait une cure plus longue.

Dans ce traitement, comme nous l'avons indiqué tout à l'heure, l'eau froide y jouera le rôle principal, mais, comme chez les arthritiques, il faudra lui adjoindre, lorsque cela sera nécessaire, l'emploi du calorique en suivant les règles que nous avons indiquées pour traiter les malades de cette catégorie.

### AFFECTIONS DIVERSES DE LA POITRINE. — SUSCEPTIBILITÉ OU FATIGUE DES ORGANES DE LA RESPIRATION. — CATARRHE BRONCHIQUE. — GRIPPE. — INFLUENZA. — CONGESTION, ETC.

En dehors de la classe des névroses, on peut signaler certaines affections de l'appareil respiratoire contre lesquelles l'hydrothérapie peut rendre des services.

Les personnes présentant du côté des organes de la respiration une susceptibilité qui les expose à contracter facilement des rhumes de cerveau, des laryngites, des bronchites, peuvent trouver dans l'hydrothérapie un traitement prophylactique très avantageux et très puissant. Dans ces cas, l'usage de l'eau froide employée, soit à l'aide de frictions avec le drap mouillé, soit à l'aide de douches générales, aguerrit l'économie aux changements brusques de température et modifie la susceptibilité maladive des muqueuses intéressées.

Quand l'eau froide, administrée seule, est impuissante pour atteindre ce résultat, il faut recourir aux applications alternatives du calorique et du froid. Dans ce cas, quel que soit le moyen employé, que l'on ait recours à l'eau chaude, aux étuves ou aux enveloppements, il est nécessaire de faire suivre immédiatement chacune de ces applications d'une douche générale froide ou d'une friction avec le drap mouillé.

La douche froide générale, en jet ou en arrosoir, précédée, suivant les circonstances, d'une application de calorique, convient parfaitement aux personnes sujettes aux maux de gorge et à celles dont la profession amène une grande fatigue du larynx. Les chanteurs, les avocats, les professeurs, tous ceux enfin qui exercent leur voix en public trouveront de grandes ressources dans l'usage habituel de l'eau froide.

L'hydrothérapie est encore utile contre le catarrhe bronchique qui revient périodiquement et contre certaines congestions pulmonaires à forme chronique. C'est aux applications excitantes et toniques, telles que la douche en arrosoir et en jet, qu'il faut avoir recours dans ce cas. Dans le catarrhe pulmonaire, pour éviter un refoulement trop grand du liquide sanguin à la surface de la muqueuse, il sera utile de faire une application de calorique avant l'emploi de l'eau froide. En outre, l'hydrothérapie a encore l'avantage d'être très utile pour combattre, par ses applications toniques, les accidents nerveux et la faiblesse générale de l'organisme qui persistent longtemps après la disparition de la grippe ou de l'influenza.

Cette médication par la douche, que nous avons essayée avantageusement dans quelques cas de congestions pulmonaires et d'épanchements pleurétiques chroniques, ne peut pas être facilement appliquée quand il existe de la fièvre ou des poussées inflammatoires très accusées et que, par ce fait, les malades ne peuvent pas abandonner leur domicile. On est forcé alors de substituer aux douches les lotions, les affusions ou les immersions suivies de frictions énergiques, telles qu'on les emploie dans la fièvre typhoïde ou, dans la scarlatine. C'est à l'aide de ces procédés qu'on peut combattre les désordres que provoque l'influenza chez les malades qui sont forcés de garder le lit. C'est ainsi du reste, comme nous l'avons dit dans le cours de ce livre, que M. Hutinel a pu traiter avec succès quelques enfants atteints de pleuro-pneumonie. Ces agents hydrothérapiques ont également été employés avantageusement par M. Springer contre la coqueluche; grâce à eux il a pu apaiser rapidement les troubles nerveux qui caractérisent cette maladie, les phénomènes congestifs qui l'accompagnent et la fatigue qu'elle laisse après elle.

## COQUELUCHE.

La coqueluche est une maladie spécifique, caractérisée cliniquement par un catarrhe trachéo-bronchique, s'accompagnant de *quintes* qui sont la signature de l'affection.

Or si les symptômes inflammatoires peuvent être atténués et même guéris par les innombrables médicaments préconisés depuis longtemps, il n'en est pas de même des quintes qui se montrent rebelles à la plupart des traitements.

La physiologie pathologique a aujourd'hui quelque peu élucidé le mécanisme de ce symptôme : il s'agit d'une excitation du nerf pneumogastrique. Cette toux convulsive, qui persiste après tous les phénomènes bronchitiques, est un phénomène essentiellement nerveux relevant vraisemblablement d'une localisation spéciale de la névrite infectieuse du nerf vague. Les caractères de la toux, les causes qui la provoquent, les réflexes qui l'accompagnent et parmi lesquelles le vomissement occupe le premier rang, plaident fortement en faveur de la théorie nerveuse de la coqueluche.

Le traitement hydrothérapique doit rationnellement combattre ces accidents nerveux ; or ce qui a arrêté les cliniciens dans cette voie, c'est la crainte, ou mieux le préjugé que l'application de l'eau était capable de déterminer ou d'aggraver les symptômes pulmonaires.

Nous savons aujourd'hui ce qu'il faut penser de cette manière de voir imposée aux médecins par le préjugé populaire. Le traitement le plus efficace des affections pulmonaires graves chez l'enfant consiste précisément dans l'application méthodique des bains. M. Hutinel en a tracé récemment les règles et les résultats obtenus par lui dans la broncho-pneumonie ne laissent plus aucun doute à cet égard.

En ce qui concerne la coqueluche, l'emploi de l'eau froide n'avait pas encore été essayé d'une manière bien positive. Ce traitement, considéré comme une hardiesse thérapeutique, vient d'être appliqué avec succès par M. Springer. Le cas publié par lui est tellement significatif, à cause de l'âge du sujet et des circonstances qui l'ont accompagné que les quelques mots d'observation qui suivent en démontrent plus long que toutes les considérations théoriques.

Il s'agit d'un enfant *d'un mois* atteint de coqueluche compliquée d'une broncho-pneumonie double. A plusieurs reprises l'enfant a présenté tous les caractères de la mort apparente et il n'a pu être rappelé à la vie que par l'immersion dans l'eau progressivement refroidie jusqu'à 18° et additionnée de farine de moutarde.

Sans entrer dans les détails de l'observation, qui sont cependant fort importants tant au point de vue clinique qu'au point de vue de l'application de la méthode, signalons ce fait intéressant qu'après avoir pris plus de *deux cents bains froids* dans l'espace d'un mois et demi, non seulement l'enfant n'est pas mort, ce qui à cet âge est un fait d'une rareté extrême, mais encore sa broncho-pneumonie a guéri et les quintes de coqueluche ont cédé rapidement au traitement hydrothérapique.

Cette observation est fort démonstrative, elle équivaut à une expérience de physiologie pathologique. D'après les conclusions de M. Springer, que nous partageons complètement, si le bain progressivement refroidi et légèrement sinapisé convient surtout aux enfants du premier âge, pour les jeunes gens et les adultes les autres applications hydrothérapiques, drap mouillé, douche chaude, écossaise, froide, doivent être considérées désormais comme un traitement efficace de la coqueluche. Mais il faut toutefois qu'il soit précédé d'une étude minutieuse et approfondie non seulement du cas particulier que l'on soigne, mais encore du terrain individuel, chaque cas étant justiciable d'une action hydrothérapique spéciale et variable avec des conditions que le clinicien peut seul apprécier.

## TUBERCULOSE PULMONAIRE. — PHTHISIE.

Nous avons dit, lorsque nous avons parlé de la tuberculose en général, qu'une des principales localisations de cette affection était celle que l'on désigne couramment sous le nom de phtisie pulmonaire et laquelle, d'après les données de la science moderne, paraît être due à la présence du bacille de Koch dans le tissu du poumon. Cette invasion infectieuse a pour résultat d'altérer les fonctions respiratoires en détruisant l'élément nécessaire à ces fonctions, d'entraver les phénomènes d'hématose et d'amener l'organisme à un véritable état de consomption.

Le traitement de la phtisie pulmonaire fait naître deux indications : Détruire le bacille si cela se peut, et empêcher qu'il se multiplie dans le poumon en donnant à l'organisme la force de lutter contre l'envahissement qui le menace.

Plusieurs médications ont été prônées pour arriver à détruire le bacille ; il ne nous appartient pas de discuter leur mérite ou leur valeur ; cela n'est pas de notre domaine. Nous voulons seulement parler ici des médications qui, sans viser à atteindre le bacille dans sa vitalité, donnent à l'organisme la force de se défendre. Nous n'hésitons pas à placer l'hydrothérapie au nombre de ces médications. A l'appui de cette opinion quelques explications nous paraissent nécessaires.

Pour que le bacille se développe, il faut qu'il trouve un terrain favorable. Si l'on arrive à faire du poumon et de l'économie en général un terrain qui offre une résistance suffisante, on annihile le bacille qui finit par s'enkyster. C'est à constituer ce terrain de résistance qu'il faut s'appliquer, et la clinique a démontré que, dans bien des cas, la chose était possible.

Nous ne parlons pas des tuberculoses qui évoluent avec rapidité, parce que, dans ce cas, l'on n'a pas le temps d'agir. Mais dans toutes ces affections à allure torpide, qui évoluent pour ainsi dire sans fièvre, l'hygiène bien comprise, aidée par un climat tempéré, bien surveillée et judicieusement pratiquée, a donné les meilleurs résultats. Il a été démontré par une foule d'observations qu'on pouvait aider l'économie à lutter contre le bacille qui l'a attaquée et l'empêcher de se multiplier. Si ce n'est pas la guérison absolue, c'est au moins un état assez satisfaisant. Tous les efforts du médecin doivent donc contribuer, à défaut de la possibilité de détruire le bacille, à mettre l'économie en état de défense.

Il y a quelques années, on n'aurait pas osé parler d'hydrothérapie dans la phtisie pulmonaire sans provoquer des sentiments de protestation et de récrimination. Mais aujourd'hui que l'on a envisagé la maladie comme nous venons de le dire, il n'en est plus de même. Voici déjà plusieurs années que nous avons, avec l'assentiment de nos confrères, traité un assez grand nombre de tuberculeux, et nous pouvons affirmer que les résultats obtenus ont été très satisfaisants.

C'est au début de la maladie qu'il faut surtout appliquer le traitement, avant que l'envahissement bacillaire soit trop important. Plus on s'y prendra tôt, plus on aura de chances pour sauver les malades menacés.

Le traitement hydrothérapique doit être employé surtout chez les individus qui ne sont encore que des candidats à la phtisie. Il régularise l'échange des matières, stimule la nutrition et favorise l'hématose. Il est essentiellement tonique et contribue ainsi à mettre l'économie en bon état de défense, à en faire un mauvais terrain de culture pour le bacille. Nous connaissons des candidats très manifestes à la tuberculose de par l'hérédité qui, depuis des années, luttent avec avantage contre l'envahissement de la maladie, grâce à des pratiques hydrothérapiques quotidiennes. La douche froide, courte et énergique, est le procédé qui convient le mieux en pareil cas. Il faut avoir soin, bien entendu, que le malade soit mis dans les meilleures conditions possibles pour recevoir la douche, qu'il ait chaud au moment de la prendre, que le local où il la reçoit soit à une agréable température, et que sa réaction se fasse dans de bonnes conditions. S'il ne réagit pas bien par lui-même, on devra l'y aider par des moyens artificiels.

Lorsque les malades sont déjà en puissance de tuberculose, et que les bacilles ont pénétré dans le tissu pulmonaire, l'hydrothérapie peut encore intervenir utilement. Comme nous l'avons dit, elle peut faciliter la création d'un bon terrain de résistance. Le point essentiel est, comme nous le disions tout à l'heure, que le malade réagisse bien.

En général, tant que la réaction est possible, les applications hydrothérapiques peuvent être appliquées. Mais dès que l'on voit que la réaction ne peut se faire ou ne se fait que difficilement, il vaut mieux s'abstenir et attendre, en tout cas, un moment plus favorable.

L'étendue des lésions n'est pas une contre-indication formelle à l'emploi de l'eau froide, car nous avons vu des tuberculeux possédant des cavernes supporter très bien le traitement hydrothérapique, et en tirer profit. Nous pouvons même ajouter que, sous son influence, les forces revenaient, l'appétit augmentait, et l'hématose se faisait plus régulièrement dans la partie des poumons qui était restée saine.

En revanche, dans beaucoup de cas, nous avons été arrêtés par l'apparition répétée et habituelle de la fièvre. Cette fièvre correspond à des poussées successives de congestion pulmonaire, et met l'organisme dans un état d'infériorité tel que le défaut de résistance peut également exister envers la douche; celle-ci alors, au lieu de produire une action tonique, pourrait devenir au contraire une cause d'épuisement. L'on devra également s'abstenir en présence d'hémoptysies fréquentes et abondantes. Mais quand les crachats de sang seront peu prononcés, on pourra essayer les douches froides courtes dirigées sur les parties inférieures du corps. Nous avons pu constater dans quelques circonstances le soulagement produit par ce mode de procéder.

Pour nous résumer, nous dirons donc, parce que l'expérience nous l'a démontré, que, contre la tuberculose pulmonaire à forme torpide et, à plus forte raison, chez les individus qui ne sont encore que des prédisposés, l'hydrothérapie peut être employée avec profit, si elle est appliquée dans de bonnes conditions et avec toute la prudence voulue. Ajoutons, pour épuiser cette question de thérapeutique, que l'hydrothérapie peut agir très efficacement contre les troubles gastriques qui sont si fréquents chez les phtisiques. Ces troubles, qui existent souvent avant que les phénomènes pulmonaires apparaissent, entravent les mouvements de nutrition, affaiblissent les malades et précipitent l'issue fatale de la tuberculose. Il faut donc intervenir dès qu'ils se manifestent et les combattre à l'aide des modificateurs excitants de l'hydrothérapie. Leur intervention prompte est capable souvent d'arrêter l'évolution de la maladie.

# CHAPITRE XVIII

## MALADIES CHRONIQUES DE L'UTÉRUS ET DE SES ANNEXES.

### TROUBLES DE LA MENSTRUATION.

Quand on veut appliquer l'hydrothérapie chez la femme, il faut tenir compte des états physiologiques et pathologiques qui lui appartiennent en propre et qui nécessitent une ligne de conduite et une intervention spéciales. Les fonctions menstruelles, la lactation et la grossesse obligent le médecin à introduire dans le traitement des diverses maladies, chez la femme, des modifications qu'il est important de bien connaître. Ces modifications sont à la fois relatives à l'hygiène et à la thérapeutique. Nous allons essayer de les indiquer, en recherchant tout d'abord la part qui revient à la menstruation.

L'hydrothérapie est un moyen thérapeutique de premier ordre, contre les perturbations fonctionnelles qu'éprouvent les jeunes filles à l'âge de puberté. Elle favorise l'apparition des règles et concourt ainsi à la disparition d'accidents provoqués par l'établissement de ces fonctions et au rétablissement de la santé.

Au moment de la ménopause, l'hydrothérapie, en donnant à la peau une suractivité fonctionnelle susceptible de se substituer, dans une certaine mesure, à la grande fonction qui va disparaître, et en corrigeant les troubles nerveux et circulatoires divers auxquels donne naissance la suppression de cette fonction, permet à la femme de traverser, sans accidents, cette époque critique.

On voit donc qu'au début, comme à la fin de la vie utérine, l'hydrothérapie peut jouer un rôle important dans l'hygiène de la femme. Dans la période intermédiaire, lorsque la fonction se fait normalement, son intervention est moins utile, mais néanmoins la méthode est parfaitement applicable pendant l'époque menstruelle.

Lorsque la femme est bien portante, si le procédé est bien choisi et bien appliqué, il est possible d'affirmer que l'hydrothérapie est inoffensive pendant les règles. Il est incontestable que si l'on est en présence d'un système nerveux utérin très ébranlable, et que l'on fasse une application froide trop violente et trop prolongée, il peut survenir des accidents, dont le principal est la suppression du flux menstruel. Mais, dans ce cas, ce n'est pas la méthode qui est en défaut, c'est l'opérateur qui est seul coupable.

Même au point de vue des applications hygiéniques de l'hydrothérapie, il y a des règles qu'il faut savoir respecter. Ainsi l'on ne doit jamais, hygiéniquement parlant, soumettre la femme à une première application froide le jour où les menstrues apparaissent. Si la femme est très impressionnable, alors même qu'elle est habituée à l'eau froide, il est préférable de lui faire suspendre les applications hydrothérapiques pendant la période menstruelle. Lorsque sa santé est satisfaisante, elles sont inutiles; en outre, si elles sont mal faites elles peuvent être nuisibles. Mieux vaut donc s'abstenir; toutefois, nous devons ajouter que si l'on emploie une douche générale courte, et si l'on a soin de mouiller également et légèrement tout le tégument externe, on n'expose la femme à aucun danger. Par surcroît de prudence, on peut élever légèrement la température de l'eau, afin d'atténuer l'impression du froid.

En procédant ainsi, depuis l'âge de la puberté, jusqu'à l'âge critique, à moins bien entendu de conditions spéciales, on ne court aucun risque, surtout si l'on a soin de ne faire les applications que lorsque l'écoulement sanguin est régulièrement établi. Quelquefois, en effet, surtout chez les dysménorrhéiques, il est bon de laisser le flux menstruel s'établir tranquillement.

Si le traitement a été suspendu dans les premiers jours de l'époque cataméniale, il est inutile d'attendre, pour le reprendre, que les règles aient entièrement disparu. Chez certaines femmes l'écoulement sanguin se prolonge pendant un temps très long et comme, à cette époque, la congestion utérine peut plus facilement disparaître sous l'influence des douches que dans le courant du mois, il est utile d'intervenir, pour la combattre avant que le sang ait cessé de couler. Cette indication thérapeutique convient surtout aux femmes sujettes aux congestions de la matrice.

Si la fonction menstruelle est troublée, si les règles sont douloureuses ou difficiles, si le sang est supprimé, diminué, ou coule en trop grande abondance, l'hydrothérapie peut être fort utile ; alors elle n'agit plus comme agent hygiénique, mais bien comme agent thérapeutique, et elle joue le rôle d'un modificateur puissant. Nous étudierons tout à l'heure cette question ; auparavant, nous devons dire un mot de l'emploi de l'hydrothérapie chez la femme enceinte et chez les nourrices.

Une femme grosse peut-elle être soumise aux applications froides? En nous plaçant au point de vue strictement hygiénique, et quand la femme est bien portante, on peut déclarer que l'hydrothérapie est inutile. Cependant il est des cas où l'on peut faciliter le développement de la grossesse par l'usage des piscines ou des douches tempérées, et même par certaines applications froides, à la condition que ces dernières soient légères et ne provoquent pas de violents mouvements de réaction.

En tout cas, ce qu'il faut savoir, c'est que la grossesse n'est pas une contre-indication à l'hydrothérapie. Il y a quelques années, on n'aurait pas osé, retenu par certains préjugés, donner une douche à une femme enceinte. Mais l'expérience nous a démontré que ce préjugé n'avait aucune raison d'être. Nous douchons couramment un grand nombre de femmes grosses, et non seulement nous n'avons jamais constaté aucun inconvénient, mais, au contraire, nous n'avons eu qu'à nous louer de notre conduite.

On sait, en effet, que la grossesse est susceptible d'engendrer de nombreux états pathologiques ; elle s'accompagne souvent de dyspepsie, de vomissements ; elle peut amener certains états nerveux qui sont fréquemment le début de névroses interminables et se présenter, même dès l'origine, chez certaines femmes, avec des phénomènes non équivoques de chloro-anémie. Tous ces désordres cèdent parfois assez facilement à l'usage méthodique des douches, des affusions ou des lotions froides. Il est bien entendu que les procédés doivent être choisis avec soin et que leur application doit être surveillée de près. En suivant cette ligne de conduite, on permettra à un grand nombre de femmes d'arriver sans accident au terme de leur grossesse. Aussi n'hésitons-nous pas à conseiller l'hydrothérapie à toutes les femmes nerveuses qui deviennent enceintes. Grâce à son intervention elles pourront traverser toute la période de grossesse sans accident et arriver à terme dans les conditions les plus favorables.

La lactation n'est pas non plus une contre-indication aux applications froides. Celles-ci sont même souvent conseillées, et avec juste raison, aux personnes que la lactation affaiblit et épuise, et qui veulent néanmoins continuer de nourrir. Elles ont pour effet de tonifier l'organisme et d'augmenter la sécrétion lactée. Le seul inconvénient à redouter, c'est la réapparition anticipée de l'écoulement menstruel. Pour s'opposer à un trop prompt retour des règles, il faut éviter de donner la douche sur les reins, manœuvrer avec légèreté sur les parties inférieures du corps et agir de préférence sur la partie supérieure, en employant des douches à percussion légère, des affusions ou de simples lotions. Sous l'influence de ces pratiques, les femmes affaiblies par la grossesse et l'allaitement reprennent vite leurs forces, la sécrétion du lait augmente et l'organisme entier se reconstitue.

Il nous reste à nous occuper du rôle de l'hydrothérapie dans le traitement des perturbations menstruelles.

### AMÉNORRHÉE.

La suppression de la menstruation résultant de la faiblesse générale de la femme et de l'inertie fonctionnelle de l'utérus est du ressort de l'hydrothérapie.

Normale pendant la grossesse et l'allaitement et figurant parmi les préliminaires de la ménopause, elle ne comporte aucune prescription thérapeutique. Si elle apparaît symptomatique d'autres maladies, elle participera aux indications de ces états pathologiques, le plus ordinairement reliés à quelque altération morbide de l'appareil utérin. C'est ce qui arrive dans les vices de conformation et surtout dans les lésions organiques des ovaires. Quant aux maladies chroniques, où l'irrégularité menstruelle aboutit à une suppression persistante des règles, c'est principalement dans les maladies nerveuses, dans celles qui modifient la sanguification, comme l'anémie et la chlorose, dans certaines cachexies, intoxications ou diathèses, qu'on la rencontre; et toujours, dans ces maladies, les troubles menstruels, qui ne sont que la conséquence de la débilité de l'organisme, pourront céder aux moyens que l'hydrothérapie met à notre disposition. L'aménorrhée, qui existe parfois chez des femmes en apparence pléthoriques, doit être considérée comme un phénomène d'asthénie, et la congestion utérine qui l'accompagne n'en est que l'expression morbide.

Le traitement doit s'inspirer des variétés d'aménorrhée auxquelles il s'appliquera. S'il existe de l'anémie ou une pléthore qui n'est qu'apparente, il faut relever les forces ; mais dans le cas où des fluxions répétées auront prédisposé l'utérus à devenir un centre d'appel, ou un foyer d'irradiation de *molimens* sanguins, les indications et les procédés différeront à l'avenant.

Le meilleur procédé pour combattre l'aménorrhée est la douche mobile, courte, froide et à percussion assez énergique. Il est nécessaire de mouiller rapidement toute la surface du corps, en insistant toutefois sur les reins, le siège et les parties inférieures, au détriment des parties supérieures. Malgré ses effets excitants et reconstituants, la douche en pluie est moins efficace, parce qu'elle provoque dans les régions supérieures un appel de sang qui peut entraver le rétablissement des règles. L'immersion est un procédé incertain dans ce cas, parce qu'il provoque un refoulement considérable du sang dans les organes internes.

Si la matrice devient un centre d'appel et que le molimen hémorrhagique se produise sans donner lieu à un écoulement de sang, il faut aider l'action de la douche mobile. Les bains de siège froids à eau courante et de courte durée ou les bains de siège chauds et froids sont indiqués dans ce cas ; il en est de même des douches utérines froides dirigées sur le col, à percussion légère et très courtes. On aura aussi recours à la douche de vapeur, à la douche chaude et aux pédiluves chauds à eau courante, immédiatement suivis d'une douche générale. La douche chaude, employée pour provoquer le retour des règles, devra être dirigée sur la partie interne et antérieure des cuisses ; la température de l'eau augmentera progressivement ; l'application sera prolongée et se terminera par une courte aspersion d'eau froide sur les parties préalablement chauffées. Dans les cas où le moliment hémorrhagique semble arrêté dans son évolution par le spasme des vaisseaux, on emploiera le col de cygne dirigé sur la colonne vertébrale, et surtout le sac à glace de Chapman qu'on laissera appliqué sur la région lombaire pendant une heure ou deux, selon les cas. Ce procédé exerce, par l'intermédiaire des nerfs vaso-moteurs, une action dilatatrice sur les vaisseaux et rend, par suite, la circulation du sang plus libre et plus régulière. Cet effet paralytique s'étend jusqu'aux nerfs vasculaires des pieds et se manifeste par un accroissement de chaleur dans ces extrémités. C'est un avantage qui peut être utilisé chez les femmes aménorrhéiques qui se plaignent d'un froid aux pieds continuel. On pourra aussi recourir, pour lutter contre l'état spasmodique, aux bains de siège tièdes prolongés et à la douche tempérée dont on pourra modifier la température selon les circonstances.

## DYSMÉNORRHÉE.

Par *dysménorrhée*, il faut entendre une menstruation difficile ; les phénomènes morbides qui signalent ou accompagnent cet état pathologique s'observent principalement chez les jeunes filles ou chez les femmes qui n'ont pas été enceintes.

La dysménorrhée, du moins la dysménorrhée essentiellement fonctionnelle ou *idiopathique*, est caractérisée par la lenteur et la difficulté avec lesquelles s'établit l'écoulement menstruel, par l'irrégularité de sa marche et par le développement de douleurs dans le système utérin, pouvant retentir également dans d'autres appareils de l'organisme. Ces douleurs augmentent sans cesse et ne sont apaisées qu'au moment où le flux sanguin apparaît.

La nature de la dysménorrhée se différencie selon les causes qui la déterminent. On admet une dysménorrhée nerveuse, spasmodique et hystériforme, et une dysménorrhée sanguine, vasculaire ou congestive. Dans la première, c'est la douleur qui prédomine; la congestion l'emporte dans la seconde. Selon Aran, les troubles de l'innervation pelvienne ou générale, beaucoup plus qu'une localisation exclusive dans l'utérus, donnent la signification de la dysménorrhée nerveuse, coïncidant avec un tempérament favorable au développement des névropathies et de l'hystérie.

Au contraire, les lésions de l'utérus et des ovaires, surtout de l'ovaire gauche, sont appréciables dans la dysménorrhée congestive, laquelle, soit dit en passant, comme l'aménorrhée congestive, se rencontre plus rarement chez les femmes pléthoriques que chez les femmes anémiées. Ici encore, les affections générales ou diathésiques peuvent compliquer l'état morbide; il faut alors joindre au traitement de la dysménorrhée les applications générales que l'hydrothérapie met à notre disposition pour combattre l'influence des maladies diathésiques.

Les symptômes de la dysménorrhée empruntent leur forme à l'origine nerveuse ou congestive de cette affection, et l'on doit tenir compte de cette distinction pour établir et réglementer le traitement hydrothérapique.

Lorsque la dysménorrhée est escortée de troubles nerveux et

qu'elle est dominée par de l'hystéralgie, il faut d'abord recourir aux applications sédatives, si l'excitation nerveuse est générale, et aux applications analgésiques si les phénomènes douloureux prédominent.

Contre la dysménorrhée de nature congestive, le traitement est identique à celui de l'aménorrhée de même origine. Ainsi l'on emploiera la douche mobile, courte, froide et spécialement dirigée sur les reins, sur le siège et sur les parties inférieures. Le bain de siège froid à eau courante est très efficace, surtout quand il a été précédé d'un bain de siège chaud prolongé. On se trouvera bien aussi de l'emploi des douches chaudes sur la partie interne des cuisses, des bains de pieds chauds administrés avant la douche mobile, dans certains cas des douches tempérées et des autres moyens destinés à faciliter l'apparition des règles.

Chez les femmes dysménorrhéiques, l'intervention de l'hydrothérapie pendant la période cataméniale est nécessaire.

En parlant du rôle hygiénique de l'hyrothérapie pendant les règles, nous avons reconnu qu'il était inutile d'intervenir à ce moment sans nécessité, surtout chez les femmes très nerveuses. Au point de vue de l'hygiène, cette réserve est naturelle et légitime; au point de vue thérapeutique, et surtout chez les femmes dysménorrhéiques, l'expérience n'est pas favorable à l'abstention. Les malades souffrent parce que la circulation est troublée, et l'on sait que les phénomènes douloureux sont apaisés quand l'écoulement menstruel s'effectue. Il faut donc, pour ramener ce calme, faciliter cet écoulement. Nous avons donné notre préférence, dans ce but, à la douche froide. On pourra cependant, si l'état de la malade l'exige, employer concurremment la douche chaude dirigée sur les parties inférieures, et les bains de pieds chauds à eau courante. Mais, nous le répétons, c'est la douche mobile, froide et courte, qui, dans l'espèce, rendra le plus de services.

Dans les cas, rares d'ailleurs, où la dysménorrhée dépend d'une simple névralgie et particulièrement de la névralgie lombo-sacrée, la douche écossaise localisée sur les points douloureux et suivie d'une douche froide générale produit toujours de très heureux effets.

Quand la dysménorrhée est liée à un état organique, l'hydrothérapie est inutile; c'est aux procédés chirurgicaux qu'il faut recourir.

## MÉNORRHAGIE — MÉTRORRHAGIE — HÉMORRHAGIES UTÉRINES.

La *ménorrhagie* répond à une exagération du flux menstruel. La *métrorrhagie* en est indépendante, et l'on comprend communément sous le nom d'*hémorrhagie utérine*, toute évacuation anormale et surabondante de sang de l'utérus, en dehors de l'état de grossesse. Il n'est pas besoin de faire ressortir la différence qui existe entre les pertes sanguines survenant chez la femme après ses couches, et celles qui succèdent aux congestions utérines survenant en dehors de la gestation. La métrorrhagie, la plus commune des hémorrhagies auxquelles les femmes sont sujettes, prend évidemment une place importante dans toutes leurs affections soit comme symptôme, soit comme complication d'un état local ou général. Nous insisterons spécialement sur ce qu'on entend par métrorrhagie *essentielle*, à laquelle prédispose l'orgasme périodique et physiologique des règles, de la puberté à l'âge critique. Chez beaucoup de femmes, la métrorrhagie est due à une aptitude individuelle et héréditaire. La faiblesse de la constitution, innée ou acquise, la prédominance du tempérament nerveux et une certaine irritabilité de tout le système utérin influent sur elles davantage que l'état pléthorique, qui est rarement observé dans ce processus. Dans ce dernier cas, les hémorrhagies utérines ont un caractère sthénique ; mais il est plus ordinaire de rencontrer des hémorrhagies passives, en rapport avec un appauvrissement constitutionnel, avec la chloro-anémie, par exemple.

Rare chez les jeunes filles nubiles, plus fréquente à l'âge de l'activité sexuelle, c'est surtout à l'approche de la ménopause que la métrorrhagie est commune. Les émotions morales vives, les excès sexuels, une vie sédentaire, des exercices violents, etc., favorisent son apparition. Les drastiques, les emménagogues, le traumatisme, l'influence des climats chauds et l'usage immodéré des bains peuvent produire la métrorrhagie active.

La constatation de la métrorrhagie n'a rien de difficile. Le point capital est de bien établir si la perte utérine est ou n'est point symptomatique.

Il faut distinguer aussi l'hémorrhagie active ou sthénique de la métrorrhagie passive ou asthénique. Or cette dernière, la plus fréquente, est déplétive, dégagée de tout signe de pléthore ocale, sans molimen hémorrhagique et, en général, liée à une disposition constitutionnelle, traduite par de l'adynamie ou au moins de l'atonie générale.

Chez la jeune fille et même chez la femme, la métrorrhagie accuse une fâcheuse tendance aux congestions utérines, par suite à l'avortement et même aux lésions organiques de la matrice.

A l'âge critique, c'est toujours un accident sérieux, dont il convient de se préoccuper.

Il peut se faire que l'affaiblissement consécutif à la métrorrhagie ne soit pas toujours en rapport avec la perte de sang. Cependant, quand les hémorrhagies utérines se multiplient ou se prolongent, on voit les femmes pâlir, maigrir et perdre leurs forces ; en même temps le sang devient moins coloré, presque séreux, et tous les caractères d'une cachexie grave se réunissent pour assombrir le pronostic et réclamer une intervention thérapeutique prompte et effective.

L'eau froide est un des moyens hémostatiques les plus puissants, mais les médecins ne sont pas tous d'accord sur la manière dont il faut l'employer et sur le choix du procédé. Les uns veulent qu'on fasse intervenir l'hydrothérapie pendant la période hémorrhagique, les autres repoussent l'emploi de l'eau froide pendant cette période et ne l'acceptent que comme un moyen purement préventif. Cette divergence d'opinions est justifiée par les faits, et nous avons hésité longtemps avant de prendre un parti définitif. Aujourd'hui qu'une pratique variée nous a fourni tous les éléments qu'exige la solution d'une question aussi délicate, nous reconnaissons que chacune des méthodes peut rendre des services ; seulement il importe de savoir dans quelles circonstances il faut employer l'une plutôt que l'autre.

Lorsque la métrorrhagie est permanente et que l'écoulement de sang est assez abondant pour exposer la femme à un danger sérieux, l'hésitation n'est plus permise : il faut recourir à l'hydrothérapie et employer l'eau froide pendant la période hémorrhagique.

Si la ménorrhagie dépend d'une atonie des nerfs vaso-moteurs, comme on l'observe chez des chlorotiques très affaiblies qui ont le système utérin irritable, il est aussi préférable d'intervenir pendant la période cataméniale. Nous devons cependant reconnaître que les applications froides, pratiquées seulement en dehors de la période hémorrhagique, ont souvent donné de bons résultats.

Par contre on ne doit pas intervenir pendant l'écoulement sanguin quand on n'a pas à craindre de désordres graves ; on doit s'abstenir également lorsque la malade est très impressionnable, très nerveuse et qu'on redoute, par répercussion, des poussées congestives du côté du cerveau, des poumons et du cœur.

Telles sont les considérations dont il faut tenir compte avant de commencer le traitement. Il nous reste à faire connaître quels sont les procédés hydrothérapiques qui conviennent dans tous les cas. On peut le plus souvent essayer tout d'abord la douche froide en pluie. Par la réaction violente qu'elle provoque dans les parties supérieures du corps, elle produit dans cette région une révulsion qui contrebalance et peut annihiler la fluxion hémorrhagique dont la matrice est le siège ; l'application doit être courte et énergique. Si la malade est très impressionnable, on débutera par des applications froides plus légères et moins excitantes; dans ce but, on trouvera dans la douche mobile, promenée rapidement sur la partie supérieure du tronc et le long des bras, un excellent auxiliaire.

Le sac à eau chaude de Chapman peut aussi rendre de bons services contre la ménorrhagie. On sait qu'il se compose de deux conduits verticaux communiquant en haut et en bas par deux conduits horizontaux et laissant entre eux un espace vide. On place ce sac de manière que cet espace vide corresponde aux apophyses épineuses des vertèbres et que les conduits verticaux, préalablement remplis d'eau bouillante, soient exactement appliqués sur les parties latérales de la région lombaire de la colonne vertébrale. Ce sac, qui est tout entier en caoutchouc, peut rester en place dix minutes ou un quart d'heure. D'après le Dr Chapman, il agirait sur les ganglions lombaires en les excitant et en provoquant une suractivité des filets nerveux qui partent de ces ganglions et qui vont se distribuer dans la matrice. Sous l'influence de cet accroissement fonctionnel, les nerfs vaso-moteurs de cet organe provoqueraient un spasme vasculaire et, par suite, une suspension de l'hémorrhagie. Les douches vaginales très chaudes produisent le même effet et sont employées avec autant de succès.

La douche en pluie, le sac à eau chaude et la douche vaginale chaude rendent certainement de réels services dans les hémorrhagies, mais nous préférons à ces procédés les bains de pieds froids à eau courante, administrés à l'aide d'appareils spéciaux qui permettent d'envoyer un certain nombre de jets d'eau froide sur la plante des pieds. Au début du traitement, la durée de ces pédiluves ne doit pas dépasser quelques secondes ; dans ces limites, son action thérapeutique est assez puissante pour produire, dans les parties inférieures du corps, des contractions très appréciables, surtout dans les mollets et la partie antérieure des cuisses ; ces contractions se manifestent aussi dans la matrice et elles sont parfois assez énergiques pour faciliter l'expulsion de caillots de sang contenus dans les parties génitales. Ce spasme, développé par l'impression de l'eau froide, est parfois très douloureux ; et, après avoir parcouru cet arc excito-moteur qui va de la plante des pieds à la matrice, en passant par les cellules médullaires, il se manifeste dans les nerfs vaso-moteurs de l'utérus et détermine un resserrement vasculaire qui arrête l'hémorrhagie. Ordinairement après quelques applications, l'accident est conjuré. En continuant l'usage de ces pédiluves que l'on fait suivre d'une douche froide générale, le système névro-vasculaire qui joue un rôle si important dans ces hémorrhagies finit généralement par acquérir une tonicité réelle qui lui faisait défaut et concordant du reste, avec la restauration des forces de l'organisme.

Quand les malades sont trop faibles pour être transportées ou pour marcher, nous employons un sac à glace vaginal que nous avons fait construire à cet effet et qui nous a rendu de très grands services. Ce petit appareil, en caoutchouc, a la forme et les dimensions d'un spéculum, et est facilement introduit dans le vagin à l'aide d'une tige rigide. On le remplit préalablement de petits morceaux de glace et, après l'avoir fermé, on l'introduit de quelques centimètres dans le vagin. Quelques minutes suffisent pour produire l'action hémostatique ; mais comme cet effet n'est que momentané, il faut renouveler l'application jusqu'à ce qu'on ait tari l'écoulement du sang.

Cette pratique ne s'adresse qu'aux fortes hémorrhagies. Quand la ménorrhagie est peu intense, quelques applications froides suffisent souvent pour arrêter l'écoulement sanguin sans qu'il soit nécessaire de recourir aux procédés que nous venons d'indiquer.

Chez les femmes sujettes aux ménorrhagies, les frictions avec un drap mouillé, la douche froide en pluie et en jet, les bains de pieds froids à eau courante peuvent être employés jusqu'au jour présumé de l'apparition des règles. A ce moment, quand la gravité de la situation ne commande pas l'intervention de l'hydrothérapie, nous suspendons le traitement que nous recommençons aussitôt après la cessation de l'écoulement sanguin. En agissant ainsi, on relève les forces de l'organisme, on donne à la circulation cutanée une activité plus grande, et on rend aux vaisseaux utérins la tonicité qui leur est nécessaire, et dont l'absence était la cause des hémorrhagies.

### MÉNOPAUSE.

L'époque de la cessation des règles, *ménopause*, *âge critique*, *âge de retour*, amène quelquefois une modification salutaire dans la santé de certaines femmes, et notamment de celles chez lesquelles une menstruation abondante n'était pas en harmonie avec les forces générales de l'organisme. Mais il n'en est pas toujours ainsi. Tant que les phénomènes qui escortent l'âge critique restent dans les bornes de la condition physiologique, l'observance d'une sage hygiène suffit. Il n'en est pas de même quand des irrégularités menstruelles se prononcent et se manifestent sous forme de métrorrhagies. La pléthore se localise aux vaisseaux du bassin, ou s'exprime d'une manière générale par des bouffées de chaleur à la tête, des sueurs profuses, des palpitations, etc.; parfois encore, en place de congestion, c'est une métrite chronique qui élit domicile. Chez quelques femmes, les névropathies éclatent avec intensité; chez d'autres on voit se déclarer, à cette époque, des affections diathésiques qui sommeillaient jusque-là ou qui avaient disparu pendant l'activité sexuelle.

Toutes ces considérations méritent l'attention du médecin qui est souvent consulté sur le mode de régime et l'hygiène qu'il convient de suivre pour prévenir les incommodités ou les accidents menaçants de la ménopause. L'hydrothérapie sera presque toujours utile dans ces cas, mais il faut qu'elle soit administrée avec prudence et habileté et que le choix des procédés soit bien adopté à la nature des phénomènes prédominants. Les considérations que nous avons exposées en parlant des métrorrhagies, des maladies diathésiques et des névroses générales pourront dans ce but être mises à profit, et le lecteur y trouvera tous les éléments d'un traitement méthodique et rationnel.

### AFFECTIONS CHRONIQUES DE L'UTÉRUS ET DE SES ANNEXES.

Le rôle de l'hydrothérapie dans la thérapeutique des maladies utérines est très considérable, et nous pouvons dire, avec les auteurs qui ont décrit ces maladies, que, sans elle, il est difficile de conduire à bonne fin la cure de la plupart de ces affections. Toutefois; il importe de bien préciser ses indications et ses contre-indications, car elle peut, lorsqu'elle est employée d'une manière inopportune ou empirique, provoquer des accidents sérieux et compromettre la santé des malades.

Disons tout d'abord qu'il est nécessaire d'éliminer des applications de l'hydrothérapie toutes les affections inflammatoires aiguës de l'appareil utérin, ou celles mêmes qui, dans les maladies chroniques, gardent un caractère d'acuité ou une tendance aux redoublements d'inflammation. Nous en dirons autant des affections décrites sous le nom de néoplasmes utérins et qui comprennent les tumeurs fibro-musculaires, les polypes fibreux et muqueux, les carcinomes, certaines lésions organiques et enfin les diverses tumeurs pelviennes qui appartiennent à la catégorie des tumeurs ovariques et participent de leur nature. Dans ces divers cas ce n'est qu'à titre de palliatifs ou de reconstituants que les moyens hydrothérapiques, maniés avec prudence, peuvent venir en aide à ce qu'on entend par traitement médical des tumeurs de l'utérus et de ses annexes. Mais ce sont là des indications exceptionnelles et qui relèvent de la sagacité et de l'expérience de celui qui est appelé à décider si l'eau froide doit être employée en pareille occurrence.

## AFFECTIONS UTÉRINES PROPREMENT DITES.

### CONGESTION UTÉRINE.

On comprend que, tous les mois, le système utérin, devenant le siège d'une congestion physiologique temporaire qui caractérise les règles, les phénomènes de cet afflux de sang menstruel puissent, dans certains cas, ou dépasser l'activité normale en se prolongeant outre mesure, ou se répéter avec trop d'intensité; il en résulte alors une véritable fluxion morbide.

La fluxion utérine n'est point particulière aux femmes qui ont conçu; on la rencontre aussi chez les jeunes filles, provoquée par des difficultés de la menstruation; elle est assez fréquente également à l'époque de la ménopause. Des causes variées, locales ou générales, une fatigue, un choc, des émotions morales, peuvent développer, isolément ou concurremment, ce désordre pathologique.

Lorsque le mouvement fluxionnaire ainsi produit dans l'appareil utérin devient chronique, il aboutit nécessairement à la congestion et peut provoquer en même temps l'engorgement et l'hypertrophie de la matrice. Des hémorrhagies menstruelles abondantes signalent les symptômes de fluxion, et bientôt il y a dérangement des règles. Les signes de cet état morbide sont trop connus pour que nous nous y arrêtions; mais ce qu'il importe de savoir, c'est que la répétition de ce mouvement fluxionnaire exagéré, soit qu'il ne se manifeste que pendant les règles, soit que diverses causes le rappellent et l'entretiennent dans l'intervalle des époques menstruelles, amène bientôt l'appauvrissement du sang, l'anémie et la débilité. C'est le fait de toutes les congestions viscérales, mais la congestion utérine produit ces funestes effets avec un enchaînement fatal.

La persistance et une grande difficulté à la résolution spontanée s'imposent dans l'appréciation de la gravité des congestions utérines. Aran a dit, avec raison, que la congestion l'emporte sur l'inflammation dans les altérations morbides de l'utérus; et, au point de vue de la chronicité, c'est bien là le caractère prédominant qui doit guider les applications du traitement. Aussi, qu'elle soit idiopatique on symptomatique, du moment où la congestion utérine affecte le type passif, il faut lui opposer une énergique révulsion, et l'hydrothérapie réalise ce but de la manière la plus efficace. Elle a surtout pour effet de rendre aux vaisseaux la tonicité qui leur manque et de réagir à la fois, dans un sens de déplétion et de reconstitution, sur la circulation utérine et sur la circulation générale, trop souvent solidaires l'une de l'autre.

C'est, en général, aux effets reconstituants de l'hydrothérapie qu'il faut recourir pour combattre les congestions utérines passives compliquées d'hémorrhagies. Les douches générales en pluie et en jet, les frictions avec le drap mouillé peuvent être utilisées avec un grand avantage, et il importe, au moins au début du traitement, de ne pas localiser les applications hydrothérapiques sur la région du bassin; on devra, en conséquence, insister spécialement sur l'usage de la douche en pluie qui exerce une action tonique incontestable et qui, en agissant sur les parties supérieures du corps, a l'avantage de déterminer une révulsion capable de contre-balancer la fluxion utérine. Ainsi donc, reconstitution générale, fluxion compensatrice de la surface cutanée, tels sont les effets que l'on doit rechercher à l'aide des applications froides.

La congestion utérine peut être essentielle et se renouveler deux fois par mois, au moment des règles d'abord, puis deux semaines après environ, donnant lieu parfois à un écoulement sanguin qui constitue ce qu'on peut appeler les règles de quinzaine. Cet état morbide qui ordinairement se traduit par un écoulement sanguin plus ou moins abondant, peut également se manifester par de la douleur dans le plexus iléo-lombaire. Il est merveilleusement modifié par l'hydrothérapie surtout quand elle intervient au moment de l'écoulement. La douche mobile à température variable et parfois exclusivement froide est le modificateur hydrothérapique le plus utile; mais il faut qu'il soit manié avec une grande habileté, car chaque cas particulier exige un mode opératoire spécial.

Il convient de remarquer que la ménorrhagie ne constitue pas le signe exclusif de la congestion utérine. Il est des cas où, si les douleurs caractéristiques du molimen sanguin marquent les époques des règles, celles-ci peuvent manquer tout à fait ou ne consister qu'en un très petit écoulement de sang ; en tout état de choses, elles deviennent rares et fort irrégulières. La dysménorrhée congestive se caractérise de cette façon par une diminution dans la quantité du sang menstruel.

La congestion utérine est souvent symptomatique d'altérations de l'utérus : présence d'un corps fibreux, maladies des trompes, etc. D'ordinaire, le raptus sanguin observé sur l'utérus ou ses annexes est plutôt secondaire que symptomatique. C'est contre la congestion idiopathique, que les procédés dont nous disposons s'emploieront avec le plus d'utilité et de succès ; à elle seule en effet, elle peut débiliter l'organisme et, en altérant les fonctions de l'appareil utérin, devenir le point de départ de diverses désorganisations. En outre, elle est souvent la traduction d'un l'état diathésique constitutionnel.

## ENGORGEMENT DE L'UTÉRUS.

De toutes les complications de la congestion chronique, celle qu'on rencontre le plus souvent, et qu'il est nécessaire de combattre par des moyens résolutifs, est l'engorgement. Il ne faut pas confondre l'engorgement de l'utérus avec l'hypertrophie, ainsi que le font quelques auteurs. Nous reconnaîtrons, avec MM. Pozzi et Labadie-Lagrave, l'existence d'un état morbide spécial dans l'engorgement, et, comme eux, nous nous proposerons, à l'aide de l'hydrothérapie, de favoriser la résorption des liquides infiltrés dans les mailles du tissu normal de l'utérus.

On s'attachera, dans cette pratique, à la donnée de l'engorgement simple et existant en totalité, celle de l'engorgement isolé se reliant à d'autres affections et à une symptomatologie différente. Toutefois, si l'engorgement de l'utérus proprement dit apparaît seul et spontanément chez beaucoup de femmes, on le constate aussi concurremment avec la congestion, avec l'hypertrophie, ou bien associé à l'inflammation chronique. En pareil cas, il est subordonné à la marche de ces différents états morbides initiaux.

De toutes les causes de l'engorgement simple, les plus actives sont les anomalies de la menstruation, surtout celles qui tiennent à une flexion de la matrice, si légère qu'elle soit. Les accouchements ou les avortements répétés, l'abus des plaisirs vénériens, les excès de coït, etc., peuvent entraîner le développement des engorgements utérins ; mais il n'est pas douteux que les diathèses arthritique, herpétique, scrofuleuse, n'interviennent en majeure partie dans l'étiologie de l'engorgement, alors même que cet état morbide soit dû à des causes efficientes bien déterminées et bien connues.

Des signes et des moyens de constatation de l'engorgement, nous n'avons pas à faire ressortir d'autres notions que celles qui ont cours en médecine. Nous allons donc aborder la question du traitement. Et d'abord nous devons dire que la période de la vie sexuelle chez la malade influera beaucoup sur les résultats de la médication. Plus on aura à compter sur l'activité des fonctions utérines, plus rapide sera la résorption des liquides interposés aux éléments organiques normaux. On ne soumettra pas aux mêmes prescriptions les malades de l'âge critique et celles qui ont encore la plénitude de leur activité utérine.

Dans les cas où nous devons intervenir, ce qu'il importe, c'est : 1° de lutter contre les causes d'hyperhémie et de faciliter la résorption de l'engorgement ; 2° de combattre les influences diathésiques qui ont développé ou entretenu cet état morbide ; 3° si ces indications ne peuvent être remplies, en raison du degré d'intensité de l'affection ou pour d'autres motifs, de chercher, par tous les procédés appropriés, à modifier les conséquences de l'engorgement les plus difficiles à supporter, telles que la douleur, la constipation, l'inaptitude à la locomotion et les nombreux troubles nerveux qui escortent cette maladie.

L'hydrothérapie répond à ce programme, et nous allons indiquer comment il convient de l'appliquer.

Si la malade supporte difficilement l'eau froide et réagit mal, il est indispensable de commencer par des douches, des frictions ou des lotions tempérées. Si ces applications sont insuffisantes, il faut, par des applications préalables de calorique, préparer le tégument externe à l'action de l'eau froide qui est très efficace, mais dont l'emploi intempestif aurait pour conséquence de refouler le sang dans les parties profondes et d'aggraver la maladie.

La douche froide et la friction avec le drap mouillé fortement tordu, malgré les avantages qu'on en retire souvent, sont parfois insuffisantes. Dans ce cas, il faut adjoindre aux douches froides certaines applications du calorique et recourir, en même temps, aux bains de siège à eau courante, froids ou alternatifs, et aux douches utérines. Parmi les applications du calorique mises en usage, il faut citer les douches chaudes, les maillots et l'étuve à la lampe. Le maillot et surtout le demi-maillot ainsi que l'étuve à la lampe, quand on veut provoquer une transpiration abondante, comme dans l'herpétisme et l'arthritis, sont très utiles; mais nous leur préférons cependant la douche chaude, la douche écossaise et la douche alternative qui ne soulèvent pas les contre-indications du maillot et de l'étuve et qui sont tout aussi efficaces.

C'est en agissant sur la circulation générale et sur l'innervation, c'est en accélérant les échanges organiques que les douches froides ou les frictions mouillées font disparaître les engorgements de la matrice. Il y a des cas où il est nécessaire de compléter leur effet thérapeutique en employant, concurremment avec elles, les bains de siège à eau courante, froids ou alternatifs. Ces bains produisent un effet résolutif incontestable. Quand l'eau qui les alimente est froide, il faut que l'application soit courte, surtout au début du traitement; on pourra en prolonger la durée quand la malade sera bien acclimatée, afin de rendre l'action de l'hydrothérapie plus énergique et ses effets résolutifs plus marqués. Si la malade ne peut supporter l'eau froide, il faut alors employer le bain de siège alternatif.

Quand à ces applications reconstituantes et résolutives de l'hydrothérapie on adjoint les cautérisations, il faut modifier la cure hydrique. Comme la malade qui a été cautérisée est condamnée au repos, nous supprimons toute application hydrothérapique pendant cette période, à l'exception, bien entendu, des injections vaginales tempérées qui calment l'irritation produite par la cautérisation. Puis, lorsque l'état de la malade le permet, c'est-à-dire, quand les effets directs de la cautérisation sont apaisés, on peut revenir, en suivant une progression graduelle dans l'application de l'eau froide, aux procédés employés avant l'opération.

L'engorgement de l'utérus est plus lent à disparaître que la congestion du même organe. Quelle que soit sa forme, qu'il soit ou non compliqué d'ulcérations du col, il est toujours difficile à guérir et nécessite, dans la plupart des cas, un traitement hydrothérapique assez prolongé; mais il cède le plus souvent à cette médication.

### MÉTRITE.

La métrite chronique, la seule forme d'inflammation de l'utérus dont nous ayons à parler, peut survenir d'emblée ; mais elle est souvent la conséquence d'accidents puerpéraux, de manœuvres obstétricales ou d'un traumatisme provoqué par des applications de pessaires, des cautérisations intempestives, ou des excès vénériens, commis surtout à l'époque menstruelle ou peu de temps après la parturition. Une série de congestions actives et le trouble des des règles qui signale cette hyperhémie rendent parfois obscure cette étiologie. Quoi qu'il en soit, il est à remarquer que l'utérus paraît s'enflammer chez les femmes à constitution appauvrie, à tempérament lymphatique, vouées à des influences d'affaiblissement physique et de dépressions morales. Il est aussi incontestable que les diathèses influent sur le développement et sur la durée de cette affection. Tous les praticiens ont assisté aux coïncidences des affections utérines, non seulement avec l'expression du vice arthritique ou herpétique, mais encore avec les manifestations de la chloro-anémie, de la scrofule, de la plupart des intoxications et des maladies infectieuses. Nous noterons encore, pour mémoire, que des inflammations déjà existantes dans les organes voisins, telles que l'ovarite, l'inflammation des trompes ou la salpingite, peuvent se propager à l'utérus.

Il est inutile d'entrer dans le détail des lésions de la phlogose utérine dont les diverses formes sont décrites dans les traités récents de gynécologie. Ce qui nous importe dans les signes de la métrite chronique, à peu près identiques à ceux de l'état aigu, c'est que les symptômes généraux prédominent alors sur ceux de l'affection locale, au point qu'il a pu en résulter pour les malades des méprises sur le siège ou la nature de leur maladie.

Des phénomènes locaux qui caractérisent la métrite chronique, nous n'avons pas à faire ressortir d'autres notions que celles qui ont cours dans les traités spéciaux, mais il importe d'attirer l'attention sur les symptômes généraux. Toujours sous la dépendance des fonctions d'innervation, ils se traduisent par des malaises, des des tiraillements dans les membres, dans la tête et le cou, par de la dyspepsie avec rapports, vomissements, tympanite ou constipation, par de la dyspnée, des palpitations, de l'hystéralgie et tout ce qu'embrasse l'état névropathique; la conception n'est plus possible et on peut constater, du côté de la vessie et du rectum, des symptômes de voisinage. L'état hémorrhoïdaire, en particulier, est surexcité par l'inflammation chronique de l'utérus.

Les gynécologistes et Aran le premier, ont proclamé l'hydrothérapie la clef de voûte du traitement de la métrique chronique, et notre expérience personnelle a confirmé en tout point cette assertion. Il y a déjà longtemps que les faits sont venus contredire de la façon la plus formelle l'opinion de Wirchow et de Scanzoni qui pensaient que les pratiques hydrothérapiques avaient pour effet de refouler vers les viscères intérieurs, et en particulier vers le système utérin, une partie du sang qui circule à la surface du tégument externe. Personne ne conteste assurément le caractère de rapidité de l'afflux sanguin de la peau vers les cavités splanchniques, que détermine une douche froide administrée méthodiquement et à une température relativement basse; mais cet effet est aussi passager que l'impression même du froid; un courant en sens inverse du premier se rétablit aussitôt la douche terminée, et l'on voit immédiatement apparaître une nouvelle congestion réactionnelle de la peau qui rappelle dans ses réseaux capillaires une quantité de sang plus abondante encore que celle qui a été refoulée dans les organes internes, lesquels se décongestionnent par conséquent à leur tour.

Dans la plupart des cas, c'est aux applications reconstituantes de l'hydrothérapie qu'il faut avoir recours; les frictions avec un drap mouillé fortement tordu, les douches froides générales en pluie et en jet, courtes et douées d'une certaine force de projection, sont les meilleurs procédés lorsque la métrite concorde avec l'appauvrissement du sang et l'affaiblissement des forces. A ces moyens on ajoute quelquefois la douche hypogastrique, la douche localisée plutôt sur les hanches que sur les reins, le bain de siège froid ou alternatif, et les douches utérines chaudes ou froides; mais il faut renoncer à l'intervention de ces modificateurs locaux si la matrice est le siège de poussées congestives actives; on doit même rechercher plutôt, dans ce cas, les effets sédatifs de l'hydrothérapie avec la douche à température et à pression variable.

Quand les procédés que nous venons d'indiquer sont insuffisants, il est permis de supposer que la métrite est entretenue par un état diathésique; l'herpétisme et l'arthritis figurent en première ligne parmi les états constitutionnels en relation avec cette affection; dès lors, il faut recourir aux moyens hydrothérapiques qui conviennent dans ces états. On pourra, dans ce sens, faire intervenir le calorique : les étuves, l'eau chaude appliquée méthodiquement, les maillots secs ou humides pourront être employés avec avantage. Mais nous pouvons dire que les douches chaudes et les douches de vapeur offrent plus de ressources et moins de contre-indications que les autres procédés et exercent sur la métrite une influence des plus heureuses.

Lorsque l'inflammation chronique de la matrice est accompagnée de troubles nerveux, il faut joindre au traitement local les applications conseillées contre les névroses. Le lecteur trouvera toutes les indications nécessaires à ce sujet dans le chapitre consacré aux maladies du système nerveux.

## CATARRHE UTÉRIN. — LEUCORRHÉE. — PERTES BLANCHES.

Le catarrhe utérin est l'exagération pathologique de la sécrétion muqueuse qui se relie à l'hyperhémie menstruelle, la précédant et augmentant alors qu'elle diminue. Toutes les causes morbifiques de modification dans la menstruation peuvent donc engendrer le catarrhe de l'utérus.

La stase sanguine dans les vaisseaux de la matrice se range parmi les causes occasionnelles du catarrhe; en effet des lésions même éloignées, comme les affections du cœur et du poumon, mettant obstacle au retour du sang dans le cœur droit, peuvent produire l'embarras de la circulation dans les veines de l'appareil utérin. D'autres fois la cause est plus rapprochée; la compression exercée sur les vaisseaux splanchniques par des tumeurs, ou par une accumulation de matières fécales dans le gros intestin, peut favoriser cette stase du sang. Le catarrhe utérin reconnaît encore pour causes les excès vénériens, l'abus ou la violence du coït, l'usage des pessaires, etc., et, comme toutes les affections de la matrice, il subit l'influence des diathèses, des intoxications et des infections.

Les symptômes de cette affection sont connus; l'écoulement morbide est le symptôme le plus saillant. Des contractions douloureuses, connues sous le nom de *coliques utérines*, accompagnent de temps en temps l'issue de ce flux. Un état particulier de la muqueuse utérine, dont la surface se couvre de granulations ou de végétations polypeuses, signale le processus. La dysménorrhée fait partie des symptômes concomitants. Notons en passant que les catarrhes utérins deviennent souvent une cause de stérilité.

Si, malgré l'influence fâcheuse exercée par cet écoulement, certaines femmes conservent leurs forces, d'autres, et c'est le plus grand nombre, s'affaiblissent graduellement. Pâles, amaigries, tristes, abattues, elles ne tardent pas à devenir anémiques et présentent des troubles variés de l'innervation.

La *leucorrhée*, fréquemment symptomatique, peut aussi n'être qu'une simple modification fonctionnelle des organes sécréteurs, provoquant des sensations douloureuses et des contractions morbides sans inflammation des follicules; parfois il y a une altération de la structure de la muqueuse. Enfin il existe une hypersécrétion leucorrhéique d'origine réflexe. Comme dans tous les appareils sécréteurs, les excitations directes ou éloignées, affectant le sens génital et les organes afférents, peuvent déterminer une surabondance du mucus utérin et vaginal. C'est ainsi que parfois la leucorrhée procède des troubles de l'innervation. Il est de fait que cette affection, dans l'état chronique, appartient le plus souvent aux sujets lymphatiques ou débilités. Ce que nous avons dit de l'intervention des diathèses dans le développement de la métrite s'applique aussi bien à la leucorrhée. Il est, en outre, hors de doute qu'il existe une sympathie très marquée entre les fonctions de la peau et l'intégrité de la sécrétion utérine chez beaucoup de femmes. De là ces leucorrhées dues à la cessation ou au manque de transpiration cutanée sous l'influence de l'inaction physique, de l'air froid ou humide, du séjour dans des habitations mal aérées et malsaines. On connaît aussi l'influence pernicieuse du séjour dans les grandes villes. Là encore le défaut de réaction et l'atonie générale méritent, au point de vue du traitement hydrothérapique, d'être pris en considération. On retrouve la leucorrhée comme complication de l'aménorrhée; on la rencontre aussi chez les jeunes filles chlorotiques. Les suites de couches, l'absence d'allaitement en favorisent également l'apparition.

L'utilité de l'hydrothérapie contre la leucorrhée chronique est incontestable ; le traitement sera général et local, concurremment.

C'est aux applications froides générales, aux frictions, aux lotions, aux douches en pluie et en jet qu'il faut recourir. Quand, sous l'influence de ces procédés excitants, l'organisme s'est relevé; quand la circulation générale est devenue plus active, on peut joindre aux applications générales l'usage des bains de siège excitants et des douches vaginales. On s'abstiendra néanmoins d'avoir recours à ces deux derniers modificateurs, si l'appareil génital est le siège de phénomènes douloureux ou de phénomènes congestifs à caractère aigu.

En général, on administre la douche vaginale et le bain de siège froid à eau courante simultanément; la durée varie entre une et deux minutes, et leur application doit être immédiatement suivie d'une douche générale froide. Telle est la méthode généralement usitée, mais il est parfois nécessaire de la modifier et de l'adapter aux indications spéciales de l'affection et à la constitution du malade. Nous ne saurions trop recommander d'avoir recours à cette médication pour remédier aux accidents consécutifs au curetage, lequel laisse en général les malades dans un état de faiblesse et de nervosité assez grandes.

## DÉPLACEMENTS UTÉRINS.

L'utérus, qui est un des viscères les plus mobiles, peut se déplacer dans toutes les directions. On a suffisamment traité des signes objectifs de ces lésions dans les ouvrages spéciaux, pour que nous soyons dispensés de les énumérer ; nous devons seulement insister sur le rôle important que peut jouer l'hydrothérapie dans la guérison de ces affections, rôle incontestable, puisque cette méthode de traitement, en même temps qu'elle tonifie les tissus ligamenteux et les parties molles en rapport avec l'utérus, combat la congestion, l'engorgement, et favorise en même temps la reconstitution générale.

Contre les déplacements de toute sorte que peut éprouver la matrice, nous avons recours à la méthode de Fleury, méthode qui consiste dans l'application combinée de la douche froide générale, de la douche hypogastrique et des bains de siège froids à eau courante.

Les déviations sont toujours difficiles à guérir; elles sont produites par des causes qui souvent les entretiennent (coït, grossesse), et se compliquent fréquemment de lésions qui exigent un traitement spécial (ulcérations, congestion, engorgement, etc.).

Les indications du traitement des déviations utérines se tirent de la nature de la maladie et des complications qu'elle comporte; on s'attachera, en outre, à remédier aux conséquences de la déviation et surtout à combattre les affections congestionnelles ou inflammatoires qu'elle a provoquées, les diathèses qui peuvent les entretenir et l'état général d'affaiblissement qui les accompagne. L'hydrothérapie a des procédés résolutifs et tonifiants à la fois pour rendre au système de sustentation de la matrice l'énergie qu'il a perdue, en même temps qu'elle concourt à relever l'économie.

Des indications identiques se reproduisent à l'endroit des flexions utérines qui ont bien des points de ressemblance avec les déviations. Dans ces cas, l'hydrothérapie pourra intervenir encore avec efficacité.

## STÉRILITÉ.

La stérilité causée par des anomalies organiques ou des altérations matérielles échappe à notre compétence. Mais il est des lésions où l'action résolutive, tonique et reconstituante de l'hydrothérapie peut intervenir avec succès. Dans l'engorgement total ou partiel de l'organe, cause très répandue d'infécondité, une application méthodique de l'eau froide, jointe au traitement approprié peut en triompher. La métrite, certaines formes de la salpingite, la leucorrhée, prêteraient aux mêmes recommandations, et l'on peut se reporter à l'étude que nous avons faite ou que nous ferons de ces affections; à plus forte raison quand les obstacles à la fécondité dérivent d'imperfections fonctionnelles ou physiologiques. Si l'on étudie la relation des névropathies avec les maladies utérines, on constatera l'étroite sympathie de tous les modes de l'innervation avec l'exercice du sens génital.

Il est clair qu'un état nerveux morbide peut altérer l'acte normal de l'imprégnation, par défaut ou par excès, et il n'est pas moins évident que, si l'on parvient à régulariser la mise en jeu des fonctions nécessaires au résultat du rapprochement sexuel, on résoudra le problème ainsi posé d'une stérilité curable.

Les affections générales (chlorose, herpétisme, goutte, rhumatisme, scrofule, syphilis, etc.), qui agissent sur l'utérus, par suite d'un altération de l'économie ou qui entretiennnent une congestion habituelle et nuisible, étant justiciables à un certain degré de l'hydrothérapie, il n'est donc pas hypothétique ni extraordinaire de prétendre guérir, par cette thérapeutique, la stérilité, liée aux conditions que nous venons d'indiquer, c'est-à-dire dans des conditions déterminées et relatives.

### ALTÉRATIONS ORGANIQUES DE L'UTÉRUS. — HYPERTROPHIE.

Parmi les altérations organiques de l'utérus, il en est qui affectent exclusivement les éléments histologiques de l'organe, telles que l'hypertrophie du tissu, et d'autres qui se distinguent des précédentes par la production d'éléments hétéromorphes, comme les tumeurs les polypes ou les cancers. Quelquefois l'hypertrophie est symptomatique de ces productions et n'est qu'une complication de la maladie ; nous n'en parlerons pas ici, où il ne peut être question que de l'hypertrophie essentielle. Or cette affection, qu'elle envahisse la totalité ou une portion de l'utérus, se rattache de si près à la congestion, à l'engorgement et à la métrite, que ce serait risquer des répétitions inutiles que d'entrer dans le détail de sa pathogénie.

Le traitement général appliqué à l'hypertrophie utérine devra être résolutif. On devra donc recourir aux méthodes hydrothérapiques déjà recommandées pour des affections analogues.

En ce qui regarde les affections de l'utérus rentrant dans la classe des néoplasmes, ce n'est qu'eu égard à l'état des forces générales, et dans des conditions déterminées, qu'il est permis de recourir à l'hydrothérapie ; encore faudra-t-il agir avec la plus grande prudence lorsqu'il s'agira d'un cancer, d'un fibrome ou de tubercules du parenchyme utérin. Toutefois son intervention est utile pour combattre les hémorrhagies causées par cee lésions et l'état d'affaiblissement qu'elles provoquent.

## NÉVROSES DE L'APPAREIL UTÉRIN.

### HYSTÉRALGIE.

L'*hystéralgie* ou névralgie utérine, en dehors des cas où elle est symptomatique de lésions organiques ou d'affections diathésiques, se présente parfois comme une névralgie idiopathique. Cette forme, presque spéciale à la période d'activité sexuelle, est favorisée par un tempérament nerveux et par une complexion irritable. Née, le plus souvent, de l'excitation des organes génitaux, les passions érotiques et les émotions morales l'entretiennent et la moindre excitation l'exaspère. Cette affection est caractérisée par des élancements pénibles dans les profondeurs du bassin ; les douleurs s'irradient dans les aines, les flancs et les cuisses, et coexistent avec des douleurs semblables sur le trajet des nerfs du tronc et de la tête. La marche est parfois pénible et les membres inférieurs présentent même des phénomènes paralytoïdes. On observe, en même temps, une impressionnabilité excessive du système nerveux, des spasmes, et l'ensemble de phénomènes compris sous le nom de vapeurs ; souvent, chez beaucoup de malades, à ces symptômes viennent s'ajouter ceux de l'hystérie.

L'hystéralgie peut être primitive ou secondaire, idiopathique ou symptomatique. L'hystéralgie primitive est la névralgie qui débute dans l'utérus, pour se propager ensuite dans différentes parties du corps. Elle est secondaire quand, au contraire, elle succède à une névralgie développée sur un autre point de l'organisme ; elle accompagne souvent la névralgie iléo-lombaire.

L'hystéralgie idiopathique survient quelquefois chez les jeunes filles vierges ; mais, en général, elle se développe pendant la période génitale. On ne la rencontre presque jamais avant la puberté, et elle se montre rarement après la ménopause. Quant à l'hystéralgie symptomatique, elle est toujours consécutive aux altérations matérielles de l'utérus.

Le traitement hydrothérapique de l'hystéralgie doit varier avec la nature et la cause de ce trouble de la sensibilité. Quand l'hystéralgie dépend de la chloro-anémie, avant de recourir aux modificateurs analgésiques spéciaux, il faut employer les procédés destinés à reconstituer l'organisme, tels que : douches froides, lotions, affusions, etc. Il en sera de même si la maladie est sous la dépendance d'une diathèse; on combattra cet état constitutionnel avant de lutter contre les phénomènes douloureux.

Pour agir directement sur les troubles sensitifs de la matrice, le procédé le plus efficace est la douche écossaise appliquée sur la région hypogastrique, sur les aines et sur les reins. Cette douche doit être donnée avec prudence, surtout au début du traitement; la femme sera assise, les jambes allongées, et, pour plus de précaution, on donnera à l'embout de la douche mobile la forme d'une pomme d'arrosoir, pour que l'eau soit très divisée; en outre elle devra être peu percutante. La même douche peut également être administrée sur la région des lombes. Les mêmes précautions seront prises que pour la douche hypogastrique, bien qu'il y ait cependant bien moins de danger à percuter cette région.

On peut encore employer le bain de siège tempéré à eau dormante, la douche vaginale alimentée avec de l'eau chaude ou tempérée, le bain de siège à eau courante administré dans les mêmes conditions, le maillot humide et surtout le demi-maillot ou la ceinture humide excitante qui, en déterminant une irritation de la peau autour du bassin, provoque une révulsion salutaire. Ces derniers moyens sont fort utiles lorsque la névralgie de la matrice coïncide avec une diathèse goutteuse ou rhumatismale. Quel que soit le modificateur local que l'on adopte, son administration sera suivie d'une application froide généralisée (frictions froides, immersions courtes, affusions ou douches en pluie ou en jet), pour relever les forces de l'organisme.

## NÉVRALGIE DE L'OVAIRE. — OVARIE.

La névralgie de l'ovaire se présente dans des circonstances identiques à celles que l'hystéralgie nous a offertes. Son symptôme véritablement caractéristique est la localisation de la douleur à la région ovarienne, principalement du côté gauche, déterminant parfois une congestion de l'ovaire. Cette névralgie, appelée aussi *ovarie*, est une des causes les plus fréquentes de l'hystérie. On sait, en effet, ainsi que nous l'avons dit en décrivant cette névrose, qu'une pression sur l'ovaire peut déterminer une crise d'hystérie, et que, par contre, une pression méthodique exercée sur le même point peut arrêter instantanément la crise nerveuse la plus violente.

Sauf le point douloureux caractéristique localisé dans la région ovarienne et l'existence de pertes blanches extrêmement tenaces, la névralgie de l'ovaire se manifeste par des symptômes analogues à ceux de la névralgie utérine, et l'on peut même dire que ces deux névralgies se confondent souvent ensemble.

Le traitement hydrothérapique de cette affection est absolument le même que celui que nous avons indiqué contre l'hystéralgie.

### HYPERESTHÉSIE VAGINALE. — PRURIT DU VAGIN. — VAGINISME.

La névralgie des organes de la reproduction se présente sous deux formes : l'une avec les caractères du *prurit* du vagin, l'autre comme *hyperesthésie* de la vulve.

Ordinairement lié à l'herpétisme, le prurit, s'il apparaît idiopathique, avec tous les attributs du nervosisme, cédera aux moyens que nous opposons à cette névrose. Nous en dirons autant de l'*hyperesthésie vulvo-vaginale* qu'on a présentée comme un mode de névralgie du nerf honteux interne.

Le vagin, dans ce cas, est extrêmement douloureux et se contracte au toucher de façon à rendre toute intromission impossible. La contraction spasmodique imprime donc un caractère spécial à cette névralgie. Quant au *vaginisme*, tantôt dû à la propagation d'une névralgie voisine, tantôt isolé et éminemment nerveux, il peut être passager, intermittent ou continu. Fréquent surtout chez les jeunes femmes qui n'ont pas eu d'enfant, il apparaît assez souvent dans les premières tentatives conjugales après certaines manœuvres que nous n'avons pas besoin de signaler. Il peut, en s'opposant aux rapprochements sexuels, devenir une cause de stérilité et se compliquer de spasme uréthral, vésical ou rectal, et il importe de le combattre en calmant l'irritation qui est le point de départ du spasme. A cet effet, les applications sédatives de l'hydrothérapie peuvent être employées avec avantage. Mais il peut se faire que le vaginisme soit le symptôme d'une névrose, comme l'hyperesthésie vulvaire, le prurit, etc. ; il faudra joindre alors, aux moyens locaux, toutes les applications que nous avons indiquées pour combattre les nombreuses affections du système nerveux. Lorsque le vaginisme résulte d'une irritation simple ou spécifique du conduit vulvo-utérin, il est nécessaire, avant tout, de combattre cette irritation par des moyens appropriés avant de recourir à l'hydrothérapie. Nous avons eu l'occasion de voir un grand nombre de malades qui n'ont pu guérir qu'à l'aide de ce traitement combiné.

Ces divers désordres des fonctions génitales peuvent être efficacement traitées par l'hydrothérapie; on aura recours aux applications toniques si la malade est affaiblie; aux agents sédatifs si elle est névrosique, et finalement à l'association du calorique et du froid si la malade présente des accidents qui puissent être modifiés par l'intervention de ces deux agents thérapeutiques. Aux applications générales il faudra joindre l'usage de bains de siège à eau dormante ou à eau courante, froids, chauds ou tempérés, en ayant soin de prolonger leur durée et de renouveler souvent leur application.

Si ces divers procédés sont insuffisants, il faut modifier le traitement de la manière suivante : on administre un bain de siège à eau courante, en commençant l'opération avec de l'eau à 32° centigrades; on fait durer cette première manœuvre pendant un quart d'heure, puis on introduit dans le bain de siège des courants d'eau à température progressivement décroissante, jusqu'à ce que la malade éprouve la sensation du froid. A ce moment on recommence une manœuvre en sens inverse, jusqu'à ce que le liquide ait repris la température initiale. L'emploi de ce moyen nous a toujours rendu d'excellents services contre les troubles sensitifs de la vulve et du vagin. Nous le considérons comme un des éléments les plus utiles de la méthode hydrothérapique destinée à combattre les maladies des organes génitaux de la femme. Mais il doit toujours être accompagné d'applications hydrothérapiques générales capables, selon les circonstances, de produire des effets excitants ou sédatifs.

### ÉROTISME. — NYMPHOMANIE.

Ces perturbations du sens génital, souvent liées aux troubles spéciaux que nous venons de décrire, ont, d'après quelques auteurs, leur siège dans le clitoris, où se produit une excitation qui exhorte sans cesse aux rapprochements sexuels. Pour d'autres et nous sommes de ce nombre, ce trouble n'est que la manifestation d'une névrose cérébro-spinale ou d'une psychopathie. L'érotique est une névrosique, la nymphomane est une psychopathe. Dans les deux cas les pratiques hydrothérapiques qui conviennent à ces désordres nerveux peuvent rendre de grands services; mais pour qu'elles produisent leurs effets, il faut que les malades soient placées dans un milieu qui permette d'exercer sur elles une influence morale effective et nécessaire.

### ANESTHÉSIE DES ORGANES GÉNITAUX.

En dehors des cas où elle est liée à une des affections utérines que nous avons décrites, l'anesthésie du clitoris, du vagin et de l'utérus peut exister sans qu'on puisse bien apprécier son origine. Il est des femmes qui perdent le désir sexuel, deviennent incapables de sensations voluptueuses pendant le coït, et qui finalement sont dépourvues de toute aptitude génitale.

Les applications générales et locales, les douches en pluie, en jet, et les bains de siège froids ramènent ordinairement la sensibilité dans les organes de la volupté. Mais si l'anesthésie concorde avec un épuisement des centres nerveux, et si son apparition reconnaît pour cause de grands désordres dans les fonctions de l'innervation sensitive, il est nécessaire de joindre aux procédés déjà mentionnés un moyen spécial qui nous a souvent réussi. Il consiste en une douche vaginale assez énergique, à l'aide de laquelle on projette sur les parties intéressées de l'eau alternativement très chaude et très froide. L'application de cette douche vaginale alternative doit être toujours accompagnée d'une application générale reconstituante.

### TROUBLES DE LA MOTILITÉ DANS LES MALADIES UTÉRINES.

Les troubles de la motilité, dans les maladies utérines, consistent en parésies, en paralysies et en phénomènes convulsifs de formes variées. Ces derniers sont souvent limités à des rigidités, des contractures musculaires et à des convulsions toniques ou cloniques se compliquant parfois d'hypersécrétions humorales ou gazeuses, telles que la polyurie et le météorisme. La toux hystérique a été rapportée par Trousseau à une convulsion réflexe des muscles du larynx et du diaphragme ayant son point de départ dans la matrice. On a attribué une origine semblable au ténesme vésical, à la dyspnée, aux palpitations, aux vomissements et à certaines crises nerveuses.

Ce qui frappe à première vue dans ces complications, c'est qu'elles coïncident toujours avec une altération de nutrition des centres nerveux ou avec un état anémique, et que, pour le faire cesser, la méthode reconstituante prime toutes les autres.

Les parésies et les paralysies ont déjà été étudiées dans le chapitre consacré à l'hystérie et aux paralysies; nous dirons seulement ici que l'opinion de M. Brown-Séquard, qui attribue ces paralysies à une série d'actions réflexes morbides, semble la plus acceptable. Cependant nous ne serions pas éloignés de croire que, dans certains cas, ces paralysies peuvent être dues à une action inhibitoire.

Le traitement hydrothérapique de ces désordres fonctionnels ne peut être convenablement formulé qu'après avoir établi les relations pathologiques qui existent entre l'affection utérine, les centres d'innervation et les désordres qu'on observe dans le système nerveux périphérique. On emploiera les procédés qui conviennent contre les maladies ou contre les perturbations de l'appareil utérin, afin d'éteindre sur place la sensation morbide qui donne lieu aux divers accidents; on aura soin, en même temps, d'atténuer, par des applications appropriées, l'exagération de l'excitabilité réflexe des centres nerveux, et l'on combattra enfin, par les divers moyens que l'hydrothérapie met à notre disposition, les désordres qui peuvent atteindre le système moteur.

## MALADIES DES ANNEXES DE L'UTÉRUS.

### SALPINGITE. — HÉMATOCÈLE.

Les maladies que l'on appelait autrefois *périmétrite*, *paramétrite*, *pelvi-péritonite*, *ovarite*, n'étaient que l'expression de fausses notions anatomiques. L'anatomie pathologique semble avoir démontré que le noyau du mal réside dans la trompe. La salpingite, quelle que soit son origine, n'en constitue pas moins une affection fort complexe, qui explique tous les troubles locaux ou généraux attribués à ces diverses maladies.

Il est de ces salpingites qui ne relèvent que de l'intervention chirurgicale. Grâce à elle, on peut souvent faire disparaître le mal ainsi que les troubles généraux qui l'accompagnent. Cependant, nous avons revu des malades chez lesquelles l'opération n'a été qu'un répit après lequel elles ont éprouvé la plupart des accidents qui ont motivé l'intervention chirurgicale. Lorsqu'il s'agit de salpingites anciennes qui ont déterminé dans tout l'organisme des troubles profonds, les manifestations de l'état général ne disparaissent pas toujours immédiatement à la suite de l'opération et, dans ce cas, l'hydrothérapie peut jouer un très grand rôle par les moyens reconstituants dont elle dispose. Mais il y a des salpingites légères qui ne justifient pas l'intervention chirurgicale, et qui peuvent être guéries par des moyens purement médicaux. Parmi ces moyens, l'hydrothérapie peut intervenir avec avantage. Contre l'affection locale, les bains de siège tempérés et prolongés, principalement à eau courante, peuvent rendre de très grands services. En même temps l'état général, ainsi que les troubles nerveux de retentissement, devront être combattus par les applications générales, telles que la douche et les affusions. L'on se guidera, pour les choix des procédés, sur ce que nous avons dit à propos des névroses et des maladies diathésiques, si l'on juge que l'affection peut être entretenue par l'une de ces maladies.

Quant à l'hématocèle rétro-utérine, d'où qu'elle provienne, elle traduit une hyperhémie fluxionnaire et finalement une hémorrhagie avec extravasation. On l'observe chez les jeunes femmes dysménorrhéiques, sujettes aux molimens violents pendant les règles et au cortège de malaises ou de douleurs qui ne s'en sépare pas. Il est évident que les prescriptions tracées à propos de la dysménorrhée et de la métrorrhagie auront leur application dans les cas d'hématocèle en voie de résolution. Les indications de l'hydrothérapie seront encore plus formelles lorsqu'il faudra reconstituer l'organisme affaibli et combattre les troubles sensitifs et moteurs du système nerveux dont les tumeurs sanguines peuvent être la cause ou le point de départ.

# CHAPITRE XIX

## DE QUELQUES MALADIES DES VOIES URINAIRES ET DE CERTAINES AFFECTIONS DE L'APPAREIL GÉNITAL CHEZ L'HOMME.

Les maladies de l'appareil génito-urinaire peuvent, au point de vue qui nous occupe, être classées en deux groupes : les maladies de nature nerveuse et les maladies des tissus. Ces deux groupes de maladies peuvent être liés l'un à l'autre, exister simultanément, ou même être la cause l'un de l'autre.

Il arrive souvent que certaines affections des voies génito-urinaires ne sont que l'expression symptomatique d'un état général plus complexe, ainsi qu'on peut l'observer au début ou dans le cours de certaines névroses. Les malades de ce groupe constituent ce que M. F. Guyon appelle si justement les *faux urinaires*. D'un autre côté, il peut se faire qu'une affection génito-urinaire soit le point de départ d'une névrose générale. Il y a là des nuances qu'il importe de bien saisir et une distinction indispensable à établir, avant de formuler le traitement.

Ces quelques considérations préalables étant exposées, nous allons passer rapidement en revue les différentes maladies de l'appareil génito-urinaire justiciables de l'hydrothérapie.

### MALADIES DES REINS. — NÉPHRITES CHRONIQUES. — MALADIE DE BRIGHT.

Au point de vue anatomo-pathologique, on distingue plusieurs sortes de néphrites : telles sont les néphrites à prédominance parenchymenteuse, les néphrites à prédominance vasculaire et conjonctive et les néphrites diffuses ou mixtes, qui sont les plus communes. Nous n'avons pas à discuter si ces néphrites sont des maladies distinctes, ou si elles constituent divers degrés d'un seul et même processus. Avec M. Dieulafoy, nous croyons qu'il faut cliniquement donner le nom de *brigthisme* ou de *maladie de Bright* à cet état morbide quelle qu'en soit l'origine, que la néphrite soit parenchymateuse, scléreuse ou interstitielle.

L'*albuminurie* existe assez fréquemment dans la néphrite ; mais il faut savoir qu'il y a des néphrites sans albuminurie; et que par conséquent ces deux expressions pathologiques ne sont pas toujours liées l'une à l'autre. On admet des albuminuries discrasiques, dont la pathogénie du reste est fort discutée, et qui peuvent exister sans altérations du rein, par le fait d'une élaboration anormale des matières azotées (Voy. *Albuminurie*).

L'œdème est également un symptôme important de la maladie de Bright. Mais ce symptôme, comme le précédent, peut faire défaut, ou n'apparaître que fort tard ; on sait, du reste, qu'il y a des œdèmes en dehors de la néphrite. M. Bouchard est d'avis, pour diagnostiquer la maladie de Bright, de se baser sur le degré de toxicité des urines, lesquelles sont bien moins toxiques dans la néphrite qu'à l'état normal. Pour M. Dieulafoy, le brightisme s'annonce par de petits signes qui ont une importance considérable et une allure toute spéciale, tels sont : les céphalalgies, les attaques d'asthme, de dyspepsie, etc. Dans la variété de brightisme qu'il appelle le chloro-brightisme, aux symptômes précédents et à ceux de la chlorose viennent se joindre, un gonflement spécial des paupières, des crampes dans les jambes et le phénomène *du doigt mort*. Pour en revenir à l'albuminurie, que nous avons dit pouvoir exister en dehors de la néphrite et de l'urémie, on s'est demandé s'il ne pouvait pas y avoir une albuminurie physiologique. La question est légitime et bien qu'elle ne soit pas résolue, nous sommes forcés de reconnaître que l'albuminurie peut être compatible avec un parfait état de santé.

De même, dans la maladie de Bright, il ne faudrait pas juger de la gravité de la maladie d'après la quantité d'albumine rendue. Il y a des néphrites relativement peu avancées où l'albuminurie est considérable, de même qu'inversement il y a des néphrites très graves dans lesquelles l'albuminurie est très faible.

Le brightisme peut reconnaître plusieurs causes et se manifester sous la forme d'une néphrite aiguë qui passe à l'état chronique ou d'une néphrite qui prend dès les premiers jours l'allure d'un état morbide chronique.

Parmi ces causes nous devons citer les maladies qui provoquent une intoxication, ou une altération de nutrition, ou une infection, ou un appauvrissement du sang ; dans ces diverses catégories il faut placer l'arthritis, la syphilis, l'alcoolisme, l'impaludisme, l'herpétisme, la chlorose, etc. Nous signalerons aussi le froid, la grossesse, les auto-intoxications, les infections et enfin l'artério-sclérose qui semble être l'agent le plus vraiment effectif dans la production de la néphrite.

Quelle que soit la cause de la maladie, celle-ci, cliniquement, reste la même. Le filtre rénal ne fonctionne plus qu'imparfaitement, les urines sont de moins en moins toxiques et les poisons organiques n'étant plus éliminés, restent dans l'économie. De là les phénomènes d'urémie. On s'expliquera que ceux-ci peuvent être intermittents et plus ou moins graves selon le degré de perméabilité de l'organe malade. Comme le dit M. Dieulafoy, ce qui constitue le danger, dans le brightisme, « ce n'est pas ce qui passe au travers du rein, c'est ce qui ne passe pas ». Il n'y a donc pas lieu, comme nous l'avons dit, d'attribuer une grande importance à l'albuminurie.

D'après ce que nous avons dit de l'étiologie de la maladie de Bright, il est aisé de conclure que l'hydrothérapie peut être très utile dans le traitement de cette affection, surtout si on la fait intervenir à son début. C'est d'abord en modifiant l'état général du malade qui est toujours dans l'espèce compromis par les affections diathésiques, les intoxications, les maladies infectieuses et les divers troubles de la nutrition, qu'on peut, à l'aide de procédés hydrothérapiques bien appropriés, arrêter le processus morbide dans son évolution et même s'opposer dans une certaine mesure à l'invasion de l'artério-sclérose. C'est aussi en favorisant le fonctionnement des parties restées saines dans le rein, en stimulant la diurèse, que l'hydrothérapie peut aider l'organisme à se débarrasser des poisons accumulés dans ses tissus. Elle peut, en outre, à l'aide de ses divers procédés de sudation et de la douche chaude, améliorer les fonctions de la peau qui sont toujours troublées dans les néphrites et provoquer même une sorte de dépuration de l'organisme, en le soustrayant à l'intoxication urémique; MM. Labadie-Lagrave et Semmola ont défendu dans leurs écrits ces idées thérapeutiques.

Il est indispensable que le brightique évite de se refroidir; car le froid est son ennemi. Il a du reste une impressionnabilité spéciale à laquelle M. Dieulafoy a donné le nom de *cryesthésie* et qui impose une grande prudence au médecin qui veut administrer de l'eau froide aux brightiques. Cependant cette proposition ne doit pas être prise dans un sens trop absolu. Si elle doit être considérée comme règle générale pour le brightique avancé, il n'en est pas de même au début de la maladie, et chez certains dyscrasiques, certains scrofuleux, nous l'avons souvent employée avec avantage. Lorsque la lésion rénale est limitée, l'eau froide a l'avantage de favoriser beaucoup la diurèse, tout en luttant contre l'état diathésique. En tous cas, comme tout brightique est très sensible au froid, l'application devra être de très courte durée et animée d'une assez forte percussion, de façon à provoquer rapidement une vive réaction. Il sera bon même de faire précéder la douche froide d'une douche chaude qui préparera l'organisme à l'impression de l'eau froide ou de la combiner avec une légère sudation provoquée par les procédés que nous avons déjà indiqués.

### REINS MOBILES.

La mobilité et le prolapsus des reins qui provoquent parfois des douleurs extrêmement violentes, accompagnées le plus souvent de désordres nerveux sensitifs et moteurs fort intenses, peuvent bénéficier, dans une certaine mesure, du traitement hydrothérapique, à la condition pourtant qu'il soit fait méthodiquement et pendant longtemps, car cet état pathologique est très difficile à guérir. Il ne faut pas se dissimuler qu'il n'est pas facile de remédier à cet état pathologique et il ne faut pas se leurrer d'un espoir trop grand. Jusqu'à présent, le procédé qui nous a le mieux réussi consiste en une douche froide générale, très courte, très énergique, précédée d'une légère douche froide dirigée sur la région où siège la tumeur.

### NÉVRALGIE DES REINS.

La névralgie du rein se manifeste par des souffrances plus ou moins vives dans la région de l'organe, produisant presque toujours des troubles sympathiques dans toute l'étendue des voies urinaires, dans les voies digestives et n'exerçant sur les muscles environnants, comme sur le plexus lombaire, que des troubles de motilité et non de sensibilité.

On combat efficacement la névralgie des reins par une application quotidienne froide, générale, courte et à percussion légère. Le succès, souvent constaté, de ce traitement nous permet de supposer que cette affection coïncide avec une légère congestion de la glande rénale. Cependant l'hyperhémie ne doit pas être bien considérable, puisque le malade guérit assez rapidement et que la pression sur la région rénale ne révèle aucune douleur ou n'augmente pas celle qui existe. Quand la douche froide est insuffisante, on a recours à la douche chaude et surtout à la douche écossaise.

### DIMINUTION ET AUGMENTATION DE LA SÉCRÉTION URINAIRE.

Sous l'influence de causes diverses, la sécrétion urinaire peut être diminuée. S'il y a obstacle mécanique, le cas est en dehors de notre compétence ; dans les autres cas l'hydrothérapie peut intervenir avec utilité. Lorsque cette sécrétion est diminuée ou suspendue sous l'influence d'une excitation nerveuse ayant eu pour effet de ralentir la circulation du sang dans les reins, l'hydrothérapie peut modifier cet état anormal. Nous avons obtenu de bons résultats avec une douche froide, prolongée, à forte percussion et dirigée sur la partie inférieure du sternum, ou avec le col de cygne administré sur la région dorsale de la colonne vertébrale. Il est reconnu en effet que l'un des principaux effets de l'eau froide est de provoquer la diurèse. Il est probable que l'application du froid produit sur les nerfs vaso-moteurs rénaux une action réflexe qui a pour effet d'amener un épuisement de ces nerfs, à la suite duquel le sang afflue en plus grande abondance. Cette congestion artificielle active la fonction rénale, et la sécrétion urinaire se rétablit.

La *polyurie* est une exagération de la sécrétion urinaire ; elle est le symptôme de diverses maladies et on la rencontre souvent dans les affections nerveuses, dans le diabète, dans l'azoturie, dans la néphrite. Le traitement hydrothérapique qui lui convient est celui qui est applicable aux maladies dont elle est un des symptômes. Quand la polyurie est essentielle et se présente sans escorte pathologique, elle disparaît facilement sous l'influence de la douche froide générale, courte et très énergique.

### MALADIES DE LA VESSIE. — CATARRHE DE LA VESSIE. CYSTITE CHRONIQUE.

La cystite chronique se développe sous l'influence de plusieurs causes ; les corps étrangers, l'inflammation de l'urèthre, l'engorgement de la prostate, peuvent lui donner naissance. Lorsque la maladie reconnaît cette origine, l'hydrothérapie n'offre que des ressources très limitées. Mais lorsque le catarrhe vésical est sous la dépendance d'une affection générale, d'une diathèse ou d'une névrose, il peut être utilement combattu par l'hydrothérapie, soit à titre d'agent principal de traitement soit comme adjuvant à d'autres médications.

Quelquefois le catarrhe vésical peut être dû à une cystite aiguë; cependant, en général, l'affection débute sans que les malades y fassent une grande attention. Elle se manifeste par un sentiment de gêne vers l'hypogastre, le périnée et le rectum, s'accompagnant en même temps d'envies fréquentes d'uriner.

Si la maladie s'aggrave, le sentiment de gêne devient persistant et plus pénible, la miction plus douloureuse, le besoin d'évacuation plus impérieux. L'urine rendue en petite quantité exhale une odeur ammoniacale très prononcée. Elle contient des cristaux phosphatiques, du mucus, du pus et souvent des traces d'épithélium vésical. Tels sont les principaux symptômes propres à la cystite chronique, mais il peut s'y joindre des troubles de la digestion et des désordres nerveux contre lesquels il importe d'intervenir.

Lorsque le catarrhe vésical se présente dans toute sa simplicité, il n'est pas besoin de recourir à l'hydrothérapie, et les moyens thérapeutiques ordinaires suffisent pour assurer la guérison. Mais lorsque la cystite n'est que le symptôme d'une diathèse ou d'une névrose, ou quand elle provoque un grand retentissement pathologique dans l'organisme, on trouvera dans l'hydrothérapie des éléments thérapeutiques très précieux.

Quand le catarrhe se développe sous l'influence d'une névrose, il peut être occasionné par des spasmes du col de la vessie qui, empêchant l'urine de s'échapper, laissent la muqueuse de cet organe en présence d'un liquide dont le contact peut donner lieu à une hyperhémie catarrhale. Le plus souvent, ces spasmes sont déterminés par une excitation du système nerveux cérébro-spinal et coïncident avec des phénomènes morbides qui attestent une suractivité maladive de la force nerveuse. Dans ce cas, on se trouvera bien des douches, des affusions et des bains de siège tempérés. Lorsqu'on jugera opportun de faire intervenir l'eau froide, il faudra commencer avec une grande précaution, ne pas exposer le malade à un grand refroidissement et ne pas déterminer d'excitation ni de réaction trop vives. On emploiera à cet effet des douches froides à percussion légère, des affusions ou une immersion fraîche extrêmement courte.

Lorsque la cystite chronique sera occasionnée par une névrose vaso-motrice et que les symptômes concomitants feront supposer une parésie des nerfs émanant du plexus hypogastrique qui se distribuent dans le corps de la vessie, on emploiera la douche froide tonique en pluie et en jet, la douche hypogastrique, la douche lombaire, le bain de siège froid, etc., tout en évitant d'exposer les malades à un grand refroidissement. En conséquence, les applications froides devront être très courtes pour que la réaction se manifeste très rapidement.

Si le catarrhe vésical est symptomatique d'une affection organique des centres nerveux, le traitement hydrothérapique peut quelquefois convenir, mais il sera nécessaire, bien entendu, pour le rendre efficace, de l'adapter à la nature de la lésion.

En cas de diathèse arthritique, herpétique ou scrofuleuse, il faudra joindre au traitement local le traitement général que nous avons conseillé contre chacun de ces états constitutionnels.

Enfin l'hydrothérapie pourra être encore employée contre les troubles digestifs et les désordres nerveux qu'engendre souvent la maladie dont il est ici question. Dans le chapitre consacré aux maladies nerveuses et dans celui des maladies de l'appareil digestif, le lecteur trouvera les indications qui devront guider son intervention.

## HÉMATURIE.

Nous ne saurions parler ici de l'hématurie due à une altération histologique des reins ou de la vessie. Nous ne voulons parler que de l'hématurie fréquente chez les gens nerveux ou épuisés par les excès, chez ceux qui ont vécu longtemps dans les pays chauds et qui présentent un grand affaiblissement du système ganglionnaire. Cette sorte d'hématurie se produit toutes les fois qu'il y a une certaine perturbation dans le nerf grand sympathique et reconnaît pour cause une congestion accidentelle des capillaires vésicaux, produite par une parésie des nerfs vaso-moteurs.

Contre cette affection, nous avons obtenu d'excellents résultats avec les bains de pieds froids à eau courante dirigée sur la région plantaire. Cette application, qui peut durer de vingt à cinquante secondes, est le point de départ d'une sensation qui influence le centre hypogastrique pour venir ensuite se transformer en une contraction dans les fibres motrices qui se distribuent à la vessie.

Cette contraction spasmodique resserre les vaisseaux et dure d'autant plus que l'impression primitive a été plus courte ; elle s'oppose ainsi à l'écoulement du sang. Au procédé que nous venons d'indiquer, on joindra une douche générale en pluie, froide et courte. La douche hypogastrique froide et le bain de siège froid court, et à eau courante, produisent également de bons effets, mais ils sont moins certains et moins prompts.

## NÉVROSES DE LA VESSIE.

Avant d'aborder la question des névroses de la vessie, il est nécessaire de dire quelques mots sur la distribution du système nerveux dans les organes génito-urinaires. Le corps de la vessie reçoit ses fibres nerveuses du système sympathique, tandis que les nerfs du col viennent du système cérébro-spinal. Cette différence d'innervation du corps et du col est nécessaire à connaître pour établir la nature de la névrose qui trouble le fonctionnement de la vessie. On ne saurait donc perdre de vue ces considérations physiologiques qui permettent de savoir qu'une affection nerveuse du col dépend d'une cause cérébro-spinale, et qu'une affection nerveuse du corps a son origine dans le grand sympathique.

### NÉVRALGIE ET SPASME DU COL VÉSICAL. — CONTRACTURE DES SPHINCTERS EXTERNE ET INTERNE.

Constitué par le col de la vessie proprement dit et par la portion membraneuse de l'urèthre, le col vésical peut être le siège de phénomènes douloureux. Ceux-ci coïncident, en général, avec le premier ou le dernier jet d'urine ; la névralgie du col vésical se complique toujours d'un ténesme plus ou moins prononcé et de l'hyperesthésie de cette partie de l'organe. Les désordres nerveux sont d'autant plus pénibles que la contraction des muscles de Wilson et de Guthrie peut devenir permanente, en même temps que celle des lèvres de l'orifice du col.

Ce trouble fonctionnel des voies urinaires peut exercer, par retentissement, une influence maladive sur toute l'étendue du système nerveux, produisant des phénomènes douloureux, convulsifs et paralytiques dans toutes les régions du corps, et déterminant sur le moral du malade une perturbation capable de donner lieu à l'hypochondrie et à la mélancolie.

La cause la plus fréquente de cette affection est l'uréthrite chronique. Pour combattre, dans ce cas, les désordres de l'innervation, il faut, avant d'employer l'hydrothérapie, soumettre le malade au traitement spécial de l'uréthrite. Si cette médication est insuffisante, on aura recours alors aux bains de siège écossais ou alternatifs à la douche périnéale, et l'on terminera la séance par une douche générale froide. Lorsque les phénomènes douloureux ne sont pas très accentués, on peut employer le bain de siège à eau courante froide et de courte durée. Sous l'influence de ce traitement, qu'il faut surveiller avec soin, une action résolutive s'exerce sur les organes intéressés, l'uréthrite disparaît quelquefois rapidement et, avec elle, les phénomènes douloureux et spasmodiques qu'elle avait produits.

Lorsque ces troubles nerveux sont liés à une excitation du système cérébro-spinal, il faut débuter par des applications sédatives destinées à calmer les centres nerveux. On emploiera à cet effet les douches, les affusions, les piscines tempérées et on n'aura recours à l'eau froide que lorsque la susceptibilité du malade sera apaisée. On pourra aussi faire intervenir les bains de siège tempérés de longue durée ou les bains de siège écossais si la douleur est vive et persistante. Quand on emploie ces modificateurs locaux, il importe de savoir que, si la contraction est très prononcée le calorique convient mieux que le froid et qu'il ne faut recourir aux applications froides localisées qu'après avoir acclimaté le malade à l'aide d'applications générales froides et courtes.

Quand ces accidents se produisent chez les personnes nerveuses, ils déterminent des actions réflexes morbides très variées. Cette aptitude pathologique tient, en partie du moins, à l'excitabilité de la moelle épinière; dans ce cas, il est nécessaire d'essayer les affusions froides ou les douches localisées sur le centre génito-spinal, et l'on pourra même faire ensuite usage du sac à glace de Chapman que l'on appliquera sur la région lombaire ou du col de cygne dirigé sur la colonne vertébrale.

Si la névralgie, le spasme et la contracture du col vésical sont sous la dépendance d'une diathèse, il faut, avant d'agir localement, combattre cette diathèse par les applications hydrothérapiques appropriées. Ce n'est que quand l'état général sera modifié, qu'on pourra utiliser les applications locales dont nous avons parlé.

### NÉVRALGIE ET SPASME DU CORPS DE LA VESSIE. — SURCONTRACTILITÉ ET ANESTHÉSIE DE CET ORGANE.

La névralgie du corps de la vessie s'annonce par des besoins fréquents et irrésistibles d'uriner. Sous l'influence de cette excitation douloureuse, qui tient la plupart du temps à une parésie vaso-motrice, la vessie se contracte et revient sur elle-même. Quelquefois la membrane muqueuse, après avoir été le siège d'une hyperesthésie très prononcée, perd sa sensibilité et l'on observe à la fois de la contracture et de l'anesthésie. Ces faits sont rares, et nous ne les avons guère rencontrés que chez les hystériques.

Contre la névralgie de la vessie et la parésie vaso-motrice, nous conseillons la douche hypogastrique courte et froide, ou bien encore le bain de siège froid ou alternatif. S'il existe en même temps une diathèse arthritique, il faut que le malade soit soumis au traitement hydrothérapique qu'exige cette diathèse.

Dans les cas, assez rares d'ailleurs, ainsi que nous l'avons dit tout à l'heure, où l'anesthésie vésicale succède à l'hyperesthésie ou à la névralgie, comme il existe presque toujours un état spasmodique des vaso-moteurs, il est préférable d'employer le sac à glace lombaire, le bain de siège chaud prolongé et toutes les applications qui peuvent apaiser l'excitation nerveuse de la vessie.

Le spasme de la vessie peut survenir d'emblée et ne pas succéder à une névralgie de cet organe. Dans ce cas, on le combat efficacement par une douche générale froide et courte, précédée d'une douche hypogastrique froide ou alternative. S'il est compliqué d'une excitation nerveuse très prononcée, il faut recourir aux applications locales sédatives.

Nous dirons, en terminant, que l'hydrothérapie est inutile lorque les désordres nerveux dont nous parlons tiennent à des rétrécissements, à des calculs, etc. Ce n'est que lorsque l'on aura fait disparaître la cause du mal, que l'hydrothérapie pourra intervenir s'il reste quelques troubles fonctionnels à combattre.

### RÉTENTION D'URINE.

La rétention d'urine consiste dans l'accumulation de ce liquide dans la vessie avec impossibilité de l'évacuer.

Cette rétention reconnaît pour causes des obstacles situés dans l'urèthre ou au col de la vessie. Ils sont constitués par des lésions organiques ou par un état spasmodique qui arrête momentanément le cours de l'urine.

Dans le cas de rétention d'urine, l'hydrothérapie n'est applicable que pour combattre la surcontractilité de l'urèthre ou du col de la vessie et, dans ce cas, il est préférable de recourir aux applications sédatives. Lorsque la rétention tient à une lésion organique, il est inutile de recourir à la méthode hydrothérapique.

### ATONIE VÉSICALE. — PARALYSIE VÉSICALE.

La force contractile de la vessie, en vertu de laquelle l'urine est projetée au dehors, peut être affaiblie ou anéantie. L'affaiblissement ou la diminution de cette force constitue l'*atonie* ou *parésie* vésicale, son anéantissement constitue la *paralysie* complète.

On distingue deux espèces d'atonie vésicale : l'atonie avec amincissement des parois, et l'atonie avec hypertrophie de ces parois. Dans les deux cas, l'urine ne peut être évacuée complètement et par conséquent le résultat pathologique est le même ; mais les symptômes sont différents.

Dans l'atonie avec amincissement des parois, le besoin d'uriner ne s'annonce que par un léger malaise qui ne ressemble pas à la sensation provoquée ordinairement par l'envie d'uriner ; le malade est obligé de faire des efforts, surtout à la fin de la miction ; le jet est faible, souvent l'urine sort en bavant. L'exploration au cathéter montre que la capacité de l'organe est considérable.

Dans l'atonie avec hypertrophie des parois, la vessie se vide aussi incomplètement, mais il existe de véritables besoins d'uriner qui deviennent parfois assez fréquents. Le cathéter fait constater l'hyperthrophie des parois. C'est dans cette espèce d'atonie qu'on observe surtout des incontinences d'urine par regorgement. L'hypertrophie est due aux efforts que fait la vessie pour lutter contre les obstacles qui siègent dans le col ou dans le canal uréthral. Il importe donc de faire, avant tout, disparaître ces obstacles et de ne recourir à l'hydrothérapie que lorsque les troubles nerveux et musculaires ont une prédominance bien marquée sur tous les autres.

L'hydrothérapie ne peut rendre de services réels que lorsque les troubles nerveux et musculaires ont une prédominance très marquée sur tous les autres, comme cela a lieu chez les névrosiques et chez les malades atteints de maladies des centres nerveux. Les applications qui réussissent le mieux sont les applications froides générales reconstituantes et celles qui augmentent la force excito-motrice de la vessie, comme la douche hypogastrique, la douche lombaire, le bain de siège froid et le bain de pieds froids à eau courante. Les succès obtenus par les procédés excitants permettent de supposer que la parésie vésicale peut être produite par un épuisement ou une paralysie des nerfs du plexus hypogastrique.

L'on peut joindre à ces procédés l'usage des injections intravésicales, dans le but de réveiller les fibres contractiles de la vessie, mais il faut agir avec prudence et ne pas recourir trop vite à l'eau froide, de peur de provoquer une cystite aiguë.

## INCONTINENCE D'URINE.

L'incontinence d'urine est caractérisée par l'impossibilité de retenir ce liquide dans la vessie.

Il y a deux espèces d'incontinence : l'incontinence *fausse*, ou par regorgement, résultant d'une parésie de la vessie, et l'incontinence *vraie*, résultant de la paralysie absolue ou relative du col vésical.

Dans l'incontinence fausse, il faut employer les applications générales reconstituantes et les applications locales qui, par leurs effets excito-moteurs, sont capables de réveiller la force contractile de la vessie. Ce sont les modificateurs que nous avons indiqués contre la rétention d'urine et contre l'atonie vésicale.

L'incontinence par regorgement coïncide avec une paralysie du corps de la vessie et une plénitude de cet organe, son mécanisme est des plus simples. L'urine s'accumulant dans la vessie finit par vaincre par sa pression l'obstacle qui s'oppose à son écoulement, le col s'entr'ouvre, et le liquide s'échappe peu à peu jusqu'à ce que l'équilibre se rétablisse entre la capacité de la vessie et le liquide qui y est retenu. Tout ce qui peut diminuer la force contractile de la vessie, comme les maladies de l'appareil urinaire ou les affections organiques du cerveau et de la moelle épinière, contribue à la produire. Ces indications montrent que l'hydrothérapie ne peut jouer ici qu'un rôle secondaire. Par des applications excitantes, il faut chercher à donner plus de force aux fibres contractiles de la vessie ; c'est, croyons-nous, le seul bénéfice que l'on puisse retirer de cette médication.

L'incontinence vraie, au contraire, c'est-à-dire celle qui résulte de la paralysie absolue ou relative du col de la vessie, est justiciable de l'hydrothérapie. Quelquefois aussi elle dépend de la surcontractilité du corps de la vessie, le col pouvant être à l'état normal ; c'est ce qu'on observe le plus souvent chez les jeunes enfants vigoureux. Dans ces sortes d'incontinence on ne doit recourir, surtout au début, qu'aux applications hydrothérapiques sédatives, telles qu'affusions, immersions et douches tempérées, précédées d'un bain de siège tiède assez prolongé. Si l'on parvient à calmer l'excitabilité nerveuse, on pourra abaisser peu à peu la température de l'eau, en se gardant bien toutefois, dans cette variété d'incontinence, d'avoir recours aux applications franchement excitantes.

Il est une autre sorte d'incontinence, fréquente chez les enfants et chez les personnes nerveuses, coïncidant parfois avec certaines altérations de l'axe cérébro-spinal et qui est due à l'épuisement ou à la paralysie du col vésical. Contre cette nature d'affection on devra utiliser les modificateurs excitants, puisque les symptômes dominants sont constitués par l'affaiblissement ou par la paralysie du col de la vessie. Mais, pour éviter des réactions trop violentes, il faut que les applications soient modérément froides, courtes et à percussion légère. On commencera de préférence par les affusions et les immersions, on emploiera ensuite les douches générales à faible percussion, et l'on terminera le traitement par des douches localisées sur la colonne vertébrale ou sur la légion hypogastrique, et par des bains de siège froids.

Ce traitement est, en particulier, celui qui convient le mieux aux enfants atteints d'incontinence d'urine avec épuisement de la contractilité du col vésical. Cet épuisement est souvent le symptôme ou le prélude d'une névrose générale qui fera tôt ou tard son évolution si l'on n'y prend garde. On ne saurait donc prendre assez de précautions pour combattre cette affection dès sa première apparition puisqu'elle est l'indice d'un défaut d'équilibre du système nerveux.

## MALADIES DU CANAL DE L'URÈTHRE. — URÉTHRITE CHRONIQUE. BLENNORRHÉE.

Il ne peut être ici question que de l'inflammation chronique de l'urèthre, produisant à la longue une perturbation dans les fonctions génitales, donnant lieu à des névralgies ou des spasmes de l'urèthre, et constituée par un engorgement de la muqueuse, avec sécrétion plus ou moins abondante et avec difficulté relative dans l'émission de l'urine. Contre cette affection, la douche froide générale, le maillot, le bain de siège court et froid et la douche périnéale sont très utiles, mais ils ne sauraient être considérés que comme d'excellents adjuvants du traitement employé habituellement contre la blennorrhagie chronique.

L'uréthrite chronique est souvent sous la dépendance d'une diathèse, comme on l'observe souvent chez les goutteux chez les herpétiques et chez les rhumatisants. Elle est caractérisée, dans ces cas, par des écoulements non contagieux et se développant sans phénomènes inflammatoires. Il faut alors soumettre les malades à un traitement hydrothérapique destiné à combattre à la fois l'état général et l'état local (Voy. *Arthritisme* et *Herpétisme*). On devra donc, en premier lieu, employer les applications générales de l'hydrothérapie qui conviennent à la diathèse; telles que les étuves en maillots et les douches générales; plus tard on aura recours aux bains de siège froids ou aux douches périnéales courtes et à percussion légère. Ce traitement complémentaire local, qui serait impuissant au début de la cure, produit, en général, un très heureux effet quand il intervient d'une manière opportune.

## ENGORGEMENT DE LA PROSTATE. — PROSTATORRHÉE.

La prostatorrhée peut être classée dans le groupe des écoulements uréthraux dont nous venons de parler, dépendre comme eux d'un état diathésique et guérir par l'application des mêmes procédés. Mais quand elle s'accompagne d'un engorgement de la prostate, il faut agir avec méthode. Ainsi, en cas de phénomènes douloureux, on emploiera des bains de siège chauds dont on élèvera graduellement la température, et on terminera l'opération par un bain de siège froid et très court. On pourra aussi appliquer, suivant les mêmes procédés, la douche périnéale et la douche hémorrhoïdale.

S'il n'y a pas de phénomènes douloureux, les applications froides localisées peuvent suffire, mais nous leur préférons les bains de siège et les douches périnéales ou hémorrhoïdales, alimentés par un courant alternatif d'eau chaude et d'eau froide.

Lorsque la prostate est hypertrophiée ou subit une dégénérescence, l'hydrothérapie est à peu près impuissante. Toutefois les douches froides généralisées peuvent encore, surtout lorsqu'elles ont été précédées de l'intervention du calorique, en agissant sur les fonctions organiques et sur celles de la peau en particulier, modifier la circulation pelvienne et s'opposer aux stases sanguines si fréquentes dans les sinus de la prostate et du col vésical. Les douches locales, ajoutées aux douches générales, pourront également faciliter le dégorgement.

### NÉVROSES DE L'URÈTHRE.

Ces névroses consistent dans des troubles qui atteignent à la fois les nerfs sensitifs et les nerfs moteurs qui se rendent dans le pénis.

La névralgie, ou plutôt l'hyperesthésie de l'urèthre, qu'elle occupe toute la longueur du canal ou qu'elle soit limitée à sa portion spongieuse, ou bien encore qu'elle s'étende dans les testicules, est due à un grand nombre de causes; on peut dire pourtant qu'elle est surtout favorisée par certaines névroses ou par le rhumatisme. Quelquefois elle existe seule, mais, le plus souvent, elle s'accompagne de désordres nerveux dans la portion profonde ou membraneuse de l'urèthre, et alors les troubles moteurs, comme les spasmes ou les contractures, l'emportent sur les troubles sensitifs. De là dérive, en particulier, cette névrose bizarre que nous avons observée et guérie plusieurs fois et qui est essentiellement caractérisée par une érection permanente, sans désirs voluptueux.

Contre cette affection, les applications franchement excitantes de l'hydrothérapie ne donnent que des résultats incertains. Nous employons de préférence les affusions, les lotions, les immersions et les douches à percussion légère et modérément froides, c'est-à-dire les modificateurs qui, tout en provoquant une action reconstituante sur l'organisme, exercent sur le système nerveux une influence relativement sédative. Quelquefois même, surtout quand la névralgie est très accusée dans les lombes, dans les aines et dans le testicule, c'est à la douche écossaise ou aux maillots humides qu'il faut recourir.

## DÉSORDRES DES FONCTIONS GÉNITALES. — SPERMATORRHÉE.

On donne le nom de spermatorrhée à une maladie caractérisée par l'évacuation *involontaire* de la liqueur séminale.

Cette affection est généralement facile à reconnaître pour le médecin; cependant il n'en est pas toujours ainsi. Une fausse honte arrête souvent les malades dans leurs aveux, ou bien l'ignorance les empêche de se rendre compte de leur maladie. Il importe donc d'en signaler les caractères saillants.

Le malade atteint de spermatorrhée se présente au médecin avec une certaine crainte; sa démarche est chancelante; son regard, mal assuré, trahit les troubles d'une âme inquiète et soucieuse; la tête est généralement portée en avant; le visage, au lieu de présenter ce teint qui atteste une circulation active, est pâle, sans fraîcheur et quelquefois livide; les yeux sont entourés d'un cercle bleuâtre et les paupières sont souvent œdémateuses; les chairs sont molles, flasques et laissent supposer l'existence d'une atonie générale. Ces symptômes extérieurs ne se manifestent pas toujours simultanément et ne suffisent pas à la rigueur pour établir le diagnostic. Cependant lorsqu'ils existent, le médecin doit diriger ses investigations du côté des voies génito-urinaires. C'est là qu'il trouvera souvent le siège et la cause du mal.

La spermatorrhée présente dans son évolution trois périodes :

1° Les pollutions qui surviennent la nuit, après un orgasme vénérien très prononcé, chez les sujets continents et en bonne santé, ne sont pas des accidents maladifs. Néanmoins, si ces pollutions deviennent fréquentes, le médecin doit être en garde contre cette prédisposition aux pertes séminales involontaires. Cet état constitue le premier degré du mal.

2° Dans la seconde période, l'éjaculation a lieu, toujours la nuit, sans être provoquée par des pensées voluptueuses; elle est moins prompte et ne produit aucun plaisir; l'érection est incomplète; le malade reste endormi et, lorsqu'il se réveille, il ressent une lassitude extrême accompagnée le plus souvent d'un engourdissement momentané des facultés intellectuelles, éprouvant ce malaise qui accompagne les nuits orageuses, et reste tout étonné de trouver sur son linge et sur lui-même l'explication de ces phénomènes. A cette période, le malade reste dans un état de quiétude parfaite, satisfait même quelquefois de ce qu'il croit être une puissance exagérée, et il ne fait rien pour combattre l'affection qui continue sa marche.

3° Quand la spermatorrhée atteint le troisième degré, les pollutions ont lieu sans érection, au moindre frottement, à la suite de la plus légère excitation; et, sans cesser d'être nocturnes, elles deviennent diurnes.

Dans les deux premiers degrés, le sperme est toujours reconnaissable et son émission peut être facilement constatée. Au troisième degré, sa nature et son aspect sont tellement changés, qu'il est nécessaire de se servir du microscope pour le reconnaître, surtout si, ce qui arrive fréquemment, l'écoulement a lieu pendant la miction ou la défécation.

Lorsque les pollutions sont devenues fréquentes, elles ont un grand retentissement sur l'économie; elles provoquent des désordres dont il est quelquefois très difficile d'apprécier la nature et qu'il importe de bien connaître.

Les organes génitaux sont les premiers atteints. L'orgasme vénérien s'affaiblit de plus en plus, l'éjaculation devient de plus en plus rapide, la verge reste flasque, les sensations voluptueuses n'apparaissent qu'à de longs intervalles et le malade devient impuissant ou infécond. Cette stérilité n'est que momentanée et relative, à moins que les testicules ne soient attaqués. Elle dépend surtout de la difficulté qu'a le malade à introduire le pénis dans les parties sexuelles de la femme. L'éjaculation a lieu sans érection, le sperme tombe en dehors, et cet accouplement avorté se termine par un désappointement pour l'une et une humiliation pour l'autre. Cette déchéance virile est importante à signaler ici, car l'hydrothérapie est l'agent thérapeutique qui convient le mieux pour la combattre.

Tels sont, dans leur ensemble, les désordres qui affectent les organes génitaux; mais ils ne sont pas les seuls et affectent bien d'autres organes. Lorsque la maladie arrive au second degré, l'appétit est troublé, les digestions sont pénibles, irrégulières, la diarrhée survient souvent et alterne avec la constipation, enfin les fonctions assimilatrices sont atteintes à leur tour; cette altération de la nutrition générale amène la décoloration des téguments que nous avons signalée. Certains malades tombent dans le marasme; le pouls devient lent et faible; des douleurs passagères, mais violentes, surviennent à la région précordiale et sont accompagnées parfois d'une toux sèche ou d'une vive oppression; le larynx et les bronches deviennent à leur tour très impressionnables, et il n'est pas rare qu'une altération de la voix se manifeste sous l'influence de pollutions opiniâtres.

Quand la spermatorrhée arrive à son troisième degré, la lassitude devient extrême, les forces s'épuisent de plus en plus, et les membres inférieurs deviennent même quelquefois le siège d'une véritable paralysie. La constitution générale se détériore, les fonctions de l'innervation perdent tout équilibre et peuvent même donner naissance à une véritable névrose. C'est dans ces conditions que se développe ce qu'on appelait autrefois la consomption dorsale, ou le *tabes dorsalis* et dont le nom a depuis été appliqué à une affection spéciale de la moelle épinière.

Le spermatorrhéique devient engourdi, paresseux, inquiet et hypochondriaque. Honteux de son mal, il fuit le monde, abandonne ses meilleurs amis parce qu'il croit toujours qu'on a pénétré le secret de son état. Il recherche la solitude, et souvent, dégoûté de la vie, entraîné par le désespoir, il marche vers le suicide.

Les causes de la spermatorrhée sont très variées et très nombreuses. On peut les diviser en trois classes : les causes mécaniques, les causes organiques et les causes constitutionnelles.

Parmi les premières, la plus fréquente de toutes est la constipation. Les efforts de la défécation et la pression exercée par les matières excrémentitielles sur les vésicules séminales déterminent, chez un grand nombre d'individus, l'expulsion du liquide spermatique. Les affections organiques du rectum, les fissures, les hémorrhoïdes, les vers intestinaux, par les démangeaisons qu'ils provoquent et l'excitation génitale qui en est la conséquence, l'équitation et le vélocipède, le repos prolongé sur le siège sont aussi autant de causes pouvant amener la spermatorrhée. Mais ce ne sont là que des causes occasionnelles qui ne peuvent avoir d'action que chez les prédisposés.

Le phimosis ne peut être admis parmi les causes de spermatorrhée que parce qu'il provoque la masturbation, laquelle devient à son tour une cause évidente de spermatorrhée.

Au premier rang des causes organiques, il faut placer, sans contredit, la blennorrhagie. L'inflammation uréthrale se propageant, par voie de suite, jusqu'à la muqueuse des conduits spermatiques, peut déterminer une expulsion du liquide par excitation. Ce fait n'a plus besoin d'être démontré.

Il ne faudrait pas croire cependant que toute blennorrhagie puisse amener de la spermatorrhée. Il est nécessaire, pour que le fait se produise, qu'il existe d'autres causes ; ces causes sont celles que nous avons appelées constitutionnelles.

Comme leur nom l'indique, elles tiennent à la constitution même du sujet et relèvent souvent des excès vénériens et de la masturbation.

Assurément ces deux causes peuvent agir en produisant une irritation dans les canaux spermatiques et dans la prostate ; mais, pour que leur influence nocive se manifeste, il faut qu'il existe, en même temps, une susceptibilité nerveuse inhérente à la constitution de l'individu, favorisant toute la série des actions réflexes morbides qui conduisent à la spermatorrhée. Cette prédisposition doit être admise ; elle explique pourquoi, dans le grand nombre d'individus chez lesquels on peut invoquer l'influence de ces causes, quelques-uns sont frappés tandis que d'autres sont complètement garantis.

Cet état de prédisposition particulier se traduit par un tempérament délicat et impressionnable, par une imagination exaltée et rêveuse, par une sensibilité excessive et avide d'émotions, et enfin par une irritabilité outrée qui rend toujours l'esprit troublé, inquiet et mécontent.

Lorsque l'enfant devient homme, il recherche les plaisirs voluptueux avec avidité et même avec furie. Ne connaissant pas l'importance et le danger de ces dépenses organiques, il escompte l'avenir, use l'économie sans discernement et favorise le développement de cette période morbide pendant laquelle surviennent les rêves érotiques, les pollutions et tous les symptômes précurseurs de la spermatorrhée.

Quelquefois cette susceptibilité nerveuse produit le contraire. Elle rend les individus qui en sont atteints d'une timidité et d'une réserve insurmontable qui, en les rendant concentrés en eux-mêmes, les empêche de rien oser. Cet état conduit également aux rêves amoureux, à l'onanisme et aux pollutions noctures.

Parmi les causes de la spermatorrhée, il faut signaler la privation des plaisirs sexuels. Chez les gens continents, à l'âge de la vie où la fonction génitale est sollicitée par la nature, il est naturel qu'il survienne des émissions involontaires de sperme ; rien d'étonnant à cela. Il n'y a là qu'un acte physiologique dont on ne doit pas se préoccuper. Mais si l'inaction des organes génitaux continue, les évacuations, en se renouvelant, prennent un certain degré de gravité et condamnent l'économie à une habitude nuisible. « Il en est des organes génitaux, a fort bien dit Civiale, comme des autres appareils de l'économie animale; l'exercice les fortifie, l'inaction les énerve, l'excès les appauvrit et les tue. »

Mentionnons enfin, parmi les causes constitutionnelles, l'hérédité, les travaux intellectuels prolongés, la vieillesse qui, en favorisant le relâchement des fibres, provoque la spermatorrhée, le lymphatisme, l'anémie qui enlève à l'économie la tonicité nécessaire à la régularité des fonctions et enfin la plupart des névroses et des psychopathies dont elle est quelquefois le symptôme le plus apparent et le plus difficile à déraciner.

En résumé, nous dirons que rarement la spermatorrhée est due à une seule influence morbide; elle résulte, le plus souvent, de l'action combinée des diverses causes que nous avons énumérées, et parmi lesquelles il faut citer, au premier rang, les causes constitutionnelles. C'est en vertu de cet ordre d'idées qu'on a pu dire que la spermatorrhée est un simple symptôme d'une affection générale du système nerveux. Nous insisterons sur ce point pour en déduire que, dans le traitement, toute médication locale est le plus souvent insuffisante. Il faut qu'elle soit aidée par un traitement hydrothérapique général reconstituant ou sédatif, suivant le degré de faiblesse ou d'excitation du malade.

Lorsque la spermatorrhée est due à des obstacles mécaniques qui s'opposent à la défécation, l'intervention immédiate du chirurgien est nécessaire; si elle est entretenue par une constipation opiniâtre, il faut combattre cet état par un traitement approprié dans lequel on pourra utiliser avec profit la douche ascendante. En un mot, il convient de faire disparaître la cause avant de combattre l'état général.

Quand les pertes involontaires sont entretenues par une atonie générale produite par une irritation chronique ou par une parésie nerveuse, les applications excitantes locales, telles que le bain de siège froid court, suivi de frictions énergiques, et la douche périnéale froide rendront de grands services. Nous conseillons de joindre à ces applications locales l'usage d'une douche générale excitante, dans le but de soutenir le fonctionnement de l'organisme et d'éveiller la vitalité de l'appareil génital. On combattra par les mêmes procédés la spermatorrhée des anémiques et des dyspeptiques; on ajoutera seulement aux modificateurs déjà indiqués le bain de cercles et les applications spéciales que nous avons recommandées contre certaines affections du tube digestif.

Si la spermatorrhée est symptomatique d'une névrose générale il faut, avant d'agir, bien apprécier la nature et surtout la forme de cette névrose, et se rappeler que le traitement local doit être sous la dépendance du traitement général.

Il peut arriver que le malade atteint de spermatorrhée présente des phénomènes d'excitation ou de dépression du système nerveux; dans les deux cas, les procédés hydrothérapiques doivent différer essentiellement.

Quand un malade affecté de spermatorrhée présente une certaine surexcitation intellectuelle et affective, une augmentation du pouvoir réflexe, une exaltation des sens spéciaux, un accroissement factice du pouvoir locomoteur, des spasmes, de la raideur, des contractures et une activité circulatoire exagérée, c'est aux applications sédatives qu'il faut avoir recours, telles que l'affusion, l'immersion ou la douche tempérées, précédées d'un bain de siège à la même température et d'une durée très prolongée. On pourra plus tard refroidir l'eau, mais il faudra toujours éviter les procédés franchement excitants qui conviennent surtout à la spermatorrhée de nature atonique.

Si, au contraire, il y a dépression de l'influx nerveux et que le malade présente de l'affaissement intellectuel et moral, de la tristesse, de l'abattement, une insensibilité pouvant aller jusqu'à l'anesthésie, de la parésie locomotrice et un affaiblissement dans les fonctions des divers appareils de l'organisme, on doit mettre en usage les applications excitantes de l'hydrothérapie, en se gardant toutefois de recourir, dès le début, à des procédés trop violents. Il faut que l'eau soit fraîche et que les applications soient légères. On emploiera les frictions avec le drap mouillé, les piscines, les affusions, puis les douches; on aura soin d'observer la même progression dans l'emploi des applications localisées.

Si la spermatorrhée est le point de départ du désordre qui atteint les fonctions du système nerveux, on peut recourir, dès le début, aux applications excitantes locales, telles que le bain de siège froid à eau courante, la douche périnéale, etc. Quand les symptômes annoncent une excitabilité médullaire trop prononcée, il faut employer les affusions froides et les douches tempérées dirigées sur la colonne vertébrale, la douche baveuse ou bien encore le col de cygne et le sac à glace.

Lorsque le pouvoir réflexe de la moelle est amoindri, on doit choisir les procédés appropriés à la nature du mal et aussi à la nature des accidents qui surviennent après cet épuisement médullaire. C'est ainsi que l'hydrothérapie a pu rendre tant de services à ceux que la maladie avait rendus impuissants ou inféconds.

## IMPUISSANCE.

Il ne faut pas confondre l'impuissance et la stérilité. En effet l'impuissance est constituée par l'impossibilité d'accomplir le coït, tandis que la stérilité est caractérisée par l'incapacité de procréer. On peut être stérile sans être impuissant ; de même l'impuissance n'entraîne pas fatalement la stérilité.

L'impuissance peut tenir à des défauts de conformation, ou au défaut d'érection de l'appareil copulateur, ou à l'absence d'éjaculation spermatique.

Des défauts de conformation, nous n'avons pas à nous occuper ; nous ne parlerons ici que de l'impuissance due au manque d'érection ou dépendant d'une absence ou d'un vice de sécrétion de la liqueur spermatique.

L'impuissance peut d'abord tenir à un défaut d'énergie. Elle peut survenir à la suite d'une maladie ou d'une cause d'affaiblissement quelconque de l'organisme. L'excès de timidité, une impressionnabilité maladive, l'épuisement que provoquent de trop longs efforts, en empêchant l'érection d'être complète ou même suffisante, produisent également l'impuissance.

Il y a certains individus chez lesquels l'érection est possible, mais que le contact de la femme trouble ou rend momentanément frigides; il en est d'autres qui ne peuvent se livrer au coït qu'avec la même femme. Par contre quelques individus deviennent impuissants par la cohabitation habituelle avec une même femme, et retrouvent toute leur énergie virile en présence d'une étrangère.

Certains sujets très impressionnables ont l'éjaculation trop rapide, et terminent pour ainsi dire l'acte conjugal avant de l'avoir commencé. On peut citer aussi, parmi les impuissants, ceux qui ont peur de l'être, parce que n'ayant pu une fois accomplir l'acte conjugal, ils croient qu'il en sera toujours ainsi.

Le caprice, l'imagination, l'amour-propre, la timidité et toutes les influences morales vives peuvent produire l'impuissance dont la forme et l'intensité varient avec chaque sujet. Ce sont là des causes pour ainsi dire morales. Parmi les causes physiques on trouve, outre les causes d'affaiblissement général de l'organisme, les maladies qui agissent sur le système nerveux cérébro-spinal sous la dépendance duquel se trouvent les phénomènes d'érection et d'éjaculation, les névroses, les psychoses, et diverses maladies organiques du système nerveux cérébro-spinal.

L'anémie, la congestion, l'hémorrhagie de certaines parties du cerveau peuvent amener l'impuissance. Celle-ci peut être également en rapport avec certains troubles digestifs, et avec une alimentation insuffisante.

Certaines affections localisées dans le plexus sacré et dans les nerfs qui sortent de la moelle pour se rendre aux organes génitaux, en privant les organes de leur sensibilité ou de leur excitabilité peuvent déterminer la frigidité.

L'obésité, de même que la maigreur extrême, en amenant la déchéance de l'organisme, peuvent être aussi des causes d'impuissance. Il en est de même de certaines intoxications et notamment des intoxications par le plomb, l'antimoine, l'arsenic, le camphre, le haschich. L'abus de certains médicaments comme les sels bromurés, le surmenage physique comme le surmenage intellectuel et enfin les excès vénériens de toute nature ainsi que la spermatorrhée peuvent conduire également à l'impuissance virile.

En un mot, indépendamment des maladies proprement dites agissant sur la substance nerveuse, toutes les causes physiques, morales et intellectuelles pouvant amener une dépression sérieuse du système nerveux sont capables de rendre l'homme impuissant.

En outre on ne saurait nier l'influence de la constitution et du tempérament sur la faculté virile, bien qu'il ne soit pas toujours possible de préciser leur mode d'action ; on rencontre en effet parfois des individus robustes et vigoureux moins aptes au coït que des individus à l'aspect faible et délicat, bien qu'en général ce soit le contraire qui arrive.

D'après ce que nous venons de dire il est aisé de voir que l'impuissance peut résulter de diverses causes dont il faut détruire l'influence nocive si l'on veut rendre à l'homme la virilité qu'il a perdue. Dans ce but, on devra recourir aux modificateurs hydrothérapiques capables de lutter avec efficacité contre les maladies nerveuses ou diathésiques, générales ou locales, que nous savons susceptibles d'engendrer la maladie. Mais comme, d'autre part, l'impuissance concorde avec un épuisement relatif des nerfs qui président à l'exercice du sens génésique, il faudra chercher à réveiller l'excitabilité de ces nerfs et joindre au traitement général, tonique et fortifiant, un traitement spécial destiné à rétablir le fonctionnement dans le centre nerveux génital et dans les nerfs qui en dépendent. A ce point de vue, nous conseillons le bain de siège froid et de courte durée, la douche périnéale et la douche lombaire, et nous recommandons d'administrer, après ces applications locales, une douche générale en pluie ou en jet brisé, froide et de courte durée. Ce mode de traitement nous a toujours donné les meilleurs résultats. Pour le compléter il sera en outre nécessaire de remonter le moral du malade s'il est affaibli, il faudra apaiser ses craintes, soutenir les défaillances de sa volonté et faire entrer l'espérance dans son esprit troublé.

## PRIAPISME. — SATYRIASIS.

Il ne faut pas confondre le *priapisme* et le *satyriasis*. Le premier est constitué par une érection prolongée et parfois douloureuse, non accompagnée de désir vénérien. Elle est souvent une cause d'impuissance, et se trouve généralement en rapport avec certaines maladies de la vessie ou du canal de l'urèthre, avec l'ingestion de certaines substances toxiques telles que la cantharide et surtout avec certaines affections de l'axe cérébro-spinal.

Le *satyriasis*, au contraire, est caractérisé par un désir immodéré des plaisirs vénériens. On lui donne également le nom de *salacité* qui s'applique principalement au satyriasis des vieillards.

Il existe un satyriasis aigu, qu'on rencontre surtout dans les pays chauds, qui est parfois accompagné de délire et d'hallucinations, et qui peut être consécutif à certaines intoxications. Le satyriasis chronique n'a pas la violence du satyriasis aigu ; il se manifeste surtout la nuit, atteint les vieillards plutôt que les jeunes gens, et persécute de préférence ceux qui ont une santé débile. Cette excitation génitale peut être assez vive pour déterminer des actes de lubricité; elle se présente souvent au début de la démence sénile, ainsi que chez les imbéciles et les idiots qui s'adonnent à la masturbation.

La continence, les habitudes de masturbation, la lecture de livres obscènes, les irritations locales dues à la présence des oxyures, l'eczéma du scrotum et les affections prurigineuses fixées dans les organes sexuels, peuvent provoquer l'éréthisme génital et amener le satyriasis. Mais le plus souvent il dépend d'une affection cérébrale.

Le traitement doit être à la fois dirigé contre les causes de la maladie, et contre l'irritabilité génitale.

On emploiera à cet effet les bains de siège à eau courante tiède, de 2 à 3 minutes de durée, et l'on terminera l'opération par une douche générale également tiède, prolongée et dirigée principalement sur les côtés de la colonne vertébrale afin d'apaiser les centres nerveux dont l'irritation engendre à la fois l'éréthisme pathologique et les désordres nerveux qui l'accompagnent. Nous ne parlerons pas ici du satyriasis naturel qui n'a rien de maladif; son traitement n'est pas du ressort de l'hydrothérapie.

### ONANISME.

L'*onanisme* est caractérisé par des habitudes vicieuses que tout le monde connaît, et qui sont engendrées par une convoitise exagérée de certains plaisirs amoureux. Toutefois, en se plaçant au point de vue pathologique, il faut, ainsi que le pense M. Mauriac, considérer l'onanisme comme l'expression morbide d'une sorte de tempérament génital dévié de son état naturel par sa précocité, son ataxie, ou l'étonnante exubérance de son développement.

Sans vouloir discuter sur le siège précis du centre génital et du sens vénérien, ainsi que sur le rôle réservé à son intervention dans la maladie qui nous occupe, il est permis de dire que l'excitation primitive qui conduit à l'onanisme et cause son explosion a son siège dans la moelle. Les excès qui en résultent réagissent à leur tour sur tout le cordon médullaire, et produisent des altérations qui peuvent détruire le centre génito-spinal, provoquer des troubles généraux de toute espèce et conduire la victime des plaisirs solitaires à une impuissance absolue.

Les individus qui se livrent à l'onanisme pathologique sont presque tous des dégénérés et c'est chez les aliénés et les idiots qu'on en trouve le plus de cas. Les grandes névroses, comme l'hystérie, l'épilepsie et l'hypochondrie fournissent également un fort contingent de malades de ce genre.

Indépendamment de ces causes essentiellement prépondérantes, il en existe d'autres d'un ordre secondaire, parmi lesquelles nous signalerons certaines affections parasitaires, la gale et les ascarides vermiculaires qui, en irritant la muqueuse des organes génitaux, provoquent l'onanisme comme le prurit de la vulve détermine parfois la nymphomanie chez la femme. Nous pouvons aussi placer dans cette catégorie : l'herpétisme, la goutte, la phtisie, certaines maladies de la moelle à leur début, et l'irritation spinale.

Enfin il y a tout un ordre de causes physiques, morales ou intellectuelles qui peuvent exercer une influence malsaine sur les individus et les porter à l'onanisme en excitant les désirs sexuels.

Quelles que soient les causes de l'onanisme, il n'en est pas moins indiscutable que cette perturbation génitale devient à son tour une cause de maladie, produit une dépression constitutionnelle considérable et détermine une déchéance organique qui peut aller jusqu'à la consomption.

On ne saurait donc s'y prendre trop tôt pour tâcher d'arrêter le funeste penchant; la maladie peut être plus facilement enrayée quand elle est attaquée à son début. Voici du reste en quoi consiste le traitement.

Il faut chercher avant tout à calmer l'excitabilité médullaire par des bains, des affusions et des douches tièdes. Les bains de siège, tièdes également, peuvent aussi être mis à contribution. Bien entendu, il sera nécessaire, tout en visant l'excitabilité de la moelle, de tenir compte de l'état général de l'organisme et soigner en même temps la maladie qui a pu lui donner naissance ou en favoriser le développement. L'eau froide ne sera mise à contribution que s'il est nécessaire de relever les forces générales. Mais elle ne devra être employée que lorsque l'on aura préalablement calmé l'irritabilité médullaire par les procédés sédatifs dont nous venons de parler. Les applications froides, en effet, sont très excitantes, et elles ne peuvent convenir que lorsque l'on sera assuré que la moelle ne répondra pas trop violemment à cette excitation.

# TABLE ANALYTIQUE DES MATIÈRES

## CHAPITRE III

### Effets thérapeutiques produits par l'hydrothérapie.



## CHAPITRE IV

### Indications et contre-indications de l'hydrothérapie. — Règles générales concernant le début, la forme, la durée et les divers modes d'application du traitement hydrothérapique. — Conditions favorables au succès de ce traitement.



## CHAPITRE V

### Maladies de la nutrition. — Diathèses.



## CHAPITRE VI

### Des intoxications.

## CHAPITRE VI (*suite*).

MALADIES INFECTIEUSES. — EMPOISONNEMENTS TELLURIQUES.



## CHAPITRE VII

MALADIES DU SANG. — ANÉMIES. — CHLOROSE.



## CHAPITRE VIII

MALADIES DU SYSTÈME NERVEUX. — NÉVROSES.



## CHAPITRE IX

MALADIES ORGANIQUES DU CERVEAU DE LA MOELLE ÉPINIÈRE ET DES NERFS.

## CHAPITRE X

### De quelques affections convulsives du système nerveux.



## CHAPITRE XI

### De quelques affections douloureuses du système nerveux.



## CHAPITRE XII

### De quelques affections paralytiques du système nerveux.



## CHAPITRE XIII

### Névroses cutanées et maladies de la peau.



## CHAPITRE XIV

### De quelques maladies chroniques de l'appareil locomoteur.



## CHAPITRE XV

### Maladies chroniques de l'appareil digestif et de ses annexes.

## CHAPITRE XVI

### MALADIES CHRONIQUES DU COEUR ET DE L'APPAREIL CIRCULATOIRE.



## CHAPITRE XVII

### MALADIES CHRONIQUES DE L'APPAREIL RESPIRATOIRE.



## CHAPITRE XVIII

### MALADIES CHRONIQUES DE L'UTÉRUS ET DE SES ANNEXES.

## CHAPITRE XIX

### De quelques maladies des voies urinaires et de certaines affections de l'appareil génital chez l'homme.

# TABLE ALPHABÉTIQUE DES MATIÈRES

## A

## D

## I



## J



## L



## M

## N

## V





5302.-93.— CORBEIL. Imprimerie CRÉTÉ. 

# A LA MÊME LIBRAIRIE

**Leçons de thérapeutique**, par le Dr Georges Hayem, professeur à la Faculté de médecine de Paris. 5 volumes publiés :

*Les Médications* : 4 volumes ainsi répartis :

1re série. — Les médications. — Médication désinfectante. — Médication sthénique. — Médication antipyrétique. — Médication antiphlogistique. — 1 volume gr. in-8........................................ 8 fr.

2e série. — De l'action médicamenteuse.— Médication antihydropique.— Médication hémostatique, — Médication reconstituante. — Médication de l'anémie. — Médication du diabète sucré. — Médication de l'obésité. — Médication de la douleur. — 1 vol. gr. in-8........................ 8 fr.

3e série. — Médication de la douleur (*suite*). — Médication hypnoptique. — Médication stupéfiante. — Médication antispasmodique. — Médication excitatrice de la sensibilité. — Médication hypercinétique. — Médication de la kinésitaraxie cardiaque.— Médication de l'osystolie.— Médication de l'ataxie et de la neurasthénie cardiaques. — 1 vol. gr. in-8.............. 8 fr.

4e série. — Médication antidyspeptique, antidyspnéique. — Médication de la toux — Médication expectorante. — Médication de l'albuminurie. — Médication de l'urémie. — Médication antisudorale. — 1 vol. gr. in-8. 12 fr.

*Les agents physiques.* — Agents thermiques ; électricité ; modifications de la pression atmosphérique ; climats et eaux minérales. 1 vol. gr. in-8 avec nombreuses figures........................................ 12 fr.

**Manuel technique de massage**, par le Dr J. Brousses, médecin-major de 2e classe. 1 vol. in-8, avec nombreuses figures, cartonnage souple.............. 1 fr. 50

**Gymnastique de chambre**, médicale et hygiénique, ou représentation et description des mouvements gymnastiques n'exigeant aucun appareil ni aide, et pouvant s'exécuter en tous temps et en tous lieux, par le Dr Schreber. 6e édition. traduite sur la 15e édition allemande. 1 vol. avec 45 figures........... 3 fr. 50

**Guide pratique d'Electrothérapie**, rédigé d'après les travaux et les leçons du Dr Onimus, lauréat de l'Institut, par M. Bonnefoy. 3e édition, revue et augmentée d'un chapitre sur l'*électricité statique*, par le Dr Danion. 1 vol. in-18 diamant, avec 119 figures, cartonné à l'anglaise, tranches rouges.................... 6 fr.

**Traité de thérapeutique chirurgicale**, par Em. Forgue, professeur d'opérations et appareils à la Faculté de médecine de Montpellier, et P. Reclus, professeur agrégé à la Faculté de médecine de Paris. 2 vol. grand in-8 avec 368 figures.. 32 fr.

**Traité de chirurgie**, publié sous la direction de MM. Simon Duplay, professeur de clinique chirurgicale à la Faculté de médecine de Paris, et Paul Reclus, professeur agrégé, chirurgien des hôpitaux, par MM. Berger, Broca, Delbet, Delens, Gérard-Marchant, Hartmann, Heydenreich, Jalaguier, Kirmisson, Lagrange, Lejars, Michaux, Nélaton, Peyrot, Poncet, Quénu, Ricard, Segond, Tuffier, Walther.

8 forts vol. gr. in-8 avec de nombreuses figures dans le texte....... 150 fr.

**Traité de Médecine**, publié sous la direction de MM. Charcot, professeur de clinique des maladies nerveuses à la Faculté de médecine de Paris, membre de l'Institut ; Bouchard, professeur de pathologie générale à la Faculté de médecine de Paris, membre de l'Institut ; Brissaud, professeur agrégé à la Faculté de médecine de Paris, médecin de l'hôpital Saint-Antoine, par MM. Babinski, Ballet, Brault, Chantemesse, Charrin, Chauffard, Courtois-Suffit, Gilbert, Guinon, Legendre, Marfan. Marie, Mathieu, Netter, Oettinger, André Petit, Richardière, Roger, Ruault, Thibierge, Thoinot, Fernand Widal.

6 forts vol. gr. in-8 avec de nombreuses figures dans le texte....... 125 fr.

5302-93.— Corbeil. Imprimerie Crété.

www.ingramcontent.com/pod-product-compliance
Ingram Content Group UK Ltd.
Pitfield, Milton Keynes, MK11 3LW, UK
UKHW012001240726
13965UKWH00001B/87

9 782012 964198